张仲景医学全集

方剂学

张仲景

（第3版）

编著／吕志杰

总主编

傅延龄　李家庚

U0286295

中国健康传媒集团

中国医药科技出版社

内 容 提 要

本书第 1 章概论，对经方的概念、命名等 12 个方面进行了系统的总结；第 2～26 章把《伤寒论》《金匮要略》的 252 首经方统一按功效归类，分为 25 章，每章之前有概述，之后有"类方串解"，每首方剂综合仲景书相关内容与古今医家相关精辟论述展开讨论，具体内容包括主治病证、方剂组成、方药用法、方证释义、临床发挥、医案举例等六个方面。

本书的学术价值及特点有三：一是将《伤寒论》《金匮要略》全部原文涉及方剂的内容进行了系统总结；二是对"方书之祖"，即仲景经方之经方的解释独具风格，这与当今的《方剂学》解释经方有所不同；三是本书将经典方证与临床实践紧密相联。

总之，本书构思新颖、体例独特、条理清晰，是一部启迪性和实用性很强的学术专著，为学习《伤寒论》《金匮要略》《方剂学》的重要参考书。

图书在版编目（CIP）数据

张仲景方剂学 / 吕志杰编著. —3 版. —北京：中国医药科技出版社，2018.12
（张仲景医学全集）
ISBN 978-7-5214-0568-2

Ⅰ. ①张…　Ⅱ. ①吕…　Ⅲ. ①《伤寒杂病论》–方剂　Ⅳ. ①R222.16

中国版本图书馆 CIP 数据核字（2018）第 261838 号

美术编辑　陈君杞
版式设计　易维鑫

出版　**中国健康传媒集团** | 中国医药科技出版社
地址　北京市海淀区文慧园北路甲 22 号
邮编　100082
电话　发行：010-62227427　邮购：010-62236938
网址　www.cmstp.com
规格　710×1000mm　¹⁄₁₆
印张　32
字数　542 千字
初版　2005 年 1 月第 1 版
版次　2018 年 12 月第 3 版
印次　2022 年 9 月第 2 次印刷
印刷　三河市百盛印装有限公司
经销　全国各地新华书店
书号　ISBN 978-7-5214-0568-2
定价　**68.00 元**

丛书编委会

王序

丁酉孟冬，延龄教授送来与李家庚教授共同主编的《张仲景医学全集》十册，洋洋五百万言。该书先后两次印刷均已售罄，而新修订的第3版即将付梓，以应读者之需，由此我联想到经典的现实意义。

仲景书作为中医的临床经典，一直体现着它独特的永恒价值，使我们对经典心存敬畏。何谓经典？刘知几在《史通》中说："自圣贤述作，是曰经典。"今天我们尤需对经典有更深刻的理解。

其一，我们要亲近经典，学习经典。随着我们对经典理解和领悟的不断加深，更深切地感受到读经典是固本强基之路，安身立命之所。

其二，我们要走进经典，涉猎其丰富的内涵，把握其内在的精髓，使其注入我们的思想，融入我们的生命，并与之血脉相连，成为我们不断进取的不竭源泉。

其三，我们要延续经典。经典不仅可以解读已知世界，而且可指引对未知世界的探索，是人类思想的宝库。随着时间的推移，我们会从经典中获得新的发现，拓展新的深度和广度，从而延伸了经典的长度。

弘扬经典需要赋予新的诠释和解读。《张仲景医学全集》集仲景学研究之大成，从源流、症状、诊断、疾病、药物、方剂、方族、养生、实验、临床诸方面进行系列研究，不仅构架新颖，内容翔实，而且反映当代研究进展，使经典穿越时空，具有强烈的时代感，是一部耐读耐用的细流绵长的书。

我与延龄教授过从多年，深感其儒雅与书卷气息。延龄教授得伤寒大家刘渡舟先生的亲炙，扎根临床，治伤寒学成就斐然，如《伤寒论研究大辞典》之编撰，方药量效研究等，皆称著医林。今值三版《张仲景医学全集》问世之际，乐为之序。

王 琦

除夕之夜成稿，戊戌初一抄于三三书斋

薛序

　　仲景先师乃医门之圣，医方之祖，犹儒家之孔子也。孔子祖述尧舜，宪章文武，纳诸贤之粹，而成儒学经典，百世尊崇。仲师参岐黄之秘奥，窥炎帝之精微，集古圣心传为一贯，并平脉辨证，师得造化，著成大论。

　　仲师《伤寒杂病论》一书，诚为医家宗承之规矩，人所共喻。古今伤寒之注疏，何止百家，见仁见智，各有发挥，继承发扬，渐成经方学科。然近代治伤寒学家，当推刘渡舟老也。李培生公称他为"实当今之中医泰斗，一代宗师也。"刘老确可当之无愧。老人家荦荦大端，早见诸家记颂，毋庸赘语。古人语："贤者识其大者，不贤者识其小者。"我以微者自居，略陈散言，聊抒心意。

　　30年前，经吾师祝谌予翁引荐，得与刘渡舟老师相识，并能有幸侍其诊侧，窥先生诊病风采，亲目制方真要，饫闻名论，沐老人敦厚学风，听其论仲师家法之学，往日疑窦，豁然冰释。耳提面命，得其垂教，历经六载寒暑。无奈钜夫天资愚钝，加之努力有亏，未得先生学术之万一。然虽未能尽领神会，因在青年，尚可强论。与刘老往日津津故事，却犹历历在目。昔在中山堂名医讲坛，聆闻刘老《伤寒论》演讲，多从实案阐释理论。既有坚守优秀传统，亦有在无字处的突破与创新。绝鲜拘于陈规，重复文字敷衍。后学者好懂，颇得神会，易于掌握，参用效卓。在《柴胡剂之临床应用》释讲中，刘老扼要列举柴胡汤十三方的辨治法则，更让闻者耳目一新，记忆犹深。充分意会到经方"活"之奥妙。尤其先生那段："我只是概括介绍了小柴胡汤的加减证治，虽列举一十三方，仍为举一反三而设，不能尽其所有。其中参与临床经验，而与《伤寒论》记载不尽全合"那段话，联系到老人家灵动方药化裁，剂量随证变化中可以看出，经方绝非"一药不能易"的金科玉律。古方今用，切记辨证施治原则，随证施化，因症对应加减，自可使古老的经方不断焕发出新的生命力。

　　自古学术传承，必有其机缘。傅君延龄，敦敏仁厚，幼承家学，及长得遇名师李培生公亲炙，究之至极，于以明其学问，神用其方，尽得李翁之真髓。培生公襟怀广博，不拘门户，甚是敬重刘老临床学问之道，遂亲携爱徒延龄绍介刘师，经予再造。刘老广德仁义，慨然应允，延龄君亦不负师德，以优异成绩，荣登榜首。成为渡舟师及门，传为医界佳话。延龄方家，精勤学术，孜孜不倦，治伤寒学凡数十年。悟读叔和，肱经三折，临证求是，探究科学资证，化古为今，皆从实用。于是组织伤寒学门诸子，亟取古今经方研究之秘奥，登堂入室，得胸中千卷之书，又能泛览古今名迹，炉锤在手，矩矱从心，撰成《张仲景医学全集》凡十卷，分别为《张仲景医学源流》《张仲景症状学》《张仲景诊断学》《张仲景疾病学》《张仲景药物学》《张仲景方剂学》《张仲景方方族》《张仲景养生学》《张仲景方剂临床应用》《张仲景方剂实验研究》。选择既精，科类悉备，医统医贯仲景学术古今医集。展观之余，自有一种静穆之致，扑人眉宇。其中尤为珍者，是书之三大特色：一是以现代医科门类划分内容，便于古方今用；二是还原仲景临床医学风貌，绝少空泛陈词；三是参以现代科学方法证实成果，而更加著显“古为今用，西为中用”之妙要。傅君团队诸子大作，岂能专美于前人哉，实乃叔和之后，于仲景学说之光大，又一时代功臣也。业医爱医者如能手置一部是书，逐类考究，于中医前途，必得光明昌大之一助矣。

余幼承家学，及长受业祝翁谌予恩师。先人语曰：仲景之书，终生侍侧，始获常读常新之悟。仆业医近五十年，习读大论，并勤于临证，未感稍怠，始略得门径，以为通经贵乎实用。今生得遇延龄先生，吾对其至真品德、学养造诣深为服膺，幸成知己，愿与明达共商之。亦窃愿氏君能沉绚此编，若得窍要，必可发皇圣学，造福桑梓。拉杂数语，故充为之序。

薛钜夫

丙申冬日写于金方书院

前言

　　《张仲景医学全集》的初版时间是 2005 年。全套图书共 10 册，近 500 万字，出版之后得到广大读者的欢迎，特别是得到张仲景医学爱好者的喜欢，所印图书于 5 年间销售一空。于是在 2010 年，出版社与我们商量出第二版。承蒙各分册编写人员的鼎力支持，我们在较短的时间内对第一版书稿进行修订、增补，至 2012 年第二版问世。第二版仍然大受欢迎，出版 3 年之后，大部分分册即售罄。这时出版社又与我们商量出第三版。我们随即与各分册主编、副主编联系，传达出版社的意向，得到积极响应。二修工作于 2016 年展开，到 2018 年 7 月完工。

　　这些年来，全国乃至全球出现了持续的经方热。经方热也可以说就是仲景医学热。为什么这些年会出现经方热或者曰仲景医学热？我想原因是多方面的。首先最重要的一点就是张仲景医学具有极高的实用价值。其次是经方具有很多突出的优点：药味精当，配伍严谨，结构清晰，不蔓不枝，药力专注；适应证明确；药物平常易得，价格不高；经方为医方之祖、医方之母。说到这里我想提一提清代医家曹仁伯讲的一段话。曹仁伯在讲经方理中汤的加减应用时说：理中汤是治疗太阴脾病的一首极好的药方，得到后世医家的广泛应用，在应用过程中又形成了许许多多以理中汤为基础的新药方，如连理汤、附子理中汤、理阴煎、治中汤、启峻汤，等等，于是理中汤的适应证范围更全面，应用更广。曹仁伯说一位医生，如果你对张仲景的每一个药方都能像用理中汤这样去应用，那你还担心不会成为名医？你一定成为一位声名不胫而走的优秀医生！"苟能方方如此应用，何患不成名医哉！"第三点是仲景医学的教育价值，仲景医学是培养医生的良好教学模式。千百年来的历史已经证明，学好仲景医学便能成为好医生；大师级的医生都具有深厚的仲景医学功底。学仲景医学虽然不一定会成为好医生，但是不学仲景医学肯定不会成为好医生！最后一点是现实形势。相当长一段时间以来，由于种种客观的和人为的原因，临床中药处方的药味数变得非常多，20 味左右以及二三十味药物的处方十分多见，更多药味数的处方也不少见，我曾见过一些 40 味以上药味的处方! 药味数巨大的药方,其结构、药物间的相互关系与影响、其功能及适应证,试问谁能够看得明白? 是否尽在处方者的把握之中? 相比较起来,经方和仲景医学的简明、清晰、严谨、自信,使它具有很大的召唤力,很大的魅力,仲景医学很自然地令众人神往!

人们重视经方,学习仲景医学,这是一桩好事。因为人们重视经方,学习仲景医学,这有助于让中医学回归其本来目的。医学的本来目的是什么? 是防治疾病! 医药是用来防治疾病的,此外别无其他! 张仲景说医学"上以疗君亲之疾,下以救贫贱之厄,中以保身长全,以养其生",它不应该是孜孜汲汲务利的工具。明确这个目的之后,医生应该选择学习什么,应用什么,追求什么,一切都有了答案。医生应该学习应用那些效果最好、资源消耗最少、花费最低、不良反应最小的技术和方法。

现代医学科学在近几十年来取得了辉煌的成绩和巨大的进步,但是它仍然走在发展进步的路上,远远不能满足人民医疗和保健的需要,即便在医学发达的国家,情况也是如此。我坚定地认为,在现代医学发展良好而且又能够充分应用传统医学的几个东方国家和地区,如日本、韩国、新加坡,以及中国台湾、香港和澳门地区,当然还有中国大陆地区,人民的医疗保健体系相较其他国家是较为完善的,较为优越的。台港澳新的传统医学是中医,日、韩的传统医学从本质上也是中医。在那些没有充分发展和应用中医的国家,无论其现代医学水平多么高,他们的医疗保健体系是有缺陷的,是跛脚的,是不完善的。其实中医能够成为其医疗保健体系很好的补充。笔者(傅延龄)曾经到过五大洲的几十个国家和地区,清楚地看到这一点。比如当今仍有许多疾病,现代西方医学一筹莫展,中医却大有可为。我在国外曾经遇到被慢性头痛、身体疼痛,或慢性咳嗽、慢性腹胀、慢性虚弱长年折磨的患者,那些在那里长年得不到有效医治的病证,若遇到中医还算难事吗? ! 苟利人民是非以,岂因中西趋避之! 中西互补能够让人民享有完善的医疗保健体系。天佑中华,中医学得以被继承下来并被发展起来! 任重道远,我们一定要让中医学进一步提高起来并很好地发展下去。

值此《张仲景医学全集》第 3 版重修之际,我们要借此机会感谢各分册的主编、副主编和全体参与重修的人员,感谢大家认真负责且及时地完成第 3 版修稿工作。特别感谢中国医药科技出版社给予的巨大支持! 同时,我们也要感谢广大读者对本书的认可和支持!

傅延龄 李家庚

2018 年 7 月

再版修订说明

　　自本书第 1 版出版（2005 年）至今已经 12 年。笔者只争朝夕，在这些年的工作之余与退休之后，又陆续编著出版了《中医新生入门》（2008）、《伤寒杂病论研究大成》（2010）、《中医经典名医心悟选粹》（2011）、《经方新论》（2012）、《仲景医学心悟八十论》（2013）、《张锡纯活用经方论》（2014）等六部著作，并修订再版《仲景方药古今应用》（2016）、《大黄实用研究》（更名《大黄治百病辑要》，2018 年出版）两部著作。撰集、修订这八部书与坚持临证，为我更好地修订《张仲景方剂学》奠定了基础。

　　根据《张仲景医学全集》总主编的要求，笔者对《张仲景方剂学》逐字逐句审阅的同时，进行了必要的修改、补充，具体修订说明如下：

　　（1）体例微调　将"主治病证"调至方名下列之首，这样则各项内容的编排更加符合对仲景医学的学习思路。

　　（2）医案补充　对"医案举例"增加了上百个案例，第 1 版有医案的方剂增加了，缺少医案的尽量补上。我认为，仲景书条条原文都是以丰富的临床经验为根基，是精心提炼、高度升华的"医案"，而古今医家好的经方医案则是具体化的条文。因此，读医案颇能加深对条文的理解，学以致用。

　　（3）增补按语　在对第 1 版之"原按"与笔者"按"进行必要修改的同时，又加了许多新的笔者"按"。其目的是帮助读者更好地理解相关"医案"等内容。

　　（4）字勘句酌　上述三点之外，对全书之少数标点符号、错别字作了修改，对选录的现代各种文献之内容进行了认真地修饰。

本书之末，增加两文：一是"用好经方的三个境界"，以利读者掌握应用经方之要点。二是"经方剂量今用折算表"，以切实用。

笔者于退休之后的近三年春夏之季给河北中医学院的学生上选修课。今年期间，德艺双修的学生组织"扁鹊医学社"2014级（姚亚宏、曹璐畅、黄沛森、焦健伟、高菲、王亚娇、王志芳、谢田）、2015级（李佳盼、王振安、王阔、张海东、赵琳娜）、2016级（刘德、张雨航、陈文康、王勇、孟琪峰、张炜玄、郝琪、姚海霞）共21名同学协助校对了书稿，特此向弟子们致谢！

这次修订虽然又下了一番功夫，但还是难免有不妥之处，诚请读者批评、指正。

河北中医学院（退休）

吕志杰　海南省中医院（特聘）

2018 年修订

编写说明

　　本书第 1 章概论，乃参考上百篇（部）有关经方研究的论文或论著，博采众长，撷英取华，结合心得，分为 13 个方面精心编写。这一部分内容，对读者从总体上系统了解经方必有裨益。

　　本书第 2～26 章是在笔者主编的《仲景方药古今应用》下编《经方串解与验案精选》之部分内容的基础上，考虑《张仲景方剂学》的学科特点，在体例上作了新的调整和布局，在文字上进一步润色，在内容上增加了"临床发挥"等项。

　　第 2～26 章把经方 252 首（经方统计标准详见概论中"经方的统计"）统一按功效归类，分为 25 章。每章之前有概述，之后有"类方串解"。每首方剂的编写体例为：

　　（1）方剂组成　即《伤寒论》与《金匮要略方论》（简称《金匮》）原文记载的每一首方剂的用药、用量、炮制法等。

　　（2）方药用法　为"两书"原文记载的煎药法、服药法及服药后的反应、护理方法等。"两书"共用之方，有个别方剂的方药用法有所不同（如十枣汤），则择善而选。

　　（3）方证释义　包括以下 5 个方面的内容：首先论述本方功能；二则注解方义；三是概括病机；四乃归纳脉症特点；五为类方鉴别。上述五点，既先后有序，又浑为一体。

　　（4）主治病证　把该方在"两书"中涉及到的条文辑录在一起。两书以全国高等中医药院校教材第五版《伤寒论讲义》《金匮要略讲义》之原文为蓝本（上海科学技术出版社出版）。《伤寒论》原文以阿拉伯数码注明条文顺序号；《金匮》原文某篇的序号用汉字书写，后以阿拉伯数码注明某篇条文顺序号。

　　（5）临床发挥　是博采、筛选古今医家运用经方的临床心得和精辟论述。这些论述，或寥寥数语，或滔滔不绝，侃侃而谈，言无虚发，启人心思，发人深省。所引文献，古代先列书名，现代先列标题。

（6）**医案举例** 乃广收博采古今名医、现代学者及笔者运用经方之验案，经过精心筛选，分别编辑在相应方剂之后，以加深对原条文的理解，加强对经方大法正确运用的能力。凡医著则标明书名，或页码（凡一次性文献均标有页码）；凡杂志则标明作者（个别为二次性文献，因作者难以查对，故无注明）、杂志名称、年、期、页。医案之后所加的按语，标明"原按"与"按"。其中"原按"为医案原作者所加，而"按"则为笔者所加。

每一章之后的"类方串解"，力图阐明每一章类方间药物之加减、剂量之变更、功效与主治之异同等诸多方面的变化规律，做到切实而有创意，以期对读者有所启迪。

需要说明的是，《张仲景方剂学》与目前全国高等中医药院校使用的教材《中医方剂学》有所不同。二者虽然都称之为《方剂学》，但《张仲景方剂学》是研究全部经方的专书；《中医方剂学》是讲述部分经方、部分"时方"（指汉代之后至清代名医之方）及少数现代名医经验方的一门学科。众所周知，张仲景为医中之圣，其撰著的《伤寒杂病论》为"众法之宗，群方之祖"（《伤寒论尚论·自序》）。下一番功夫，打好经方根基，是学好《中医方剂学》的基础。因此，《张仲景方剂学》的出版，对有志于研究经方者，不亦乐乎！

在《张仲景方剂学》即将再版之际，衷心感谢本书引用和参考其文献的原作者们，是他们辛勤的劳动成果使本书的内容丰富多彩！并感谢我的恩师许占民教授（已退休），他审订了本书"概论"部分。还有，我的三个研究生、本院中医系1998级谭展望同学及2000级的20多位同学协助校对部分书稿。

笔者编写本书虽尽心竭力，字斟句酌，但难免还有不妥之处，诚请中医前辈、同道及读者指正。

本书由河北省教育委员会学术著作出版基金资助出版。

吕志杰
2011 年 6 月

目录

第一章

经方概论

这一章乃参考上百篇（部）有关经方研究的论文或论著，博采众长，撷英取华，结合心得，分为 12 个方面潜心编写而成。此章内容可帮助读者从总体上了解经方。

一、经方的概念

（一）经方的渊源

方剂的起源历史悠久。我们的祖先在寻找食物的过程中发现了药物，这是用单味药治病的起源。经过长期的经验积累，逐步认识到几味药配合起来，其疗效优于单味药，于是便创制了方剂。中医治病由单味药过渡到方剂，这是经验的丰富，科学的发展，历史性的飞跃！

1.《五十二病方》 在现存医书中，最早记载方剂的是 1973 年在长沙市马王堆汉墓中出土的《五十二病方》。本书原无书名，因其中记载方剂 283 首，分列为五十二个题目，每题都是治疗一类疾病的方法，原书目录之末有"凡五十二（病）"的字样，所以马王堆帛书小组命其名为《五十二病方》。该书的内容比较粗糙，不但没有方剂名称，而且有些药名、病名后世亦未见。从其内容和字义分析，该书早于《黄帝内经》和《神农本草经》。

2.《内经》十三方 《黄帝内经》约成书于春秋战国时期，是现存医籍中最早的中医药理论经典著作。本书内容非常丰富，从脏腑、经络、病机、诊法、治则等各方面，对人体的生理、病理、诊断、治疗等作了较为全面系统的论述。《内经》中的治疗以针刺为主，对方药运用，仅提出了 13 个方子，一般称为"十三方"。将《内经》十三方归纳一下，有以下五点：①所用药物的基原：有植物、动物、矿物。②其剂型：有汤、丸、散、膏、丹五种。③其用法：有内服、外用两种。④其功用：有的用于预防，有的用于治疗。⑤其用药多少：用药一味有 4 方，即汤液醪醴（"必以稻米，炊以稻薪"。古代用五谷熬煮以作汤液，以滋养五脏。五谷熬煮经发酵，便成醪醴。用作五脏的治疗）、生铁洛饮（"夫生铁洛者，下气疾也"。洛与落为同音通借字）、兰花汤（即佩兰。"治之以兰，除陈气也"）、豕膏（猪脂外涂。治痈疽）；用药二味者有 4 方，即左角发酒（左角之发的一方寸，烧制为末，以美酒一杯同服。治尸厥）、鸡矢醴（鸡矢白，晒干焙黄，米酒送服。治臌胀）、陵翘饮（"剉陵翘草根各一升"……陵翘即连翘。治胁痈）、半夏秫米汤（半夏、秫米。治不眠）；用药三味者有 1 方，即泽泻饮（泽泻、白术、麋衔。治酒风）；用药四味者有 2 方，即乌鲗骨丸（乌贼骨、茜草、麻雀卵、鲍鱼汁。治血枯）、寒痹熨法（淳酒、蜀椒、干姜、桂心。治寒痹）；用药五味者有 2 方，即马膏膏法（马脂涂一侧、白酒和桂末涂另一侧，"且饮美酒，啖美炙肉"。治卒口僻，即面瘫）、小金丹（辰砂、雄黄、雌黄、金箔，四味经特殊制法，炼蜜为丸，"冰水下一丸"。为道家制法，恐后人补入。此为预防疫疠方）。这十三方，构建了中医方剂学的雏形，对后世方剂学的发展，有着深远的影响。

3. "经方十一家" 《汉书·艺文志》曾记载"经方十一家"，其中有《五脏六腑痹十二病方》《五脏六腑疝十六病方》《五脏六腑瘅十二病方》《风寒热十六病方》《泰始皇帝扁鹊俞拊方》《五脏伤中十一病方》《客疾五脏狂癫病方》《金疮疭瘛方》《妇人婴儿方》《汤液经法》《神农黄帝食禁》。这些方书虽已亡佚，但说明在汉代已广泛流传。

（二）"仲景论广《伊尹汤液》"考

《针灸甲乙经·序》："仲景论广《伊尹汤液》为十数卷，用之多验。"《伊尹汤液》之书，久佚。班固《汉书·艺文志》著录《汤液经法》三十二卷，此书亦久佚。王应麟《汉艺文志考证》在《汤液经法三十二卷》下注云："皇甫谧曰：仲景论《伊尹汤液》为十数卷"，谓仲景书据《汤液经法》而为之。清代学者及目录学家姚振宗在《汉书艺文志条理》（此书收入《二十五史补编》中）之《汤液经法三十二卷》下注云："按后汉张机仲景或取是书论次十数卷也。"姚振宗《后汉艺文志》之《张仲景方十五卷》下又云："按王应麟《汉艺文志考证》引皇甫谧曰：仲景论《伊尹汤液》为十数卷。按汉志经方家有《汤液经法》三十二卷，仲景论定者，盖即是书。"据王应麟、姚振宗所考，皇甫谧所云《伊尹汤液》，即《汉书·艺文志》之《汤液经法》。

《伊尹汤液》皇甫谧曾亲见并阅读，已见诸《甲乙经·序》；皇甫谧又亲见"王叔和撰次仲景遗论"，两相对比后，皇甫谧作出明确判断：《伤寒杂病论》是在《伊尹汤液》古医书的基础上"论广"而成的。"论"指研究和条理化，"广"指扩大和补充。仲景对《伊尹汤液》一书加以研究和条理化，又扩充一些内容，而成《伤寒杂病论》。

北宋林亿《伤寒论·序》亦认定《伤寒论》是在《伊尹汤液》一书基础上撰写而成的。序曰："夫《伤寒论》，盖祖述大圣人之意，诸家莫其伦拟。故晋·皇甫谧序《甲乙针经》云：'伊尹以元圣之才，撰用《神农本草》以为《汤液》，汉张仲景论广《汤液》为十数卷，用之多验。近世太医令王叔和撰次仲景遗论甚精，皆可施用。'是仲景本伊尹之法，伊尹本神农之经，得不谓祖述大圣人之意乎？"

综上所述可知，张仲景《伤寒杂病论》正如其"自序"所说，是在"勤求古训，博采众方……并平脉辨证（即结合自己的临床经验与研究成果）"的基础上编著而成，而《伊尹汤液》很可能构成了仲景书的主体内容。

（三）经方的定义

"经方"一词最早见于后汉·班固《汉书·艺文志》所收录的刘向父子的《七略》。《七略》中的《方技略》将所涉书籍分为四类，即医经、经方、房中、神仙，并对其概念有明确论述，指出："医经者，原人血脉、经络、骨髓、阴阳、表里，以起百病之本，死生之分，而用度箴石汤火所施，调百药齐和之所宜。……""经方者，本草石之寒温，量疾病之浅深，假药味之滋，因气感之宜，辨五苦六辛，致水火之齐，以通闭解结，反之于平。……"由此可见，当时医经是指中医的基础理论性著作，经方则是指利用药物治疗疾病的方法和方剂的总称。随着时间的推移和时代的变迁，经方概念的范畴逐渐变狭。时至今日，中医界所言"经方"，乃与后世"时方"相对，习惯上只限于《伤寒杂病论》一书中所载之方。《中药大辞典》对"经方"的解释是："汉以前的方剂称为经方。其说有三：①后汉·班固《汉书·艺文志》医家类记载经方十一家，这是指汉以前的临床著作。②指《素问》《灵枢》《伤寒论》《金匮要略》的方剂。③专指《伤寒论》《金匮要略》所记载的方剂。一般所说的经方，多指第三说。"

（四）经方的意义

目前，"中医方剂学"的主体是"经方"（一般所说的经方是指仲景书之方）与"时方"（指张仲景之后的医家所制定的方剂。陈修园《时方歌括·小引》说："唐宋以后始有通行之时方。"）。为何经方在"方"之前加上一个"经"字呢？陆德明于《经典释义》诠释说："经者，常也，法也，径也。"由此而知，言"经方"者，揭示经方具有严谨的法度和技巧，具有重要的临床指导意义，为医方之经，必须深钻细研才能得其要领。

班固所言"经方十一家"未能流传下来，但值得庆幸的是，《伤寒杂病论》的理、法、方、药被保存下来而流传至今。经方配伍严谨而独特，遣药精确而深奥,疗效卓著而可靠,为后世医家临证处方之基础,乃"方书之祖"也。

二、经方的命名

仲景所用之方,共计 252 首,为众方之祖。这些方剂的命名,可以归纳为以下三类:首先,约占80%的多数方剂系以方中药物作为方名;其次,约占14%的方剂是以功效与主治命名;其他6%的方剂命名特殊。分别探讨如下:

(一)以药物作为方名

以方中药物作为方名者,这在《伤寒论》《金匮要略》中数量最多,共计 201方,占 79.8%。从历史的角度来看,这种命名原则是最原始的,人们用某几味药物来治疗某种病证获效,即以所用之药为方名,记载下来,并流传至今。以药为方名者,有以下几种情况:

1. 以该方全部药名先后排列作为方名 如栀子豉汤、干姜附子汤、麻黄杏仁甘草石膏汤、茯苓桂枝甘草大枣汤等,而以厚朴生姜半夏甘草人参汤五味并列为最长。

2. 以该方君药类为方名 如桂枝汤、麻黄汤、白头翁汤等,系以一味药命名;栀子柏皮汤、黄连阿胶汤等,则是二味药命名;麻黄连轺赤小豆汤,则是以三味药命名(该方共有 8 味药)。

3. 药名与数字相结合的命名 如五苓散,系以猪、茯苓为主而共有五药,十枣汤虽另有三药,而以十枚大枣煎汤溶药同服而命名,还有厚朴三物汤、厚朴七物汤等。

4. 在原来以药名为方剂命名的基础上,再加减其他药而成方 这种类型方子数量较多,充分表现了古人的质朴。例如:小半夏加茯苓汤、白头翁加甘草阿胶汤、苓甘五味加姜辛半杏大黄汤(此方共列 8 药)、木防己去石膏加茯苓芒硝汤等。还应指出,仲景组方遣药很注意方中药物间剂量的比例,即使原来方中有该药,在加强该药用量的情况下,也要另列方名,以桂枝加桂汤最为典型。

(二)以功效主治作为方名

以功效主治命名者,共计 35 方,约占 14%。此类方剂如泻心汤类、四逆汤类、承气汤类、建中汤类、抵当汤类、陷胸汤类,以及肾气丸、奔豚汤、下瘀血汤、风引汤、理中丸、头风摩散、温经汤等。还有葶苈大枣泻肺汤、蜜煎导、桂枝去芍药加蜀漆牡蛎龙骨救逆汤等虽有药名,但亦与功效主治有关,故列此。兹择其几种说明如下:

1. 承气汤类 有大承气汤、小承气汤、调胃承气汤、桃核承气汤 4 方。承,即承顺的意思;气,指胃肠之气。六腑"以通为用",若燥屎、瘀热等阻结于内，导致腑气不通，治疗上必须用攻下之剂。这类方剂能承顺胃肠之气，故名承气。

2. 建中汤类　有大建中汤、小建中汤、黄芪建中汤 3 方。方名建中者，建立中焦脾胃之气也。许宏说："建中者，建其脾也。脾欲缓，急食甘以缓之，建中之味甘也。"尤在泾进一步说："中者，四运之轴而阴阳之机也，故中气立则阴阳相循，如环无端而不极于偏。"

3. 陷胸汤类　有大陷胸汤、大陷胸丸、小陷胸汤 3 方。方名陷胸者，陷为邪气内陷之病势，胸为病邪内陷之病位。据原方所述，其病变为胸及脘腹之位。

4. 抵当汤类　有抵当汤与抵当丸两方，两方药物相同，但剂量、剂型不同。方名"抵当"，解释不一。有人认为，下焦蓄血重证，非他药所能及，唯有此方四药足以抵当而攻克之，故名曰"抵当汤"。另有一种说法：方中水蛭，古又名"至掌"，故有的医家称此方为至掌汤，而后人讹称抵当汤。

5. 泻心汤类　有泻心汤、半夏泻心汤、生姜泻心汤、甘草泻心汤、附子泻心汤、大黄黄连泻心汤 6 方。原文所述，有"心下痞""此为痞""痞益甚"之文，可知主要用于治痞。所谓心下者，非心脏之位，而是指的胃脘。泻心汤类所用药物，既有生姜、干姜、半夏、附子之辛温，又有黄芩、黄连、大黄之苦寒，寒温并用，辛开苦降，其立方不在心而在胃肠。后世师其法，凡脾胃虚弱，客邪内袭，寒热错杂，升降失调，清浊混淆而致胃肠不和，脘腹胀痛，呕吐泄泻等，多用之。许多研究者指出：泻心汤类对现代医学所述的急慢性胃肠炎、胃痛、胃神经官能症、功能性幽门梗阻、顽固性呕吐、肝炎腹胀等病症，辨证施治，多有疗效，应加重视。

（三）以特定含义作为方名

经方中以白虎、青龙、真武三方最为奇特。汉代由于方士的影响，盛行"四灵"之说。四灵，即四种动物，分别为四方之神灵，即东方青龙、西方白虎、南方朱雀、北方玄龟（一名玄武，通于真武）。这在汉代铭刻（如印章、瓦当、臬币等）中屡有发现。奇怪的是，仲景所列之方有青龙、白虎、真武三种，独缺朱雀。方有执《伤寒论条辨》对"三方之神"有解释，引述如下：

1. 青龙汤类　有大青龙汤、小青龙汤、小青龙加石膏汤 3 方。方有执说："夫所谓青龙者，青乃木色，龙乃木神……龙之所以名汤，神汤之谓也。"又说："夫龙，一也，于其翻江倒海也，而小言之；以其兴云致雨也，乃大言之。"龙为水族，能兴云雨，治水饮。大青龙，示发汗力强，似龙兴致雨；小青龙，则似龙隐波中，故驱除水饮。

2. 白虎汤类　有白虎汤、白虎加人参汤、白虎加桂枝汤 3 方。方有执说：

"白虎者，西方之金神，司秋之阴兽，虎啸谷风冷，凉生酷暑消。神于解秋（按：可理解为"热"字），莫如白虎。"故治热炽之方名曰白虎，白虎汤类善治阳明经证及气分大热。本方现代辨证治疗热性疾病如乙型脑炎、脑膜炎、败血症、出血热、肠伤寒、大叶性肺炎等，均具卓效。

3. 真武汤　方有执说："真武者，北方阴精之宿，职专司水之神，以之名汤，亦取之水。"真武汤具有温阳健脾利水之功，故取象比类，而名之曰真武。陆渊雷考究说："《脉经》《千金》俱名玄武汤，赵宋避其先人讳，改玄为真。"本方辨证治疗肾炎水肿、心力衰竭、肝硬化腹水、哮喘、慢性泄泻以及糖尿病、甲状腺功能低下等，均有疗效。

4. 越婢汤类　有越婢汤、越婢加半夏汤及桂枝二越婢一汤 3 方。本方命名之意最难解，可供参考者有二说：①越是发越，婢即脾，即发越脾气之义，与《外台》之越脾汤同义。②山田氏认为本方系得之于越国之婢，故曰越婢汤，并引白居易诗"越婢脂肉滑"为证。

上述四类之外，还有的方名与颜色有关。例如，三物白散、白通汤、白通加猪胆汁等 3 方与白色有关；侯氏黑散与黑色有关；赤丸、桃花汤与赤色有关。

三、经方的统计

关于《伤寒论》《金匮》两书之方剂的具体数目，古今不少医家都做过统计，但结果相差较大，特别是《金匮》方剂之数目，悬殊更大。其关键问题是统计标准不一致。下面，把比较科学的统计结果作一核实并转录：

（一）经方的方剂数统计

要界定经方的数目是多少，首先应说明一下经方的统计标准问题。凡属以下几种情况者，该方即不计入：①重复方不计（《伤寒论》号称 113 方，因禹余粮丸有方无药不计，所以只有 112 个）。《金匮》的方剂数目应从 113 开始的，凡与《伤寒论》重复的方剂略而不计（包括阳旦汤即桂枝汤），《金匮》在《伤寒论》的基础上又增加了 140 个方剂。②凡是有方无药者，一概不计入。如《伤寒论》的禹余粮丸和《金匮》的杏子汤、黄连粉、藜芦甘草汤、附子汤、胶姜汤等，共计 6 方。③凡是附方，亦概不计入。附方主要有两种情况：一是方中含方，如《伤寒论》的蜜煎导方中所引出之土瓜根与猪胆汁。二是《金匮》的附方 23 首，即前二十二篇中九篇之后明示的"附方"（只有第五篇未标明），这些附方可归纳为以下三类：一是明确标明为《千金》《外台》等方书之方，而其中有的方剂实为仲景方，如《千金翼》炙甘草汤、《外台》柴胡桂枝汤等；二是有的附方只列方名，未列药物，而曰"方见上"，则未计在 23 方之内，如第十篇《外台》乌头汤、第十七篇小承气汤；三是方见某病中，亦未计入，如第十五篇瓜蒂散。此外，个别篇条文中间记载的后世之方，如第十二篇的《外台》茯苓饮，亦不计入。

关于《金匮》的方数，林亿等于序文中说："凡二十五篇，除重复，合二百六十二方。"一般认为末三篇（23~25）疑非仲景文。湖北中医学院主编的《金匮要略释义》（1963 年）说前二十二篇共计 205 个方剂。经分类、分篇细加统计，此数是正确的。《金匮》的 205 方中，除去重复者（指《金匮》与《伤寒论》方名及用药相同者）37 方、附方 23 方、有方无药（即方中之药已佚者）5方，实际上增加了 140 个方剂。《金匮要略》各篇方剂统计结果如表 1。

表 1　《金匮要略》各篇方剂统计表

篇序	实有	附方	重复	佚方	合计
2	6		5		11
3	11		1		12
4	3	3			6
5	7	5			12
6	8	2	1		11
7	8	5	2		15
8	1		2		3
9	9	1			10
10	9	2	2		13
11	2		1		3
12	13	1	5		19
13	4		2		6
14	8			1	9
15	5	1	1		7
16	4		1		5
17	11	1	11		23
18	5			1	6
19	3		1	1	5
20	8			1	9
21	5	2	1		8
22	10		1	1	12
合计	140	23	37	5	205

（二）经方组方之药味数统计

经方素以精专而著称。从单方（单味药治病之方）到复方，是方剂发展的一个重要过程。从历史的角度加以分析，早期的复方，其组成的药味数比较少，后世方剂的药味数多明显增加。《伤寒论》《金匮》所载之方属于早期的复方，其药物组成不超过七味者 89% 占绝大多数。现将两书组方的药味数列表如表 2。

表2　经方组方的药味数统计表

药味数	1	2	3	4	5	6	7	8	9	10	11	12	13	14	15	23	25	合计
伤寒	4	9	22	23	18	8	16	6	1	2		1	1	1				112
金匮	9	26	23	18	19	19	9	2	7	2		2		1	1	1	1	140
共计	13	35	45	41	37	27	25	8	8	4		3	1	2	1	1	1	252

　　注：汤、丸、散等方剂中，用及蜜、酒、苦酒者，皆为组方药味数。例如，薯蓣丸为"二十一味，末之，炼蜜和丸如弹子大，空腹酒服一丸"，则本方药味数合计23味。

四、经方的药物

（一）统计的标准

　　药物的统计情况十分复杂，存在的问题远比方剂为多，有的学者做了认真细致的工作。现将统计标准说明如下：①水是汤剂的基质，其医疗作用难以评价，故不作为药物加以统计。同理，热汤、白饮、清浆、暖水、甘澜水、沸汤、麻沸汤等概不计入。②粳米已经入药，则粥类不计。这里必须附带提一下白粉（猪肤汤、蛇床子散）与粉（甘草粉蜜汤），历代本草与《伤寒论》《金匮》的注家众说纷纭，未能定论，故仅单列白粉。③凡在方后加减法中单独使用的药，概不计入，如小青龙汤方后之荛花。④温粉未曾计入，因为不明其为何物。从原文"温服一升，取微似汗。汗出多者，温粉扑之"，可知是对服药后汗出多的处理。⑤同类异名的药物，即归并于一药，不另分列，例如：乌扇即射干，川乌即乌头，赤硝即硝石，枣膏归于大枣，猪膏归于猪脂，酒与清酒为一类，法醋、苦酒为一类。⑥有些药虽原方的组成中并未提及，但在制备及服法中曾用到（其用于药物的炮制者，不在此例），实际为病人所服用，并有治疗作用，故可视作该方组成之一，应予计入，如大建汤中之胶饴、干姜人参半夏丸之生姜汁以及蜜丸类所用之蜜等。

（二）"两书"用药之数目

　　依据上述统计标准，《伤寒论》共用药87种，《金匮》（前二十二篇）共用药151种。两书重复用药者（包括不同之方与相同之方）72种，单见于《伤寒论》者15种，单见于《金匮》者为79种。两书合计用药166种。按其用之次数的多少依次如下：

　　1. 两书同用药物72种　依次为：甘草、桂枝、生姜、大枣、芍药、半夏、干姜、人参、茯苓、附子、大黄、白术、麻黄、黄芩、蜜、杏仁、枳实、石膏、细辛、当归、黄连、厚朴、酒、栀子、牡蛎、阿胶、柴胡、五味子、芒硝、泽泻、桃仁、粳米、龙骨、知母、桔梗、葛根、滑石、葶苈、香豉、黄柏、栝楼根、麦冬、蜀椒、甘遂、猪苓、赤石脂、瓜蒌实、苦酒、葱白、蜀漆、吴茱萸、水蛭、虻虫、赤小豆、胶饴、生地黄、白粉、鸡子黄、瓜蒂、文蛤、茵陈蒿、秦皮、白头翁、代赭石、升麻、竹叶、贝母、旋覆花、麻子仁、乌梅、芫花、大戟等。细心的读者可能会发现，仲景方中用之最多的五味药物，恰巧是桂枝汤方中的五味药。由于这一发现，对自古以来的"药食同源论"与桂枝汤为"群方之冠"的说法都是有力的支持。

2. 单见于《伤寒论》的用药 15 种　依次为：猪胆汁、通草、鸡子白、生梓白皮、葳蕤、海藻、禹余粮、连轺（为连翘根之异名。《本经逢原》："连翘根寒降，专下热气，治湿热发黄。"）、烧裈、猪肤、人尿、巴豆、天冬、铅丹、商陆根等。

3. 单见于《金匮》的用药 79 种　依次为：川芎、黄芪、防己、百合、牡丹皮、干地黄、乌头、防风、䗪虫、矾石、薏苡仁、薯蓣、薤白、硝石、橘皮、雄黄、小麦、猪脂、竹茹、艾叶、乱发、鳖甲、射干、瞿麦、苦参、白酒、紫参、神曲、真朱、山茱萸、酸枣仁、白蔹、菊花、紫石英、天雄、寒水石、白石脂、泽漆、白前、款冬花、白英、干漆、蛴螬、紫菀、豆黄卷、葶苈细叶、桑东南根白皮、诃黎勒、败酱、瓜子、蒲灰、羊肉、甘李根白皮、鼠妇、石韦、紫葳、蜂窝、蝼蝈、云母、马通汁、葵子、白薇、红蓝花、蛇床子、柏实、干苏叶、盐、狼牙、土瓜根、灶中黄土、柏叶、白鱼、戎盐、椒目、鸡屎白、蜘蛛、王不留行、大麦、新绛等。

（三）经方药物基原分类

中药尽管品类繁多，但从基原上分析，不离植物、动物和矿物三类。织造（如烧裈）、酿造（酒、醋之属）等，从其基原上分析，亦应归于植物类。《伤寒论》与《金匮》两书应用植物类药 121 种，动物类药 24 种，矿物类药 19 种，合计 164 种（白粉、新绛未计入）。以上可见植物是中药最多的一类，故中药古代称为本草，道理就在于此。

五、经方的炮制

炮制又称炮炙、修治，是对中药原药材适当加工，以利于贮藏、使用。中药炮制技术是中药学的重要组成部分。经方重视药物的炮制，藉以提高药效、减低毒性以及副作用。凡方中之药需要炮制者，均分别加以注明。

经方之药物的炮制方法，归纳起来，可分为火制、水制、非水火制三类，分述如下：

（一）火制法

凡药物炮制加工过程中需用火者，均属于火制法。经方中药物的火制法，共有炮、炙、炒、烧、熬、煨六种。举例如下：

1. **炮**　炮即在高温猛火的情况下，将药物在锅内翻动，多以"破"为度。如《伤寒论》112 方中应用附子者 34 方，绝大多数注明"炮"。其中，只曰"炮"者 12 方，曰"炮，去皮"者 2 方，曰"炮，去皮，破"者 11 方（有的更细注"破八片"）；不炮者 8 方，注"生用，去皮，破八片"。附子经炮制后，可减低毒性。近代研究证明，附子中的有毒成分乌头碱，可因高温而破坏。

2. **炙**　炙即药物在隔火翻炒时加入液体辅料的办法。如枳实在《伤寒论》中的应用共有 7 方，均炙用，其中 5 方仅注"炙"，1 方称"炙令黄"，1 方称"水浸，炙干"。由此可知，经方的炙法多是现在的清炙，其温度不高，仅炙到干燥或药表面色黄即止。其他还有蜜炙、盐水炙、醋炙、酥炙等。

3. **炒**　炒即药物在锅中翻炒，使药物干燥以缓和烈性等。如蜀椒有 2 方注"炒去汗"，2 方仅注"去汗"，此系省略法，即去汗必炒之意。去汗，即用文火微炒逼出药物体内的水分，但又不要将药炒焦。

4. **烧**　烧即用火直接燃烧的加工法，主要用于矿物药。经方中注明烧的有矾石、云母等。这种炮制法，大约相当于现代的"煅"法。经方中烧的程度不一，如矾石注明"烧"；云母注明"烧二日夜"，要求烧的时间较长；枳实谓"烧令黑，勿太过"，即烧成炭而存性之意。

5. **熬**　熬即将药物置锅内干煎，如牡蛎、芫花、水蛭、商陆根等均注明"熬"。但需要注意的是，经方的熬是干煎，并非加水煎熬。熬的程度亦视药物而异，如葶苈子"熬令黄色"、白粉"熬香"、蜘蛛"熬焦"、瓜蒂"熬黄"。

6. **煨**　煨的方法有面裹煨、隔纸煨等，均系隔面或纸用微火较长时间的加温，使药物脆松、去油，以达到增强疗效，减低刺激性及烈性之目的。经方中诃梨勒注明用"煨"法，后世则有煨甘遂、煨肉豆蔻、煨木香、煨牙皂角等。

（二）水制法

凡药物炮制加工过程中需用水者，均属于水制法。经方中药物的水制法，共有洗、浸、渍三种。举例如下：

1. **洗**　药物经清水冲洗，可使其纯净清洁，且去其异味等。经方中海藻注曰"洗，去咸"；蜀漆则注明用"暖水洗，去腥"；半夏仅注"洗"。总之，凡言"洗"者，即用水洗。大黄则注用"酒洗"，酒有医疗作用，酒洗之药则其功用有所改变。

2. **浸、渍**　两者均为用水浸沤，或用其他溶剂浸渍。如赤小豆注"浸令芽出，曝干"；大黄黄连泻心汤"以麻沸汤二升渍之"，即用滚开水浸之；乌梅则用"苦酒渍"，即用醋浸渍。

（三）非水火制法

此类炮制，是指在药物的加工过程中，既不用水，也不用火，故称非水火制。非水火制法在经方中有十几种。其中，用于加工植物药者，有㕮咀、切、擘、破、去皮或皮尖、去心、去毛、去节、碎等；加工动物药者，有去足或去翅足；加工矿物药者，碎之。分述如下：

1. **㕮咀与切**　㕮咀即将药物咬碎，切是指用工具把药物切开。如桂枝汤方后曰："右五味，㕮咀三味（指桂枝、芍药、炙甘草）"，而生姜注明"切"。所谓"凡㕮咀药欲如豆大，粗则药力不尽"，说明㕮咀与切的目的，在于将药物制成"饮片"，以易于煎出有效成分。有的学者访日时，曾考察日本应用中药情况，发现日本的饮片细切成绿豆至米粒大小。日本的这种用法介于我国的煮散与饮片之间，不失为既好又省的办法。对于这种情况，我国古代医药学家早就有所认识，所以在原始的情况下采取用牙咬碎的办法。

2. **擘与破**　"擘"即用手把东西分开或折断，如方中凡用大枣均注明"擘"，否则，外有枣皮包裹，则枣肉之味难以煮出，不能充分发挥药效。"破"则是用工具把药物破碎或切开，如附子注明"破八片"。

3. **去皮或皮尖**　注明"去皮"的药物较多。皮在茎类生药中一般指外层木栓层。如桂枝、厚朴主含挥发油，但在木栓层中挥发油含量不高，去外皮可使生药中挥发油含量增高，作用更强；附子去皮是为了减轻毒性；杏仁、桃仁等种子类生药去皮尖，则是为了利于有效成分的浸出。

4. **去心**　注明"去心"的如麦冬。后世还有乌药、巴戟天、远志、天冬、莲子、川贝母等，如《炮制药歌》说："乌药门冬巴戟天，莲心远志五般全，并宜剔去心方好，否则令人烦躁添"。在实际应用中，一般用麦冬并不去心，但亦无"令人烦躁"之弊。但远志用量较大确有"令人烦"者，可能与不去心有关，有待研究。

5. **去毛**　注明"去毛"的如石韦。古人有"如去毛不尽，反令人嗽也"之说。去毛可避免因其留在药汤中刺激咽喉而致咳嗽，并非毛茸中含有致咳成分。后世注明须去毛的药物尚有枇杷叶、狗脊、骨碎补、三棱、金樱子等。

6. **去节**　凡用麻黄，均注明"去节"。古人认为"麻黄去根节，大能发汗。根节能敛汗"。麻黄根确能敛汗，但麻黄节是否敛汗有待研究。

7. **去足或翅足**　虫类药，或注明"去足"（如䗪虫），或注明"去翅足"（如虻虫），此系当时习惯用法。去与不去有何不同，有待研究。

8. 碎 碎即将完整块大的药物破成零碎的小块，多为矿物药。如代赭石、石膏、滑石、赤石脂、禹余粮等，皆宜"碎"，这样有利于煎出有效成分。碎之后，更有注明"绵裹"者，绵裹可使药汤清澄。

六、经方的配伍

方剂是由药物组成的，是在辨证立法的基础上选择合适的药物组合成方。药物的功用各有所长，也各有所偏，通过合理的配伍，增强或改变其原有的功用，调其偏性，制其毒性，消除或减缓其对人体的不利因素，使各具特性的药物发挥综合作用，所谓"药有个性之专长，方有合群之妙用"，即是此意。方剂是运用药物治病的进一步发展与提高，古代医家在长期医疗实践中积累了丰富的组方经验，总结出比较完整的组方配伍理论。

组方配伍原则最早见于《内经》。《素问·至真要大论》曰："主病之谓君，佐君之谓臣，应臣之谓使。"又曰："君一臣二，制之小也；君一臣三佐五，制之中也；君一臣三佐九，制之大也。"元代李杲在《脾胃论》中指出："君药分两最多，臣药次之，使药又次之。不可令臣过于君，君臣有序，相与宣摄，则可以御邪除病矣。"清代吴仪洛《成方切用·方制总义》进一步解释说："主病者，对证之要药也，故谓之君。君者，味数少而分两重，赖之以为主也。佐君者谓之臣，味数稍多，而分两稍轻，所以匡君之不迨也。应臣者谓之使，数可出入，而分两更轻，所以备通行向导之使也。此则君臣佐使之义。"

仲景书为"方书之祖"，其组方原则即君、臣、佐、使四个要点，后世医家组方皆以此为法律。君、臣、佐、使的意义分别为：①君药是方剂中针对主病或主症起主要治疗作用的药物，其药力居方中之首，用量应较大。②臣药有两种意义：一是辅助君药加强治疗主病或主症的药物；二是针对兼病或兼症起治疗作用的药物。臣药的药力小于君药，用量少于君药。③佐药有三种意义：一是佐助药，即协助君、臣药以加强治疗作用，或直接治疗次要的兼症；二是佐制药，即用以消除或减缓君、臣药的毒性与烈性；三是反佐药，即根据病情需要，使用与君药性味相反而又能在治疗中起相成作用的药物。佐药一般用量较轻。④使药有两种意义：一是引经药，即能引方中诸药以达病所的药物；二是调和药，即具有调和诸药作用的药物。使药的用量最轻。总之，在组方原则上，君药一般只用一味，若病情比较复杂，亦可用至二味，但君药不宜过多，多则药力分散，而且互相牵制，影响疗效。正如陶弘景所说："若多君少臣，多臣少佐，则药力不周也"。臣药可多于君药，佐药常常多于臣药，而使药则一二味足矣。

综上所述，除君药外，臣、佐、使各具有两三种意义。但要明白，在每一首方剂中不一定每种意义的臣、佐、使药都具备，也不一定每味药只任一职。例如：病情单纯者，用一二味药之小方足矣；若君、臣药无毒烈之性，便不须加用佐药；主病之君药能至病所，则不必再加引经的使药。总之，每一方剂的药味多少，以及臣、佐、使是否齐备，全视病情与治法的需要而定。

为了进一步理解君、臣、佐、使的涵义及其具体运用，现以麻黄汤为例，分析如下：麻黄汤主治太阳病外感风寒表实证。表现恶寒发热，头痛身疼，无汗而喘，苔薄白，脉浮紧等。其病机是风寒外束，卫闭营郁，毛窍闭塞，肺气失宣。治法宜发汗解表，宣肺平喘。方用麻黄三两，桂枝二两，杏仁七十个，甘草一两。根据药物性能及用量分析，其方义为：麻黄辛温，为君，发汗散风寒，兼宣肺平喘；桂枝辛甘温，为臣，发汗助麻黄解表，同时又能调和营卫，与麻黄合用，可使风寒去，表气和；杏仁甘苦温，为佐，宣利肺气，配合麻黄宣肺散邪，利肺平喘，可使邪气去，肺气和；甘草生用甘平，炙则偏温，为使，以调和诸药，并可延缓药力，以防麻、桂之发汗太过。通过以上对麻黄汤的大略分析，可知组成一首方剂，首先是依据辨证、治法的需要，选定恰当的药物，并酌定用量。总之，明确君、臣、佐、使的不同地位及其相互配伍关系，发挥其综合作用，制约其不利因素，力求做到用药适宜，配伍严谨，主次分明，切中病机，"勿实实，勿虚虚"，才能取得良好的治疗效果。

经方的配伍，还体现在对"八法"的互用与"七情"的配伍。分述如下：

（一）八法互用

《伤寒论》《金匮》全书虽无八法之名，却有八法之实。汗、吐、下、和、温、清、补、消等八法在条文中运用的丰富多彩。疾病在发生发展过程中，若表、里、寒、热、虚、实之证单纯的，则以一法为主治之；若病机复杂，则应辨证采取数法并用治之。现将《伤寒论》《金匮》二书中八法互用的方剂举例如下：

1. **温清并用** 如黄连汤、干姜黄芩黄连人参汤、乌梅丸、"三泻心汤"，均以辛热之干姜与苦寒之黄连并用，旨在辛开苦降，寒热并调，使寒散热清，阴阳和调而自愈。

2. **清散并用** 如大、小柴胡汤以透邪的柴胡与清热的黄芩并用以清内达外；麻杏石甘汤以辛温而散的麻黄与辛甘寒而清的石膏并用则相得益彰。

3. **降补并用** 如大半夏汤、三泻心汤、干姜人参半夏丸、麦门冬汤、竹叶石膏汤，均以降逆止呕的半夏与补气的人参同用；旋覆代赭汤以降逆和胃的代赭石与人参配伍；橘皮竹茹汤以降逆和胃的橘皮、生姜与补中益气的参、草同用等，均补中有降，降中有补，以调和胃气而补虚。

4. **补散并用** 如薯蓣丸以"四君"与"四物"等补气养血药与桂枝、柴胡、防风等祛邪药并用，以治"虚劳诸不足，风气百疾"之患。

5. 清补并用　如白虎加人参汤以石膏与人参同用，治阳明病与中暑热盛伤津者；竹皮大丸以小量性寒之石膏、竹茹、白薇与大量之甘草同用，前者旨在清虚热以"安中"，后者则甘以补中而"益气"，故曰"安中益气"，以治"妇人乳，中虚，烦乱呕逆"者。

6. 消补并用　如枳术汤以下气消痞的枳实与健脾燥湿的白术同用，以治心下痞结者；厚朴生姜半夏甘草人参汤以理气消胀之厚朴与人参同用，以治"发汗后腹胀满者"；鳖甲煎丸以化瘀散结的鳖甲、桃仁与益气养血的人参、阿胶同用，以治疟病日久，正虚邪结之"疟母"。

7. 通补并用　如防己黄芪汤、防己茯苓汤，均以利水消肿的防己与益气固表的黄芪同用，以治风湿表虚及风水表虚证；大黄甘遂汤以下血逐水的大黄、甘遂与养血扶正的阿胶同用，以治"妇人少腹满如敦状，小便微难而不渴"者。

8. 温下并用　如大黄附子汤以苦寒泻下的大黄与大辛大热的附子同用，共奏温下之功。

（二）"七情"配伍

古人针对不同病情，把方剂中药与药之间的不同配伍关系总结为：相须、相使、相畏、相杀、相恶、相反，以及用单味治病的单行，称为方药配伍之"七情"。经方中七情配伍科学严谨，切合复杂之病情，为后世效法。探讨如下：

1. 同类相须　即将性味、功用相似的药物相须为用，以增强疗效。例如：麻黄汤用麻黄与桂枝配伍以发汗解表；白虎汤用石膏与知母配伍以清热泻火；大承气汤用大黄与芒硝配伍以泻实软坚；小承气汤用枳实与厚朴配伍以行气消痞；五苓散用茯苓与猪苓配伍以行水利尿；抵当汤用水蛭与虻虫配伍以破血逐瘀；四逆汤用附子与干姜配伍以回阳救逆等，不胜枚举，均为同类相须，以增强疗效。

2. 异类相使　即将两种功效各异的药物进行配伍，相辅相成，以提高疗效，例如：①行气配通腑：如大承气汤用枳、朴配硝、黄。②清热配泻火：如泻心汤用芩、连配大黄。③降火配滋阴：如黄连阿胶汤用芩、连配胶、芍。④温阳配行水：如栝楼瞿麦丸用附子配瞿麦、茯苓等。

3. 相反相成　即将两种性能功效完全相反的药物进行配伍，以互相补充，相互制约。例如：①寒温并用：如大青龙汤麻黄配石膏，以治表寒里热；黄连汤黄连配干姜，以治上热下寒；"三泻心汤"均芩、连配干姜，以治寒热错杂。②散收相配：如桂枝汤以桂枝配芍药，一散一收，调和营卫；小青龙汤用干姜、细辛配五味子，使散不伤正，收不留邪。③燥湿互用：如麦门冬汤以麦冬配半夏，使半夏"止逆下气"而不嫌其燥；黄土汤以术、附配胶、地，使温阳摄血而无伤阴动血之嫌。④刚柔相济：如芍药甘草附子汤以附子之刚配芍药之柔；真武汤以姜、附之刚配芍药之柔。⑤动静相合：如胶艾汤用地、芍之静以养血配归、芎之动以活血，使补血之中有行血之功；四逆散用芍药之静以补养肝血配柴胡、枳实之动以疏达肝气。⑥阴阳兼顾：如炙甘草汤以通心阳的桂枝配养心阴的麦冬；肾气丸以"六味"补肾阴，桂、附补肾阳，均本阴阳互根之理。需要说明，以上所述刚柔相济、动静相合及阴阳兼顾三者大意相近，无非阴阳相须之道，运用得当，可和阳益阴，阴平阳秘，恢复健康。还需要说明，以上所述的相反相成，与目前《中药学》所谓的"相反"概念不同。《中药学》据古代文献记载，把两种药物合用而产生毒性反应或副作用的药物，总结为"十八反"。其实，经方中就有"十八反"的药物，如甘遂半夏汤中的甘遂与甘草；赤丸中的半夏与乌头。其配伍奥妙所当深究。

4. 相畏相杀 相畏，即一种药物的毒性或副作用能被另一种药物减轻或消除。相杀，即一种药物能减轻或消除另一种药物的毒性或副作用。经方中用半夏多与姜相配伍，如小半夏汤、小半夏加茯苓汤、小青龙汤、小青龙加石膏汤、生姜半夏汤、半夏干姜散，以及诸泻心汤等。姜可杀半夏毒，故半夏属相畏，而生姜属相杀。

5. 相恶者忌 一种药物能减弱另一种药物的性能，叫做相恶。处方中相恶之药应禁忌使用。但"方中无药"，故对相恶药要活看。

总之，经方的配伍既法律严谨，又神明善变。在"八法"互用、"七情"配伍之外，还有许多意境需要深究。以甘草为例，经方中大约半数用甘草，邹澍说："非甘草之主病多，乃诸方必合甘草，始能曲当病情也。凡药之散者，外而不内（麻黄、桂枝、青龙、柴胡、葛根等汤）；攻者，下而不上（调胃承气、桃仁承气、大黄甘草等汤）；温者，燥而不濡（四逆、吴茱萸等汤）；清者，冽而不和（白虎、竹叶石膏等汤）；杂者，众而不群（诸泻心汤、乌梅丸等）；毒者，暴而无制（乌梅汤、大黄蟅虫丸等）。若无甘草调剂其间，遂其往而不返，以为行险侥幸之计，不异于破釜沉舟，可胜而不可不胜，讵诚决胜之道耶！"（《本经疏证》卷二）

七、经方的加减

经方的组成既有严谨的原则性，又有极大的灵活性。仲景制方，在"以法统方"的基础上，善于抓住疾病发展过程中的病因、病机、主症以及兼症、变证的不同，进行加减化裁，达到药随证变，即所谓"观其脉证，知犯何逆，随证治之"。其移步换形的加减变化中，蕴藏着高深的理论和宝贵的经验总结。

经方之加减法有两大类：一是明示加减法，如小柴胡汤、理中汤、真武汤、通脉四逆汤、四逆散等，方之后都有药物之加减，或药量之变更；二是含蓄加减法，如桂枝汤、麻黄汤、小柴胡汤、白虎汤、四逆汤等 20 多个主方都有几个、十几个甚至几十个加减之方，随其药物之加减，或药量之变更，方名为之变，这些加减方实为某一主方的类方。这种"类方"的规律，详见各章"类方串解"。

八、经方的剂量

临床治病，在辨证准确、处方遣药得当的前提下，其方药用量是否恰到好处，至关疗效。综合经方遣药用量之大小的原则与规律，可以归纳为如下七点：

1. 方剂配伍，君药量宜大，佐使药量宜小　如此，方可谓"有制之师"。

2. 小方剂量宜大，大方剂量宜小　小方少则一二味，多不过三四味，需要适当加大用量，才能起到方小力专效宏之目的。大方者乃多味药相须配伍，可协同增强疗效，故每一味药物的用量不宜太大。

3. 危急重症剂量宜大，慢性久病剂量宜小　治疗急性病，药量太小则如杯水车薪，扬汤止沸，无济于事。治疗慢性病，药量太大则实（证）不受攻，或虚不受补，欲速不达，反而无功。

4. 质重、平和药剂量宜大，剧毒、峻猛及质轻药剂量宜小　一般矿物、贝壳类药物质地沉重，量轻难以取效；平和无毒之药，药性力量轻缓，非大量不足以奏效。而剧毒药如乌头，峻猛方如十枣汤，皆毒大性烈之品，如炮制不得法，用药量稍大，轻者中毒，甚则毙命！质轻如花叶之类一般用量宜小。

5. 年轻体壮剂量宜大，老年幼儿剂量宜小　年轻体壮，血气方刚，抗邪力强，患病之后，非大量不足以祛其邪。而老年人体质渐衰，幼儿体小质嫩，均难以胜药，故用量宁小勿大，要恰到好处。现代儿科名医董廷瑶谈小儿用药六字诀，即：轻、巧、简、活、廉、效。其中用药"轻"是指处方用量应轻，并宜选用轻清疏解之药。患儿越幼小，药量越要轻（小）。

6. 汤剂量宜大，丸、散剂量宜小　一般来说，汤剂用于治疗急性病，以"卒病贼邪，须以汤荡涤"（《备急千金要方·方例》）；丸、散剂多用于慢性病的治疗，而对不便作汤剂之药和不便用汤剂所治之病，亦用丸、散。但就同一味药而言，汤剂用量宜大；丸、散剂用量宜小。张锡纯说过："一钱大黄散剂之力可抵煎汤者四钱。"

7. 方药用量大小，还有地区、季节的差异　例如，北方严冬，外感风寒表实证，发汗药用量宜大，麻黄用 15g 不算多；南方酷夏，外感风热表虚证，发汗药用量宜小，麻黄用 3g 不算少。故温病学家创辛凉之剂如银翘散、桑菊饮，发展了仲景学说。

以上七个方面，密切相关，应综合分析，全面考虑。不可顾此失彼，抓住一点而不及其他。名医、学者都感叹一句话，即"中医不传之秘在于剂量"，可见用好剂量之难！但只要掌握上述用量大小之原则，在临床上善于灵活运用，经方剂量之秘不难破解。

关于经方剂量现代应用，详见附文之经方剂量今用折算表。

九、经方的煎法

凡药物经加溶剂煎煮而去渣服汤者，即称之为汤剂。"汤者荡也"，汤剂有吸收快，药力大，奏效著以及可以随证化裁变化等特点。经方汤剂煎法十分讲究，为我们规范了汤剂煎煮的许多细节和注意事项。以下从经方的不同煎法、特殊药物的煎法以及溶剂的选择三大方面分述如下：

（一）经方的几种不同煎法

仲景对汤剂的煎煮，善于根据病情与方药的不同而选择不同的煎法。丸、散多直接服用，但也有煮服者，如抵当丸、半夏干姜散等。以下介绍几种具体煎法：

1. 浸渍法 即用开水浸泡。如大黄黄连泻心汤"以麻沸汤二升渍之须臾，绞去滓，分温再服"。麻沸汤，即滚开的水，以其浸渍，意在取其微苦轻清之气（大黄水煎则苦重），泄热以荡中焦之邪。此法可引申扩大应用于其他疾病的防治。

2. 急煎法 一般煎去溶液的一半或小半即可。例如：芍药甘草汤"以水三升，煮取一升五合"；甘草干姜汤、四逆汤、四逆加人参汤、通脉四逆汤，亦都以水三升，煮取一升五合或一升二合；茯苓四逆汤"以水五升，煮取三升"。凡急煎之汤方，大多用于急证。

3. 久煎法 即以较多的溶液煎药，加热煎煮较长的时间，一般煎去 2/3～3/4 的水分。例如：温经汤、橘皮竹茹汤都是"以水一斗，煮取三升"；桂枝新加汤"以水一斗二升，煮取三升"；炙甘草汤乃是"以清酒七升，水八升，先煮八味，取三升，去滓，纳胶烊消尽，温服一升，日三服"。久煎法多用于治疗病久而病情较缓者。

由于古代难以准确计时，因而采用控制加水量与煎取量的比例来掌握不同方药的不同煎法，这在当时情况下不失为切实可行的办法。

4. 去滓再煎法 大小柴胡汤、半夏泻心汤、甘草泻心汤、生姜泻心汤及旋覆代赭汤等，都是先以水煎煮诸药，去滓后再煎；治疗百合病的滑石代赭汤、百合知母汤是将方中药物分别煎煮，去渣后再将药液混合煎。关于去滓重煎的目的，有待研究。

（二）经方中特殊药物的几种不同煎法

仲景对汤剂中特殊药物采取先煎、后下、烊冲、兑冲等不同方法。

1. 先煎　即将某方中的某一味药先行煎煮。例如有麻黄的处方中，其煎法皆须"先煎麻黄，减二升，去沫"。这是因为，麻黄先煎去沫是为了防止令人心烦。药理研究证明，麻黄含有较大比例的麻黄碱，能兴奋大脑皮层及皮层下中枢，如麻黄用量太大易引起失眠、不安等。若先煎去沫，能破坏麻黄碱，减少副作用。故张锡纯说麻黄先煎去沫"所以使其性归和平也"。再如蜀漆（即常山的嫩枝叶。常山为秋季采挖根部入药），《本草纲目》谓其有毒，"生用则上行必吐"。近来药理研究表明，常山碱可刺激胃肠黏膜，引起恶心呕吐、腹痛等副作用。桂枝去芍药加蜀漆牡蛎龙骨救逆汤为"先煮蜀漆，减二升"，如此煎法是为了破坏部分常山碱，减少其毒性。

2. 后下　即将方中的某一味药在其他药煎煮一定时间后纳入再煮，以免久煎破坏其有效成分而影响疗效。例如：栀子豉汤、栀子甘草豉汤之后下香豉，是为了更好发挥香豉宣透作用；桂枝人参汤后下桂枝，是为了更好发挥桂枝解表作用；大承气汤后下大黄，是为了更好发挥大黄的泻下作用。

3. 烊冲　即将方中其他药物先煎，去渣后，再纳入易溶的药物加热烊消。如调胃承气汤、大承气汤、大黄牡丹汤、木防己去石膏加茯苓芒硝汤等方的芒硝，均是先煎其他药，"去滓，纳芒硝，更上火微煮令沸"；小建中汤为"去滓，纳胶饴，更上微火消解"；大建中汤、黄芪建中汤的胶饴，亦均烊化入药；炙甘草汤之阿胶是"去滓，纳胶烊消尽"。胶饴与阿胶烊化的目的，是为了避免其黏附在药渣上造成浪费，又可防止同煎时这些胶体药物溶化后，其浓度过高而影响其他药物成分溶出。

4. 兑冲　即把某些方剂中的特殊药加入已煎成的药液中服用，如白通加猪胆汁汤为"去滓，纳胆汁、人尿"；通脉四逆加猪胆汁汤为"去滓，加入猪胆汁"；黄连阿胶汤、百合鸡子黄汤均为"去滓，纳鸡子黄"；桃花汤之赤石脂一半煎煮、一半研末和入药液搅和服，亦属兑冲法。

（三）溶剂的选择

溶剂，即制剂时所用的各种溶液，使药物的有效成分溶于其中，然后服用。溶剂的适宜与否，与制剂的质量与疗效密切相关。有关原理的阐明虽系现代之事，而仲景方中对此早已十分重视，令人叹为观止。

仲景所用煎药的溶媒有清水、潦水、甘澜水、浆水、泉水、井花水、麻沸汤、酒、苦酒、蜜等 10 种。前面的 7 种溶剂均系水。水是廉价而优质的溶剂，仲景方中应用最多。药物有效成分，除少数（如生物碱、高级醇和脂油等）外，大多可溶于水。中药复方在水煎过程中，某些原来不溶于水者也可能变为可溶。例如小青龙汤中的五味子含有机酸，可与麻黄所含的生物碱结合成盐，从而加大在水中的溶解度。甘草的助溶作用，在现代药剂学上有很多的证明。更为重要的是，中药复方在水煎过程中不但是各种有效成分的混合，而且可能引起复杂的化学变化而产生新的物质，发挥更好的疗效。

1. 水

（1）清水　即用一般井水、河水进行煎煮。由于方中药物的多少、剂量的大小、煎煮时间的长短等诸多不同，故用水量的差异很大，少者几升，多者几斗（泽漆汤中泽漆以东流水五斗煮之）。

（2）潦水　即天降之雨水。麻黄连轺赤小豆汤即用潦水煎药。潦水刚自天而降，不含地下矿质杂物，味薄而纯，善助药力而除瘀热。成无己注云："取其味薄则不动湿气也。"

（3）甘澜水　茯苓桂枝甘草大枣汤方后云："以甘澜水一斗，先煎茯苓。"作甘澜水法："取水二斗，置大盆内，以杓扬之，水上有珠子五六千颗相逐，取用之。"《本草纲目》与《医学正传》均认为甘澜水有益胃健脾之功用。现代学者认为，甘澜水经不断杓扬，使水中含较多的氧气。而有的学者认为"甘澜水当是好的米泔水"，这种淘米水有多种水溶性维生素，是机体必需的营养物质。

（4）浆水　枳实栀子豉汤、蜀漆散、赤小豆当归散、白术汤、半夏干姜散等5方论及用浆水，或曰清浆水，或曰醋浆水，皆浆水也。《本草蒙筌》说："炊粟未熟，投冷水中，浸五六日，味酸，生白花，色类浆，故名。"近代因粟米加工不便，多用淘米水代替。另外，矾石汤系以矾石用浆水煎煮，取药液浸脚，属于外治法。

（5）泉水　用泉水煎煮的有百合地黄汤、百合知母汤、滑石代赭汤、百合鸡子黄汤等4方。百合病是一种心肺阴虚内热的疾病，泉水解热渴、下热气、利小便，与方中之药共成润养心肺，凉血清热之剂。现代研究泉水富含多种矿物质。

（6）井花水　即早晨第一次取出的井水，性味甘平无毒。经方仅"除热瘫痫"的风引汤一方用之。《本草纲目》指出"煎一切痰火气血药"用井花水为宜，实本仲景之旨意。

（7）麻沸汤、沸汤　即滚开的水。大黄黄连泻心汤"以麻沸汤二升渍之须臾，绞去滓，分温再服"；理中丸"以沸汤数合和一丸，研碎，温服之，日三四、夜二服"。

水虽是最常用的溶剂，但也有一定的局限性。所以，还需要酒、醋等有机溶剂。酒含酒精，即乙醇，为目前天然药提取的最常用溶剂。醋含醋酸，即乙酸，亦有其意义。

2. 酒 我国造酒历史悠久。据《唐本草》云，古时酒类甚多，"惟米酒入药用"。烧酒是元代发明的，故经方所用之酒为米酒。米酒呈琥珀色，一般称为清酒。在经方中还有一种称作白酒者，此为米酒初熟，其色白，故称白酒。经方中用酒的方剂有 22 首，其使用方法概括起来有如下五种：①酒煎药物方法，如下瘀血汤、瓜蒌薤白白酒汤、瓜蒌薤白半夏汤、鳖甲煎丸、红蓝花酒；②水酒混合煎药方法，如炙甘草汤、胶艾汤、当归四逆加吴茱萸生姜汤；③酒浸药物绞取汁方法，如防己地黄汤；④酒洗药物方法，如大、小、调胃三承气汤之大黄皆用"酒洗"；⑤酒送服丸、散方法，如白术散、薯蓣丸、大黄䗪虫丸、土瓜根散、天雄散、侯氏黑散、当归散、八味肾气丸、赤丸、当归芍药散等。关于酒的功用，分析如下：

（1）辛热助阳散邪 酒性辛甘大热，能够增强温阳药物的作用，所以在经方中一些温阳散寒的方药，往往指出用酒来送服。方如天雄散、八味肾气丸、赤丸、白术散。其用酒送服，可以散阴邪之凝结，助温阳药之力以增强其功。《汤液本草》说：酒"为引导，可以通行一身之表"。

（2）辛热助药通痹 如此功用有三类病证：①治疗胸痹证。经方中用白酒煎药治疗胸痹的方剂有 2 首，即瓜蒌薤白白酒汤与瓜蒌薤白半夏汤。两方使用白酒的目的是借其辛散上行之力以疏通胸膈之气，并可温煦胸阳。《本经疏证》说："白酒，酒之新者也，其色白，其性甘辛，其气轻扬，故为用在上焦之肺，而治胸痹。"这就阐明了两方使用白酒的意义。②治疗血脉痹阻证。用水与酒（清酒）各半煎药治疗血脉痹阻的方剂有 2 首：一是炙甘草汤，适用于心之气阴两虚而致心脉运行无力的"脉结代，心动悸"者；二是当归四逆加吴茱萸生姜汤，适用于血虚寒凝而致之"手足厥寒，脉细欲绝"兼内有久寒者。两方用清酒的目的均在于温通血脉之痹阻。③治疗瘀血阻痹证。由于酒能通阳，亢奋血行，所以经方亦用酒煎药或送服丸、散治疗瘀血证。这样的方剂有 5 首：一是治疗干血劳的大黄䗪虫丸；二是治疗经水不利及痛经的土瓜根散；三是治疗产后腹痛及经水不利的下瘀血汤；四是治疗疟母的鳖甲煎丸；五是治疗腹中血气刺痛的红蓝花酒。五方所用药物及所治证候尽管不同，但其治疗的目的都是破除瘀血，使用酒的目的都是和血行气，助其活血化瘀之功。

（3）其他 酒还能用之宣达药力与修制药性。前言如治疗妊娠病的当归芍药散、当归散均要求以酒送服。丹波元简说："酒服，取其宣达"，即借酒宣达之性，以助药力迅速发挥疗效。后者如大、小、调胃三承气汤中之大黄，均要求以酒洗，制其苦寒泻下而纯降无升之性。再如经方中用生地黄者多用酒煎以制寒凉，并能增强药效，如炙甘草汤、胶艾汤。后人说"地黄得酒良"，正是对仲景经验的总结。

3. 苦酒　苦酒即米醋。本品酸苦而温，因有苦味，故称之为"苦酒"。经方中有 3 方用及，分别取其消痈肿、散水气及安蛔之功。

（1）用于咽喉生疮　《伤寒论》云："少阴病，咽中伤，生疮，不能语言，声不出者，苦酒汤主之。"此条所述之咽中疮乃痰火郁结而致。其用苦酒煎药，取其敛疮消痈肿，即《别录》所谓"主消痈肿"也。

（2）用于黄汗　《金匮》黄芪芍药桂枝苦酒汤用于治疗黄汗证。黄汗是由于"汗出入水中浴，水从汗孔入得之"。方用苦酒配合桂枝、黄芪解肌腠之邪而散水气，这是《别录》言苦酒"散水气"之谓也。另外，苦酒之苦与芍药之酸相合，又可增强泄营中之瘀热的作用。

（3）用于蛔厥　仲景留给了我们许多千古名方，乌梅丸便是其中的一首。乌梅丸适用于蛔厥证，方中用苦酒浸渍乌梅一宿，既可增强乌梅之酸，以安抚蛔虫，又可与黄连、黄柏相配，形成酸苦涌泄之势以除胃热，这是仲景对苦酒功效的发展。直到今天，有些人不知道张仲景的名字，但却知道饮醋能治疗蛔虫腹痛的方法。

4. 蜂蜜　《本经》与《别录》所言"石蜜"，即是蜂蜜。陶弘景曰："石蜜即崖蜜也，高山岩石间作之。"故称石蜜。上古时多野蜂之蜜，后世养蜂盛行，所用皆家养蜂所产之蜜，故径呼蜂蜜。经方中共有 24 方用及蜂蜜。概括其功效有如下五个方面：

（1）润肠治便秘　《伤寒论》云："阳明病，自汗出，若发汗，小便自利者，此为津液内竭，虽硬不可攻之，当须自欲大便，宜蜜煎导而通之……"用蜜煎导以通导大便是世界上首次制成的栓剂。如果津伤不甚，胃热尚炽者，仲景称为脾约证，可用麻子仁丸治之。麻子仁丸除用蜜及麻仁等滋燥润肠外，尚配有小承气汤的全部药物，用于虚实错杂的便秘证。

（2）甘缓而止痛　蜂蜜甘缓，具有良好的止痛作用，仲景主要用其止咽痛与腹痛。《伤寒论》中的猪肤汤证，乃肾阴枯燥，肺失滋润而致。猪肤汤用白蜜协助猪肤治之，说明蜂蜜有润咽止痛之功。《金匮》云："蛔虫之为病，令人吐涎、心痛，发作有时，毒药不止，甘草粉蜜汤主之。"甘草粉蜜汤中蜂蜜用量独大，主要用其配合甘草缓急止痛。此外，大乌头煎用蜜煎治疗寒疝腹痛，亦含缓急止痛之意。

（3）缓峻药之性　《伤寒论》云："结胸者，项亦强，如柔痉状，下之则和，宜大陷胸丸。"本条之证，乃结胸之偏于上者。水热互结，非峻药不能破结逐饮；邪居高位，又非缓攻之法不能驱在上之邪，故此方不仅为丸，而且以白蜜与水合煮取汁，送服峻下之药，使药力逗留于上。如此峻药而缓用，峻则能胜破坚荡实之任，缓则能尽际上迄下之邪。另外，治脾约的麻子仁丸、治痰浊壅肺咳喘的皂荚丸、治产后瘀血内结腹痛的下瘀血汤等，其用蜂蜜为丸亦有峻药缓攻之意。

（4）解峻药之毒　蜂蜜能解除药物之毒，缓峻药之性，减轻其副作用，方如大乌头煎、乌头汤、乌头桂枝汤等方中之乌头均用蜂蜜煎煮。乌头是治寒湿痹痛的良药，但毒性很大，与蜜同煎可以减轻其毒性，并且延长其药效时间。再比如甘遂半夏汤用蜂蜜，亦取其缓解甘遂毒性的作用；而大半夏汤用蜂蜜，既取其养脾润燥，补中益气，又取其监制半夏之燥，亦属解药毒之例。

（5）黏合诸药为丸，以"除众病，和百药"　经方炼蜜为丸者共计 15 方，即皂荚丸、下瘀血汤、麻子仁丸、乌头赤石脂丸、赤丸、乌梅丸、大黄䗪虫丸、理中丸、栝楼瞿麦丸、桂枝茯苓丸、当归贝母苦参丸、半夏麻黄丸、八味肾气丸、薯蓣丸、己椒苈黄丸等。可治疗痰浊喘咳、产后瘀血腹痛、脾约、寒疝腹痛、蛔厥、虚劳病、胸痹心痛、霍乱、淋证、妊娠小便不利、妇人癥病、心悸、消渴、痰饮等诸多病证。这是对《本经》所谓蜂蜜"除众病，和百药"之具体运用。蜂蜜不仅具有良好的滋养作用，而且味甘能矫味。炼制后的蜂蜜不仅黏合力强，而且表面不易硬化，可塑性强。现代研究证明，蜂蜜含大量还原糖，能防止药材有效成分的氧化变质，制成的丸药圆整、光洁、滋润、含水量少，崩解缓慢，作用持久。

蜂蜜的用法在经方中丰富多彩。归纳起来，有以下六个方面：有炼蜜为丸者；有与药共煮者；有先煮别药，去滓，纳蜜再煎者；有与药丸或药末共煮服之者；有先炼蜜为丸，后以酒煮之者；并有外用栓剂者。这诸多用法，皆有讲究，应酌情应用。

十、经方的服法

经方服法，灵活多变，科学合理，对后世影响深远。徐灵胎说："方虽中病，而服之不得其法，非特无功，反而有害。"实践正是如此，即使理、法、方、药各个环节处理的都很得当，若服药不得法，便会影响疗效，甚至前功尽弃。经方具体服药法，可以归纳为如下十二点：

（1）一次性服药法　此法又分二法：一是一剂一次服完，即"顿服"，如桂枝甘草汤、泻心汤；二是一剂药分数次服，但一日只服一次，如十枣汤、大乌头煎。以上服法，前者多用于急证，后者则为峻剂而设。

（2）分二次服药法　根据服药时限、服用量的不同，可区分为三种用法：一是一日服二次，如桂枝二麻黄一汤、四逆汤、瓜蒌薤白白酒汤、肾气丸，此种服法较多，涉及各类方剂，似无特殊选择，乃一般服法；二是一日服二次，先服

1/4 煎液，如茯苓四逆汤，意在重剂慎用，以免致误；三是先服 1/2，需要时再服，如大、小承气汤，提示祛邪剂应中病即止，以防伤正。

（3）分三次服药法　亦有三种不同用法：一是日服三次，如小柴胡汤、小建中汤，应用此法的方剂最多，涉及汤、丸、散三种剂型，治病广泛，可见凡无特殊要求者，均可以本法为常规服药法；二是日服三次，先服少量，如桃核承气汤，为慎用之法；三是分三次服，限时用完，如桂枝汤"半日许令三服尽"、麻黄连翘赤小豆汤"分温三服，半日服尽"，均意在集中用药，以加强效力。

（4）分四次服药法　如柴胡加龙骨牡蛎汤。

（5）分五次服药法　如当归四逆加吴茱萸生姜汤。

（6）分六次服药法　如猪肤汤。

（7）分十次昼日服完法　如泽漆汤。

（8）昼夜服药法　"日再夜一服"，如桂枝人参汤；或"昼三夜一服"，如麦门冬汤；或"昼三夜二服"，如黄连汤。昼夜服法的目的，在于保证药效的连续性，以提高疗效。

（9）逐步加量法　如乌梅丸、桂枝茯苓丸、乌头桂枝汤。目的是因人制宜，摸索最佳用量，这种"稳扎稳打，步步为营"的服药方法值得借鉴。

（10）对发作性病证在发作前服药法　如治疗疟病的蜀漆散，意在截断病势，先发治病。

（11）一服邪尽，余药不可再服法　如桂枝汤、瓜蒂散、大陷胸汤、大小承气汤、桃花汤。前 5 个方为汗、吐、下祛邪之剂，"勿使过之，伤其正也"；而桃花汤为温涩之方，避免过涩反生瘀阻之弊。

（12）少少吞咽法　如苦酒汤、半夏汤，主要用于咽喉病，以发挥局部效应。治疗呕吐病人，亦可采取此法。

此外，还有服药后吃粥（如桂枝汤、大建中汤），或服药后多饮暖水（如五苓散），以助药力，以及服用十枣汤"得快下利后，糜粥自养"等，皆可谓法外之法。

在上述服法中，以一剂分日三次服用的方剂最多，其次是一剂分日二次服用。在仲景书 252 首方中，半数以上的方子是日三次或日二次服用。由此可知，日三次或二次服药法是传统的常规服药方法，而其他服药方法，则是根据具体病情，灵活变通，以切合病情，治愈疾病为目的。

十一、经方的剂型

经方有汤、散、丸、酒、煎、导、熏、洗等内治法和外治法多种剂型。统计如表3：

表3　剂型分类统计

剂型	伤寒	金匮	合计
汤剂	100	89	189
散剂	8	27	35
丸剂	5	15	20
酒剂		3	3
煎		2	2
导	1		1
熏或/和洗		4	4
共计	114	140	254

需要说明，据前述"经方的统计"标准，经方实有 252 方。上表原文中半夏散及汤、理中丸又有"汤法"，均作两方计，故总数多出 2 方。酒剂、煎剂及洗剂都属于汤剂。各种剂型的具体用法，即治病方法，详见下文。

十二、经方的治法

经方的治法丰富多彩，归纳一下，可分为内治法与外治法两大类。

（一）经方内治法

内治法有汤、散、丸、酒等四种剂型，分述如下：

1. 汤剂　汤剂为中医治病最常用、最重要的剂型，经方用之最多。日人丹波元坚："汤之为物，煮取精液，药之性味，混然融出，气势完壮，其力最峻，表里上下，无所不达，卒病痼疾，无所不适。是故补泻温凉，有毒无毒，皆以汤为宜，所以用汤最多也。"仲景汤剂，绝大多数属内服，但也有外用的，见后"外治法"。

经方中名为煎者只有两方。大乌头煎系用乌头"以水三升，煮取一升，去滓，纳蜜二升，煎令水气尽，取二升"。猪膏发煎则用乱发"和膏中煎之，发消药成"。从大乌头煎可知，煎为煮之进一步加工；而猪膏发煎要煎至"发消"才算"药成"，均说明须较长时间的煎制。既然较长时间煎制，自然较一般汤剂更为浓缩。

经方汤剂还有一个名称——煎剂。经方中煎剂在后代亦有应用，如《景岳全书》之济川煎、玉女煎与暖肝煎三个方剂，《柳洲医话》的一贯煎也很知名。这些方子，大多用于滋补肝肾，益精育阴。煎剂与饮剂实际上均属于汤剂，所不同之处：煎剂比汤剂煎煮时间较长，则药液较浓缩而稠，多用于滋补；饮剂加热煎煮的时间较汤剂为短，则药液较清淡，多用于热病。例如，《温病条辨》之清络饮与桑菊饮，均只用"水二杯，煮取一杯"；《校注妇人良方》的仙方活命饮，则只"用酒一大碗，煎五七沸服"。

2. 散剂　散剂是把所用之方药制成粉末状的混合剂。其优点是便于服用，奏效迅速，节约药材等，预先配剂，特别适合危急病人之救治。例如，仲景用薏苡附子散救治胸痹急性发作者，就是取其力峻而效速，足以奏功于燃眉之际。

经方散剂除了内服外，尚可外用。如头风摩散用"大附子一枚（炮），盐等份。右二味，为散，沐了，以方寸匕，以摩疾上，令药力行"，用治偏头风。又如王不留行散，用诸药研"为散，小疮即粉之，大疮但服之"，治金刃伤及皮肉筋骨的金疮。又如蛇床子散，为"阴中坐药"，用"绵裹纳之"。

散剂包括搅拌法、捣研法、过筛法等 3 种。①搅拌法：即将方药分别研细，再混合在一起，如半夏散"三味，等份，各别捣筛已，合治之"；瓜蒂散"二味，分别捣筛，为散已，合治之"。②捣研法：如大陷胸丸"四味，捣筛二味，纳杏仁、芒硝合研如脂，和散"；抵当丸"四味，捣分四丸"。③过筛法：如四逆散"四味，各十分，捣筛"；牡蛎泽泻散"七味，异捣，下筛为散"。

内服散剂，经方多采取直接服法，如五苓散"五味，捣为散，以白饮和服方寸匕"；薏苡附子散"二味，杵为散，服方寸匕"。有的方子则煎后再服，如半夏散及汤为："……若不能散服者，以水一升，煎七沸，纳散两方寸匕，更煮三沸，下火令小冷，少少咽之"。这种以汤煮散法至宋代广泛应用，如《太平圣惠方》《和剂局方》《圣济总录》《济生方》及《小儿药证直诀》等，均有许多方剂为煮散。关于宋代散剂盛行的原因，庞安时说："唐自安史之乱，藩镇跋扈，至于五代，天下兵戈，道路艰难，四方草石，鲜有交通，故医家省约，以汤为煮散。"（《伤寒总病论》卷六）可知用散剂的根本原因还在于节省药材。散剂应用之数量，一般为煎剂量的 1/5～1/2。由于煮散与汤剂相比具有某些优点，故历代医家都重视这种剂型的应用与研究，《温病条辨》的银翘散为其一。

3. 丸剂　经方中丸剂的比重虽然不大，但从制药技术看，其规定的制备方法已初步具备现代丸剂工艺的雏型。经方丸剂有直接丸、加料丸二种。

（1）**直接丸**　即仅用原来处方所列之药，不加入黏合药物。如抵当丸即以"四味捣分四丸"，方中水蛭、虻虫含动物胶、黏液质，大黄含树脂，桃仁含脂肪油，故有一定的黏合力，可互相吸附结成团块；鳖甲煎丸亦是"……着鳖甲于中，煮令泛烂如胶漆，绞取汁，纳诸药煎为丸，如梧子大"；大陷胸丸则利用"杏仁、芒硝合研如脂"而成丸。这类丸剂，应属中药丸剂中较原始的一类，适合于药物本身具有一定黏合力者。如果药物本身黏合力小，则必须添加黏合剂。

（2）**加料丸**　即加入黏合剂，共有以下几种：①蜜丸。如理中丸、麻子仁丸、薯蓣丸、肾气丸、皂荚丸、乌头赤石脂丸等。②药汁丸。如干姜人参半夏丸，即以"生姜汁糊为丸，如梧子大"。③枣肉丸。如竹皮大丸，即用"枣肉和丸，弹子大"。④米精制丸。如乌梅丸用乌梅等"十味，异捣筛，合治之，以苦酒浸乌梅一宿，去核，蒸之五斗米下，饭熟捣成泥，和药令相得，纳臼中，与蜜杵二千下，丸如梧桐子大"。这是因为，米熟以后，米精的大部分渗于下而浸入药中，故可黏合成丸。在所用黏合剂中，蜂蜜用之最多。蜂蜜不但具有黏合作用，而且还有防腐、矫味、补益等作用。姜汁、枣肉、米精与蜂蜜一样，不但具黏合之功，而且有治病之效，应当效法。

丸剂的大小，与服法有一定关系。一般直接吞服者较小；煎后再服者则较大。前者如乌梅丸，"丸如梧桐子大"；当归贝母苦参丸，"如小豆大"。后者如理中丸，"如鸡子黄许大"；大陷胸丸，"如弹丸一枚"。煎服丸剂与汤剂不同之点：汤剂为去滓后服，煮丸则连滓服。

丸剂比汤剂力缓，如理中丸方后说："以沸汤数合和一丸，研碎，温服之，日三四夜二服。腹中未热，益至三四丸，然不及汤"。

4. **酒剂**　经方中单纯用酒煎药的为治疗胸痹的瓜蒌薤白白酒汤、瓜蒌薤白半夏汤以及治"六十二种风，及腹中血气刺痛"的红蓝花酒。而以酒水并用煎药的经方则较多，如炙甘草汤。

总之，根据临床实际选择剂型，是医生应具备的技能，而仲景内治法剂型，足供后世医者效法。

（二）经方外治法

外治法历史悠久。《淮南子》已有用冰雪止痛、止血、消肿的记载。《灵枢·寿夭刚柔》采用棉布浸药酒熨贴以治寒痹。仲景书对外治法有详细的论述，归纳起来，有以下十二个方面。

1. **浴洗法**　即用药物煎汤，趁热先熏后洗全身或局部患处。例如：用百合洗方治"百合病一月不解，变成渴者"；用狼牙汤洗涤阴中，以治"阴中即生疮，阴中蚀疮烂者"；用苦参汤熏洗前阴，以治狐蜜病之"蚀于下部"；用矾石汤"浸脚""治脚气冲心"等。以上浴洗法是使药物达到疏达腠理、通调血脉、清热解毒、杀虫止痒等作用。

2. **扑粉法**　即把细粉轻轻拍打在体表。如大青龙汤方后曰："……取微似汗。汗出多者，温粉扑之"。至于"粉"的组方，书中未有记载。《孝慈备览》认为由麸皮、糯米粉、龙骨、牡蛎组成。其作用机制，《伤寒论今释》谓："汗后著粉，恐其漏风耳，非真能止汗"。

3. **外敷法**　即用药末外撒患部。如《金匮·疮痈肠痈浸淫病》曰："病金疮，王不留行散主之。……小疮即粉之，大疮但服之……"《医宗金鉴》说："金疮，谓刀斧所伤之疮也。亡血过多，经络血虚，风寒易得干之，故用王不留行散，一以止血出，一以防外邪也。"

4. 外摩法 即把药末外撒患部并加以按摩。如《金匮》头风摩散（附子、盐）"以方寸匕，以摩疾上，令药力行"。《千金方》用之治头面一切久伏之毒风。据马王堆汉墓及武威汉墓出土之古医方可知，汉时膏摩疗法颇为盛行。

5. 火熏法 《伤寒论》有火熏取汗法，如第 48 条："……设面色缘缘正赤者，阳气怫郁在表，当解之熏之"。以奏疏解外邪之目的。据《外台秘要·伤寒门》引崔氏方疗伤寒蒸法："薪火烧地良久，扫除去火，可以水小洒，取蚕沙、桃叶、桑叶、柏叶、诸禾糠及麦麸……以此等物著火处，令厚二三寸，布席卧上，温覆，用此发汗，汗皆出。"此疗法可补仲景火熏法之未详者。《金匮》用雄黄燃烧的烟气"向肛熏之"，治狐蜜病"蚀于肛者"。因雄黄功能燥湿解毒杀虫，对狐蜜病导致肛门溃烂者，取其烟气上熏，自然获效。

6. 点药法 《金匮·妇人杂病》载"小儿疳虫蚀齿方"，即取雄黄、葶苈"二味末之，取腊月猪脂熔，以槐枝绵裹头四五枚，点药烙之"。近人用药点龋齿治虫牙痛、用药物研粉刷牙等，均属仲景之点药法的变通运用。

7. 含咽法 含咽法是把药液噙在口中而少量频频咽下，让药力作用于咽喉的治法。如《伤寒论》用治"少阴病，咽中伤，生疮，不能语言，声不出"的苦酒汤，即"少少含咽之"。徐灵胎说："咽中伤生疮，疑即阴火喉癣之类，此必迁延病久，咽喉为火蒸腐，此非汤剂所能疗，用此药（指苦酒汤）敛火降气，内治而兼外治法也。"（《伤寒论类方·杂法方类》）

8. 搐鼻法 即将药物研成粉末吹入鼻孔内，可用于急救。如《金匮》曰："湿家病身疼发热，面黄而喘，头痛鼻塞而烦，其脉大，自能饮食，腹中和无病，病在头中寒湿，故鼻塞，纳药鼻中则愈"。所谓"头中寒湿，故鼻塞"之患，实乃鼻渊（鼻炎）病，故采取"纳药鼻中"之局部直接疗法。条文未载选用何药。《金匮要略心典》认为宜用"瓜蒂散之属，使黄水出则寒湿出而愈"。对搐鼻法的治疗机制，以鼻为肺窍，肺合皮毛而主表，鼻中用药，刺激局部，宣肺祛邪而疗病。此外，搐鼻法还可用于治疗黄疸病。

9. 肛门给药法 即把药物制成细条栓状插入肛门内。如用蜜煎导法治"阳明病，自汗出，若发汗，小便自利者，此为津液内竭，虽硬不可攻之"之便秘。本条还论及"土瓜根及大猪胆汁"导法。这些方法现代变通为甘油栓、开塞露等，对于老年体弱，津液内竭，大便干涩，虽硬便已抵直肠而难出肛门者，最为适宜。

10. 阴道坐药法 即把药物制成散剂或丸剂，置于阴道内。如《金匮·妇人杂病》治"妇人阴寒，温阴中坐药"，即用蛇床子"一味末之，以白粉少许，和合相得，如枣大，绵裹纳之，自然温"。又一方为矾石丸，取矾石、杏仁"二味末之，炼蜜和丸，枣核大，纳脏中"，以治"妇人经水闭不利，脏坚癖不止，中有干血，下白物"者。白物即带下异常，属瘀血内停，湿热下注为患，内服药往往奏效缓慢，坐药直接作用于阴道而疗效较快。

11. 舌下用药法 《金匮·杂疗方》曰："尸厥，脉动而无气，气闭不通，故静而死也。治方：菖蒲屑，纳鼻两孔中，吹之，令人以桂屑著舌下。"如此用肉桂末纳于舌下开心窍以治卒死之记载，是舌下用药法的最早记载。现代舌下含药以缓解心绞痛，即该法之继承发扬。

12. 脐疗法 《金匮·杂疗方》曰："凡中暍死，不可使得冷，得冷便死，疗之方：屈草带，绕暍人脐，使三两人溺其中，令温。……"此为道穷卒无汤药之治法。这是脐疗法的最早记载，后世采取脐疗法治病广泛，丰富多彩。

综上所述，仲景外治法的选择是根据疾病性质、病变部位、病灶大小等具体情况而定，具有简便易行、方法灵活、方药精炼、疗效迅速等优点。尤其是在口噤不能服药、小孩难以服药以及久病体虚，攻补难施之时，外治法为切实可行的疗法。

后世医家不断地丰富发展了经方外治法，有不少专书问世。时至现代，外治法发展尤快。过去用口鼻吸入的中药，现已改为气雾剂；古代的泥敷、蜡敷，已为今日的蜡疗所代替；发泡疗法、红外线疗法、超声波疗法、现代药物离子渗入法等，都可谓是经方外治法的丰富和发展。随着心理卫生学的发展，应运而生的音乐疗法、笑疗法、森林疗法、色彩疗法、书法治病等，皆属于外治疗法的补充、完善和变通应用。

附：针灸疗法

针灸疗法，为中医的独特疗法，现已风行全世界。《史记》记载扁鹊用针治虢太子"尸厥"之事，众所周知。与仲景同时代的华佗，也是一位精方药善针灸的名医。针灸理论与疗法在《内经》论述详尽。仲景的针灸疗法虽条文不多（共计 22 条），用穴较少，但有规律可循，对临床很有启迪。以下对《伤寒论》《金匮要略》中针刺与艾灸的规律加以探索。

一、针刺法

《伤寒论》采用针刺治病的方法，如第 171 条："太阳少阳并病，心下硬，颈项强而眩者，当刺大椎、肺俞、肝俞，慎勿下之"。针刺尚可与服药同用，以增强疗效，如第 24 条："太阳病，初服桂枝汤，反烦不解者，先刺风池、风府，却与桂枝汤则愈"。

《伤寒论》中有 10 条（第 8、24、108、109、142、143、171、216、231、308 条）提到针刺，《金匮》有 5 条（一·2、四·1、六·1、十九·1、二十·11），另有 2 条（二十二·3、二十二·4）与《伤寒论》重复。其针刺规律要点如下：

（1）主治三阳病或者三阴病实证　《伤寒论》针法 10 条主要治疗三阳病，只有第 308 条曰"少阴病，下利，便脓血者，可刺"。但第 108 条曰"肝乘脾也，名曰纵，刺期门"，第 109 条曰"肝乘肺也，名曰横，刺期门"，这两条虽然在太阳病篇，但实质为杂病三阴实证。

（2）针刺与方药并用法　例如《伤寒论》第 24 条曰："太阳病，初服桂枝汤，反烦不解者，先刺风池、风府，却与桂枝汤则愈"。第 231 条为三阳合病，对"耳前后肿，刺之"，以泄少阳经郁闭之热；"刺之小瘥，外不解"，再辨证"与小柴胡汤"或"与麻黄汤"。《伤寒论》第六篇之血痹病证治，轻证"宜针引阳气，令脉和紧去则愈"；重证"黄芪桂枝五物汤主之"。

（3）笼统言"针灸"　《金匮要略》第一篇第 2 条对于早期治疗指出："四肢才觉重滞，即导引、吐纳、针灸、膏摩，勿令九窍闭塞。"第四篇第 1 条对于疟病治疗曰："弦紧者，可发汗刺灸也。"

（4）其他　如《伤寒论》第 8 条对太阳病的治疗，"……若欲作再经者，针足阳明"。此为截断病势疗法。《金匮要略》第二十篇论妇人妊娠病证治，其第 11 条曰："妇人伤胎……此心气实，当刺泻劳宫及关元……"。这有待研究。

总之，仲景采取针法的目的与作用可归纳为如下七点：发汗解表、截断传经、疏通经络、引动阳气、刺实泻热、舒筋活血、行血解郁等。

二、艾灸法

仲景艾灸法仅 7 条（第 117、292、304、325、343、349、362），皆见于《伤寒论》。《金匮要略》复出 2 条（八·3、十七·26）。仲景对针灸法之应用，原则是以针刺泻实，灸法补虚。故灸在《伤寒论》中多用于三阴经之少阴、厥阴病。如第 292 条："少阴病，吐利，手足不厥冷，反发热者，不死；脉不至者，灸少阴七壮"。第 304 条："少阴病，得之一二日，口中和，其背恶寒者，当灸之……"。第 325 条："少阴病，下利，脉微涩，呕而汗出，必数更衣。反少者，当温其上，灸之"。第 343 条："伤寒六七日，脉微，手足厥冷，烦躁，灸厥阴……"。第 349 条："伤寒脉促，手足厥逆，可灸之"。第 362 条："下利，手足厥冷，无脉者，灸之……"。其中 3 条乃灸治少阴虚寒证；3 条虽见于厥阴病篇，却未明文是厥阴病，其 2 条是伤寒虚寒证，而第 349 条很可能"乃阳之郁而不通也，灸之所以引阳外出"（尤在泾），上述灸法，应参考《针灸学》选取所灸穴位；第 117 条病情特殊，"乃灸其核上各一壮"，为的是救治"烧针令其汗，针处被寒，核起而赤者"，以散其邪。此外，《伤寒论》还有 2 条（第 115、116）乃本为热证、实证而误用灸法之"火逆"证候，告诫后人不可对实热证乱施灸法。

总之，仲景灸法可归纳为以下 6 种功效：温经散寒、温阳通经、助阳消阴、温阳举陷、扶阳温经、回阳救急等，均用于阴证。

综上所述可知，仲景运用针法与灸法的规律，即要点为：针法适宜于三阳病及三阴病之实热证或郁证；灸法适宜于三阴病之虚寒证。若虚实寒热错杂证，则应视病情而定，或针，或灸，或针灸并施。

第二章

解表剂

凡以解表药为主组成，具有发汗、解肌、散邪等作用，可以解除表证的方剂，统称为解表剂，属于八法中的"汗法"。

肌表是人身的藩篱，所以外感六淫伤人，一般都是先出现表证。此时邪气轻浅，可用解表剂使外邪仍从肌表而出。《素问·阴阳应象大论》所说"其在皮者，汗而发之"，就是外邪在表的治疗原则。如果失时不治，或治不如法，病邪不能及时外解，必邪气内传，变生他证。所以《素问·阴阳应象大论》又说："善治者，治皮毛，其次治肌肤，其次治筋脉，其次治六腑，其次治五脏，治五脏者，半死半生也。"故汗法居八法之冠，是寓有深意的。

张仲景将太阳病表证分为表实证与表虚证两大类，治疗表实证以麻黄汤为主方，表虚证以桂枝汤为主方。以下分为两节论述。

第一节 桂枝汤类

桂枝汤具有调和营卫，解肌祛邪等功效，故本方不但是太阳表虚证及其兼症或变证的主方，而且杂病涉及肌表病变者皆可辨证采用本方加减治之。

一、桂枝汤（阳旦汤）

【主治病证】太阳中风，阳浮而阴弱，阳浮者热自发，阴弱者汗自出，啬啬恶寒，淅淅恶风，翕翕发热，鼻鸣干呕者，桂枝汤主之。（伤寒12）

太阳病，头痛，发热，汗出，恶风，桂枝汤主之。（伤寒13）

太阳病，下之后，其气上冲者，可与桂枝汤，方用前法；若不上冲者，不可与之。（伤寒15）

太阳病，初服桂枝汤，反烦不解者，先刺风池、风府，却与桂枝汤则愈。（伤寒24）

太阳病，外证未解，不可下也，下之为逆。欲解外者，宜桂枝汤。（伤寒44）

太阳病，先发汗不解，而复下之，脉浮者不愈，浮为在外，而反下之，故令不愈。今脉浮，故在外，当须解外则愈，宜桂枝汤。（伤寒45）

病常自汗出者，此为荣气和，荣气和者，外不谐，以卫气不共荣气谐和故尔。以荣行脉中，卫行脉外，复发其汗，荣卫和则愈，宜桂枝汤。（伤寒53）

病人脏无他病，时发热、自汗出而不愈者，此卫气不和也。先其时发汗则愈，宜桂枝汤。（伤寒54）

伤寒，不大便六七日，头痛有热者，与承气汤；其小便清者，知不在里，仍在表也，当须发汗，若头痛者，必衄，宜桂枝汤。（伤寒56）

伤寒发汗，已解，半日许复烦，脉浮数者，可更发汗，宜桂枝汤。（伤寒57）

伤寒，医下之，续得下利清谷不止，身疼痛者，急当救里；后身疼痛，清便自调者，急当救表。救里，宜四逆汤；救表，宜桂枝汤。（伤寒91）

太阳病，发热汗出者，此为荣弱卫强，故使汗出。欲救邪风者，宜桂枝汤。（伤寒95）

伤寒大下后，复发汗，心下痞，恶寒者，表未解也，不可攻痞，当先解表，表解乃可攻痞。解表，宜桂枝汤；攻痞，宜大黄黄连泻心汤。（伤寒164）

阳明病，脉迟，汗出多，微恶寒者，表未解也，可发汗，宜桂枝汤。（伤寒234）

病人烦热，汗出则解，又如疟状，日晡所发热者，属阳明也。脉实者，宜下之；脉浮虚者，宜发汗。下之，与大承气汤；发汗，宜桂枝汤。（伤寒240）

太阴病，脉浮者，可发汗，宜桂枝汤。（伤寒276）

下利腹胀满，身体疼痛者，先温其里，乃攻其表。温里，宜四逆汤；攻表，宜桂枝汤。（伤寒372）

吐利止而身痛不休者，当消息和解其外，宜桂枝汤小和之。（伤寒387）

师曰：妇人得平脉，阴脉小弱，其人渴，不能食，无寒热，名妊娠，桂枝汤主之。于法六十日当有此证，设有医治逆者，却一月加吐下者，则绝之。（金匮二十·1）

产后风，续续数十日不解，头微痛，恶寒，时时有热，心下闷，干呕，汗出，虽久，阳旦证续在耳，可与阳旦汤。（金匮二十一·8）

【方剂组成】桂枝三两（去皮）　芍药三两　甘草二两（炙）　生姜三两（切）　大枣十二枚（擘）

【方药用法】上五味，㕮咀三味，以水七升，微火煮取三升，去滓，适寒温，服一升。服已须臾，啜热稀粥一升余，以助药力。温覆令一时许，遍身漐漐微似有汗者益佳，不可令如水流漓，病必不除。若一服汗出病瘥，停后服，不必尽剂。若不汗，更服依前法。又不汗，后服小促其间，半日许令三服尽。若病重者，一日一夜服，周时观之。服一剂尽，病证犹在者，更作服。若不汗出，乃服至二三剂。禁生冷、黏滑、肉面、五辛、酒酪、臭恶等物。

【方证释义】本方功能解表和里，外证得之调和营卫以解表，内证得之调补阴阳以和里。方中桂枝、生姜、大枣、甘草辛甘化阳；芍药、大枣、甘草酸甘化阴，全方能调阴阳、和营卫。其中芍药甘草（汤）具和里缓急之功；桂枝甘草（汤）具有振奋心阳之效。如此方中有方，法中有法，全在临证变通用之。"而精义在服后须臾，啜热稀粥以助药力。盖谷气内充，不但易为酿汗，更使已入之邪，不能少留，将来之邪，不得复入也。又妙在温覆令一时许，漐漐微似有汗，是授人以微汗之法也。不可令如水流漓，病必不除，是禁人以不可过汗之意也。此方为仲景群方之冠，乃解肌发汗，调和营卫之第一方也。"（吴谦，等《医宗金鉴·订正仲景全书·伤寒论注》）总之，本方证是以风邪外袭，营卫不和或阴阳失调为主要病机的病证。根据《伤寒论》对本证的叙述，可归纳为：①太阳中风，症见发热，汗出，头痛，恶风，鼻鸣，或干呕等，脉浮缓或浮弱。②太阳病汗下后，外证未解。如下之后，其气上冲；伤寒发汗已解，半日许复烦，脉浮数等。③杂病营卫不和，症见常自汗出，或脏无他病，时发热、自汗出而不愈者。④表里证俱在，当先解表者。如伤寒不大便六七日，而头痛有热，小便清者；心下痞而兼恶寒者；阳明病，脉迟，汗出多，微恶寒者；或病人烦热如疟，脉浮虚者；太阴病，脉浮者。⑤表里同病者，先治其里，里和表未解者，如下利清谷或下利腹胀满，服四逆汤后清便自调，仍身体疼痛者；或霍乱病吐利止而身痛不休者。《金匮》所叙妇人产后风，续之数十日不解，头微痛，恶寒，时时有热，心下闷，干呕，汗出等；妊娠得平脉，阴脉小弱，其人呕，不能食，无寒热者，亦归本证之范围。需要进一步明确，前人王子接等说桂枝汤是和剂，意思是本方不仅能调和营卫以解表，同时也能和里，这与麻黄汤之专于发表及三承气之专于泻里者不同。正因为本方具有解表和里的功用，所以仲景不但用之于太阳病而胃气失和者，而且用于妊娠病。只要我们掌握本方的适应证及禁忌证，灵活运用，方证相对，就一定能够收到良效。

【临床发挥】《伤寒来苏集》："此为仲景群方之魁，乃滋阴和阳，调和荣卫，解肌发汗之总方也。凡头痛发热，恶风恶寒，其脉浮而弱，汗自出者，不拘何经，不论中风、伤寒、杂病，咸得用此发汗，若妄汗、妄下、而表不解者，仍当用此解肌，如所云头痛、发热、恶寒、恶风、鼻鸣、干呕等病，但见一症即是，不必悉具，惟以脉弱自汗为主耳。……"

《南阳活人书》："桂枝汤，自西北二方居人，四时行之，无不应验。江淮间惟冬及春可行之；春末及夏至以前，桂枝证可加黄芩一分，谓之阳旦汤；夏至后有桂枝证可加知母半两、石膏一两，或加升麻一分。若病人素虚寒者，正用本方，不必加减也。"

《伤寒集验》："桂枝参苓汤，治汗吐下后胃虚而哕，怫郁面赤（即本方加白茯苓、人参各二钱）；桂枝附子红花汤，治妇人伤寒表虚，自汗身凉，四肢拘急，脉沉而迟，太阳标病，少阴本病，经水适断（即本方去大枣，加附子、红花）；桂枝红花汤，治妇人伤寒发热恶寒，四肢拘急，口燥舌干，经脉凝滞，不得往来（即本方加红花一钱）。"

桂枝汤在外有调和营卫之功，在内有调和气血之用　刘渡舟对桂枝汤的功用作了归纳，他说：太阳病的中风证当用桂枝汤治疗，但桂枝汤却不仅限于治太阳中风证。如本属太阳伤寒证，经过汗下之后，表邪仍不解，或虽经汗解，但又复感风寒，病在表者，均可以用桂枝汤再行解表。为什么不用麻黄汤呢？这是因为病虽原属伤寒，但已经汗下，尽管表证仍在，也不宜再用峻汗之法。用桂枝汤可解肌发表，调和荣卫，虽发汗祛邪，但又不损伤正气。正如第 57 条说："伤寒发汗，已解，半日许复烦，脉浮数者，可更发汗，宜桂枝汤"。还有一种情况，即有的病人内脏并没有反映什么毛病，只是不时的自汗出，或伴以发热，这是什么原因呢？这是因为"卫气不和"，"卫气不共荣气谐和故尔"。也就是说，虽然病人营气和顺，但卫气不和，不能与营气密切协作，以致营卫各行其事，卫气不能外固，营阴不能内守，因而"常自汗出"，或"时发热自汗出而不愈"。这种既非太阳中风，又"脏无他病"的荣卫不和证，也要用桂枝汤在发病之前服药取汗，使营卫调和则愈。……桂枝汤有双向调节的作用。它能发汗以止汗，发汗而不伤正，止汗而不留邪。在外它有调和营卫之功，在内则有调和气血之用。它的特点是以调和中焦脾胃阴阳为主，故可以调节气血、营卫等的不和。观方中五药，如生姜、大枣、甘草，皆为厨中调料之品，而有健脾开胃之功；且桂枝芳香而味窜，能促进食欲，又有通阳、理气之效。此方乃古《汤液经》之绪余，抑为伊尹之手制欤？在《伤寒论》113 方中，有桂枝的计 41 方，以桂枝进行加减的则不下 29 方。所以在临床中，桂枝汤的应用机会较多。(《伤寒论十四讲》55 页)

叶天士对桂枝汤的运用　桂枝汤具有外和营卫、内和脾胃的作用，叶天士《临证指南医案》中运用本方的治案虽不多，但应用范围颇为广泛，无论风寒、温热及各种杂病，凡是病机上具有卫阳受伤、营气虚寒，或在里的阴阳不和，在外的营卫失调等，都可以本方化裁治疗，这对于灵活运用桂枝汤是极有启发意义的。关于叶天士对桂枝汤的运用。陈亦人详加分析，归纳如下：

（1）治外感病　叶氏运用桂枝汤治外感，并不局限于风寒，也不一定是太阳表虚证。如虚人患外感，只有轻微的寒热，表明正气较虚，邪亦不重，用本方加人参、当归以益气养营，佐陈皮以理气和中；治病后复感寒邪，症见背寒、头痛、鼻塞、肺气失宣，用本方加杏仁以宣肺；又如治阴虚风温，气从左升，用桂枝汤加杏仁宣肺外，更加天花粉以生津清热；又如脉数促，苔白，不饥，寒热，汗出，初起腹痛，脐左有形，叶氏断为劳倦复感温邪，照理应用寒剂，但鉴于病延两旬又六，微咳有痰，并不渴饮，且寒来微微齿痉，足证营卫之气已经大伤，再延搁下去就有虚脱的可能，根据"随证治之"的原则，此时则应以复阳为急，故用桂枝汤去生姜的辛散，加黄芪、牡蛎以固护卫阳，希望营卫之气复，庶几寒热可解。（风门沈案、寒门某案、风温门某案、温热门曹案）

（2）治咳嗽 叶氏运用桂枝汤主治的咳嗽，大多由于阳伤饮结，或中虚少运，湿痰阻遏气分。所以在咳嗽的同时多伴形寒畏冷（间有发热），头痛，苔白，脉沉细，或兼神疲，而且咳嗽的时间往往缠绵不已，或虽暂愈却容易复发，针对这一病机，自以温阳化饮为治，故以桂枝汤温阳，或加杏仁苦降以肃肺，或加茯苓、薏苡仁淡渗以利饮，或加半夏辛燥以祛痰；如果阳虚较甚，芍药酸寒，生姜辛散，可减去不用；痰湿较甚，大枣的腻滞亦可去而不用；若因卫阳受伤而遇风则咳的，还可以加黄芪、白术、防风（玉屏风散）以固卫，佐当归以温营；若兼见津伤口渴，也可加入天花粉以生津止渴。（咳嗽门某案四则、又王案、朱案、吴案、痰饮门黄案）

（3）治寒热如疟 叶案所载的寒热如疟，既不是风寒之邪郁于肌表，也不是风热之邪羁留少阳，而是起于产后失调，或烦劳抑郁伤阳，以致阴阳并损，营卫循行失其常度，累及阳维所致。其证候特点是：恶寒多从背起，而后发热，热过无汗，故知不是疟邪，且寒热戌起丑衰，解时无汗，与外感表证亦不相同。由于寒热时作，经岁不痊，正气大虚，故脉衰（或脉空大，按之不鼓）、形夺（肌消神铄），但二便颇利，并不渴饮，亦非里热；气虚则血痹，故或兼经闭；中虚则金失养，故或伴久嗽；且多入暮倚枕，气自上冲，呛咳不已。这种如疟，固非桂麻各半汤等小发汗法所能治，亦非小柴胡汤等和解法所胜任，叶氏宗《内经》"阳维为病苦寒热"的理论，独创性地采用桂枝汤加当归、茯苓以宣通气痹，温养营分；或去芍药加鹿角霜以补奇脉；或另服回生丹以推陈致新。（调经门董案、产后门陈案、种福堂公选医案沈案）

（4）治疟、泻、喘、痞 桂枝汤主治的疟疾，据案中所载，高年发疟，寒热夜作，胸闷不欲食，烦渴热频，虑其邪陷为厥，所以用本方和营达邪，因胸闷故去甘草，因烦渴热频，故加黄芩、天花粉、牡蛎清热滋阴（疟门孙案）。关于所主的洞泄不已，乃是针对营气不振、清阳亦伤的病机特点，确定辛润宜减，甘温宜加的治疗原则，故用本方以煨姜易生姜，更加肉桂、人参、茯苓以增强养营温阳的力量（便血门朱姓又案）。《伤寒论》中治喘，原有桂枝加厚朴杏子之制，叶案所载的喘证，因中焦虚而痰饮留伏，故亦用桂枝汤去甘草以温中，佐杏仁泄肺，茯苓、薏苡仁淡渗，这样，三焦得通则伏饮自化，然饮伏既久，有酿热之虑，故又佐以糖炒石膏，取其清热而不伤胃，且石膏借辛热亦能豁痰（《名医方论·喻嘉言》），何况石膏本身亦具镇坠能下胃家痰热的作用（缪仲淳《医学广笔记》）。至于对该证的诊断，如询问过去服药的情况，据曾用苦寒不效，服三拗汤音出喘缓，因知里有伏饮；再如询问以往的病史，据曾有"呕逆下血"的宿恙，因知中焦必虚。这对临床辨证亦颇有指导价值（痰饮门某案）。叶氏运用桂枝汤治疗的痞证，主要病机是"中阳虚而旋运失司"，诊断方法同样是参考以往的治疗经过，据病人精气内损，是皆脏病，过去用萸、地甘酸，虽然未为背谬，但是，清阳先伤于上，阴柔之药反碍阳气之旋运，遂致中痞食减，再结合病人"食姜稍舒"的特有情况，证明这是辛以助阳的缘故，从而确诊为阳虚致痞。既属阳虚失运，那么，辛甘理阳自是正治，桂枝汤去芍药加茯苓自是针对性方剂。方证切合，"可效"也自是意料中事。理阳可效，那么，以往曾用黄芪、麦冬、枣仁诸药，反蒙上焦，肯定是极其背谬了（痞门沈案）。

（5）治胃脘痛、腹痛、胁痛、身痛　桂枝汤主治的胃脘痛，多因劳力伤阳或久泄伤营而致，其特点：劳力则痛作，得食自缓，虽亦间有得食而反痛甚的，但手按必少缓，再参合纳食不甘，嗳噫欲呕以及脉软形寒（或背寒）等脉症，胃阳败伤（按：当是虚甚的意思）无疑，古谓"络虚则痛"，故用温阳养营的桂枝汤，胃阳虚甚，故去芍药，加人参、茯苓以益气通阳，或加当归、桃仁以养营和血。由于证属虚寒，攻痰破气等药，自当严禁使用（胃脘痛门顾案、费案、某案、盛又案）。桂枝汤主治的腹痛，其特点：一为腹痛的时间较长，如腹痛两月，或当脐腹痛，发于冬季，春深渐愈；二为遇寒则发，过饥劳动亦发；三为腹痛的同时多伴有嗳气，或心悸欲呕，或胸痹咽阻，或寒栗、冷汗，或周身刺痛等；四为脉象虚弱，如脉右虚，左虚弦数等。究其性质多属内损，若是妇女病人，则有经闭成劳之虑。治疗这类腹痛，不是偏寒偏热可以攻病，所以要使用桂枝汤，也不是因寒投热，目的在于温养气血以使条达，故加当归、茯苓以增强温营通阳之力，如果寒较甚的，以肉桂易桂枝，炮姜代生姜；如在阳虚较甚的情况下，芍药也可不用，假如病人情怀少畅，必须开导其开怀安养，勿徒恃药物的作用，这也是医护上值得注意的问题（产后门余案、调经门王案、腹痛门袁案）。至于所治的胁痛，亦属虚寒性质，案载左胁下痛，食入则安，就是营分虚寒的确证，改用桂枝汤加当归、肉桂以温营止痛（胁痛门沈案）。桂枝汤还有治疗身痛的作用，但《伤寒论》仅是治表证身痛，而叶氏却用以治内伤身痛，如案载劳力伤，身痛无力，用桂枝汤去生姜加当归、五加皮；又如脉虚身热，腰髀皆痛，少腹有形攻触，是因脏阴奇脉受伤，用桂枝汤加当归、茯苓。叶氏惟恐误认为外感，滥用发表的方法，在案语中特别指出"不可作外感治"，是寓有深意的（虚劳门邢案、腰腿足痛门吴案）。

（6）治时常发疹　案载因气血凝滞，以致五六年来时常发疹，发时身不大热，每大便则腹痛里急。这种发疹既有数年之久，而且时常发作，用过的治法一定很多，叶氏却据发疹时的证候特点，断为气血凝滞，指出当从郁病推求，因之采用桂枝汤去姜、枣加当归以温通营血，加酒制大黄、枳实以行气通滞。细绎方义，颇似桂枝加大黄汤，但比桂枝加大黄汤的作用更觉完备。（腹痛门徐案）

由于叶氏对于桂枝汤的运用大多属于虚寒性质，所以在三十一案中有十四案去了芍药，十四案加入茯苓，十五案加入当归，这样就可以大大增强温营通阳的力量。至于欲宣肺气可加杏仁，欲理中气可加陈皮、枳实，欲益胃气可加人参，欲助卫气可加黄芪、白术、防风，欲温奇脉可加鹿角霜，以及加肉桂之温、半夏之燥、薏苡仁之利、桃仁之活血、大黄之通滞，还有天花粉的生津，牡蛎的固涩，黄芩、石膏的清热等，都有一定规律可循，值得深入研究。（《〈伤寒论〉求是》172页）

按　叶天士对中医学注重继承、善于创新的精神，堪称楷模。叶天士承前启后，是温病学说自成体系的开创者。叶氏对桂枝汤的灵活运用，以上陈亦人先生对叶氏医案的归纳有充分体现。但是，叶氏在理论上、临床上对仲景医学有哪些系统的传承、发展、创新及发挥？叶氏成功的轨迹给我们留下了哪些思考及借鉴之路？请参阅笔者"叶天士为仲景医学传人与功臣论"一文。（《仲景医学心悟八十论·寒温统一心悟》）

桂枝汤治疗小儿外感病　董廷瑶为现代儿科名医，他善于运用桂枝汤治疗儿科病，例如：

（1）小儿外感病　桂枝汤在小儿外感时，有其重要功用。尤以小儿肌肤柔弱，肺脾不足，易见营卫失调、气血不足者，宜于桂枝汤及其类方的使用。吴鞠通有云："儿科用苦寒，最伐生生之气也。小儿春令也，东方也，木德也。其味酸甘……调小儿之味，宜甘多酸少。"桂枝汤正是如此。方内桂枝、生姜，祛除风寒、扶卫暖中，寓有少火生气之意；草、枣、白芍，酸甘生津、养营安内，而有资助化源之义。且汤内四药，每作调味之用，为脾胃之气的天然良品，而小儿服时不感其苦，亦一长处也。故本方及其类方能切合小儿阴阳俱稚而又生机蓬勃的体态，此亦是个人长期观察以来而有所点滴体会者。（《中国百年百名中医临床家丛书·董廷瑶》355页）

（2）小儿厌食症　如此病证在目前临床上比较多见。以其独生子女，溺爱逾垣，家长希求其健康发育，凡事百依百响，惟恐其饿，又虑营养不够，漫进滋补。久之阻碍摄纳，反令食欲不振。不食则强喂，越喂胃越呆，有的还要打骂，造成小儿精神紧张，营养紊乱，形体更弱，腠虚多汗，面色不华；大多舌净苔少，腹软无积，大便多秘；容易感冒，时常发热。于是焦急不安，奔走求医。凡此种种，都因食养不当，营养过剩之故。所以此证，既无积可消，又胃不受补。

我（董廷瑶）在临床实践中，以调和营卫的桂枝汤着手，仅用数剂就能使患儿知饥思食，确有意想不到的效果。桂枝汤方是体质改善剂、强壮剂、神经安定剂，或里虚里寒、中焦化源不足、潜在虚弱的一首调节剂。所以尤在泾说："此汤外证得之，能解肌，祛邪气；内证得之，能补虚调阴阳。"脾胃主一身之营卫，营卫主一身之气血。小儿营卫不和，能影响脾胃的气机。又因本病消之不宜，补亦不合，运用桂枝汤调和营卫，以促醒胃气，使之思食，故谓之"倒治法"。从药理配伍上来说：生姜助桂枝以和表气；大枣助白芍以调营阴；甘草合桂枝、生姜可辛甘化阳，具少火生气之意；甘草合白芍又能酸甘化阴；甘草合大枣则养脾胃资汗源，阴阳并调，乃有苏醒胃气之效。药虽仅五味，每作调味之用，与脾胃之气天然相应。桂枝汤又善能通心气，而心气和调，则舌能知五味。经云"心气通于舌，心和则舌能知五味矣"（《灵枢·脉度》）。厌食小儿常有其心理情态因素，故食入无味。本方能使舌知五味，又何愁食欲不开耶？桂枝汤的巧妙组合，形成了本方的多面性及临床应用的广泛性。尤以小儿稚质，随拨随应，药宜清灵。本病疗法，是遵古法。

当然，如有不同的兼症，须加减酌处。如舌红花剥，阴液不足者，选加养胃生津之品，如玉竹、百合、石斛、麦冬、生扁豆、生地黄等；鼻衄加茅根、藕节；便秘加生何首乌润之，切忌泻剂；寝汗淋漓加麻黄根、糯稻根以止汗；舌淡阳虚，可入附子；虚寒腹痛，倍芍药加饴糖。若遇新邪感袭，须辨其重轻，另作化裁。（《中国百年百名中医临床家丛书·董廷瑶》141 页）

桂枝汤以"调"为主解析　笔者（吕志杰）发现，在《伤寒论》与《金匮》中，用之最广的方子是桂枝汤。故柯韵伯说：桂枝汤"为仲景群方之魁，乃滋阴和阳，调和营卫，解肌发汗之总方也"。反复研读仲景之书，结合临床实践认识到，桂枝汤具有调和营卫，调补气血，调理脏腑等多种作用，如果概括为一个字，那就是"调"的功效。其调的功效，旨在恢复机体的调节功能，增强机体本身的化生能力，使失调之营卫、气血、脏腑趋于和平。笔者有研究专文，节录如下：

（1）调和营卫　营卫不和者，概指肌表，《伤寒论》第 16 条说："桂枝（汤）本为解肌，若其人脉浮紧，发热汗不出者，不可与之也。常须识此，勿令误也。"第 54 条说："病人脏无他病，时发热自汗出而不愈者，此卫气不和也，先其时发汗则愈，宜桂枝汤。"第 53 条还说："……以荣行脉中，卫行脉外，复发其汗，荣卫和则愈，宜桂枝汤。"以上 3 条说明，不论有无外感邪气，凡营卫不和证，皆宜桂枝汤"解肌"以调和营卫。其解肌祛邪之功，妙不可言，故陈修园说："凡营卫不和者，得桂枝汤而如神。"

（2）调补气血　《素问·调经论》说："血气不和，百病乃变化而生。"病之始多为气血失调，桂枝汤调之可也。若失治误治，势必气血渐虚，则应于桂枝汤中加入补益气血之药。……

（3）调理脏腑　气血失调以致气血不足，势必累及脏腑失调以致脏腑虚衰。关于脏腑虚衰的治法，《内经》有"阴阳形气俱不足，勿刺以针，而调以甘药"之说。仲景根据这种原则，创制了一组桂枝汤加减方剂，视不同脏腑的病变，加减变通，以应病情。如损及心者，有炙甘草汤；损及脾者，有小建中汤、黄芪建中汤；损及肾者，有桂枝加龙骨牡蛎汤等。以上四方，皆为桂枝汤加减变通之方。……

综上所述，桂枝汤具有外调营卫，内调气血、脏腑的多种功效。外调营卫着重在"调"，即通过调和营卫，恢复营卫的正常功能，以助正达邪。内调气血、腑腑，仲景常根据复杂的病情，在桂枝汤以"调"为主的基础上加入补益之药，以补促调，调补结合。须知桂枝汤能随着不同性质补药的加入，改变其调治重点，发挥不同效用。例如，加黄芪则益气，加归、地则补血，加饴糖则建中，加龙骨、牡蛎则涩精等。总之，桂枝汤的功效以"调"为主，调营卫，调气血，调脏腑。这正如徐忠可所说："桂枝（汤）于阴阳内外无所不通"。生命在于调和，调和则生，不调则病。桂枝汤灵活变通可调治百病。（《金匮杂病论治全书·附翼》635页）

桂枝汤兼治病证　左季云指出，桂枝汤乃调和阴阳，彻上彻下，能内能外之方。非仅仲景原文所论病条而已。想仲景立法之日，当是邪在太阳卫分时说法，就未言及别证皆可以用得。今人不明原意，死守成法，不敢变通，由其不识阴阳之妙，变化之机也。兹将经验病状，列举备采：

（1）胸腹病，背亦彻痛者　太阳之气，由下而上至胸腹，寒邪逆于太阳，则气机不畅，致胸腹痛，背亦彻痛。太阳行身之背，因腹中之气不畅，背亦受之。故桂枝汤可治之愈。

（2）通身寒冷　寒为太阳之本气，今见通体恶寒，是邪犯太阳之本气也。桂枝汤能扶太阳之气，故可治之愈。

（3）小儿角弓反张，手足抽掣　太阳行身之背，因风中于背之太阳，经气不舒，卒闭，故见角弓反张。桂枝汤力能宣太阳之风邪，故可治之愈。

（4）脑后生疮　脑后者，太阳经脉之所注也。风寒之邪，逆于脑后，抑郁成疮。桂枝汤宣散太阳之邪，故可治之愈。

（5）身痒（周身皮肤作痒，时而恶风）　周身毛窍，乃太阳寒水化气出路。风寒之邪，外干而不得入，逆于皮肤，抑郁生热，故周身作痒。桂枝汤能宣太阳抑郁之气，故可治之愈。

（6）足跟痛，痛彻腰骨　足跟与腰背，皆太阳经循行之道。因寒邪内闭，故见以上病形。桂枝汤能输太阳之气，故可治之愈。

（7）小儿腮肿，发热恶风　两腮近耳下，乃少阳、阳明地位，似不可与桂枝汤。今用此方可治之愈者，因其发热恶风，知太阳之邪逆于此也。

（8）小儿发热痘出　盖痘本胎毒，欲出于外，必得太阳真气鼓动，方能引痘外出。桂枝汤扶助太阳之气，气伸而毒尽越于外，不溃于内，故兼能治痘也。

（9）妇人妊娠恶阻　妇人初妊，经气卒然不舒，营卫之气不畅，故见恶阻。桂枝汤能宣营卫，协和阴阳，故可治之愈。

（10）中风下利（发热，恶风，下利，日数十次）　风邪犯太阳，则表气不通；表气不通则里气不顺，邪陷于下，故见下利。桂枝汤宣风外出，表气顺则太阳之气升而不陷，故利可愈。

（11）寒霍乱后，身犹痛者。

（12）自汗盗汗，虚疟虚痢　柯韵伯曰：予常以此汤治自汗、盗汗、虚疟、虚痢，随手而愈。盖以芍药微苦、微寒，能益阴敛血，内和营气。先辈谓无汗不得用桂枝汤者，以芍药能止汗也。

此方《伤寒论》尚有数证可用，至于加减变通，实多奇异，仲景已言之矣。学者细读仲景伤寒书，明其理而通其变，则得活泼之妙，内外兼备之道也。

桂枝汤四时加减之要诀　活人书云：桂枝汤自西北人四时行之，无不应验。江淮间，惟冬及春可行之。春末及夏至之前，桂枝证可加黄芩一分，谓之阳旦汤。夏至后，可加知母一两，石膏一两，或加升麻一分。若病素虚寒者，不必加减。（《伤寒论类方法案汇参》9页）

虚人感冒　张琪运用桂枝汤治疗虚人感冒，表现为自汗、发热、脉浮弱、舌白薄润颇效。他说，本方的用法非常重要，必须恪宗《伤寒论》原方后服法。（《张琪临证经验荟要》480页）

桂枝汤方后注的意义　裴永清对桂枝汤方后注作了认真分析。他说：在桂枝汤方后注文中，有"服已须臾，啜热稀粥一升余，以助药力。温覆令一时许，遍身漐漐微似有汗者益佳，不可令如水流漓，病必不除。若一服汗出病瘥，停后服，不必尽剂。若不汗，更服依前法。又不汗，后服小促其间，半日许令三服尽。若病重者，一日一夜服，周时观之。服一剂尽，病证犹在者，更作服。若汗不出，乃服至二三剂"。这一段方后注文，其意甚微妙。除"啜热稀粥"之外，其余诸内容，皆适用于临床治外感病的解表法和解表方，非独适用于桂枝汤。如桂枝加葛根汤、葛根汤、麻黄汤等专于发汗解表之方，在其方后注中均有"不须啜粥，余如桂枝法将息"之语。可见桂枝汤方后注文中的内容，除啜热稀粥之外，是仲景为治外感病解表之方所开创的特殊的服药方法，尤其是"半日许令三服尽"之语（6 小时内将 1 剂药服完，每隔 2 小时服 1 次，最后一次还可以提前一些时间服），应当视为解表药的服药法则来遵循。桂枝汤的方后注文作为解表药的服药法则，归纳言之，至少有 5 个方面。

（1）服解表药后，要适当地令病人覆衣加被，2 小时左右，达到全身微汗出，不要汗出过多，以免耗伤正气而邪仍不解。

（2）要中病即止，不必尽剂。

（3）要在 6 小时内将 1 剂药服完，每隔 2 小时服 1 次，若第一、二次服后汗不出而病不解，第三次服药时间可稍提前。这一点《伤寒例》中明言："凡发汗温服汤药，其方虽言日三服，若病剧不解，当促其间，可半日中尽三服"，这对于临床尤为重要。今人无论治外感病还是内伤杂病，常习惯于早、中、晚的日三服之法，甚或早晚各服 1 次的日二服之法。不知这种日三服或日二服之法，对于治疗杂病里证尚可，若用于治疗外感病的解表法是极不适宜的，严格地讲是错误的。因为外感病为六淫外邪所致，外邪侵入，由表而起，变化甚速，稍有迟延，则变证百出，故有"汗不厌早"之训，《内经》言："邪风之至，疾如风雨。故善治者治皮毛，其次治肌肤，其次治筋脉，其次治六腑，其次治五脏。治五脏者，半死半生也。"早期及时治疗，使邪从表去，不得内传，这是治疗外感病的特定法则，与治疗一般内伤杂病不同。因此，仲景创"半日许令三服尽"之法，我们当如法遵行。清代温病名家吴鞠通所创的辛凉解表代表方银翘散，其服药方法要求"病重者二时一服""轻者三时一服"，即是宗仲景之法而来。笔者在近 10 年以来，始悟此理此法，治疗大人、小儿之外感，收效甚速，常在数小时内热退表解，罕有超过 2 剂药而病不瘥者。这一疗效的提高，除了药与证相符外，究其原因，大抵功归于病人服第一剂药时"半日许令三服尽"之法。

（4）对于外感重者，要"一日一夜服"，行日夜连续用药方法，务使药力接续，以驱外邪。

（5）外感病，服药一两剂后而不效，最多服用到 3 剂，不可再多服了。言外之意，一个外感病服 3 剂后而病不愈，不是辨证不准，就是选方有误，或是外邪因时间稍长而已变化，此时医者就要重新进行辨证论治。这便是"服至二三剂"之义（"至"，最也，极也。最多服到二三剂）。有悟于此，在临床论治外感病时，建议医者初投 2 剂药为宜，病愈则罢，病不愈则重新调治耳。倘若治外感病而投五六剂药，药与证相符则一两剂即愈，多余的药就浪费了；若药与证不符，又易延误病情。故治外感病不宜开"大堆药"。

桂枝汤方后注最后指出"禁生冷、黏滑、肉面、五辛、酒酪、臭恶等物"。这在原则上提出了病人在服药治病期间，饮食要有所忌。服桂枝汤有饮食忌口问题，推而广之，服用其他方药治病，同样有其相应的忌口问题。饮食之中有寒热温凉，补泻燥润之分，皆当据其病情而有所忌口。服药有饮食忌口，不仅仅是病情所需，同时也是保胃气之举。人有病无病，皆以胃气为本，有胃气则生，无胃气则死，保胃气对于治愈疾病是不可忽略的。在《伤寒论》第131条的大陷胸丸方后注文中，有"禁如药法"之句。这个"禁如药法"就是禁如桂枝汤饮食禁忌之法。可见，仲景已把桂枝汤方后注中的饮食所禁——"禁生冷、黏滑、肉面、五辛、酒酪、臭恶"等，当作服药忌口的法度提出。在临床实践中，常可遇到病人服药本已收效，然由于饮食所伤而使病情加重或复发（所谓"食复"）。……

　　总之，通过剖析桂枝汤方后注，使我们了解到，治愈疾病不仅要辨证准确，组方精当，还要正确地选药、加工炮制、正确地煎药方法、服药方法，以及药效反应、饮食忌口等问题。这不仅仅是桂枝汤方后注所示，若纵横《伤寒论》所有方后注……可推究出仲景对某方某药的应用规律。如此诸般，若能仔细推敲方后注文，不仅能帮助我们读懂条文，深化辨证，更可得仲景辨证论治之法和规律，岂不幸哉！（《伤寒论临床应用五十论》48页）

　　【临证指要】桂枝汤具有调和营卫、解表和里之功用，其临床用途极为广泛。凡由于营卫失和，或阴阳、气血失调所致的内、外、妇、儿、皮肤、五官等各科疾病，皆可以桂枝汤原方或适当加味治之。方证相对，营卫调和，气血通畅，诸病可愈。

　　【医案举例】

　　1. 太阳病汗出表虚证　某某，男，30岁。夜读劳倦，汗出中风，因而发热，恶寒，无汗，头痛，周身酸痛，体温38.7℃。服安乃近后大汗出，寒热稍减而病不解，动则汗出，脉浮，舌质偏红、苔薄白。病已4日，服银翘解毒丸亦不效。证属发汗太过，表气已虚，余邪未尽。《伤寒论》第57条说："伤寒发汗，已解，半日许复烦，脉浮数者，可更发汗，宜桂枝汤。"处方：桂枝30g，白芍30g，炙甘草20g，生姜30g，大枣12枚。水900ml，微火煮取300ml，去渣分日3次温服，病者为求速效，竟一次服下，约半小时后食稀米粥一碗，盖被入睡，2小时后醒来，遍身微似汗出，诸症若失。这正如陈修园所说："凡营卫不和者，得桂枝汤而如神"。［吕志杰，等.《浙江中医学院学报》1998，（1）：9］

　　2. 时发热自汗证　李某某，女，53岁。患阵发性发热汗出1年余，每天发作2～3次。前医按阴虚发热治疗，服药20余剂罔效。问其饮食、二便尚可，视其舌淡苔白，切其脉缓软无力。辨为营卫不和，卫不护营之证。当调和营卫阴阳，用发汗以止汗的方法，为疏桂枝汤：桂枝9g，白芍9g，生姜9g，炙甘草6g，大枣12枚。2剂。服药后，啜热稀粥，覆取微汗而病瘳。（《刘渡舟临证验案精选》3页）

原按　夫营卫者，人体之阴阳也，宜相将而不宜相离也。营卫谐和，则阴阳协调，卫为之固，营为之守。若营阴济于卫阳，热则不发；卫阳外护营阴，汗则不出。今营卫不和，两相悖离，阴阳互不维系，故病人时发热而自汗出。《伤寒论》第 54 条说："病人脏无他病，时发热自汗出而不愈者，此卫气不和也。先其时发汗则愈，宜桂枝汤。"本案为一典型例证。

3. **风疹病**　冯某某，女，本院学生。风疹病 7 年余（西医诊为"荨麻疹"），中西药服后效不显，皮肤瘙痒，时发时止，风疹团块泛现周身。初诊时曾投以当归饮子 7 剂，不效。二诊时改以麻黄连翘赤小豆汤，又不效。反复再诊，询知恶风明显，易汗出，舌淡有痕，更投桂枝汤加生黄芪，益气固表，调和营卫。处方：桂枝 12g，白芍 12g，生姜 3 片，大枣 7 枚，炙甘草 6g，生黄芪 12g。连服 5 剂，疹消痒止。后以四物汤加桂枝以疗其经少色淡，其病亦愈。数年后探望母校，告之其病未发。（《伤寒论临床应用五十论》207 页）

原按　营卫不和可致自汗出，医人皆知。殊不知在表之营卫不和亦可风疹身痒。《伤寒论》第 23 条曾云："太阳病……面色反有热色者，未欲解也，以其不得小汗出，身必痒"，因其为外感风寒所致，故以桂麻各半汤治之。本案非外邪所感，乃杂病之营卫不和，身痒自汗，故投桂枝汤加味而愈，不在解表邪，而旨在调营卫。

二、桂枝加桂汤

【主治病证】烧针令其汗，针处被寒，核起而赤者，必发奔豚，气从少腹上冲心者，灸其核上各一壮，与桂枝加桂汤，更加桂二两也。（伤寒 117）

发汗后，烧针令其汗，针处被寒，核起而赤者，必发奔豚，气从少腹上至心，灸其核上各一壮，与桂枝加桂汤主之。（金匮八·3）

【方剂组成】桂枝五两（去皮）　芍药三两　生姜三两（切）　甘草二两（炙）　大枣十二枚（擘）

【方药用法】上五味，以水七升，煮取三升，去滓，温服一升。本云：桂枝汤，今加桂满五两。所以加桂者，以能泄奔豚气也。

【方证释义】本方功能调阴阳而平冲逆。方即桂枝汤加重桂枝用量，以振奋心阳，平降冲逆。本方证是以心阳不振，水寒之气上逆为主要病机的病证。《伤寒论》说这是烧针令其汗，针处被寒所致。症见气从少腹上冲心胸或咽喉，气还则止，常反复发作。常兼见心悸或脐下悸、短气或窒闷、惊恐不安、腹痛、手足欠温等。脉多弦紧，苔白润或白滑。

【医案举例】奔豚气　老友娄某某的爱人，年 70，患呕吐腹痛 1 年余。询其病状，云腹痛有发作性，先呕吐，即于小腹虬结成瘕块而作痛，块渐大，痛亦渐剧，同时气从小腹上冲至心下，苦闷"欲死"，既而冲气渐降，痛渐减，块亦渐小，终至痛止块消如常人。按主诉之病状，是所谓中医之奔豚气者，言其气如豚之奔突上冲的形状。《金匮要略》谓得之惊发，惊发者，惊恐刺激之谓。病人因其女暴亡，悲哀过甚，情志经久不舒而得此证，予仲景桂枝加桂汤。桂枝 15g，白芍药 9g，炙甘草 6g，生姜 9g，大枣 4 枚（擘）。水煎温服，每日 1 剂。共服上方 14 剂，奔豚气大为减轻……。（《岳美中医案集》49 页）

三、桂枝加芍药汤

【主治病证】本太阳病，医反下之，因尔腹满时痛者，属太阴也，桂枝加芍药汤主之；……（伤寒 279）

【方剂组成】桂枝 三两（去皮） 芍药 六两 甘草 二两（炙） 大枣 十二枚（擘） 生姜 三两（切）

【方药用法】上五味，以水七升，煮取三升，去滓，温分三服。本云：桂枝汤，今加芍药。

【方证释义】本方功能调脾和中，缓急止痛。方即桂枝汤倍芍药而成。"此用阴和阳法也，其妙即以太阳之方治太阴之病。腹满时痛，阴道虚也，将芍药一味倍加三两，佐以甘草，酸甘相辅，恰合太阴之主药，且加芍药又能监桂枝，深入阴分，升举其阳，解太阳陷入太阴之邪，复有姜枣为之调和，则太阳之阳邪不留滞于太阴矣。"（王晋三《绛雪园古方选注》）本方证是以脾络郁滞，气血不和为主要病机的病证。《伤寒论》说这是太阳病误下伤脾所致。症见腹满时痛。此外，尚可见腹中挛急、下利、脉弦等。本证尚未至里虚程度，故不用小建中汤，而以桂枝加芍药汤主之。

【临床发挥】**胃脘痛、腹痛证治**　张琪临证体会到，桂枝加芍药汤治疗胃肠痉挛痛（胃脘痛、腹痛）效果甚佳。其中芍药治胃肠平滑肌挛缩颇效。日人吉益东洞氏谓："芍药主治结实拘挛也。"《伤寒论》第 29 条："……脚挛急，与芍药甘草汤，其脚即伸。"足以说明芍药为治筋挛缩之有效药物。然芍药何以能治筋？《内经》谓"肝主筋""肝藏血"，血营筋，肝血充则筋得养，肝血虚则筋失营而筋不伸。芍药养血而柔肝，血充则肝柔筋疏。近人秦伯未用桂枝加芍药汤治疗胃十二指肠溃疡（属于虚寒者）。张琪治一郑姓青年，十二指肠球部溃疡，脘痛喜按，脉沉迟，舌润，属于虚寒胃脘痛。用本方芍药用至 50g，加公丁香 10g，1 剂痛立减，连服 6 剂痛全除。继续治疗，服药 20 剂经 X 线检查龛影消失。（《张琪临证经验荟要》484 页）

【医案举例】**下利（慢性细菌性痢疾）**　王某某，男，46 岁。大便下利达 1 年之久，先后用多种抗生素，收效不大。每日腹泻 3～6 次，呈水样便，并夹有少量脓血，伴有里急后重，腹部有压痛，以左下腹为甚，畏寒，发热（37.5℃左右），舌红苔白，脉沉弦。粪便镜检有红、白细胞及少量吞噬细胞。西医诊为"慢性菌痢"。辨证：脾脏气血凝滞，木郁土中所致。治法：调脾家阴阳，疏通气血，并于土中伐木。桂枝 10g，白芍 30g，炙甘草 10g，生姜 10g，大枣 12 枚。服汤 2 剂，下利次数显著减少，腹中颇觉轻松。3 剂后则大便基本成形，少腹之里急消失，服至 4 剂则诸症霍然而瘳。（《刘渡舟临证验案精选》105 页）

原按 患痢日久，致脾胃不和，气血不调。腹泻而痛，里急后重，痛则不通，为脾家气滞血瘀之象。脾属土，肝属木，脾家气血不利，而使肝木之气不达，故其脉见沉弦。又因久利伤阴，气血郁滞，脾阴不和，故见舌红。治用桂枝加芍药汤以调和脾胃，疏通气血，益脾阴，平肝急，兼能疏泄肝木。本方用于太阴病之下利，腹痛，别具一格，正如李东垣所说："腹中痛者加甘草、白芍药，稼穑作甘，甘者己也；曲直作酸，酸者甲也。甲己化土，此仲景之妙法也"。临床运用本方时，如能抓住脾胃不和、气血不利和肝木乘土三个环节，则用之不殆，历验不爽。

四、桂枝加大黄汤

【主治病证】……大实痛者，桂枝加大黄汤主之。（伤寒 279）

【方剂组成】桂枝三两（去皮） 大黄二两 芍药六两 生姜三两（切） 甘草二两（炙）大枣十二枚（擘）

【方药用法】上六味，以水七升，煮取三升，去滓，温取一升，日三服。

【方证释义】本方功能和里通络，泻实止痛。即桂枝汤倍芍药加大黄而成。本方证是以脾络郁滞，腑气不畅为主要病机的病证。《伤寒论》说这是太阳病误下，邪陷太阴所致。其证较桂枝加芍药汤证偏实。症见腹痛拒按，大便秘结或下利不爽，或便脓血而后重，脉弦，舌苔偏厚。本证病在太阴，与阳明胃家实证不同，其所以形成实证，正如尤在泾所说："阳明者，太阴之表，以膜相连，脏受邪而腑不行则实"（《伤寒贯珠集》）。

【临床发挥】《圣惠方》："赤芍药散，治小儿初生及一年内，儿多惊啼不休，或不得眠卧，时时肚胀有似鬼神所为。即本方去姜、枣，加白术。"

张琪用桂枝加大黄汤治痢疾初起有表证，又治外感挟有宿食及寒热凝结之腹痛。（《张琪临证经验荟要》484 页）

【医案举例】**表里同病** 庆孙，7 月 27 日。起病由于暴感风寒，大便不行，头顶痛，此为太阳阳明同病。自服救命丹，大便行，而头痛稍愈。今表证未尽，里证亦未尽，脉浮缓，身常有汗，宜桂枝加大黄汤。川桂枝三钱，生白芍三钱，

生甘草一钱，生大黄三钱，生姜三片，红枣三枚。(《经方实验录》46 页)

原按 治病当先解其表，后攻其里，此常法也。余依临床所得，常有表解之后，其里自通，初不须假药力之助者。缘先表束之时，病者元气只顾应付表证，不暇及里，及表解之后，则元气自能反旆对里。夫元气之进退往返，谁能目之者，然而事实如此，勿可诬也。故余逢表束里张之证，若便闭未越三日者，恒置通里于不问，非不问也，将待其自得耳。

若本方之合解表通里药为一方者，又是一法。然其间解表者占七分，通里者占三分，不无宾主之分。以其已用里药，故通里为宾；以其未用表药，故解表为主。双管齐下，病去而元气乃无忧。

五、桂枝加芍药生姜各一两人参三两新加汤

【**主治病证**】发汗后，身疼痛，脉沉迟者，桂枝加芍药生姜各一两人参三两新加汤主之。(伤寒 62)

【**方剂组成**】桂枝三两（去皮） 芍药四两 甘草二两（炙） 人参三两 大枣十二枚（擘） 生姜四两（切）

【**方药用法**】上六味，以水一斗二升，煮取三升，去滓，温服一升。本云：桂枝汤，今加芍药、生姜、人参。

【**方证释义**】本方功能调和营卫，益气养血。本方简称桂枝新加汤，方以桂枝汤调和营卫；加重芍药滋养营血；加重生姜宣通阳气；增加人参益气补虚。本方证是以发汗太过，营气虚损，筋脉失养为主要病机的病证。症见身疼痛，脉沉迟。就临床来看，本证还常见于妇人产后。其症还有四肢拘挛，恶风，舌淡等。本方证与桂枝加附子汤证均可见于发汗太过，但彼为阳虚卫外不固，以汗漏不止为特点；此为营亏筋脉失养，以身体疼痛较突出。

【**医案举例**】

1. 产后身痛 兰某某，女，31 岁。1993 年 5 月 8 日初诊。产后 1 个月，身痛，腰痛，两脚发软如踩棉花，汗出恶风，气短懒言而带下颇多。曾服用"生化汤"5 剂，罔效。视其舌体胖大，切其脉沉缓无力。刘老辨为产后气血两虚，营卫不和之证，为疏《伤寒论》"桂枝新加汤"加味，以调和营卫，益气扶营。桂枝 10g，白芍 16g，生姜 12g，炙甘草 6g，大枣 12 枚，党参 20g，桑寄生 30g，杜仲 10g。服药 5 剂，身痛止，汗出恶风已愈，体力有增。口干，微有腰部酸痛，乃于上方加玉竹 12g，再服 3 剂而愈。(《刘渡舟临证验案精选》172 页)

原按 ……本方调中有补，且补而不滞，临床用于发汗后，或妇人经后、产后，或老年气血亏虚之身体疼痛、麻木等外证，俱有较好疗效。

2. **胁痛**　叶天士治施某，左胁胁痛 5 年余未愈。初服旋覆花汤未应，另更医谓是营虚，用参、当、熟地、桂、芍、炙草，服后大痛。医又转方，用金铃、半夏、延胡索、桃仁、茯苓服之，大吐大痛。复延叶治，谓肝络久病，悬饮流入胃络致痛不已，议太阳、阳明开阖方法，即本方去芍加茯苓、生姜，易煨姜也。服苦药痛呕可知胃虚，以参、茯开阳明，用草、桂开太阳，并辛香入络，用姜、枣通营卫，生姜恐伐肝，故取煨以护元气，而微开饮邪也。一服痛止。（《伤寒论类方法案汇参》33 页）

按　李东垣曰："仲景于病人汗后身热亡血，脉沉迟者，下利，身凉，脉微，血虚者，并加人参。古人血脱者必益气也。然人参味甘气温，温固养气，甘亦实能生血。汗下之后，血气虚衰者，非此不为功矣。此要点也。"叶案以本方去芍药者，因芍药阴柔，不宜饮邪也。

六、桂枝加葛根汤

【**主治病证**】太阳病，项背强几几，反汗出恶风者，桂枝加葛根主之。（伤寒 14）

【**方剂组成**】葛根四两　桂枝三两（去皮）　芍药三两　生姜三两（切）　甘草二两（炙）大枣十二枚（擘）

【**方药用法**】上六味，以水一斗，先煮葛根减二升，纳诸药，煮取三升，去滓，温服一升。覆取微似汗，不须啜粥，余如桂枝法将息及禁忌。

【**方证释义**】本方功能解肌祛风，升津舒经。方以桂枝汤解肌祛风，调和营卫；加葛根，既可加强解肌祛风的作用，又可升腾津液，疏通经脉的凝滞。本方证是以风邪外袭，太阳经俞不利为主要病机的病证。症见汗出、恶风等太阳中风的同时，又兼项背强几几。此外，还可见项背疼痛，转侧不利，脉浮缓，苔薄白等。

【**临床发挥**】《伤寒大白》："桂枝加葛根汤，此仲景治太阳病，项背强几几，有汗之方。若热令南方，羌、防易桂枝。"

【**医案举例**】

1. **太阳中风项强**　庚戌，建康徐南强，得伤寒背强，汗出，恶风，予曰：桂枝加葛根汤证。病家曰，他医用此方，尽两剂而病如旧，汗出愈加。予曰，得非仲景三方（按：桂枝加葛根汤，按宋本《伤寒论》次序为太阳上篇第三方）乎？曰：然。予曰，误矣！是方有麻黄，服则愈见汗多，林亿谓止于桂枝加葛根汤也。予令生而服之，微汗而解。（许叔微《伤寒九十论》）

按　宋本《伤寒论》桂枝加葛根汤中，有麻黄三两，方后注云："臣亿等谨按仲景本论，太阳中风自汗用桂枝，伤寒无汗用麻黄，今证云'汗出恶风'，而方中有麻黄，恐非本意也。第三卷有葛根汤，证云'无汗恶风'，正与此方同，是合用麻黄也。此云'桂枝加葛根汤'，恐是桂枝中但加葛根耳。"当以此说为是，故去麻黄。案中说，"他医用此方"，即葛根汤，方中有麻黄，故服后"汗出愈加"。许氏用桂枝汤加葛根汤治之，取桂枝汤解肌祛风，调和营卫，葛根可疗伤寒中风头痛，解肌发表，且可鼓舞胃气上行，升津液以濡润经脉，而解项背拘急。方证相对，故"微汗而解"。

2. **项强兼下利等**　刘某某，男，41 岁。患病已 3 个月，项背强紧，顾盼俯仰不能自如，自汗出而恶风。问其大便则称稀溏，每日二三次，伴有脱肛与后重等症。切其脉浮，视其舌苔白润。刘老辨为脉浮，汗出，恶风为桂枝证；项背拘急而强几几为太阳经俞气血不利所致；大便溏薄，肛肠下坠后重，则为阳明受邪升清不利之象。大论云："太阳病，项背强几几，反汗出恶风者，桂枝加葛根汤主之。"仲景示人，有汗的用桂枝，无汗的用麻黄，故本证当用桂枝汤；项背强急，应加葛根；又大便下利，为"太阳阳明合病"，而葛根能走上彻下，疏解"二阳"，切为病之所宜。桂枝 15g，白芍 15g，葛根 16g，生姜 12g，炙甘草 10g，大枣 12 枚。服药后，不须啜粥，连服 7 剂，诸症皆爽然而愈。(《刘渡舟临证验案精选》140 页)

　　原按　本证在项背强急的同时，并见下利、下坠与脱肛，实补原方之所略也。后世有用本方治疗外感不解，又有下利之证，每获效验。此外，本方用于治疗恶寒背部痹痛，以及下颌关节炎等，亦有较好疗效。

七、栝楼桂枝汤

【主治病证】太阳病，其证备，身体强，几几然，脉反沉迟，此为痉，栝楼桂枝汤主之。(金匮二·11)

【方剂组成】栝楼根二两　桂枝三两（去皮）　芍药三两　甘草二两（炙）　生姜三两（切）　大枣十二枚（擘）

【方药用法】上六味，以水九升，煮取三升，分温三服，微取汗。汗不出，食顷，啜热粥发之。

【方证释义】本方功能调和营卫，清热生津。方用桂枝汤调营卫以达邪；加栝楼根（即天花粉）凉润滋津液以养筋。本方证是以津液不足，外感风邪化燥而成痉为主要病机的病证。本方证与《伤寒论》桂枝加葛根汤证相类，但"伤寒项背强几几，汗出恶风者，脉必浮数，为邪风盛于表。此证身体强，几几然，脉反沉迟者，为风淫于外，而津伤于内。故用桂枝则同，而一加葛根以助其散，一加栝楼根兼滋其内，则不同也"（尤在泾《金匮要略心典》）。

【临床发挥】《方极》："栝楼桂枝汤治桂枝汤证而渴者。"

【医案举例】急惊风　多年来，凡遇到小儿初感发热抽风，表现为"急惊风"者，即投以银翘散重加天花粉，大都获效。而且其效甚速，有时令人惊奇。但若病程较长，反复不愈者，再用银翘散加天花粉治疗，往往无效。须用栝楼桂枝汤扶阳养阴方能治愈。(《医方发挥》12页)

按　临床所见，痉病因外感风寒者固然有之，外感温热，热伤阴液所致者更为多见。小儿为稚阴稚阳之体，不耐邪热，故发病率更高。根据上述经验，小儿外感温热致痉之初，宜用银翘散加天花粉；病久阴阳俱损者，宜用栝楼桂枝汤加味治之。此外，临床报道以本方为主，辨证加味，用于治疗热性病后遗症及不明原因引起的阵发性小儿抽搐症（慢惊风表现），取得满意疗效。

八、桂枝加黄芪汤

【主治病证】黄汗之病，两胫自冷；假令发热，此属历节。食已汗出，又身常暮卧盗汗出者，此劳气也。若汗出已反发热者，久久其身必甲错；发热不止者，必生恶疮。若身重，汗出已辄轻者，久久必身𥆧，即胸中痛，又从腰以上必汗出，下无汗，腰髋弛痛，如有物在皮中状，剧者不能食，身疼重，烦躁，小便不利，此为黄汗，桂枝加黄芪汤主之。(金匮十四·29)

诸病黄家，但利其小便；假令脉浮，当以汗解之，宜桂枝加黄芪汤主之。(金匮十五·16)

【方剂组成】桂枝三两　芍药三两　甘草二两　生姜三两　大枣十二枚　黄芪二两

【方药用法】上六味，以水八升，煮取三升，温服一升，须臾饮热稀粥一升余，以助药力，温服取微汗；若不汗，更服。

【方证释义】本方功能调和营卫，行阳散邪。方以桂枝汤解肌调和营卫，尤赖饮热稀粥以助取汗；表气已虚，故加善走皮肤之黄芪，益气固卫增强药力。全方助正气以祛邪气，病去而表不伤。本方证是以营卫失和，表气已虚而邪气稽留肌表为主要病机的病证。《金匮要略》论及本方主治有两种病：一是黄汗病，以汗出色黄沾衣，如柏汁为特点，且身体重，或两胫自冷，小便不利等；二是黄疸病而表气虚者，以脉浮缓少力为特点。

【医案举例】表虚感冒　某某，男，67岁。经常感冒，往往一两个月接连不断，症状仅见鼻塞咳嗽，头面多汗，稍感疲劳。曾服玉屏风散，半个月来亦无效果。我用桂枝汤加黄芪，服后自觉体力增强，感冒随之减少。此证同样用黄芪而收效不同，理由很简单。桂枝汤调合营卫，加强黄芪固表，是加强正气以御邪。玉屏风散治虚人受邪，邪恋不解，目的在于益气祛邪。一般认为黄芪和防风相畏相使，黄芪得防风，不虑其固邪，防风得黄芪，不虑其散表，实际上散中寓补，补中寓疏，不等于扶正固表。正因为此，如果本无表邪，常服防风疏散，反而给

予外邪侵袭的机会。(《谦斋医学讲稿》140页)

九、桂枝加附子汤

【主治病证】太阳病，发汗，遂漏不止，其人恶风，小便难，四肢微急，难以屈伸者，桂枝加附子汤主之。(伤寒20)

【方剂组成】桂枝三两(去皮) 芍药三两 甘草三两(炙) 生姜三两(切) 大枣十二枚(擘) 附子一枚(炮，去皮，破八片)

【方药用法】上六味，以水七升，煮取三升，去滓，温服一升。本云：桂枝汤，今加附子。将息如前法。

【方证释义】本方功能调和营卫，扶阳固表。方以桂枝汤调和营卫，解肌祛风；加附子补助阳气，助阳即所以止汗，止汗即所以救液。本方证是以卫阳不固，表邪不解为主要病机的病证。《伤寒论》说这是由于太阳病发汗太过所致。症见汗漏不止，恶风，小便难，四肢微急，难以屈伸等。此外，本方证尚可因素体阳虚，复感外邪而成。就临床看来，本方证还可见肢体疼痛，肌肤不仁，发热，手足欠温等症，其脉象多浮大而虚，舌淡、苔白润。本证系表阳虚，与四逆汤证心肾阳气大虚有轻重浅深之别。

【临床发挥】《圣济总录》："本方加地黄，名附子汤，治产后营血虚损，汗出日夕不止，形体困怠。"

《伤寒集验》："风温误汗身痛脉浮虚弱者，亦宜服之，若妇人伤寒表虚自汗，脉沉迟，四肢急，乃太阳标少阴本病，经水适断，恐至血结，本方加红花。"

【医案举例】

1. 漏汗、足挛急　许叔微治一人太阳证，因发汗不止，恶风，小便数，足挛急，屈而不伸，脉浮而大。许曰：此证在仲景方中有2条，大同小异：一则太阳病发汗，遂漏不止，恶风，小便难，四肢微急，难以屈伸；一则伤寒脉浮，自汗出，小便数，心烦，微恶寒，脚挛急。一属漏汗，小便难；一属有汗小便数，不可混治。此当用桂枝加附子汤，三啜而汗止，佐以芍药甘草汤，足便得伸。(《伤寒论类方法案汇参》16页)

2. 阳虚感冒　顾某，卫气素虚，皮毛不固，动则汗出，忽感风邪，始则啬啬恶寒，淅淅恶风，继则翕翕发热，头项强痛，腰臀酸楚，间以恶心，自汗淋漓。迁延2日，病势有增，四肢拘急，屈伸不利，手足发凉，十指尤冷。延余就诊，见其面带垢晦，怯手，缩足，自汗颇多，气息微喘。此太阳表证，卫虚未厥，必须一鼓而克之，否则顾此失彼，难保无肢厥脉沉之虞。乃处以桂枝加附子汤：桂枝三钱，赤芍四钱，炙甘草二钱半，熟附子五钱，生姜钱半，大枣十枚，1剂而

愈。[余无言.《江苏中医》1959，（5）：16]

3. 多汗形寒 某某，男，40 多岁。感冒发热后，因多汗形寒不退来诊。询知头不痛，不咳嗽，四肢不酸楚，但觉软无力。向来大便不实，已有 10 余年。诊其脉沉细无力，舌苔薄白而滑。有人因自诉感冒，且有形寒现象，拟用参苏饮。我认为参苏饮乃治体虚而有外邪兼挟痰饮的方剂，今病人绝无外感症状，尤其是发热后多汗形寒，系属卫气虚弱，再予紫苏温散，势必汗更不止而恶寒加剧。改用桂枝加附子汤，因久泻中气不足，酌加黄芪，并以炮姜易生姜，两剂即见效。（《谦斋医学讲稿》140 页）

十、桂枝加厚朴杏子汤

【主治病证】喘家，作桂枝汤，加厚朴、杏子佳。（伤寒18）

太阳病，下之微喘者，表未解故也，桂枝加厚朴杏子汤主之。（伤寒43）

【方剂组成】桂枝三两（去皮） 甘草二两（炙） 生姜三两（切） 芍药三两 大枣十二枚（擘） 厚朴二两（炙，去皮） 杏仁五十枚（去皮尖）

【方药用法】上七味，以水七升，微火煮取三升，去滓，温服一升。覆取微似汗。

【方证释义】本方功能解肌祛风，降气定喘。方以桂枝汤解肌祛风，调和营卫；加厚朴、杏仁降气消痰，止咳定喘。本方证是以外感后营卫失调，肺气不利为主要病机的病证。《伤寒论》指出本方证见于两种情况：一是太阳病误下之后；一是素有喘疾，又病太阳中风，外感引动宿疾。本方证之喘应与麻黄汤证之喘（由风寒犯肺，肺气失宣导致）属太阳伤寒表实证相鉴别。

【医案举例】

1. 喘证 戊申正月，有一武弁在仪真，为张遇所房，日夕置于舟艖板下，不胜伏，后数日得脱，因饱食，解衣以自快，次日遂作伤寒。医者以因饱食伤，而下之。一医以解衣中邪，而汗。杂治数日，渐觉昏困，上喘，予诊之曰：太阳病，下之，表未解，微喘者，桂枝加厚朴杏子汤，此仲景法也。一投而喘定，再投而汗出，至晚，身凉而脉已和矣。（许叔微《伤寒九十论》）

按 成无己说："下后大喘，则为里气大虚，邪气传里，正气将脱也。下后微喘，则为里气上逆，邪不能传里，犹在表也，与桂枝汤以解外，加厚朴杏子以降气。"这段论述，对于分析喘疾之表里虚实有指导意义。许氏此案，佐证了桂枝加厚朴杏子汤的实用价值。

2. 咳喘（感冒并发肺炎） 刘某某，男，33 岁，内蒙古赤峰市人。1994 年 1 月 5 日初诊。感冒并发肺炎，口服"先锋Ⅳ号"，肌内注射"青霉素"，身热虽退，但干咳少痰，气促作喘，胸闷，伴头痛，汗出恶风，背部发凉，周身肌节酸痛，阴囊湿冷，舌苔薄白，脉来浮弦。证属太阳中风，寒邪迫肺，气逆作喘。法当解肌祛风，温肺理气止喘。桂枝 10g，白芍 10g，生姜 10g，炙甘草 6g，大枣 12g，杏仁 10g，厚朴 15g。服药 7 剂，咳喘缓解，仍有汗出恶风，晨起吐稀白痰。上方桂枝、白芍、生姜增至 12g。又服 7 剂，咳喘得平，诸症悉除。医院复查，肺炎完全消除。（《刘渡舟临证验案精选》22 页）

十一、桂枝龙骨牡蛎汤

【主治病证】夫失精家，少腹弦急，阴头寒，目眩，发落，脉极虚芤迟，为清谷、亡血、失精。脉得诸芤动微紧，男子失精，女子梦交，桂枝龙骨牡蛎汤主之。（金匮六·8）

【方剂组成】桂枝　芍药　生姜各三两　甘草二两　大枣十二枚　龙骨　牡蛎各三两

【方药用法】上七味，以水七升，煮取三升，分温三服。

【方证释义】本方功能调和阴阳，固涩肾精。方即桂枝汤加龙骨、牡蛎而成。以桂枝汤内调阴阳，加龙、牡潜镇摄纳，如此阴平阳秘，精亦不致外泄。本方证是以精液耗损太过，阴损及阳，阴阳失调，心肾不交，精关不固为主要病机的病证。症见男子遗精，女子梦交，或兼见少寐多梦，头晕目眩，毛枯发落，少腹弦急，前阴寒冷，脉弦细弱。

【临床发挥】《万病回春》："白龙汤治男子失精，女子梦交，自汗盗汗等证。即本方。"

《张氏医通》："小腹急痛，便溺失精，溲出白液，桂枝加龙骨牡蛎汤。"

桂枝龙骨牡蛎汤治疗小儿心脏疾患　董廷瑶说：小儿心脏疾患为儿科临床常见病之一，其主要症状有心慌心悸日久，脉见疾促或结代等。这些患儿往往先天不足，体质较薄，易感外邪，而每见气血瘀滞不利，并易变证丛生。近 1 年来，以桂枝龙骨牡蛎汤治疗这类患儿 10 例，其适应证为心阳不足，营虚神浮。症见心悸怔忡，自汗盗汗，夜寐欠安，睡中梦多，脉细数或时有中止，舌淡苔少而润者，均可以之为主方。汗多淋漓者辄加麻黄根、豆衣、浮小麦、糯稻根；睡梦惊扰每加龙齿、远志、茯神木、朱麦冬；胸闷不适可加郁金、香附之类；纳少不馨则加陈皮、佛手诸品；阴虚血少者加阿胶、生地黄、当归、枸杞子；心气虚者加党参（或太子参）、黄芪、五味子；若唇舌青晦而脉见结代者，屡用丹参、赤芍、红花、川芎之属；而面色不华、舌淡胖嫩者，又加附子以振奋阳气。

桂枝龙骨牡蛎汤出自仲景《金匮》，原主虚劳失精梦交之证。据各家注释，认为本证属心肾不交，阳不摄阴，故本方善能通阳固阴，摄纳泻火。临床上常用治尿频夜遗，自汗盗汗等证而颇效。然据《外台秘要》所引《小品方》龙骨汤

（即本方），则指明其主治为诸脉浮动而心悸者，提示了本方尚有宁心调脉之功。这对本方的临床应用无疑是个发展。

吾以本方治疗心悸脉促，是与其所包含的调和营卫功用不可分的。经谓："损其心者，调其营卫。"（《难经·十四难》）诸家阐释有云："心者主荣卫"（《难经集注》），以"调其荣卫，使血脉有所资也"（《难经正义》）。这里的机制在于："食气入胃，浊气归心，淫精于脉"（《素问·经脉别论》），说明了营卫源于水谷精微，上注于心，则化而为赤，血脉通引；营行脉中，卫行脉外。这样营卫就与心之阴阳有着直接的联系。此所以桂枝汤，既是"营卫之剂"，亦为"手少阴心之剂"（《本草述勾玄》）的原因所在。

对本方之用于心动悸烦，脉促结代之证，前贤论述甚精。盖"心为众阳之主，体阴用阳，其阳之依阴，如鱼之附水"。对心阳虚浮者，本方即能"以桂枝引其归路，而率龙牡介属潜之也"（《本经疏证》）；对脉动中止，桂枝尤能"导引真阳而通血脉"，长于"疏理不足之阳，而通其为壅为结之瘀"（《本草述勾玄》）。是以卫固营守，即所以心得资养，脉得常行。可见经旨之真不谬也。

本组患儿，从中医理论分析，均为心阳不振，卫弱营耗，故选用桂枝龙骨牡蛎汤为主方，以桂枝汤助益心阳、调扶营卫，以龙骨牡蛎摄神气，宁心镇固；随症而加味施治，故能获得疗效。（《中国百年百名中医临床家丛书·董廷瑶》231、234页）

【医案举例】

1. 遗精　周左。早年精气不固，两足乏力，头晕目花，证属虚劳，宜桂枝加龙骨牡蛎汤。川桂枝三钱、生白芍三钱、生甘草二钱、龙骨一两（先煎）、左牡蛎三两（先煎）、大黑枣十二枚、生姜八片。（《经方实验录》57页）

原按　《要略》云："男子失精，女子梦交，桂枝加龙骨牡蛎汤主之。"故本汤之治遗精，医者所尽知也。顾知之而不能用之，其所用者，每偏于肾气丸一方，加补益之品，如续断、杜仲、女贞子、菟丝子、核桃肉之属。吾师治此种病，一两剂即已。余依师法而行之，其效亦然。时事新报馆黄君舜君患遗精已久，多劳则剧，不喜服重剂药，为疏桂枝、白芍各钱半，炙甘草一钱，生姜一片，大枣四枚，龙骨、牡蛎各三钱。三服而瘥。另有邹萍君年少时，染有青年恶习，久养而愈。本冬遗精又作。服西药，先2个星期甚适，后1个星期无效，更1个星期服之反剧。精出甚浓，早起脊痛头晕，不胜痛苦。自以为中西之药乏效，愁眉不展。余慰之曰：何惧为，予有丹方在，可疗。以其人大胆服药，予桂枝、白芍各三钱，炙甘草二钱，生姜三大片，加花龙骨六钱，左牡蛎八钱，以上二味打碎，先煎2小时。1剂后，当夜即止遗，虽邹君自惧万分，无损焉。第3日睡前，忘排尿，致又见1次。以后即不复发，原方加减，连进10剂，恙除，精神大振。计服桂枝、芍药各三两，龙骨六两，牡蛎八两矣。其他验案甚多，不遑枚举。

曹颖甫曰 此方不惟治遗精，并能治盗汗。十余年中，治愈甚众，但以数见不鲜，未录方案，并姓名居址而忘之矣。按桂枝汤本方原为营弱卫强，脾阳不振，不能令汗出肌腠而设。故辛甘发散以助脾阳，令肌腠中发出之汗液，与皮毛中原有之汗液混合而出，然后营气和而自汗可止。盗汗常在夜分，营气夜行于阳，则其病当属肌腠不密，汗随营气而外泄。营病而卫不病，亦为卫不与营和，故用桂枝汤本方，以和营卫二气，加龙骨牡蛎以收外浮之阳，故盗汗可止。若营卫未和，而漫事收敛，吾知其必无济也。

2. **盗汗** 季左，10月12日。夜寐喜盗汗，脉阳浮阴弱，宜桂枝加龙骨牡蛎汤。川桂枝四钱，生白芍三钱，生甘草一钱，龙骨四钱，左牡蛎一两，生姜八片，红枣十二枚。(《经方实验录》58页)

原按 《要略》云："男子平人，脉虚弱细微者，喜盗汗也。"《巢源·虚劳盗汗候》云："盗汗者，因眠睡而身体流汗也。此由阳虚所致，久不已，令人羸瘠枯瘦，心气不足，亡津液故也。诊其脉，男子平人脉虚弱微细，皆为盗汗脉也。"丹波氏云："《金鉴》云此节脉证不合，必有脱简，未知其意如何。盖虚劳盗汗，脉多虚数，故有此说乎？"吾师则曰此证桂枝加龙骨牡蛎汤所得而主之也。如本案所示，即其一例。服药后，每每周身得微微热汗出，以后即不盗汗矣。余用本方者屡，得效与治失精同。吴兄凝轩昔尝患盗汗之恙，医用浮小麦、麻黄根、糯稻根以止其汗。顾汗之止仅止于皮毛之里，而不止肌肉之间，因是皮肤作痒异常，颇觉不舒。后其检方书，得本汤服之，汗止于不知不觉之间云。本汤既可治盗汗，又可治遗精，更可治盗汗之兼遗精者，所谓虚劳人是也。

按 以上曹颖甫先生及其门人姜佐景，反复议论桂枝加龙骨牡蛎汤治遗精、盗汗、遗精兼盗汗（久患遗精者常兼盗汗）之医理、治例，曰："治愈甚众。"此等经验，当引为重视。

十二、桂枝去芍药汤

【**主治病证**】太阳病，下之后，脉促，胸满者，桂枝去芍药汤主之。(伤寒21)

【**方剂组成**】桂枝三两（去皮）　甘草二两（炙）　生姜三两（切）　大枣十二枚（擘）

【**方药用法**】上四味，以水七升，煮取三升，去滓，温服一升。本云：桂枝汤，今去芍药。将息如前法。

【**方证释义**】本方功能解肌祛风，宣通胸阳。方中桂枝配甘草，辛甘化阳，宣通胸中阳气；生姜辛散，助桂枝解表通阳；大枣甘缓，合甘草益气和中；姜、枣又能调和营卫。芍药阴柔，有碍宣通阳气，故去之不用。本方证是以胸阳不展，表邪未解为主要病机的病证。《伤寒论》说这是由于太阳病误下损伤胸阳所致。其症除见胸满，脉促之外，还常伴有心悸，气短，咳逆，苔薄白等。本方证脉促是胸阳不振，阳郁不伸，正邪相争之象，与阳热亢盛之促脉有别。

【医案举例】**胸闷、气短（心肌炎）** 李某，女，46 岁。患"心肌炎"，入夜则胸满气短，必吸入氧气始得缓解。切其脉弦而缓，视其舌淡而苔白。辨为胸阳不振，阴霾内阻之证。为疏桂枝去芍药汤，处方：桂枝 10g，生姜 10g，大枣 12 枚，炙甘草 6g。2 剂而症减。后又加附子 6g，再服 3 剂而获愈。(《新编伤寒论类方》11 页)

十三、桂枝去芍药加附子汤

【主治病证】若微恶寒者，桂枝去芍药加附子汤主之。(伤寒 22)

【方剂组成】桂枝三两（去皮） 甘草二两（炙） 生姜三两（切） 大枣十二枚（擘） 附子一枚（炮，去皮，破八片）

【方药用法】上五味，以水七升，煮取三升，去滓，温服一升。本云：桂枝汤，今去芍药加附子。将息如前法。

【方证释义】本方功能解表祛风，温经助阳。方以桂枝去芍药汤解表祛风，再加附子温经助阳。本方证是以阳气虚损，胸阳不振，或兼表邪未解为主要病机的病证。《伤寒论》说这是由于太阳病误下损伤胸阳所致。本方证与桂枝去芍药汤证相比，彼为胸阳受挫，此则阳气转衰。其症在脉促、胸满、心悸、短气等桂枝去芍药汤证的基础上，更兼畏寒等。

【临床发挥】**心肌炎后遗症** 张琪临床观察，心肌炎后遗症出现心律失常早搏、脉促多无力，以桂枝去芍药加附子汤为主方，用桂枝、附子以助心阳，合生脉散以益心气养心阴，调整心阴与心阳之平衡，辅以活血之剂收效甚佳。(《张琪临证经验荟要》487 页)

【医案举例】

1. **伤寒阴结** 刘景熹，30 余岁。冬月伤寒，误服寒泻药而成。身体恶寒，腹胀满痛，不大便者 2 日，脉浮大而缓。显系伤风寒证，医家不察，误为阳明腑证，误用大黄、芒硝等药下之，……以致寒气凝结，上下不通，故不能大便，腹胀大而痛更甚也。……用桂枝汤去芍药加附子汤以温行之，则所服硝、黄，得阳药运行，而反为我用也。处方：桂枝尖一钱，黑附子一钱，炙甘草五分，生姜一钱，大枣二枚（去核）。服药后，未及 10 分钟，即大泻 2 次，恶寒腹胀痛均除而痊。(《重印全国名医验案类编》73 页)

2. **胸痹** 王某，男，36 岁。自诉胸中发满，有时憋闷难忍，甚或疼痛。每逢冬季则发作更甚，兼见咳嗽，气短，四肢欠温，畏恶风寒等症，脉来弦缓，舌苔色白。参合上述脉症，辨为胸阳不振，阴寒上踞，心肺气血不利之证。治当通阳消阴。方用：桂枝 9g，生姜 9g，炙甘草 6g，大枣 7 枚，附子 9g。服 5 剂，胸满气短诸症皆愈。（《刘渡舟临证验案精选》38 页）

十四、桂枝去桂加茯苓白术汤

【主治病证】服桂枝汤，或下之，仍头项强痛，翕翕发热，无汗，心下满微痛，小便不利者，桂枝去桂加茯苓白术汤主之。（伤寒 28）

【方剂组成】芍药三两　甘草二两（炙）　生姜三两（切）　白术　茯苓各三两　大枣十二枚（擘）

【方药用法】上六味，以水八升，煮取三升，去滓，温服一升。小便利则愈。本云：桂枝汤，今去桂枝加茯苓、白术。

【方证释义】本方由桂枝汤去桂枝加苓、术组成。其功能不在解表，而在利水通阳。方中茯苓、白术健脾利水；芍药、甘草益阴；生姜、大枣调和营卫。本方证是以水气内停，太阳经气不利为主要病机的病证。本证关键在于小便不利，这是水邪内停，膀胱气化失司的表现。水邪郁遏，太阳经气为之不利，故又出现头项强痛，发热，无汗等类似太阳经表证。因病不在表，故服桂枝汤不效。本方利水通阳，俾小便利，太阳经气通达，则内外证俱除。历代医家对于本方颇有争议，如成无己认为不去桂而加苓、术；吴谦等认为去桂当是去芍之误；柯琴、陈修园服膺原文，仍主去桂其说。

【医案举例】**小便不利**　陈修园在清·嘉庆戊辰年间，曾治吏部谢芝田先生令亲的病。症状是头项强痛，身体不适，心下发满。问其小便则称不利。曾吃过发汗解表药，但并不出汗，反增加了烦热。切其脉洪数。陈疑此证颇似太阳、阳明两经合病。然谛思良久，始恍然而悟，知此病前在太阳无形之气分，今在太阳有形之水分。治法，但使有形之太阳小便一利，使水邪去而气达，则外证自解，而所有诸证亦可痊愈。乃用桂枝去桂加茯苓白术汤，服 1 剂而瘥。已故老中医陈慎吾，生前曾治一低热不退的病人，经他人多方治疗，而终鲜实效。切其脉弦，视其舌水，问其小便则称不利。陈老辨此证为水邪内蓄，外郁阳气，不得宣达的发热证，与《伤寒论》28 条的意义基本相同。乃疏桂枝去桂加茯苓白术汤，3 剂小便畅利，发热随之而愈。（《名老中医之路·第一辑》102 页）

十五、桂枝甘草汤

【主治病证】发汗过多，其人叉手自冒心，心下悸，欲得按者，桂枝甘草汤主之。（伤寒 64）

【方剂组成】桂枝四两（去皮）　甘草二两（炙）

【方药用法】上二味，以水三升，煮取一升，去滓。顿服。

【方证释义】本方功能补助心阳。方中桂枝、炙甘草二味合用，辛甘化阳，可振奋心胸之阳气。本方证是以心阳不振为主要病机的病证。《伤寒论》说这是由于发汗过多，损伤心阳所致。此外，亦可见于平素心阳不足者。症见其人又手自冒心，心下悸，欲得按，甚者可见耳聋无闻，惕惕不安，或短气，头晕等，其脉虚数，或缓弱，或结代。

【医案举例】**叉手自冒心**　续名医类案载：马元仪治沈康生妻，病经 1 个月，两脉虚浮，自汗恶风，此阳虚而阴弱也。用黄芪建中汤，建立中气，温卫实表，1 剂汗止。越一日，病者叉手自冒心间，脉虚弱尤甚。此汗出过多，而心阳受伤也，用桂枝甘草汤，1 剂已。(《伤寒论类方法案汇参》35 页）

十六、桂枝甘草龙骨牡蛎汤

【主治病证】火逆下之，因烧针烦躁者，桂枝甘草龙骨牡蛎汤主之。(伤寒 118)

【方剂组成】桂枝一两（去皮）　甘草二两（炙）　牡蛎二两（熬）　龙骨二两

【方药用法】上四味，以水五升，煮取二升半，去滓，温服八合，日三服。

【方证释义】本方功能补助心阳，潜镇安神。方中桂枝、甘草辛甘化阳以复心阳之气；龙骨、牡蛎重镇潜敛以安烦乱之神。本方证是以心阳不足，心神不敛为主要病机的病证。《伤寒论》说这是因火逆烧针所致。症见烦躁不安，心悸，怔忡，胆怯易惊，夜不成寐，自汗等，其脉多数而无力，或缓弱、结代。

【医案举例】**虚风内动**　王孟英治温敬斋妻，九月间忽然四肢麻木，头晕汗淋，寻不能言，目垂遗溺，横身肤冷。孟英视之，脉微弱如无，乃虚风内动阳浮欲脱也。先令煮水以待药，法桂枝甘草龙骨牡蛎汤之意，加西洋参、黄芪、茯苓、木瓜、附子九味，煎数沸，随陆续灌之，未终剂，人渐苏。盖恐稍缓则药不能追也。(《伤寒论类方法案汇参》53 页）

十七、桂枝去芍药加蜀漆牡蛎龙骨救逆汤

【主治病证】伤寒脉浮，医以火迫劫之，亡阳，必惊狂，卧起不安者，桂枝去芍药加蜀漆牡蛎龙骨救逆汤主之。(伤寒 112)

火邪者，桂枝去芍药加蜀漆牡蛎龙骨救逆汤主之。(金匮十六·12)

【方剂组成】桂枝三两（去皮）　甘草二两（炙）　生姜三两（切）　大枣十二枚（擘）　牡蛎五两（熬）　蜀漆三两（洗去腥）　龙骨四两

【方药用法】上七味，以水一斗二升，先煮蜀漆，减二升，纳诸药，煮取三升，去滓，温服一升。本云：桂枝汤，今去芍药，加蜀漆、牡蛎、龙骨。

【方证释义】本方功能补益心阳，潜镇安神，涤痰定惊。方中桂枝合甘草，辛甘以扶心阳之虚；生姜配大枣，补益中焦而调和营卫；龙骨、牡蛎重镇潜敛以安定心神；心阳既虚，则阴霾内生，痰浊扰神，故以蜀漆涤痰逐邪。本方证是以心阳伤亡，痰浊扰心，神气散乱为主要病机的病证。《伤寒论》说这是伤寒以火劫汗所致。症见惊狂，卧起不安，以及心悸，胸满，烦躁不安，胆怯不寐，妄闻妄视等，其舌苔多白润或滑腻，脉虚数或弦滑。

【医案举例】

1. 产后伤寒　叶天士治某，产后神昏谵语，叶诊之曰：此血痹之证。产后百脉皆动，春寒凛冽，客气乘隙袭入经络，始而热胜，继则寒多，邪转陷入阴络，夜分偏遽，汗多神昏谵语，由邪逼神明，岂是小病？正如仲景劫汗亡阳惊谵同例，议救逆汤减芍药方治之。（《伤寒论类方法案汇参》51页）

2. 心悸（心律失常）　有路姓中年病人，每日午后先微恶寒，旋即热作，并汗自出，历 2 小时许，热、汗渐止，心中怵惕，惴惴不安，多方求治，未尝一效。脉之，则三五动辄一止。此桂枝去芍药加蜀漆牡蛎龙骨救逆汤证也。因我处药房不备蜀漆，而易以常山。并嘱之曰："此方虽与汝证相合，然非常用者，效与不效，必来复诊。"越 2 日，路欣然而至，曰："药一帖，次日发热汗出俱止，惊悸亦大减。"脉之，仅稍涩，继服两帖，后未再作。三年之疾，一旦霍然，由是更知经方之妙，不可胜言。[《上海中医药杂志》1985，（1）：34]

按　医者皆知炙甘草汤治心律失常，而鲜知救逆汤亦治心律失常，本方之功，以蜀漆（常山）为主，其机制已被药理研究所证实。

十八、桂枝芍药知母汤

【主治病证】诸肢节疼痛，身体尪羸，脚肿如脱，头眩短气，温温欲吐，桂枝芍药知母汤主之。（金匮五·8）

【方剂组成】桂枝四两　芍药三两　甘草二两　麻黄二两　生姜五两　白术五两　知母四两　防风四两　附子二枚（炮）

【方药用法】上九味，以水七升，煮取二升，温服七合，日三服。

【方证释义】本方功能祛风除湿，温经散寒，养阴清热。为桂枝汤去大枣加味而成。方中"桂、麻、防风发表行痹；甘草、生姜和胃调中；芍药、知母和阴清热；而附子用知母之半，行阳除寒；白术合于桂麻，则能祛表里之湿；而生姜多用，以其辛温，又能使诸药宣行也"（丹波元简《金匮玉函要略辑义》）。本方证是以历节病日久，正虚风寒湿邪阻痹，化热伤阴，肝肾不足为主要病机的病证。症见诸肢节疼痛，关节肿大而变形，身体瘦弱，或头眩短气，恶心欲吐，脉弦细弱等。

按　该方用药较多，说是桂枝汤类方似乎牵强。须知方中有法，故说该方是桂枝汤之法则更切实。

【临床发挥】**本方为治类风湿专方**　中医对痹证的分类不一，看来宜分活动期与静止期两类。后者再分风湿性关节炎和类风湿关节炎 2 种。而风湿性者依淫邪之偏盛分风痹、寒痹、湿痹、热痹 4 型。类风湿者则属中医之历节、肾痹（骨骼变形）。……近代所谓类风湿关节炎，多谓不治。但历年我曾以桂枝芍药知母汤治愈多人。（《赵锡武医疗经验》5、96 页）

本方可加入"虫类药"　对本条方证之病机，据条文所述，必病程较久，正虚邪痹是其基本病机。所谓正虚，为气血阴阳俱不足；所谓邪痹，为风寒湿热诸邪郁痹。杂合之病，则需杂合之方施治，故制桂枝芍药知母汤主之。这里需要明确，方中知母，并非只是清热，《本经》谓其"主消渴热中，除邪气，肢体浮肿，下水，补不足，益气"。可见知母具有一药多效的功用。本方适当加入地龙、全蝎、蜈蚣等虫类药，可增强疗效。（《金匮杂病论治全书》86 页）

【医案举例】**历节病（类风湿关节炎）**　杨某某，女性，40 岁。3 年前患两手足麻木，喜热怕冷，每着风寒后两手足关节即疼痛，同时局部皮肤呈现青紫色，经数日后色渐消失，疼痛也随之缓解。2 年来，虽经治疗，但未见显效。于 1962 年秋季发展为上下肢关节连续性剧痛。初诊（12 月 9 日）：四肢大小关节剧烈疼痛，日轻夜重，阴雨天尤甚，局部肿胀灼热，汗出，两手足皮肤呈现青紫色，行步艰难，手指不能弯曲。经常头眩，恶心欲呕，胃纳不佳，二便正常。有时耳鸣心悸，日晡潮热，脉短细而数。处方：桂枝、芍药各 15g，甘草、麻黄、淡附子各 9g，白术、知母各 24g，防风 9g。上药为细末，分 10 日服完。二诊（12 月 21 日）：服药后疼痛肿胀减轻十之五六，手指伸屈较前灵活，灼热、汗出皆止，头眩、恶心未发作，耳鸣、心悸、潮热皆减轻，手足部皮色仍呈青紫，胃纳仍不佳，原方再进（日服量稍增加）。三诊（1963 年 1 月 17 日）：关节疼痛已减十之八九，其他症状完全消失，胃纳佳，手足部皮色好转，但和其他部分比较仍然有别，行走以及缝衣做饭灵活自如。仍予前方，再服 1 个月。共服药治疗 2 个月。

[赵明镜.《上海中医药杂志》1965，（1）：30]

按　此案主症特点颇似类风湿关节炎，即《金匮》所谓"历节病"。本病中、西医治疗都很棘手。本方治之有如此良效，值得效法。原方为汤剂，此案变通为散剂（宜煎煮数分钟），方便病人，切合实用。桂枝芍药知母汤证为病程较久，正虚邪痹是其基本病机。所谓正虚，为气血阴阳俱不足；所谓邪痹，为风寒湿热诸邪郁痹。杂合之病，则需杂合之方施治，故制桂枝芍药知母汤。临证应针对具体病机，灵活增减方药剂量，如治热痹甚者重用知母，可加石膏；治寒痹甚者重用桂、附等。此外，于本方中酌情加入几味虫类药入络搜邪能增加疗效。

十九、黄芪桂枝五物汤

【主治病证】血痹阴阳俱微，寸口关上微，尺中小紧，外证身体不仁，如风痹状，黄芪桂枝五物汤主之。（金匮六·2）

【方剂组成】黄芪三两　芍药三两　桂枝三两　生姜六两　大枣十二枚

【方药用法】上五味，以水六升，煮取二升，温服七合，日三服。（一方有人参）

【方证释义】本方功能益气助阳，和血行痹。即桂枝汤去甘草，倍生姜，加黄芪组成。方中诸药"调养营卫为本，祛风散邪为末也"。（吴谦，等《医宗金鉴》）本方证是以体虚受风，血凝于肌肤为主要病机的病证。症见局部或周身肌肤麻木不仁，或兼有酸痛，脉微细或小紧，舌淡红或略紫、苔白。

【临床发挥】《时病论》："黄芪五物汤治风痹，身无痛，半身不遂，手足无力，不能动履者，久久服之自见其功。即本方。"

《医宗金鉴》："黄芪五物汤，治因虚召风，中人经络而病半身不遂者。然审其人若舌强难言，神气不清，则是痰火为病，不宜此方。若心清语謇，舌软无力难言者，乃是营卫不足之病，宜用此方。经曰，卫虚则不用，营虚则不仁。此方君黄芪而补卫，以起不用；臣桂枝、白芍而益营，以治不仁；佐生姜、大枣以和营卫也。不仁不用在右者属气，宜倍加黄芪；在左者属血，则加当归；在下两腿两膝软者，则加牛膝；骨软不能久立者，则加虎骨；筋软难于屈伸者，则加木瓜；周身或左或右经络不宣通者，则加炮附子；有寒者亦加之。此方屡试屡效者，其功力专于补外，所以不用人参补内、甘草补中也。"

按　王清任补阳还五汤之母方、之制方大法，即师法仲圣此方。其制方之妙在于不用"甘草补中也"。上述吴谦氏之方解及加味应用值得效法。

【医案举例】不安腿综合征　吕某某，女，56 岁。近 3 个月以来，两下肢肌肉酸胀，皮中如蚁行感，夜卧加重，烦扰难得入睡，白天劳动则减轻。舌质偏淡、苔薄白稍腻，脉细而少力。处方：黄芪 40g，白芍、桂枝各 30g，生姜 60g，大枣 12 枚，当归 10g。每日 1 剂，水煎分日 3 夜 1 服。服用 3 剂，症状逐渐减轻。守原方减少用量，续服 3 剂后，症状基本消失。（吕志杰治验）

二十、黄芪芍药桂枝苦酒汤

【主治病证】问曰：黄汗之为病，身体肿，发热汗出而渴，状如风水，汗沾衣，色正黄如柏汁，脉自沉，何从得之？师曰：以汗出入水中浴，水从汗孔入得之，宜芪芍桂酒汤主之。（金匮十四·28）

【方剂组成】黄芪五两　芍药三两　桂枝三两

【方药用法】上三味，以苦酒一升，水七升，相和，煮取三升，温服一升，当心烦，服至六七日乃解。若心烦不止者，以苦酒阻故也。

【方证释义】本方功能调和营卫，扶正祛邪。方中重用黄芪补中固表，扶正祛邪；桂枝通阳，芍药和阴，桂芍相伍，以调营卫；黄芪与桂枝能振奋卫阳而行水湿；苦酒（即米醋）宣泄营中郁热，又收敛走散之津气。四药合用，能使营卫调和，水湿得除。本方证是以水气内遏热气，水热交蒸互郁为主要病机的病证。症见汗出色黄沾衣如柏汁等。

【医案举例】**黄汗病而浮肿**　周某，女，48 岁。1979 年 6 月初诊。去年深秋，劳动结束后在小河中洗澡，受凉后引起全身发黄浮肿，为凹陷性，四肢无力，两小腿发凉怕冷，上身出汗，汗色发黄，内衣汗浸后呈淡黄色，下身无汗，腰部经常窜痛，烦躁，午后低热，小便不利，脉沉紧，舌苔薄白。服芪芍桂酒汤：黄芪 30g，桂枝 18g，白芍 18g，水 2 茶杯，米醋半茶杯。头煎煮 1 杯，二煎时加水 2 杯，煮取 1 杯，头煎液合在一起，分为 2 份，早、晚各 1 份，共服 6 剂，全身浮肿消退，皮肤颜色转正常，纳增。[刘景棋.《山东中医学院学报》1980，（2）：55]

二十一、桂枝去芍药加麻黄细辛附子汤

【主治病证】气分，心下坚，大如盘，边如旋杯，水饮所作，桂枝去芍药加麻辛附子汤主之。（金匮十四·31）

【方剂组成】桂枝三两　生姜三两　甘草二两　大枣十二枚　麻黄二两　细辛二两　附子一枚（炮）

【方药用法】上七味，以水七升，煮麻黄，去上沫，纳诸药，煮取二升，分温三服，当汗出，如虫行皮中，即愈。

【方证释义】本方功能温经通阳，宣散水气。为桂枝去芍药汤与麻黄细辛附子汤之合方。"方中桂枝温通心阳，温化水湿；附子温暖肾阳，蒸化水气；细辛温经散寒，消散水饮；麻黄宣通肺气，通畅水道；生姜、甘草、大枣温脾和胃，调和营卫。服温药取汗，气机通畅，寒水消散，诸症可除。"（刘渡舟《金匮要略诠解》）本方证是以阳虚寒凝，水饮积留于心下为主要病机的病证。《金匮》所谓"气分，即寒气乘阳之虚，而结于气者，心下坚，大如盘，边如旋盘，其势亦已甚矣。然不直攻其气，而以辛甘温药，行阳以化气，视后人之袭用枳、朴、香、砂者，工拙悬殊矣。云当汗出如虫行皮中者，善欲使既结之阳，复行周身而愈也"（尤在泾《金匮要略心典》）。

【医案举例】**臌胀（肝硬化腹水）**　丁某某，男，43 岁。胁痛 3 年，腹满臌胀 3 个月，经检查诊为"肝硬化腹水"，屡用利水诸法不效。就诊时见：腹大如鼓，

短气撑急，肠鸣漉漉，肢冷便溏，小便短少。舌质淡、苔薄白，脉沉细。诊为阳虚气滞，血瘀水停。处方：桂枝 10g，生麻黄 6g，生姜 10g，甘草 6g，大枣 6枚，细辛 6g，熟附子 10g，丹参 30g，白术 10g，三棱 6g。服药 30 剂，腹水消退，诸症随之而减，后以疏肝健脾之法，做丸善后。（《刘渡舟临证验案精选》75 页）

原按 臌胀的基本病机为肝、脾、肾三脏功能失调，导致气滞、血瘀、水裹，积于腹内而成。早在《内经》就已论述了本病的证候及治疗方药，《素问·腹中论》说："有病心腹满，旦食则不能暮食，……名为臌胀。……治之以鸡矢醴，一剂知，二剂已。"臌胀是以心腹大满为主要临床表现，其治疗方法繁多，本案所用方药为张仲景"桂枝去芍药加麻辛附子汤"加味。《金匮》所谓"气分"病，巢元方认为是"由水饮搏于气，结聚所成"。陈修园则潜心临证，颇有所悟道：此证"略露出此臌胀机倪，令人寻译其旨于言外"。根据刘老治腹水之经验，凡是大便溏薄下利，若脉弦或脉沉，腹满以"心下"为界的，则用本方，每用必验；腹胀而两胁痞坚的，则用柴胡桂枝干姜汤，其效为捷；腹胀居中而且利益甚的，用理中汤，服至腹中热时，则胀立消；若小腹胀甚，尿少而欲出不能，则用真武汤，附子可制大其服，则尿出胀消。此上、中、下消胀之法，为刘老治肝硬化腹水独到之经验，提出供同道参考。

二十二、桂枝麻黄各半汤

【**主治病证**】太阳病，得之八九日，如疟状，发热恶寒，热多寒少，其人不呕，清便欲自可，一日二三度发。脉微缓者，为欲愈也；脉微而恶寒者，此阴阳俱虚，不可更发汗、更下、更吐也；面色反有热色者，未欲解也，以其不得小汗出，身必痒，宜桂枝麻黄各半汤。（伤寒23）

【**方剂组成**】桂枝一两十六铢（去皮） 芍药 生姜（切） 甘草（炙） 麻黄（去节）各一两 大枣四枚（擘） 杏仁二十四枚（汤浸，去皮尖及两仁者）

【**方药用法**】上七味，以水五升，先煮麻黄一二沸，去上沫，纳诸药，煮取一升八合，去滓，温服六合。本云：桂枝汤三合，麻黄汤三合，并为六合，顿服。将息如上法。

【**方证释义**】本方功能调和营卫，小发其汗。为桂枝汤与麻黄汤各取 1/3 剂量合方而成，属复方小汗之剂。方以桂枝汤调和营卫，益汗液之源；麻黄汤疏达表邪，为发汗之用。本方证是以微邪郁于肌表为主要病机的病证。症见发热恶寒，热多寒少，如疟状，一日二三度发，无汗，身痒，面色略红等。本证用麻黄汤则嫌其峻，用桂枝汤又虑其缓，故宜桂枝麻黄各半汤治之。

【**临床发挥**】《勿误药室方函口诀》："本方可活用于外邪之坏证，或类疟者，并宜于其他风疹而痒痛者。又曰：风邪后，腰痛不止，医作疝治，其痛益剧，服此方发汗，脱然而愈。"

【医案举例】

1. 身痒　万密斋治郑氏子。痘将见形，作痒不能禁。……因思仲景伤寒明理论云：病身痒，此邪在表，欲出不得也，桂枝麻黄各半汤，阳明经病，皮中如虫行者，此肌肉虚也，建中汤。今此身痒，正是欲出不得出，与太阳证同，非阳明肌肉虚也。乃以各半汤去桂、杏，加升麻、葛根、牛蒡，一服痒止，痘出甚密，调治半月而安。（《伤寒论类方法案汇参》40 页）

2. 太阳病如疟状　张某，自述乏力十余天，发热形寒近 1 个星期，卧床 4 天。下午发热较高，微恶寒。我以芳香疏泄与之，2 剂后再诊，热势更高，烦躁夜不安卧，渴不多饮，上腹部有红疹，病似西医之肠伤寒，乃嘱服合霉素，病仍不减。因之，病家改邀他医诊治，亦予合霉素。前后共服百余粒，卧床 28 天，寒热依然不退，再邀我诊治。病者一般状况尚佳，惟每天发热二三次，发热时则烦躁，皮肤灼热无汗，不恶寒，周身有痒感。因想《伤寒论》第 23 条原文，觉得症状颇相符合，乃毅然处桂枝麻黄各半汤与之，服后一时许，得汗甚畅。次日，不再发，皮肤潮润而愈。[沈炎南.《新中医》1963，（3）: 39]

按　病人感冒经月，病久邪微，卫阳怫郁，已成太阳轻证。由于邪微阳郁，不得泄越则身痒；正邪抗争，或进或退则寒热阵发。方取小剂量的桂枝汤，以和营卫，小剂量麻黄汤以散表寒，方证相对，药到病除。

二十三、桂枝二麻黄一汤

【主治病证】服桂枝汤，大汗出，脉洪大者，与桂枝汤，如前法；若形似疟，一日再发者，汗出必解，宜桂枝二麻黄一汤。（伤寒25）

【方剂组成】桂枝一两十七铢（去皮）　芍药一两六铢　麻黄十六铢（去节）　生姜一两六铢（切）　杏仁十六个（去皮尖）　甘草一两二铢（炙）　大枣五枚（擘）

【方药用法】上七味，以水五升，先煮麻黄一二沸，去上沫，纳诸药，煮取二升，去滓，温取一升，日再服。本云：桂枝汤二分，麻黄汤一分，合为二升，分再服，今合为一方。将息如前法。

【方证释义】本方功能调和营卫，微发其汗。由于"邪气稽留于皮毛肌肉之间，固非桂枝汤之可解，已经汗过，又不宜麻黄汤之峻攻，故取桂枝汤三分之二，麻黄汤三分之一，合而服之，再解其肌，微开其表，审发汗于不发之中，此又用桂枝后更用麻黄法也"（柯琴《伤寒来苏集·伤寒附翼》）。本方证是以发汗之后，仍有小邪郁于肌表不解为主要病机的病证。症见寒热如疟，一日再发等。本证与桂枝麻黄各半汤意略同，但此因大汗出后，故用桂枝汤略重，麻黄汤略轻。

【临床发挥】**桂麻合剂开创合方之法**　所谓"桂麻合剂"，是指《伤寒论》中

第 23 条的桂枝麻黄各半汤和第 25 条的桂枝二麻黄一汤而言。

裴永清认为，桂枝麻黄各半汤是仲景所用的第一个合方，也可以说是中医史上在辨证论治思想指导下出现的第一首合方。它是由麻黄汤和桂枝汤两方相合而成。分析原文，知桂麻各半汤证乃是太阳表邪日久不解，表现为发热恶寒呈间歇性，无定时，一日二三次以上，故"如疟状"，而非疟病的发有定时。或可表现为面有热色，乃表邪怫郁于上所致。或可表现为皮肤痒，亦为表邪怫郁于外，致使营卫之行不利所致。此时用麻黄汤峻发其汗，则药重病轻，若用桂枝汤解肌，又恐其解表之力不逮，遂以桂枝汤合麻黄汤组为一方，既发汗又解肌，皮毛肌腠怫郁之邪尽解。值得注意的是，桂麻各半汤不是取桂枝汤的一半合麻黄汤的一半而成。从该方的药物用量上看，乃是取桂枝汤和麻黄汤的用量的各 1/3，因太阳之邪日久渐减，小邪必以小汗法之故。而桂枝二麻黄一汤证与前桂麻各半汤相比较，知本证较轻，发热恶寒之状一日仅发作 2 次，故其治疗方药亦要轻于桂麻各半汤，遂取桂枝二麻黄一汤治之，解肌之中寓有微发汗之力。仲景相继用两条原文论述桂枝麻黄各半汤证治和桂枝二麻黄一汤证治，其意并非仅在论其两方汤证之轻重之别，亦在教示后人用合方治病的方法，以及合方的组成原则，以法示人。就是说，通过桂麻各半汤及桂枝二麻黄一汤，我们可以从中悟出以下医理。

每首方都有自己的功用特点和主治证情，方与方之间是不可相混的，但在临床实践中，可根据病人的具体情况，本着有是证即用是方的原则，针对病人兼见 2 个或 3 个方的主症时，可以将 2 个或 3 个方相合而组成合方治之。言外之意，方既可分而单用，亦可合而并行，但要合之有理有法。桂麻合剂的出现，是仲景为后人开拓了用合方治病的先河。《伤寒论》中第 146 条的柴胡桂枝汤亦是合方之治，太阳少阳并病证，即取小柴胡汤解其少阳之邪，兼收桂枝汤愈其太阳之证。我们在今日临床中常用的柴平汤（小柴胡汤合平胃散）、胃苓汤（平胃散合五苓散）、八珍汤、柴胡陷胸汤（小柴胡汤合小陷胸汤）等，均是合方的范例。

组成合方要有法度。合方之证的出现，才有合方之法的诞生，而组成合方来治合方之证时，并不是简单地将两个方堆积在一起，而是通过辨证，认清证情中两个方证的轻重多寡，从而在组成合方时，因其各自所主证情之多少而相应变化其两个方的各自用量。第 23 条的桂麻各半汤到第 25 条的桂枝二麻黄一汤的出现即寓有此意。悟出合方之法度，指导今日临床中合方之运用是大有裨益的。譬如气血双补的八珍汤（四君子汤合四物汤而成），我们在临床应用其治疗气血两亏之人时，便可根据病情中气虚与血虚程度而变化为"四君四物各半汤"或"四君二四物一汤"或"四君一四物二汤"等。以此类推，凡用合方之治，必明仲景所创的合方之法。余在临床实践中运用小青龙汤治疗寒痰冷饮之咳喘，常常与二陈汤相合，自名为"青龙二陈汤"。在具体应用时又根据病人肺中寒痰（即水寒射肺）与心下痰饮水气之多少，而将小青龙汤与二陈汤相合成"青龙二陈各半汤"或"青龙二二陈一汤"或"青龙一二陈二汤"，收效甚好，其法即源于仲景所创桂麻合剂。合方之法是针对合方之证的。凡合方证均较一般病证复杂些，常常见于慢性病人或疑难重病人，因此学会合方之法及掌握好组成合方的原则，对于疑难杂症的治疗显得尤为重要。（《伤寒论临床应用五十论》60 页）

【医案举例】太阳病如疟状　王右，6 月 22 日。寒热往来，一日两度发，仲景所谓宜桂枝二麻黄一汤之证也。前医用小柴胡，原自不谬，但差一间耳！川桂枝五钱，白芍四钱，生甘草三钱，生麻黄二钱，光杏仁五钱，生姜三片，红枣五枚。（《经方实验录》43 页）

原按　病者服此，盖被自卧，须臾发热，遍身絷絷汗出，其病愈矣。又服药时，最好在寒热发作前一两小时许，其效为著。依仲圣法，凡发热恶寒自一日再发（指发热二次，非谓合发热恶寒为二次）以至十数度发，皆为太阳病。若一日一发，以至三数日一发，皆为少阳病……

曹颖甫曰　少阳病之所以异于太阳者，以其有间也。若日再发或二三度发，则为无间矣。太阳所以异于阳明者，以其有寒也，若但热不寒，直谓之阳明可矣，恶得谓之太阳病乎？固知有寒有热，一日之中循环不已者为太阳病；寒热日发，有间隙如无病之人者为少阳病，此麻桂二汤合用与柴胡汤独用之别也。病理既明，随证用药可矣。

二十四、桂枝二越婢一汤

【主治病证】太阳病，发热恶寒，热多寒少，脉微弱者，此无阳也，不可发汗，宜桂枝二越婢一汤。(伤寒 27)

【方剂组成】桂枝（去皮）　芍药　麻黄　甘草（炙）各十八铢　大枣四枚（擘）　生姜一两二铢（切）　石膏二十四铢（碎，绵裹）

【方药用法】上七味，以水五升，煮麻黄一二沸，去上沫，纳诸药，煮取二升，去滓，温服一升。本云：当裁为越婢汤、桂枝汤合之，饮一升。今合为一方，桂枝汤二分，越婢汤一分。

【方证释义】本方功能微发其汗，清透郁热。即大青龙汤以芍药易杏仁，但两方用量大小悬殊很大。方以桂枝汤解肌祛风，越婢汤清热透邪。本方证是以微邪不解，阳郁化热为主要病机的病证。症见发热恶寒，热多寒少，脉略数，舌偏红、苔微黄，或见口干，微烦，无汗，咳嗽等。本方证与桂枝麻黄各半汤证、桂枝二麻黄一汤证相比，同是微邪郁表，但已有化热趋势；与大青龙汤证相比，则邪郁较轻。

按　笔者认为，本方证是温病初起卫分证候。详见《伤寒杂病论研究大成》

本条之"大论心悟"。

【医案举例】**伏气外感** 许某，35岁。因内蓄郁热，新寒外束而患病。病初自觉发热恶寒，头痛心烦热，体痛，有时汗出，口干舌燥，面红耳赤，脉象紧而数，曾服辛凉解表剂加味银翘散，汗未出病不解，而寒热加剧。察此证本属内热为外寒所闭，辛凉之银翘等品解表之力甚微，不能宣散表寒，疏达郁热。用麻黄汤虽能疏散，而其辛温之性，助内热而增躁烦。于清热之中而能宣表邪者，为桂枝二越婢一汤。处方：桂枝 5g，白芍 10g，麻黄 8g，连翘 12g，生石膏 15g，生姜 6g，甘草 6g。服 2 剂后，遍身漐漐汗出，发热恶寒已解，身觉轻松，头已不痛，惟心中仍觉烦热，身倦食少，后以清热和胃疏解之品，连进 2 剂，诸症霍然而解。（《伤寒论临床实验录》第 50 页）

二十五、葛根汤

【主治病证】太阳病，项背强几几，无汗，恶风者，葛根汤主之。（伤寒 31）

太阳与阳明合病者，必自下利，葛根汤主之。（伤寒 32）

太阳病，无汗而小便反少，气上冲胸，口噤不得语，欲作刚痉，葛根汤主之。（金匮二·12）

【方剂组成】葛根四两 麻黄三两（去节） 桂枝二两（去皮） 生姜三两（切） 甘草二两（炙） 芍药二两 大枣十二枚（擘）

【方药用法】上七味，㕮咀，以水一斗，先煮麻黄、葛根，减二升，去白沫，纳诸药，煮取三升，去滓，温服一升。覆取微似汗。余如桂枝法将息及禁忌。

【方证释义】本方功能解表发汗，升津舒筋。方"以桂枝汤为主，而加麻黄、葛根以攻其表实也。葛根味甘气凉，能起阴气而生津液，滋筋脉而舒其牵引，故以为君；麻黄、生姜，能开玄府腠理之闭塞，祛风而出汗，故以为臣；寒热俱轻，故少佐桂、芍，同甘、枣以和里。此于麻桂二方之间，衡其轻重而为调和表里之剂也"（柯琴《伤寒来苏集·伤寒附翼》）。本方证是以风寒之邪外侵，太阳经俞不利为主要病机的病证。据《伤寒论》和《金匮》记载，本方证包括：①太阳表实兼经俞不利，症见项背强几几，无汗，恶风等。②太阳阳明合病，症见下利，同时可伴有恶寒发热，无汗，项背强，身体痛等，其脉浮紧。③欲作刚痉，症见无汗而小便反少，气上冲胸，口噤不得语，或恶寒发热等。本证与桂枝加葛根汤证相比，虽均有太阳经俞不利，但彼证有汗，为表虚；此证无汗，为表实。本证与葛根黄芩黄连汤证虽均见下利，但彼以里证为著，表证较轻；此以表证为著，里证初起。

【临床发挥】《眼科锦囊》："葛根汤治上冲眼、疫眼及翳膜，若大便秘结者，加大黄；生翳者，加石膏。"

《类聚方广义》："葛根汤治麻疹初起，恶寒发热，头项强痛，无汗脉浮数，或干呕下利者。"

【医案举例】

1. 太阳温病 封姓缝匠，病恶寒，遍身无汗，循背脊之筋骨疼痛不能转侧，脉浮紧。余诊之曰：此外邪袭于皮毛，故恶寒无汗，况脉浮紧，证属麻黄，而项背强痛，因邪气已侵及背俞经络，比之麻黄证更进一层，宜治以葛根汤。葛根五钱，麻黄三钱，桂枝二钱，白芍三钱，甘草二钱，生姜四片，红枣四枚。方意系借葛根之升提，达水液至皮肤，更佐麻黄之力，推运至毛孔之外。两解肌表，虽与桂枝二麻黄一汤同义，而用却不同。服后顷刻，觉背内微热，再服，背汗遂出，次及周身，安睡一宵，病遂告瘥。(《经方实验录》14 页)

原按 葛根汤主治温病者也。学者当知今人所谓温病，非仲圣所谓温病。仲圣所谓温病，非今人所谓温病。吾人先具今人温病之概观，乃读《伤寒论》温病之条文，无怪格不相入。我姑仿狭义伤寒，广义伤寒之例，当曰仲圣所谓温病乃狭义温病，今人所谓温病乃广义温病。虽然，我但愿学者心知此意，我却不愿杜撰名辞，转滋纠纷。今为求名正言顺计，不妨称仲圣之所谓温病为太阳温病，如是，即可别于今人之所谓温病。称仲圣之所谓伤寒，与温病对称者，为太阳伤寒，如是，即可别于《伤寒论》广义之伤寒。称仲圣之所谓中风，与伤寒对称者，为太阳中风，如是，即可别于杂病中之中风。命名既定，乃论大旨。

然则太阳温病之异于太阳中风、太阳伤寒者何在乎？余斗胆，敢揭一旨。曰：太阳中风、太阳伤寒是指太阳病之津液未伤者也。若其人先自伤津，续得太阳病，是即太阳温病。是故"伤津"二字，实在太阳温病之内蕴，此乃绝无可疑者。惟其内津已伤，不能上承口舌，故作"渴"。故仲圣曰："太阳病，发热而渴……者，为温病。"且将"渴"字特置于"而"字之下，以彰其首要。惟其内津已伤，不能注输背脊，故非但头痛项强，且进而为背部亦强几几矣。故仲圣曰："太阳病，项背强几几，……葛根汤主之。"是故"渴"与"项背强几几"同是"伤津"之外证，实一而二，二而一者也。

学者既已知渴与项背强几几同为太阳温病葛根汤证之主症，更可由此左右推求，自得逢源之乐。例如由太阳温病之渴，可以推知太阳中风、太阳伤寒之不渴。故恽铁樵先生教学之谓：桂枝汤、麻黄汤当同以口中和为主症云云。学子遵此施治，不啻指南良针。实则口中和即不渴之易辞，不渴即由太阳温病之渴字悟来。仲圣待人以智，故遂不自觉其言之约耳。更例如由太阳温病之"项背强几几"，可以推知太阳痉病之"背反张""身体强，几几然"者，乃疾病之传变也。诚以"项背强几几"尚为津伤邪袭之轻者，若治不如法，更汗下以伤其津，势必"背反张""身体强，几几然"，而为进一层之痉病矣。此《伤寒》《金匮》之可以通释者也……

2. 肩背痛　陈某某，男，37 岁，业农。1957 年 9 月 8 日初诊。五月间起病，肩项背酸痛，卧床不起，不能辗转反侧，曾至某医院及针灸师多次诊疗，病虽已去其半，但因限于经济，无法继续治疗，长期不能生产，倍感痛苦。当时肩背连及腰脊酸痛沉坠，不能仰俯自如，面黄形瘦，周身无力，脉细，苔白薄，无寒热。处方：葛根 9g，麻黄 2g，桂枝 2g，白芍 9g，甘草 4.5g，生姜 9g，大枣 5 枚。二诊（9 月 10 日）：服药 2 剂，酸痛已减，腰背拘急已舒，仍宗原方加味。处方：葛根 6g，麻黄 2g，桂枝 2g，白芍 9g，苍术 4.5g，附子 2g，生姜 9g，大枣 5 枚。2 剂。三诊（9 月 12 日）：痛蠲过半，转侧俯仰自如。处方：如前加独活 6g。[陶春岩.《浙江中医》1958，（3）：11]

按　日人清川立道曰："此方治外邪项背强急及痉病神效，固不待言，即积年之肩背凝结，往往一汗之后，其病若失。"本案为验证之一。

二十六、葛根加半夏汤

【主治病证】太阳与阳明合病，不下利，但呕者，葛根加半夏汤主之。(伤寒 33)

【方剂组成】葛根四两　麻黄三两（去节）　甘草二两（炙）　芍药二两　桂枝二两（去皮）　生姜二两（切）　半夏半升（洗）　大枣十二枚（擘）

【方药用法】上八味，以水一斗，先煮葛根、麻黄，减二升，去白沫，纳诸药，煮取三升，去滓，温服一升。覆取微似汗。

【方证释义】本方功能解肌发汗，降逆止呕。本方与上方证相比较："邪气外甚，阳不主里，里气不和，气下而不上者，但下利而不呕；里气上逆而不下者，但呕而不下利，与葛根汤以散其邪，加半夏以下逆气"（成无己《注解伤寒论》）。本方证是以风寒袭表，胃气上逆为主要病机的病证。症见发热，恶寒，无汗，项强，头身疼痛，并伴有恶心呕吐，或下利等症。

【医案举例】伤寒　罗某某，女，41 岁。3 月 9 日发病，恶寒无汗，头痛，项背肩胛痛，恶心口和，周身抽掣疼痛，脉浮紧，呻吟太息。其家惶恐，急请西医，用镇痛镇静剂注射无效。又延中医用荆防羌独等药丝毫不效。3 月 13 日晨，前往诊视，症如上述。寻思伤寒论曰："太阳病，项背强几几，无汗恶风者，葛根汤主之。"依据条文，遂处方葛根汤。因其食肉后发病，兼有恶心，故加半夏、麦芽、山楂。1 剂头煎服后，汗出寒罢痛止。可见葛根汤一服便见神效。[沈炎南.《广东中医》1963，（3）：39]

按　病人因停食感寒，致卫闭营郁，太阳经俞被阻，遂成伤寒表实兼项背强痛之证。用葛根汤发汗解表，升津舒脉，加半夏和胃降逆，并加山楂、麦芽以消食，1剂而愈。

类方串解

本节共 26 首方剂，是以桂枝汤为主方的类方。按其加减变通规律，可归纳为 4 大类：一是桂枝汤变量方；二是桂枝汤加味方；三是桂枝汤加减方；四是桂枝汤与其他方合用方。

1. 桂枝汤变量方　本类方是指桂枝汤的方药组成不变，而根据病机的变化以变通方药剂量。如治疗奔豚气的桂枝加桂汤；治疗腹满时痛的桂枝加芍药汤。还有，桂枝加芍药生姜各一两人参三两新加汤，既属于本类方，也属于下类加味方。

2. 桂枝汤加味方　本类方有桂枝加葛根汤、葛根汤（即桂枝汤加葛根、麻黄）、葛根加半夏汤、栝楼桂枝汤（即桂枝汤加天花粉）、桂枝加大黄汤、桂枝新加汤（即桂枝汤变量加人参）、桂枝加黄芪汤、桂枝加附子汤、桂枝加厚朴杏子汤、桂枝加龙骨牡蛎汤等 10 方。这类方剂在桂枝汤调和营卫的基础上，根据具体病机，或加葛根升津舒筋，或加麻黄发汗解表，或加半夏降逆止呕，或加天花粉清热生津，或加大黄通腑泄实，或加人参益气养血，或加黄芪益气固卫，或加附子温经助阳，或加厚朴、杏仁宣肺利气，或加龙骨、牡蛎固涩肾精等。

3. 桂枝汤加减方　本类方剂比较复杂，大体可归为两大类：①本为桂枝汤证，由于误诊误治，导致变证，为了适应病情，故以桂枝汤加减治之。本类有桂枝去芍药汤、桂枝去芍药加附子汤、桂枝去桂加茯苓白术汤、桂枝甘草汤、桂枝甘草龙骨牡蛎汤、桂枝去芍药加蜀漆牡蛎龙骨救逆汤等 6 方。②以桂枝汤加减治疗杂病，如治疗历节病的桂枝芍药知母汤、治疗血痹病的黄芪桂枝五物汤、治疗黄汗病的黄芪芍药桂枝苦酒汤、治疗水气病的桂枝去芍药加麻黄细辛附子汤等 4 方。

4. 桂枝汤与其他方合用方　本类方是根据具体病情，将桂枝汤与其他成方合用之，如桂枝麻黄各半汤、桂枝二麻黄一汤、桂枝二越婢一汤等 3 方。具体来讲，桂枝麻黄各半汤发汗之力大于桂枝二麻黄一汤。因桂枝二麻黄一汤之证，乃见于大汗之后，故麻黄剂量必须小于桂枝汤。桂枝二越婢一汤，是寒已化热，故必须借用石膏之辛凉，方能改变辛温解表之法，而为清热透邪之用，该方证很可能是温病初起的卫分证候。

上述可知，桂枝汤加减变通，其用途极为广泛。此方"为仲景群方之魁，乃滋阴和阳，调和营卫，解肌发汗之总方也。凡头痛发热，恶风恶寒，其脉浮而弱，汗自出者，不拘何经，不论中风、伤寒、杂病，咸得用此发汗。若妄汗妄下而表不解者，仍当用此解肌"（柯琴《伤寒来苏集·伤寒附翼》）。根据具体病情，或变通原方剂量，或适当加减药味，或与其他方剂联合应用。其辨证之审慎，处方之精细，用药之灵活，真乃万世之法门也。

第二节 麻黄汤类

本节方剂具有发汗、散水、祛湿及宣肺止咳、平喘等作用，是以解除表证为主的方剂。由于外感邪气有六淫之别，人体有虚实之异，故解表剂应因病因人而异。本节方剂可以分为 3 大类：一是针对风寒、寒湿、风湿、风水等，其共同病位在肌表；二是针对表里同病而设，即表证又兼内热、痰饮、里水等病邪；三是针对虚人外感而立方。后人发展了仲景扶正解表之法，创立了益气解表、养血解表、补阴解表等方剂。

一、麻黄汤

【主治病证】太阳病，或已发热，或未发热，必恶寒，体痛，呕逆，脉阴阳俱紧者，名为伤寒。（伤寒 3）

太阳病，头痛发热，身疼腰痛，骨节疼痛，恶风，无汗而喘者，麻黄汤主之。（伤寒 35）

太阳与阳明合病，喘而胸满者，不可下，宜麻黄汤。（伤寒 36）

太阳病，十日已去，脉浮细而嗜卧者，外已解也；设胸满胁痛者，与小柴胡汤；脉但浮者，与麻黄汤。（伤寒 37）

太阳病，脉浮紧，无汗，发热，身疼痛，八九日不解，表证仍在，此当发其汗。服药已微除，其人发烦，目瞑，剧者必衄，衄乃解，所以然者，阳气重故也。麻黄汤主之。（伤寒 46）

脉浮者，病在表，可发汗，宜麻黄汤。（伤寒 51）

脉浮而数者，可发汗，宜麻黄汤。（伤寒 52）

伤寒脉浮紧，不发汗，因致衄者，麻黄汤主之。（伤寒 55）

脉但浮，无余证者，与麻黄汤；若不尿，腹满加哕者，不治。（伤寒 232）

阳明病，脉浮，无汗而喘者，发汗则愈，宜麻黄汤。（伤寒 235）

【方剂组成】麻黄三两（去节） 桂枝二两（去皮） 甘草一两（炙） 杏仁七十个（去皮尖）

【方药用法】上四味，以水九升，先煮麻黄，减二升，去上沫，纳诸药，煮取二升半，去滓，温服八合。覆取微似汗，不须啜粥，余如桂枝法将息。

【方证释义】本方功能发汗解表，宣肺平喘。方中"麻黄气味轻薄，辛温发散肺经，开鬼门之专药也。杏仁苦辛，滑利肺气之要药也。仲景治太阳伤寒，皆用手太阴药者，以肺主皮毛故也。用甘草者，经云寒淫所胜，平以辛热，佐以苦甘是也。一剂之中，惟桂枝为卫分解肌之药，而能与麻黄同发营分之汗者，以卫居营外，寒邪由卫入营，故脉阴阳俱紧。……盖皮毛外闭，则邪热内攻，而肺气郁，故麻黄甘草同桂枝引出营分之邪，达之肌表，佐以杏仁，泄肺而利气，是则麻黄汤虽太阳发汗重剂，实为发散肺经火郁之药也"（钱潢《伤寒溯源集》）。总之，方中四味药合用，表寒得散，肺气宣通，为仲景开表逐邪发汗第一峻剂。本方证是以风寒束表，卫阳被遏，营阴郁滞为主要病机的病证。症见恶寒，发热，头项强痛，身疼腰痛，骨节疼痛，无汗而喘，脉浮紧。或呕逆，或喘而胸满，或鼻衄。麻黄汤证与桂枝汤证均属于太阳表证，都见恶寒发热，头项强痛，脉浮，但麻黄汤证为太阳表实证，临床以全身疼痛重，无汗而喘，脉浮而紧为辨证要点；桂枝汤为太阳表虚证，临床以汗出脉浮缓，全身疼痛较轻为辨证要点。两个方证典型者均发热，故脉象皆数。

【临床发挥】《小儿药证直诀》："麻黄汤治伤风发热，咳嗽喘急，若无汗者，宜服之。即本方分两量儿大小加减。"

《伤寒准绳》："妇人伤寒脉浮而紧，头痛身热，恶寒无汗，发汗后恐热入血室，宜麻黄加生地黄汤。"

《伤寒大白》："仲景治北方冬令，太阳经恶寒，发热，头痛，脉浮，无汗之症，以麻黄、桂枝发营卫之邪，从皮毛外出。又恐肺得风寒而闭郁，故用杏仁润肺以开泄皮毛。然未可概治江浙温热之地，三时温热之时，故陶氏有加减法：里有热，加石膏、黄芩；少阳见症，加柴胡；阳明见症，加干葛；小便不利，加木通、车前子。夏秋用羌活，独活，易去麻黄、桂枝。"

麻黄汤不仅为太阳病伤寒之主方，而且治喘、止痹痛、催生　刘渡舟先生说：麻黄汤不仅是发汗解表药，而且也是治喘的圣药。全世界的医生都知道麻黄能治喘，但他们却不知道第一个提出麻黄治喘的是我国后汉时期的张仲景。这也说明了中医药学确实是一个伟大的宝库。麻黄汤除发汗平喘之外，还治"痹痛"以及各种寒性疼痛之证，所以，后世凡治痹证疼痛都离不开麻黄就可想而知了。本方对后世的影响很大，现仍有使用价值，不得忽视。

我于1967年随医疗队去甘肃省，时值隆冬季节，因冒受风寒而患"伤寒"证，周身关节无处不痛，恶寒特甚，体温39.8℃，无汗，咳嗽，脉浮紧。我自己开了一张麻黄汤方，服药后躺在火炕上发汗，约一时许，通身汗出而愈。

据医案记载，本方还有催生的作用，这是因为在冬季寒冷之时，产妇受寒，

气血收缩而致分娩困难。若投以麻黄汤则寒散气和，血脉流通，而达到治疗目的。(《伤寒论十四讲》64 页)

按 刘老自治表明，麻黄汤用之得当，确实可以"效如桴鼓"。

适用于一年四季感受寒邪为主而病在表的外感病人 裴永清对麻黄汤的运用有自己的感悟，他指出，在目前的中医界流行着这样一种说法，认为麻黄汤证病人现在已不复见，现在外感病人多是外感风热或风温之证，因此麻黄汤实际上几无实用意义。这种说法听起来似乎有理，其实并不尽然。就今日而论，真正外感太阳伤寒证还是有的，只是这些太阳伤寒之人在初病之时，多不前来就医，而自服一些取之于身边，服用方便的解表的中西成药。真正外感而即刻就医者几无，一般均经过一段自服药物治疗后不愈再来就医。这时，即便是感受寒邪之太阳伤寒麻黄汤证，也因为外感后时日稍久，寒邪有所兼化，造成我们在临床上遇到的外感病人表现纯属麻黄汤证者不多，但这不等于没有麻黄汤证，而是不及时诊治，等其病人前来诊治时，病证已变了，这便是为何说今日没有麻黄汤证病人的根蒂所在。

余在 1981 年于集宁讲学期间，时逢该地寒暑交替甚剧的六七月份，为时 20 天左右，竟以麻黄汤为主方加减治愈 3 例太阳伤寒证。这 3 例病人，均为病起即医，证情恰是太阳伤寒，皆一汗而愈。倘若感寒之后，迁延时日，寒已化热，出现咽痛咽干而红肿，热多寒少者，断不可用辛温之麻黄汤，当易辛凉解表之剂。吴鞠通的银翘散和桑菊饮便是对证良方。余在临床中使用麻黄汤的依据是外感后在舌脉上绝无热象，病人主诉中以恶寒身痛或周身关节疼痛为主，不见咽喉肿痛，病人虽然在用体温表检查时可能体温很高，但主诉中不言其发热，而只言其恶寒，当此之时投以麻黄汤即可一汗而解，即《内经》所云："体若燔炭，汗出而散"。万不可因为其体温高而不敢用麻黄汤。如果外感病人出现咽喉痛者，断然不可投麻黄汤等辛温之品，当易辛凉之剂，此即仲景所云："咽喉干燥者，不可发汗"。

关于麻黄汤的加减变化，裴永清说：麻黄汤以及由其加减变化而成的麻黄汤系列方，有其共同的一点，即是治在于表，或在于肺。随其证情不一而变化甚多，但仍有规律可循：麻黄汤的减味变化主要表现在桂枝和杏仁的取舍，外有表寒者用桂枝，兼咳喘者用杏仁，而麻黄是不可挪移之品，炙甘草从麻黄而行。其加味则因其证情而异，随证取用，兼湿者加白术；阳虚者加附子；里热者加石膏等等。可以说，不该将麻黄汤看作是一个僵死的治太阳伤寒之方，变化起来，其用也广，可以治寒湿在表、风湿在表、水气在表，以及阳虚外感、肺热喘咳等诸证。其中麻杏甘石汤、大青龙汤、越婢汤诸方，在今日临床中应用机会较多。师仲景的加减变化之法，可开拓一些新的麻黄汤加减变化方，如三拗汤、华盖散即

是其例。(《伤寒论临床应用五十论》161、165 页)

【临证指要】麻黄汤是辛温发汗的峻剂,具有发表散寒,止咳定喘,通利小便的作用。凡感冒、流感、支气管炎、支气管哮喘、急性风湿性关节炎、水肿等属伤寒表实证者,均可选用。唯本方开表泄卫作用很强,故凡表虚,阴虚,阳虚,阴阳俱虚者,即使外感风寒,亦不可单独使用麻黄汤,但适当加减变通,亦可运用。

凡寒邪束表,郁闭较重者,服药后得汗之前,体内阳气得药力相助与邪气相搏,易令人发烦,或欲去衣被,此时可助以热饮。个别汗欲出而不能者,参考《伤寒论》"初服桂枝汤,反烦不解者,先刺风池、风府"之法,按揉病人太阳、风池等穴,疏通经脉,可助使汗出。

【医案举例】

1. 太阳伤寒表实证

(1)刘某某,男,50 岁。隆冬季节,因工作需要出差外行,途中不慎感受风寒邪气,当晚即发高热,体温达 39.8℃,恶寒甚重,虽覆两床棉被仍洒淅恶寒,发抖,周身关节无一不痛,无汗,皮肤滚烫而咳嗽不止。视其舌苔薄白,切其脉浮紧有力,此乃太阳伤寒表实之证。《伤寒论》云:"太阳病,或已发热,或未发热,必恶寒,体痛呕逆,脉阴阳俱紧者,名为伤寒。"治宜辛温发汗,解表散寒。方用麻黄汤:麻黄 9g,桂枝 6g,杏仁 12g,炙甘草 3g。1 剂。服药后,温覆衣被,须臾,通身汗出而解。(《刘渡舟临证验案精选》1 页)

(2)郭某某,女,28 岁,教师。1998 年 12 月 10 日诊。平素手足心热。于昨日劳累后出现恶寒,发热等,体温 38.6℃。今日下午加重,请吕老师诊治。现恶寒,发热,无汗,全身酸痛,鼻塞,流浊涕,咽部略痛,口干,时咳,舌红少苔,脉数急,体温 38.9℃。食欲尚可,二便正常。辨证为素体阴虚,外感风寒,热郁于内。治拟发汗解表,佐以清热养阴法。以麻黄汤加味:麻黄 20g,桂枝 15g,炒杏仁 20g,甘草 9g,石膏 24g,玄参 15g。2 剂。日 1 剂,水煎 2 遍,每遍煎 20~30 分钟,合汁分 3 次温服,约 3 小时服 1 次。于下午 5 点第 1 次服药,并饮热粥一碗(原文曰"不须啜粥"应灵活掌握。如桂枝汤法喝碗热粥有利发汗),覆被十几分钟后自觉身上微微汗出。晚上 8 点服第 2 次后,热去身凉,体温 37.5℃。11 点服第 3 次后入睡。次日早晨醒来自感诸症皆失,周身舒适。上午讲课半日 4 学时。因过于劳累,下午又开始恶寒,发热,头身疼痛,继依原法服上方 1 剂后,诸症霍然而愈。(吕志杰治验,郭秋红协助整理)

按 今年(1998 年)自入冬以来,至今正是大雪时节,却始终无雪,气候反常,华北与东北,长城内外,感冒流行,家家户户、机关、学校,皆相染之。西医西药则打针、输液,抗细菌、抗病毒;中医则常以清热解毒为大法,常用板蓝根冲剂、双黄连口服液、银翘散等方药。轻者三五日，重者七八日，甚至迁延十几日、几十日不愈，如此外感小恙，竟如此难治吗？否，医之过也！得经方之奇效，则少受病痛之苦。据《伤寒论》第 3、4、35 条所述，予麻黄汤加石膏清解郁热、玄参养阴利咽。仅服药 1 剂即愈，实为的对之方。但因上课劳累，复感风寒，又服 1 剂又霍然而愈，真神奇之方也。医圣方法岂可弃之不用！

古今医家以麻黄汤治太阳伤寒表实证验案雄辩表明，该方用之得当，汗出则愈，效如桴鼓。当今时医多弃良方而不用，常以银翘散、桑菊饮应付。岂知治温病之方（用之得当，亦有良效，亦为良方）不能治伤寒之病。中医无效，病人不得不委付于西医，打针、输液、大量用抗生素或用激素及退热药……。如此小恙，岂须如此大动干戈？中医不肖子孙之过也。

2. 寒闭失音　汪某某，以养鸭为业。残冬寒风凛冽，雨雪交加，整日随鸭群踱躞奔波，不胜其劳。某晚归时，感觉不适，饮冷茶一大盅。午夜恶寒发热，咳嗽声嘶，既而语言失音。曾煎服姜汤冲杉木炭末数盅，声亦不扬。晨间其父伴来就诊，代述失音原委。因知寒袭肺金，闭塞空窍，故咳嗽声哑。按脉浮紧，舌上无苔，身疼无汗，乃太阳表实证。其声暗者，非金破不鸣，是金实不鸣也。《素问·咳论》云："皮毛者，肺之合也。"又《灵枢·邪气脏腑病形》云："形寒寒饮则伤肺。"由于贼风外袭，玄府阻闭，饮冷固邪，痰滞清道，治节失职之所致。宜开毛窍宣肺气，不必治其暗。表邪解，肺气和，声自扬也。疏麻黄汤与之：麻黄 9g，桂枝、杏仁各 6g，甘草 3g。服后，温覆取汗，易衣 2 次。翌日外邪解，声音略扬，咳嗽有痰，胸微胀，又于前方去桂枝，减麻黄为 4.5g，加贝母、桔梗各 6g，白豆蔻 3g，细辛 1.5g，以温肺化痰，继进两帖，遂不咳，声音复常。（《治验回忆录》2 页）

按　《灵枢·忧恚无言》曰："会厌者，音声之户也。……人卒然无音者，寒气客于厌，则厌不能发，发不能下，至其开阖不致，故无音。"今病人外感风寒，复饮冷茶，以致寒饮相搏，阻塞肺窍会厌，声哑不出，所谓"金实不鸣"。故先予麻黄汤发散表寒、宣通肺气，使邪从外解，1 剂见效；续按原方化裁，于辛开之中加入温肺化痰之品，使饮从内消，而声音复常。

3. 瘾疹（荨麻疹）　陈某某，曲阜县人。单身独居。1973 年春节前，清晨冒寒到邻村换取面粉。突感身痒，前后身及两上肢，遍起瘾疹，高出皮肤，颜色不红，时抓时起，时起时消，经西医用扑尔敏及注射钙剂，均无效。四五日后改找中医治疗。余初用浮萍方，无效，后根据病人脉迟，肢冷，并有明显感寒外因，遂改用麻黄汤原方。共服 2 剂，块消痒止，后未再发。（《伤寒解惑论》148 页）

按　病人因感寒，卫闭营郁，故身痒而瘾疹。予麻黄汤泄卫散寒而获效。

二、麻黄加术汤

【主治病证】湿家身烦疼，可与麻黄加术汤发其汗为宜，慎不可以火攻之。（金匮二·20）

【方剂组成】麻黄三两（去节）　桂枝二两（去皮）　甘草一两（炙）　杏仁七十个（去皮尖）白术四两

【方药用法】上五味，以水九升，先煮麻黄，减二升，去上沫，纳诸药，煮取二升半，去滓，温服八合，覆取微似汗。

【方证释义】本方功能发汗解表，散寒除湿。方中用麻黄汤发汗解表，加白术治"风寒湿痹"（《本经》）。麻黄得白术，虽发汗而不致过汗；白术得麻黄，能行表里之湿。本方证是以寒湿在表，经脉闭阻不通为主要病机的病证。症见身体疼痛且重，恶寒，发热，无汗，脉浮紧。

【医案举例】

1. **湿家外感**　黄君，年 30 余，住本乡。原因：素因体肥多湿，现因受寒而发，医药杂投无效，改延予诊。证候：手足迟重，遍身酸痛，口中淡，不欲食，懒言语，终日危坐。诊断：脉右缓左紧，舌苔白腻，此《金匮》所谓"湿家身烦疼，可与麻黄加术汤"也。疗法：遵经方以表达之，使寒湿悉从微汗而解。处方：带节麻黄八分，川桂枝七分，光杏仁钱半，炙甘草五分，杜苍术一钱。效果：连投 2 剂，诸症悉平而愈。[《重订全国名医验案类编》（萧琢如）》148 页]

按　《伤寒论》记载麻黄汤之麻黄"去节"。为何去节呢？陶弘景曰："麻黄用之折除节，节止汗故也。"古今临床用之，一般用"带节麻黄"，仍有发汗作用。

2. **行痹**　吕某某，男，35 岁。有风湿性关节炎病史，在田间劳动，被风雨侵袭，遂感周身关节疼痛，呈游走性，肢体沉重，二便自调，脉略弦，舌淡红、苔白。拟麻黄加术汤法：麻黄 12g，桂枝、杏仁、苍白术、羌独活各 9g，炙甘草 6g。水煎两遍兑入，1 日 3 次温服，覆取微汗。服药 1 剂关节疼痛减轻，2 剂大轻，3 剂而愈。改拟桂枝汤以善后巩固。（吕志杰验案）

三、麻黄杏仁甘草石膏汤

【主治病证】发汗后，不可更行桂枝汤，汗出而喘，无大热者，可与麻黄杏仁甘草石膏汤。（伤寒 63）

下后，不可更行桂枝汤，若汗出而喘，无大热者，可与麻黄杏仁甘草石膏汤。（伤寒 162）

【方剂组成】麻黄四两（去节）　杏仁五十个（去皮尖）　甘草二两（炙）　石膏半斤（碎，

绵裹）

【方药用法】上四味，以水七升，先煮麻黄，减二升，去上沫，纳诸药，煮取二升，去滓，温服一升。

【方证释义】本方功能辛凉宣肺，清热平喘。方中麻黄辛微苦而温，为肺经专药，能开皮毛，宣肺气；石膏辛甘大寒，清中兼透，甘寒生津；石膏用量倍于麻黄，二者寒温相伍，目的在于宣泄肺热，使宣肺而不助热，清肺而不留邪，属"火郁发之"。杏仁降气平喘止咳，与麻黄相配则宣降相因；与石膏相伍则清肃协同。炙甘草益气和中，与石膏相合可生津止渴，更能调和于寒温宣降之间。四味药相合，清宣降三法俱备，有辛凉宣泄，清肺平喘之功。本方证是以风热袭肺，或风寒郁而化热，壅遏于肺，肺失清肃为主要病机的病证。症见发热，汗出，口渴，气喘，咳嗽，痰黏，或恶风，头痛，鼻塞，舌尖红，苔薄白而干，或薄黄，脉浮数或滑数。热、渴、喘、咳四大症，是麻杏石甘汤的特点。

【临床发挥】《伤寒蕴要》："麻黄石膏汤，即本方。近世效方加细茶一撮，桑白皮一钱五分，名五虎汤，定痰喘如神效矣，又名万应化痰汤，此乃劫剂也。凡虚人自汗，盗汗者，不宜用也。"

《张氏医通》："冬月咳嗽，寒痰结于咽喉，语声不出者，此寒气客于会厌，故卒然而喑也。麻杏甘石汤。"

麻杏甘石汤是治疗小儿肺热作喘的主方　刘渡舟、傅士垣对于麻杏甘石汤的临床运用有自己的经验，指出：临床用本方治疗肺热作喘疗效甚佳，尤其对小儿麻疹并发肺炎而属于肺热者，更有可靠的疗效。根据临床经验，肺热重者，可加羚羊角粉；痰热壅盛，痰鸣气促者，可加黛蛤散或鲜枇杷叶；喘而大便不下者，加瓜蒌皮、炙桑皮；大便燥结者，可加大黄，俾下窍通则上窍利而喘则愈；若麻疹不透，疹毒内陷，以致喘促不安、鼻翼煽动，唇甲紫绀，可用五虎汤，即麻杏甘石汤加上等好茶叶，同时用三棱针点刺耳背紫色络脉出血，每可取效；若肺气不利，憋气胸闷者，还可加甜葶苈以泻痰热。总之，只要能随症加减化裁，多能获得良好的治疗效果。(《伤寒论诠解》45 页)

麻杏甘石汤是治肺热咳喘的良方　麻杏甘石汤是由麻黄汤衍变来的第一首方。麻杏甘石汤证为肺内邪热壅盛致发喘咳之候。其邪热之来路，裴永清认为，或为表邪不解而内舍于肺（皮毛者，肺之合也），或为肠中邪热上迫于肺（肺手太阴之经脉下络大肠，大肠经脉络于肺，肺与肠为表里）。邪热壅于肺，故重用石膏以清之，因石膏善清肺胃之热；用杏仁以降气定喘。值得注意的是，麻黄虽能发汗解表，仲景用其治太阳表病，但在麻杏甘石中用麻黄却并非是在解表。因为，无论从麻杏甘石汤证的原文分析，还是从麻杏甘石汤方后注文看，本证亦无表邪，所以仲景在原文中二次明言"无大热"，即是表无大热，犹言热盛于里，更具体地说是热在于肺。正因如此，麻杏甘石汤的方后注文无"微汗出则愈"之语（凡方中有解表之义之方，其方后注均有微汗出愈语）。

有人要问：既无表邪，何以用麻黄？麻黄在麻杏甘石汤中其用有二：一是引药入肺，直抵病所；二是麻黄配石膏，在清肺中邪热时具有"火郁发之"之机（仲景治无形邪热之证多据此法，栀子豉汤即是其例）。《神农本草经》言"麻黄味苦温，主中风，伤寒，头痛，温疟，发表出汗，祛邪热气……"，其中的"祛邪热气"即是此义。麻杏甘石汤原为麻黄汤变化而来，因其所主之证已无表邪，无须发汗解表，故去桂枝不用，而代之以石膏，清解肺中邪热。由是则麻黄汤衍变出麻杏甘石汤。两方之药物组成，仅在桂枝与石膏一味药物之取舍，但主治证情却迥然不同，一发汗解表寒，一清肺中壅热，两方相比，已见仲景组方之理密法严。但在临床实践中，兼有表邪的肺热喘咳证，仍可用麻杏石甘汤治之，因在本方中不仅有麻黄这味具有解表功用的药，尚有具有辛透之力的石膏。《神农本草经》言："石膏味辛微寒，主中风寒热……"，张锡纯在《医学衷中参西录》中甚赞石膏谓"治外感而有实热者，直胜金丹"。明了此义，则在临床中凡遇邪热盛于肺的喘咳之证，无论有无表邪，盖可以此方为主治之。

余临床运用此方，治肺热喘咳之人，兼湿痰者合二陈；燥咳无痰者佐以清燥救肺；兼热痰者加瓜蒌、黄芩、枇杷叶之属；咳喘带血者，酌用白茅根、侧柏叶、藕节之流；更有肺热喘咳兼便秘者（乃因肺与大肠为表里，其经脉相互络属），余每于麻杏甘石汤中酌用少许大黄（小儿可视其便秘程度与体质，选用酒大黄与熟大黄）。可以肯定地说，仲景的麻杏甘石汤，是治疗肺热喘咳的有效良方。（《伤寒论临床应用五十论》162页）

麻杏甘石汤兼治

（1）周凤岐曰：咽喉肿痛，因于风火者，宜麻杏石甘汤。

（2）痧疹不透宜此汤。①痧疹发于暴寒之时，肌表头面不透。是外袭寒邪内蕴伏邪，宜两解肺卫之邪。宜此汤加桔梗、薄荷、射干、生牛蒡主之。②若秋后凉风外袭，伏热内蒸，以致咳嗽或喘者，宜此汤加桑白皮、浙贝母、枯黄芩、紫苏子之类。麻黄须蜜炙或水炒。③痧闭。痧出于肺，闭则火毒内攻，多致喘闷而殂。此汤麻黄发肺邪，杏仁下肺气，甘草缓肺急，石膏清肺热，药简攻专，所以效速。可见仲景方不独专治伤寒，兼能通治杂病。（《伤寒论类方法案汇参》69页）

【医案举例】

1. 表寒肺热证 冯蘅荪，蒿山路萼庐帐房。10月29日。始而恶寒，发热，无汗，一身尽痛。发热必在暮夜，其病属营，而恶寒发热无汗，则其病属卫，加以咳而咽痛，当由肺热为表寒所束，正以开表为宜。净麻黄三钱，光杏仁四钱，

生石膏五钱，青黛四分（同打），生甘草三钱，浮萍三钱。（《经方实验录》25页）

原按 本案脉案中所谓营卫，盖本《内经》"营气夜行于阳，昼行于阴，卫气昼行于阳，夜行于阴"之说。余则谓本案乃麻黄汤证化热而为麻杏石甘汤证耳。观其恶寒发热无汗身疼，非麻黄汤证而何？观其咳而咽痛，非由寒邪化热，热邪灼津而何？方依证转，病随药除。……

2. 肺热作喘 张某某，男，18岁，学生。患喘证颇剧，已有五六日之久，询其病因为与同学游北海公园失足落水，经救上岸一身衣服尽湿，乃晒衣挂于树上，时值深秋，金风送冷，因而感寒。请医诊治，曾用发汗之药，外感虽解，而变为喘息，撷肚耸肩，病情为剧。其父请中医高手疏生石膏、杏仁、鲜枇杷叶、甜葶苈子等清肺利气平喘之药不效。经人介绍，专请刘老诊治。切其脉滑数，舌苔薄黄。刘老曰：肺热作喘，用生石膏清热凉肺，本为正治之法，然不用麻黄之治喘以解肺系之急，则石膏弗所能止。乃于原方加麻黄4g，服1剂喘减，又服1剂而愈。（《刘渡舟临证验案精选》21页）

四、麻黄杏仁薏苡甘草汤

【主治病证】病者一身尽疼，发热，日晡所剧者，名风湿。此病伤于汗出当风，或久伤取冷所致也。可与麻黄杏仁薏苡甘草汤。（金匮二·21）

【方剂组成】麻黄（去节）半两（汤泡） 甘草一两（炙） 薏苡仁半两 杏仁十个（去皮尖，炒）

【方药用法】上剉麻豆大，每服四钱匕，水盏半，煮八分，去滓，温服，有微汗，避风。（编者按：本方剂量及煎法，疑是后人所定。《外台》为：麻黄四两，甘草二两，薏苡仁半升，杏仁二两。右四味，㕮咀，以水五升，煮取二升，分温再服，汗出即愈。）

【方证释义】本方功能轻清宣化，解表祛湿。方中麻黄、甘草微发其汗；杏仁、薏苡仁利气祛湿。全方使在表之风湿得微汗而解。本方证是以风湿在表而化热为主要病机的病证。症见周身疼痛，无汗，微恶风寒，发热不甚，苔白薄腻或微黄，脉浮缓。麻黄加术汤证和麻杏苡甘汤证均属湿邪在表，前者为寒湿偏盛，而后者为风湿偏盛且有化热趋向。

【医案举例】

1. 风湿热痹（急性风湿热）

（1）张某某，男，15岁，中学生。1周前发热头痛，鼻塞流涕，咽痛咳嗽，周身不适，学校卫生科治用APC、青霉素、喉片等药，头痛咽痛已好，但仍发热咳嗽，四肢关节游走疼痛，局部红肿，小便短赤，经医院化验室检查：血沉36mm/h，抗链"O"800单位。诊断为"急性风湿病"。舌苔黄腻，脉象滑数。拟发表解热，除湿宣痹，用麻杏苡甘汤加减：麻黄 3g，杏仁 10g，薏苡仁 15g，蚕沙 12g，赤小豆 15g。服 5 剂，发热已退，咳嗽亦止。后用宣痹汤连服 20 余剂，关节肿痛全消，抗链"O"、血沉正常。（《金匮要略浅述》37 页）

（2）李某某，女，14 岁。发热，腕及膝关节红肿、热痛、活动障碍已 5 天，体温 38.7℃。头痛面赤，微汗，小便黄，精神不振，舌质淡、苔微黄而腻，脉浮滑而数。实验室检查：白细胞 $11×10^9$/L，中性粒细胞 0.80，血沉 40，抗链"O"500 以上。心率快，余无殊。证属"风湿热痹"。乃风湿郁于肌肉关节之间，日久化热。治宜宣湿清热活络，处方：麻黄 6g，杏仁 12g，生薏苡仁 45g，石膏、忍冬藤各 30g，苍术、牛膝、防己、赤芍、黄柏、丝瓜络各 15g。6 剂后，发热已退，体温 37.3℃，关节肿痛已除，活动自如，汗止食增，精神振作，舌苔白腻，脉滑。上方去石膏，加桑枝、蚕沙、羌活、独活、桂枝等。共服 30 余剂。自觉症状消失，白细胞 $8.2×10^9$/L，中性粒细胞 0.68，抗链"O"正常，血沉 24。[李晓湘.《浙江中医杂志》，1983，（8）：353]

按　以上验案所述"急性风湿病""风湿热痹"，与西医学论述的"急性风湿热"相类似。急性风湿热的临床表现为：发病前 1～3 周约半数病人先有上呼吸道感染史。起病时周身乏力、纳差、烦躁，典型表现有发热、关节炎（红、肿、热、痛）、皮下结节、环形红斑及舞蹈病等。实验室检查：抗链球菌溶血素"O">500 单位；红细胞沉降率（简称血沉）加速>24mm/h。急性风湿热多属热痹，宜用祛风清热化湿方法，酌情选用麻杏苡甘汤或《疟病》的白虎加桂枝汤治之。风湿热最好中西医结合治疗，彻底治愈。否则，风湿活动反复发作，易演变成风湿性心瓣膜病（简称风心病）之痼疾。慢性风湿病表现为湿盛阳微者，则应辨证以后文之甘草附子汤为主方。

笔者近年曾经数月治愈 1 例"急性风湿热"病人，随访两年未复发。

2. 风湿误治案　黄某某，男，14 岁，南宁市民船户。1952 年 10 月间，颈项肿大，上及腮颊，状类虾蟆瘟，一身尽疼，微寒发热，日晡尤甚。脉浮软稍带数象，舌苔白薄粗腐，大便黄软，小便微黄。此乃风湿，非虾蟆瘟，前医以银翘散加减治疗无效。病人系船户，病前日中行船，帮同拉缆，汗出当风，日晡停船即于河中洗浴，《金匮要略》所谓"伤于汗出当风，或久伤取冷所致也"。一身尽痛，发热，日晡所甚则与风湿证候相符合，颈项肿大其副症也，故以麻杏薏甘汤加苍术。处方：麻黄 4.5g，北杏仁 4.5g（炒杵），薏苡仁 12g，甘草 3g，苍术 9g。治其风湿为主。服药 5 剂，主症尽解，副症亦随之而愈。[蒋其学，等.《哈尔滨中医》1962，4（5）：94]

按　病人一身尽疼，发热、日晡为甚，属风湿无疑。前医误认风湿为风温、颈肿为疟腮，治用银翘，故药效难期。按仲景法，进麻杏苡甘汤加苍术散风祛湿、清热消肿，5 剂而安。

五、麻黄细辛附子汤

【主治病证】少阴病，始得之，反发热，脉沉者，麻黄细辛附子汤主之。（伤寒 301）

【方剂组成】麻黄二两（去节）　细辛二两　附子一枚（炮，去皮，破八片）

【方药用法】上三味，以水一斗，先煮麻黄，减二升，去上沫，纳诸药，煮取三升，去滓，温服一升，日三服。

【方证释义】本方功能温经扶阳，发汗散邪。方中麻黄解表邪；附子温肾阳；细辛气味辛温雄烈，佐附子以温经，佐麻黄以解表；三味药合用，于温阳中促进解表，于解表中不伤阳气，为表里兼治之剂。主治太少两感证。本方证是以阳气不足，外感风寒为主要病机的病证。症见发热，恶寒，头痛，无汗，手足逆冷，舌淡苔白，脉少力或略弦紧。

【临床发挥】《十便良方》："指迷附子细辛汤，头痛连脑户，或额间与眉相引，如风所吹，其脉微弦而紧，谓之风冷头痛。即本方加川芎、生姜。"

《证治准绳》："麻黄附子细辛汤治肾脏发咳，咳则腰背相引而痛，甚则咳涎，又治寒邪犯齿致脑齿痛，宜急用之，缓则不救。"

《医贯》："太阳证头痛发热者当脉浮而反沉，又似少阴矣，故用麻黄附子细辛汤。"

《兰室秘藏》："少阴经头痛，三阴三阳经不流行，而足寒气逆为寒厥，其脉沉细，麻黄附子细辛汤为主。"

《张氏医通》："若暴恶声不出，咽痛异常，卒然而起，或欲咳而不能咳，可无痰，或清痰上溢，脉多弦紧，或数疾无伦，此大寒犯肾也，麻黄附子细辛汤温之，并以蜜制附子噙之，慎不可轻用寒凉之剂。"

少阴阴盛阳虚兼表证解析　陈亦人对本方证有深刻体会，他说：少阴阴盛阳虚兼表证的原文仅有两条，而且文字极简，但已突出了辨证论治的关键，脉沉为少阴阳虚，发热为外兼表证，故治用温阳发汗法。然而阳虚禁汗，太阳病篇已有病人有寒不可发汗的明训，因为发汗能发越阳气，阳气外越则里阳更虚，势必生其他变证。何以本证却能使用汗法？这有两点根据：一是病程很短，第 301 条"始得之"；第 302 条"得之二三日"。二是"无里证"，阳虚尚不太甚，自注"以二三日无里证，故微发汗也"，就是说明。其中微发汗的"微"字，极有意义，不同于麻桂相伍的单纯解表发汗，而是麻黄与附子相伍，一以温阳，一以发汗。赵嗣真说："熟附配麻黄，发中有补"，寒邪较甚佐细辛，即麻黄附子细辛汤。寒邪较轻佐甘草，即麻黄附子甘草汤。发热何以称"反"？因为少阴病的特点是无热，所以称为"反发热"，说明不是少阴病本身的发热，而是少阴病兼太阳表证，后世因而名之曰"太少两感"。少阴与太阳病并见，并非仅有温阳发汗一法，也有宜先治其里的。如第 92 条曰："病发热头痛，脉反沉，若不瘥，身体疼痛，当救其里，宜四逆汤"。发热头痛为太阳病，太阳病脉当浮而不当沉，故说"脉反沉"。从脉沉推断为少阴里虚，故虽有表证，也当先治其里。从条文表面来看，都有发热脉沉，只是一以少阴病为主，故称"反发热"；一以太阳病为主，故称"脉反沉"。何以一是表里同治，一是先温其里，主要取决于里阳虚的程度。但第 92 条仅提到"脉反沉"，与第 301 条的脉沉一样，怎么能作为先温其里的根据？必须前后联系起来比较分析，才能有比较全面深入的认识。第 92 条先温其里，与第 302 条的"无里证"相较，必然还有其他里阳虚证，只是未明言罢了。因为第 91 条"伤寒医下之，续得下利清谷不止，身疼痛者，急当救里；后身疼痛，清便自调者，急当救表。救里，宜四逆汤；救表，宜桂枝汤"，已经明确交待了救里、救表的标准，所以第 92 条举脉略症，这是《伤寒论》互文见义的特点，必须联系互勘，才能避免局限片面。

关于麻黄附子细辛汤的方义，大多注家皆就太阳少阴两经解释。陈亦人有自己的体会，他说：该方主要作用是温经通阳，不但温阳散寒，而且温经除痹。临床运用的范围很广，并不限于少阴兼表证，也不一定有发热，反复发作的风寒头痛、风寒齿痛、关节痛、嗜睡症等，使用本方均有良效。本人曾以本方合芍药甘草汤治愈多例寒象偏甚的坐骨神经痛，还以本方加味治愈 1 例危重的痿痹证。（《〈伤寒论〉求是》98 页）

【医案举例】

1. 太少两感证（感冒）　蒋尚宾妻，年 62 岁，住宁海东路蒋家。严冬之时，肾阳衰弱，不能御寒，致寒深入骨髓。证候：头痛腰疼，身发热，恶寒甚剧，虽厚衣重被，其寒不减，舌苔黑润。诊断：六脉沉细而紧，此古人名"肾伤寒"。伤寒论所谓"热在皮肤，寒在骨髓"也。疗法：宜麻黄附子细辛汤，以温下散寒。处方：生麻黄一钱，淡附子一钱，北细辛七分。效果：1 剂汗出至足，诸症即愈。昔医圣仲景，作此方以治"少阴病始得之，反发热脉沉者"。予屡治如前之脉症，非用此方不能瘳，故赘述之。（《重订全国名医验案类编·王经邦治案》81 页）

原按　少阴伤寒，始得病即脉沉发热，略一蹉跎，势必致吐利厥逆，故乘其外有发热，一用麻黄治其外，一用附子治其内，然必佐细辛，从阴精中提出寒邪，使寒在骨髓者直从外解，有是病竟用是药，非精研《伤寒论》者不办。

2. 失音　李某，女，48 岁。1996 年 12 月 21 日初诊。病人声音嘶哑失音 2天，伴咽喉微痛，吞咽不利，恶寒，无汗，口不渴，咽部色微红，舌质淡、苔薄白，脉沉弦。辨证为风寒入于少阴。治当温经解表。予以麻黄细辛附子汤加味。

处方：麻黄 10g，细辛 4.5g，附子 12g，桔梗 12g，北杏仁 10g，甘草 6g。2 剂，每日 1 剂，水煎服。服 2 剂而愈。[许文东.《国医论坛》1998，（6）：15]

原按　《杂病广要》说："暴哑声不出，咽喉异常，卒然而起，或欲咳而不能咳，或无痰，或清痰上溢，脉多弦紧或数疾无伦，此大寒犯肾也，麻黄细辛附子汤温之。"足少阴之经循喉咙，挟舌本，不仅肺为声音之门，而肾实为呼吸之根。如寒邪犯肾，多成此疾。故用附子温肾，麻黄、细辛发表散寒，而细辛入少阴经又为引经药，桔梗、北杏仁宣肺利咽喉。诸药合用，切中病机，故奏捷效。

3. 心悸（心动过缓）　盛某某，男，65 岁。1994 年 12 月 8 日就诊。有"冠心病"史。每遇入冬天气严寒之时，出现心动过缓，不满 40 次，心悸不安，胸中憋闷，后背恶寒。视其舌淡嫩、苔白，切其脉沉迟无力。辨证：脉沉迟为阴为寒，寒则血脉不温，阴霾用事，背为阳府，而虚其护，则心肺功能失其正常，故见胸满背寒之变。为疏：附子 12g，麻黄 3g，细辛 3g，红人参 12g，麦冬 20g，五味子 10g。服尽 3 剂，脉增至一息四至。又服 3 剂，则心悸、气短、胸满、背寒等症消除，脉搏增至一息五至而愈。（《刘渡舟临证验案精选》36 页）

原按　心主血脉，"为阳中之太阳"，临床治疗心脏病，不能局限于"心血管"的一个侧面，当重视心阳不足，阴寒痹阻的病理变化。心脏病出现心搏频率下降，脉来迟缓，心胸发满，后背寒冷，反映了心之阳气不足，阴寒之气充盛，得以乘其阳位。本方为麻黄附子细辛汤与生脉饮合方。启用力大气雄的附子，直补离宫心阳之虚，振奋心脏功能，为治本之道。麻黄、细辛在附子的督促之下温经散寒，以扫长空之阴霾，温煦膻宫，复苏心肺气血之功能而为佐使。生脉饮为《内外伤辨惑论》方，方中三药，一补，一清，一敛。功专益气敛汗，养阴生津，善治热伤元气，气阴两伤，汗多体倦，气短口渴，久咳伤肺，心悸短气等证。刘老在临床治疗心脏病的心律过缓，脉来迟涩，心悸气短，胸满背寒，常用麻黄附子细辛汤与生脉饮合方，在兴奋心阳之余，以滋养心肺之阴。两方合用，能起到拮抗与相互为用的作用，临床疗效极佳。

六、麻黄附子甘草汤（麻黄附子汤）

【主治病证】少阴病，得之二三日，麻黄附子甘草汤微发汗。以二三日无里证，故微发汗也。（伤寒 302）

水之为病，其脉沉小，属少阴；浮者为风。无水虚胀者，为气。水，发其汗即已。脉沉者，宜麻黄附子汤；浮者，宜杏子汤。（金匮十四·26）

【方剂组成】麻黄二两（编者按：《金匮》为三两）　甘草二两（炙）　附子一枚（炮，去皮，破八片）

【方药用法】上三味，以水七升，先煮麻黄一二沸，去上沫，纳诸药，煮取三升，去滓，温服一升，日三服。（编者按：《金匮》本方煎服法与《伤寒论》略有不同。）

【方证释义】本方功能温经助阳，发汗解表。本方由麻黄细辛附子汤加减而成。方用麻黄解表发汗；附子温经助阳；因病势较缓，故去细辛之辛散，加炙甘草甘缓和中。本方能温经解表，但作用较麻黄细辛附子汤和缓。《伤寒论》用于治疗少阴太阳两感证，其病机、主症参见"麻黄细辛附子汤证"条。《金匮》麻黄附子汤与该方乃药同而量异，用于治疗水气病脉沉者。

【医案举例】

1. 小儿麻疹、阳虚感冒　余尝治上海电报局高君之公子，年五龄，身无热，亦不恶寒，二便如常，但欲寐，强呼之醒，与之食，食已，又呼呼睡去。按其脉，微细无力。余曰：此仲景先圣所谓"少阴之为病，脉微细，但欲寐也"。顾余知治之之方，尚不敢必治之之验，请另乞诊于高明。高君自明西医理，能注射强心针，顾又知强心针仅能取效于一时，非根本之图，强请立方。余不获已，书：熟附子八分，净麻黄一钱，炙甘草一钱。与之，又恐其食而不化，略加六神曲、炒麦芽等消食健脾之品。次日复诊，脉略起，睡时略减。当与原方加减。五日，而痧疹出，微汗与俱。疹密布周身，稠逾其他痧孩。痧布达五日之久，而胸闷不除，大热不减，当与麻杏甘石重剂，始获痊愈。1个月后，高公子又以微感风寒，复发嗜寐之羔，脉转微细，与前度仿佛。此时，余已成竹在胸，不虞其变，依然以麻黄附子甘草汤轻剂与之，四日而瘥。（《经方治验录·附列门人治验》49页）

原按　麻黄能开肺气，附子能强心脏，甘草能安肠胃，三者合则为麻黄附子甘草汤，能治虚人之受邪，而力不足以达邪者。……

曹颖甫曰　予治脉微细但欲寐者，往往以四逆汤取效。然姜生（编者按：姜生为曹氏门人徒弟）所治高姓小儿，实由太阳表证内伏少阴。故非麻黄不能奏功，断非四逆汤所能治。盖四逆汤仅能由少阴外达肌腠，以干姜、炙甘草能温脾胃，脾胃固主肌肉也。若改干姜为麻黄，方能由少阴直达肺部，而皮毛为之开泄，以肺主皮毛故也。观其证治三变，而始终不脱麻黄，其用心之细密，殆不可及。况身热而不恶寒，似无用麻黄之必要，此证竟毅然用之，其识解尤不可及乎！盖呼之则醒，听其自然则寐，有蒙蔽之象，故可决为非少阴本病，而为太阳内陷之证。且以小儿纯阳之体，不当有此少阴病故也。

按　以上曹氏剖析了门人此案辨证论治之精准以及由衷的称赞！作为无私的老师，都情愿"青出于蓝而胜于蓝"。本案凭脉辨证以处方与转方之法，应细心品味，从中吸取宝贵经验。临证凡阳虚之人受邪，而力不足以达邪者，不论小儿、老人，皆可以麻黄附子甘草汤治疗。

2. 水肿（急性肾小球肾炎）　覃某某，女性，年50余。因全身浮肿，来院医治。病人于入院前 3 个月，初起眼睑浮肿，继即全身肿胀，按之有凹陷，体重由四十余千克增至七十余千克，行动困难，食欲不振，大便软，小便少，素无心悸气促及两脚浮肿史，经化验诊断为肾脏性水肿。脉沉小，初拟五苓散、济生肾气丸之类，连服多剂，毫无作用。筹思再三，病人先从颜面肿起，正符合《金匮要略》所谓"腰以上肿，当发汗乃愈"之旨，同时忆及吴鞠通肿胀一案，因仿其法，用麻黄附子甘草汤，连服 3 剂，汗出至腿以下，顿觉全身舒适，但肿消失不著。继用五苓散及济生肾气丸多剂，功效大著，关门大开，小便清长，日夜十余次。2 周后，全身水肿消失，体重减至四十余千克，恢复原来体重，病人愉快出院。（《湖南中医医案选辑》第一辑，58 页）

按 此案发病为《金匮要略·水气病》之风水特点。盖腰以上属阳主表，肿从上起者，必因风寒水湿外袭，毛孔闭而肺气壅，上窍不通，水湿日盛，乃肿及全身。此时，若见肿治肿，不开上窍则下窍终不能通，肿无消日。所以本案初用"五苓""肾气丸"不能奏效，后予麻黄附子甘草汤发汗启闭，上窍得通，再投前方，其应如响。

七、大青龙汤

【**主治病证**】太阳中风，脉浮紧，发热，恶寒，身疼痛，不汗出而烦躁者，大青龙汤主之。若脉微弱，汗出恶风者，不可服之。服之则厥逆，筋惕肉瞤，此为逆也。（伤寒 38）

伤寒脉浮缓，身不疼，但重，乍有轻时，无少阴证者，大青龙汤发之。（伤寒 39）

病溢饮者，当发其汗，大青龙汤主之；小青龙汤亦主之。（金匮十二·23）

【**方剂组成**】麻黄六两（去节） 桂枝二两（去皮） 甘草二两（炙） 杏仁四十枚（去皮尖）生姜三两（切） 大枣十枚（擘） 石膏如鸡子大（碎）

【**方药用法**】上七味，以水九升，先煮麻黄，减二升，去上沫，纳诸药，煮取三升，去滓，温服一升。取微似汗。汗出多者，温粉扑之。一服汗者，停后服。若复服，汗多亡阳，遂虚，恶风，烦躁，不得眠也。

【**方证释义**】本方功能发汗解表，清热除烦。本方由麻黄汤倍麻黄、甘草，加石膏、生姜、大枣而成。方中重用麻黄加强发汗解表的作用，以解除风寒所闭之邪；加石膏是取其清而兼透之功，以清内热，除烦躁；本方证"烦躁"虽为热象，但与"不汗出"有密切关系，通过麻黄配桂枝等以发汗为主，加石膏清热除烦为佐，使汗出郁热皆清，此所谓"体若燔炭，汗出而散"之意也；倍甘草，加生姜、大枣，是和中气，调营卫，协助发汗解表。本方证是以表寒外束，郁热不宣为主要病机的病证。症见恶寒，发热，头身疼痛，无汗而烦躁，脉浮紧，或身不痛，但重，乍有轻时，脉浮缓；或"溢饮"头面及肢体浮肿，小便短少。大青龙汤证与麻黄汤证均出现恶寒，发热，头身疼痛，无汗，脉浮紧等风寒表实之症，但大青龙汤证又增烦躁，为内有郁热所致；麻黄汤证喘息较甚，为肺寒气逆所致。

【临床发挥】《古本伤寒论》："若两感于寒者，一日太阳受之，即与少阴俱病，则头痛、口干、烦满而渴，脉时浮时沉、时数时细，大青龙汤加附子主之。即本方加附子。"

《眼科锦囊》："大青龙汤治上冲咳嗽，内赤脉，及烂眩风。"

《仲景全书》："王文录曰：大青龙治风寒外壅，而闭热于经者，故加石膏于发汗药中，尤为峻剂。"

《类聚方广义》："本方治麻疹，脉浮紧，寒热头眩，身体疼痛，喘咳咽痛，不汗出而烦躁者。又治眼目疼痛，风泪不止，赤脉怒张，云翳四围，或眉棱骨疼痛，或头痛、耳痛者。又治烂睑风，涕泪稠黏，痒痛甚者，俱加苓苈（《伤寒论今释》注：即车前子）为佳，兼以黄连解毒汤加枯矾，频频洗蒸。"

夏令伤寒证　余无言临床体会，大青龙汤可治夏令伤寒证。他说：夏令酷热，晚间当门而卧，迎风纳凉。午夜梦酣，渐转凉爽。至二时左右，觉寒而醒，入室就睡。俄而寒热大作，头痛骨疼，壮热无汗。渐至烦躁不安，目赤口干，气急而喘。此夏令急性伤寒也，大青龙汤主之。(《中国百年百名中医临床家丛书·余无言》11 页)

大青龙汤既治热病，又治杂病　裴永清说：仔细推敲原文，可以体会出，《伤寒论》第 39 条所论是外感伤寒所致水湿之邪闭郁于体表之证，而《金匮要略》所言溢饮是杂病范畴的水饮停蓄肌表四肢之证，两证相参，可见仲景融伤寒与杂病于一炉而辨证论治的特点。这也是原书名为《伤寒杂病论》的一个具体原因。余在临证中用大青龙汤加减变化，治外有表邪兼水气在表之人，即是籍大青龙汤发越在表之水气之功。这也是仲景在原文中为何言"大青龙汤发之"，而不谓"大青龙汤主之"的匠心吧。(《伤寒论临床应用五十论》164 页)

【医案举例】

1. **感冒**　1957 年 7 月毛泽东主席在青岛开会期间，感冒，发热，咳嗽，经多方治疗不见好转，经当时山东省委书记舒同推荐我伯父前去赴诊，诊后仅服"大青龙汤加减"2 剂，主席即热退病除，保证了毛主席按期参加会议，深得毛主席的赞许，说："我 30 多年没吃中药了，这次感冒总是不好，刘大夫的两剂中药解决了问题。中医中药好，刘大夫的医术也好啊。"从此伯父被指定为毛主席的中医保健医生。同时伯父善治外感之声传遍华夏大地，在广大人民群众及当时老一辈国家领导人中有很高的声誉。[刘培常. 怀念我的伯父——名医刘惠民二三事.《中国

中医药报》1999-11-19（4）]

2. 伤寒高热 程某某，60 岁。一日忽发寒热无汗，精神疲倦，神志较模糊。家人屡问所苦，才勉强答以自觉心烦，全身疼痛，难以转侧。有人认为是少阴证，须急用姜、附回阳。家属犹豫不决，请我诊治。我按他的脉象是浮而微数，摸他的两足胫又很热，遂断为大青龙汤证。因病人恶寒发热，无汗，脉浮数，大青龙证的证候群已具。虽然精神疲倦呈嗜睡状态和大青龙汤证的烦躁不得眠有异，但这是老年患病，精神不支的缘故，所以病人外表虽无烦躁现象，但却自觉心烦。本病容易被认为少阴病的原因，除上述精神疲倦而呈嗜睡，可被误认为少阴证之"但欲寐"外，尚有身体疼痛难以转侧的症状；但脉象浮而不微细，足胫温而不冷，则和少阴病有很大区别。本证因风寒外束，所以身疼不能转侧；阳热内郁，所以发热而烦。当用大青龙汤双解表里邪热。处方：生石膏 30g，麻黄、桂枝、杏仁、生姜各 9g，炙甘草 6g，大枣 5 枚。水煎服。但考虑病人年老体虚，发汗太过，可能导致虚脱，因嘱其将药分作 3 次温服，每 2 小时服 1 次，如得汗出，即停服。果服 2 次，全身微汗出，所有症状完全消失。[沈炎南.《江苏中医》1963，（2）：38]

按 大青龙汤证由外寒内热而起，此证往往因邪热太盛，正为邪困，精神不支而出现类似少阴病的证候。此时应特别注意鉴别：如大青龙汤证的身重是乍有轻时，而少阴病的身重是重无已时；大青龙汤证虽有神疲现象，但尚有烦躁，而少阴病则多为精神萎靡而无烦躁；大青龙汤证有太阳表证，少阴病有全身性虚寒证。此例高热发于年迈之体，虽有神志模糊，身重难以转侧等症，但仍以心烦，身痛，足胫热，脉浮数为主，故当属大青龙汤证。

3. 杂病无汗 杨某某，女，35 岁，农民。1987 年 8 月 31 日诊。缘于 18 年前患麻疹合并肺炎，治愈后，遗留周身无汗，沉重拘紧，两目肿如卧蚕，即使夏暑野外劳动，肌肤仍不汗出，甚或战栗起粟。近 1 年来日益加重，且时时欲伸臂后仰，上肢拘紧而酸痛，虽经多方诊治，但无起色，遂来就诊。细察皮肤，汗毛倒伏，汗孔不显，舌淡暗、苔白腻微黄，脉滑。纵观病人脉症，病虽十几载，但疹后复感外邪，表气郁闭，汗不得泄是其基本病机。《内经》谓："其在皮者，汗而发之"，又忆医圣《伤寒论》有用大青龙汤治无汗表实之法；《金匮》更有"饮水流行，归于四肢，当汗出而不汗出，身体疼重"，治用大青龙汤之训。因拟大青龙汤加味。处方：麻黄 12g，桂枝 9g，杏仁 9g，生石膏 24g，炙甘草 6g，生姜 6g，大枣 6 枚，白芍 9g，苍术 9g。4 剂，日 1 剂，以水 900ml，煮取 300ml，分 3 次温服。服药 2 剂，病无变化。病人自行将后 2 剂合煎，分 2 次服，药后胸背及上肢汗出如珠，上半身肢体顿觉轻快，汗孔显露。二诊：因下肢汗出较少，故以上方去白芍，加炮附子 6g 通达阳气。又服药 6 剂，下肢亦漐漐汗出，诸症悉

除。[吕志杰，等.《北京中医药大学学报》1991，（4）：25]

按 《伤寒论》是一部以治疗外感热性病为主的典籍。而其辨证论治的精神，为治百病之准绳。故历代医家不但用其治热病，而且用以治杂病，皆收良效。大青龙汤原本就是既治伤寒表实里热证，又治杂病溢饮的良方。笔者以此方治疗 18 年无汗症，乃师"异病同治"之大法，灵活变通而获效。柯韵伯说："仲景方可通治百病。"确为精辟阅历之谈，此例可见一斑。

八、小青龙汤

【主治病证】伤寒表不解，心下有水气，干呕，发热而咳，或渴，或利，或噎，或小便不利、少腹满，或喘者，小青龙汤主之。（伤寒 40）

伤寒，心下有水气，咳而微喘，发热不渴。服汤已渴者，此寒去欲解也。小青龙汤主之。（伤寒 41）

病溢饮者，当发其汗，大青龙汤主之；小青龙汤亦主之。（金匮十二·23）

咳逆倚息不得卧，小青龙汤主之。（金匮十二·35）

妇人吐涎沫，医反下之，心下即痞，当先治其吐涎沫，小青龙汤主之；涎沫止，乃治痞，泻心汤主之。（金匮二十二·7）

【方剂组成】麻黄三两（去节） 芍药三两 干姜三两 五味子半升 甘草三两（炙）桂枝三两（去皮） 半夏半升（洗） 细辛三两

【方药用法】上八味，以水一斗，先煮麻黄，减二升，去上沫，纳诸药，煮取三升，去滓，温服一升。

【方证释义】本方功能解表散寒，温肺化饮。方中用麻黄、桂枝发汗解表，兼能宣肺平喘；芍药配桂枝调和营卫；干姜、细辛内以温化水饮，外可发散风寒；半夏燥湿化痰，蠲饮降逆；五味子敛肺止咳，并防温燥药耗气劫阴；炙甘草调和诸药。共成散寒化饮，平喘止咳之剂。《伤寒论》用于治疗伤寒而心下有水气之证。《金匮》用于治疗支饮、溢饮及妇人吐涎沫等病证。本方证是以风寒客表，水饮内停为主要病机的病证。症见恶寒，发热，头身疼痛，无汗，咳喘，痰涎清稀量多，干呕，或头面肢体浮肿，舌质淡红、苔白滑，脉浮紧或浮滑。本证与大青龙汤证同属表里俱病之证，但主治各有不同，大青龙汤证为热闭于里，表证为多，以不汗出而烦躁为特点；小青龙汤证是饮伏于内，里证为重，临床以咳喘为特点。本证与麻黄汤证虽同属表寒之证，但麻黄汤证以表实为主；小青龙汤证重在寒饮犯肺。

【临床发挥】《和剂局方》："小青龙汤，治形寒饮冷，内伤肺经，咳嗽喘急，呕吐涎沫。即本方。"

《张氏医通》："冬月咳而发寒热，谓之寒嗽，小青龙汤加杏仁。水肿脉浮自汗，喘咳便秘，小青龙汤加葶苈、木香。"

小青龙汤主治肺病特点　左季云指出：凡咳嗽费力而又咳嗽不出者，均宜小青龙汤或加白术亦可；凡腹胀及水寒射肺冷哮，久咳肺虚等证，用之最效。(《伤寒论类方法案汇参》78 页）

小青龙汤证候特点　刘渡舟对小青龙汤证有深刻认识。他说：小青龙汤治疗伤寒又兼挟水饮之证。《伤寒论》把它的病机概括为"伤寒表不解，心下有水气"。"伤寒表不解"，是说有恶寒、发热、无汗、身疼痛等太阳伤寒表证存在；"心下有水气"，是指素有水饮内停犯胃，胃气不降则上逆作呕。外寒内饮，上射于肺，肺失宣降则咳喘；由于水邪变动不居，可随气机升降到处为患，故可见水寒停于下的小便不利、少腹满，水寒壅滞于上、阻碍气机的噎，水饮内停、气不化津的口渴等或见之症；因属寒饮为病，所以脉弦，苔白而润滑。如从痰上辨证：多咳吐清稀泡沫样痰，落地成水，或痰寒而亮，如鸡蛋清状。这些脉症对本证的辨别有重要意义。治用小青龙汤，外解风寒、内散水饮。方中用麻黄发散风寒，平喘利水；配桂枝，可增强通阳宣散的功能；干姜、细辛，能散寒化饮；半夏祛痰降逆；炙甘草扶正和中；恐辛散太过，反耗伤正气，故用五味子酸收，以保肺肾之气；又以芍药酸苦微寒，敛营阴而防动血。如此配伍，可使邪去而正气不伤。小青龙汤在临床上并不限于治疗表寒内饮证，即使没有表证，但只要属于寒饮咳喘，就可加以使用。若寒饮有化热趋势的表现，如见烦躁而喘的，可在方中加生石膏。只要辨证准确，临床使用本方多可收效。但因它不仅能发散阳气，又能伤阴动血，虽有五味子、芍药之护正，仍不宜久服，对某些心脏病、肺结核的咳喘，更应慎用。(《伤寒论十四讲》65 页）

小青龙汤加减变通　小青龙汤在《伤寒论》有加减之法，在《金匮》有变通之方。如《咳嗽上气病》之小青龙加石膏汤、射干麻黄汤、厚朴麻黄汤以及《痰饮病》第 36~40 条对误服小青龙汤后变证的处理，都可视为小青龙汤加减变通之方。临证师仲景心法，灵活使用小青龙汤，能进一步扩大本方的治疗范围。

（1）小青龙汤加味法　谢振民等［《云南中医杂志》1982，(6)：49］对于小青龙汤加味应用，颇有新意，摘要如下：①小青龙加附子汤：若治脾肾阳虚，水湿泛溢，上见喘息咳嗽，下见尿少水肿，外见四肢厥逆，恶寒蜷卧，脉沉细之症，则应加附子以补肾阳，才能化寒饮，消水肿，止咳喘。考附子辛热力宏，峻补元阳，益火之源，《神农本草经》谓其"主风寒咳逆邪气"，为治疗命门火衰，下元虚冷，咳嗽喘息的要药。所以小青龙加附子汤用于水饮迫肺之咳喘，属脾肾阳虚者，每获显效。②小青龙加黄芪汤：有患支饮者，水饮伏肺，咳喘日久，脾肺俱虚，表气不固，风寒之邪最易乘虚而入，与肺寒相合，引发宿疾。据此，加黄芪一味，助阳益气，方为合拍。③小青龙加石膏汤：此为寒饮化热，肺胀咳喘的治法。详见《金匮·咳嗽上气病》。④小青龙加葶苈子汤：《药性本草》谓葶苈子"疗肺壅上气咳嗽，止喘促，除胸中痰饮"。因此，以小青龙汤加葶苈之辛苦寒，标本兼顾，寒热并投，温寒化饮，泻肺祛痰。⑤小青龙加大黄汤：《素问·咳论》云："肺咳不已则大肠受之。"咳嗽日久，肺失肃降，大肠传导失司，可致大便秘结；腑气不通，又加剧肺气上逆，如此咳逆更甚。故施治之时即要化饮散寒，宣降肺气，又须泻肠通腑，上下并治，方取捷效。

（2）小青龙汤减味法　临床应用小青龙汤，不但可随证灵活加味，而且可随证灵活减味。例如，支饮咳喘日久，脾肾阳虚者，则不仅应加附子，而方中麻黄之辛散、白芍之阴柔均当少用或不用；脾肺气虚，卫气不固者，不仅应加黄芪，而麻黄、细辛等发表药当少用或不用。此外，小青龙汤虽为外寒内饮之主方，但外邪为重者，则方中五味子不用或少用。李东垣说过："治嗽必用五味子为君，然有外邪者骤用之，恐闭住其邪气，必先发散之而后用之可也。"

总之，小青龙汤诚为外散风寒，内化痰饮，止咳平喘之良方。临床之时可随证加减变通，方证相对，恒取良效。（吕志杰编著《金匮杂病论治全书·附翼》685 页）

【医案举例】

1. 咳喘（慢性支气管炎）　柴某某，男，53 岁。1994 年 12 月 3 日就诊。患咳喘十余年，冬重夏轻，经过许多大医院均诊为"慢性支气管炎"或"慢性支气管炎并发肺气肿"。选用中西药治疗而效果不显。就诊时，病人气喘憋闷，耸肩提肚，咳吐稀白之痰，每到夜晚则加重，不能平卧，晨起则吐痰盈杯盈碗，背部恶寒。视其面色黧黑，舌苔水滑，切其脉弦、寸有滑象。断为寒饮内伏，上射于肺之证，为疏小青龙汤内温肺胃以散水寒。处方：麻黄 9g，桂枝 10g，干姜 9g，五味子 9g，细辛 6g，半夏 14g，白芍 9g，炙甘草 10g。服 7 剂咳喘大减，吐痰减少，夜能卧寐，胸中觉畅，后以《金匮》之桂苓五味甘草汤加杏仁、半夏、干姜正邪并顾之法治疗而愈。（《刘渡舟临证验案精选》18 页）

原按　……小青龙汤虽为治寒饮咳喘的有效方剂，但毕竟发散力大，能上耗肺气，下拔肾根，虚人误服，可出现手足厥冷，气从少腹上冲胸咽，其面翕热如醉状等不良反应。因此，本方应中病即止，不可久服。一旦病情缓解，即改用苓桂剂类以温化寒饮，此即《金匮要略》"病痰饮者，当以温药和之"的精神。

2. 哮喘、痛经　韩某，女，42 岁。1996 年 10 月 18 日诊。患哮喘病 15 年之久，一年四季均有发病。近日因受凉而加重，头痛恶寒，喘息咳嗽，喉中痰鸣，胸部满闷，脉弦细无力，舌淡、苔白润。拟标本兼治法。处方：熟地黄 40g，当归 18g，陈皮、半夏、茯苓、麻黄、细辛、干姜、五味子、炙甘草各 9g，制附子、肉桂各 6g。服药 4 剂，哮喘等症状好转。服药期间，正值月经来潮，既往痛经甚、血块多的情况此次亦明显减轻。［吕志杰，等.《实用中医杂志》1997,（5）: 33］

按 久病哮喘，上盛下虚，取金水六君煎合小青龙汤加减治之而获效。并意外地起到了调经止痛之功。本方之所以对痛经亦有殊效，在于熟地黄、当归调补冲任，滋阴和血之功，以及小青龙汤温经散寒活血祛瘀止痛之效，相得益彰也。

小青龙汤为外寒内饮（或虽未外感风寒，但因气候骤变引动伏饮）所致咳喘或哮喘病之主方，不论少儿、老人，方证相对，皆有灵验。

附方

（一）桂苓五味甘草汤

【主治病证】青龙汤下已，多唾，口燥，寸脉沉，尺脉微，手足厥逆，气从小腹上冲胸咽，手足痹，其面翕热如醉状，因复下流阴股，小便难，时复冒者，与茯苓桂枝五味甘草汤。（金匮十二·36）

【方剂组成】茯苓四两　桂枝四两（去皮）　甘草三两（炙）　五味子半升

【方药用法】上四味，以水八升，煮取三升，去滓，分温三服。

【方证释义】本方功能敛气平冲。本方证及以下五条详述体虚病人服小青龙汤以后的变化，并随机应变，出其治疗方法。咳逆倚息不得卧等症，服了小青龙汤以后，痰唾多而口干燥者，此为寒饮将去之征。但由于其人下焦真阳素虚，支饮上盛，是一种下虚上实证，所以寸脉沉，尺脉微，而且手足厥逆。这种病情，虽然寒饮在于上焦，但不能仅用温散之剂，因温散易于发越阳气，影响冲脉，滋生变端，必须兼顾下焦，始为虚实两全之图。服小青龙汤后，固然寒饮得以暂解，但虚阳亦随之上越，冲气反因而上逆，出现种种变证，如气从少腹上冲，直至胸咽，四肢麻木，其面翕热如醉等。由于冲脉为病是时发时平的，所以冲气有时又能还于下焦，但冲气逆则一身之气皆逆，所以下则小便困难，上则作昏冒，当此之时，宜急予敛气平冲，用桂苓五味甘草汤，使上冲之气平，然后再议他法。方中桂枝、甘草辛甘化阳，以平冲气；配以茯苓能引逆气下行；又用五味子收敛耗散之气，使虚阳不致上浮。

【医案举例】**肾虚咳喘**　申（左），咳嗽气喘，卧难着枕，上气不下，必冲而上逆，脉象沉弦；谅由年逾花甲，先后天阴阳并亏，则痰饮上犯，饮与气涌，斯咳喘矣。阅前方叠以清肺化痰，滋阴降气，不啻助纣为虐；况背寒足冷，阳气式微，藩篱疏撤，又可知也。仲圣治饮，必以温药和之，拟桂苓甘味合附子都气，温化痰饮，摄纳肾气。桂枝八分，茯苓三钱，炙甘草五分，五味子五分，生白术五钱，制半夏二钱，炙远志一钱，炒补骨脂五钱，熟附块 5 钱，怀山药三钱，大

熟地黄三钱，核桃肉二枚。(《丁甘仁医案》)

按 丁氏为近代名医。本案以桂苓五味甘草汤加补肾药治之，上实与下虚兼顾，更加切实，乃善师仲景者。

(二)苓甘五味姜辛汤

【主治病证】冲气即低，而反更咳、胸满者，用桂苓五味甘草汤去桂加干姜、细辛，以治其咳满。(金匮十二·37)

【方剂组成】茯苓四两　甘草三两　干姜三两　细辛三两　五味子半升

【方药用法】上五味，以水八升，煮取三升，去滓，温服半升，日三服。

【方证释义】本方功能散寒泻满，蠲饮止咳。本方证论述服前方以后，冲气即见下降，但咳嗽胸满之症又复发作，这是冲逆虽平，而支饮又作，宜再除饮治咳，用苓甘五味姜辛汤。因冲逆已平，故不需桂枝；但咳满又加，故用干姜、细辛以散寒泄满，合五味子以蠲饮止咳。

(三)桂苓五味甘草去桂加干姜细辛半夏汤

【主治病证】咳满即止，而更复渴，冲气复发者，以细辛、干姜为热药也。服之当遂渴，而渴反止者，为支饮也。支饮者法当冒，冒者必呕，呕者，复内半夏以去其水。(金匮十二·38)

【方剂组成】茯苓四两　甘草　细辛　干姜各二两　五味子　半夏各半升

【方药用法】上六味，以水八升，煮取三升，去滓，温服半升，日三服。

【方证释义】本方功能降逆化饮，燥湿涤痰。本方证论述服前方后的复杂变化，应予细致鉴别。服前方后而咳满即止者，是姜、辛的功效已著，病情缓解，为好转现象。但亦有服药后见口渴，冲气复发者，是因姜、辛温热，转从燥化，动其冲气所致，此种变化自当酌用桂苓味甘汤以治之。另一种变化为口渴不久反止，咳满又发，此为支饮复盛之故。支饮内盛，上逆眩晕而并见呕吐者，应用苓甘五味姜辛汤加半夏以治水止呕。

(四)苓甘五味加姜辛半夏杏仁汤

【主治病证】水去呕止，其人形肿者，加杏仁主之。其证应纳麻黄，以其人遂痹，故不纳之。若逆而纳之者，必厥，所以然者，以其人血虚，麻黄发其阳故也。(金匮十二·39)

【方剂组成】茯苓四两　甘草三两　五味子半升　干姜三两　细辛三两　半夏半升　杏仁半升(去皮尖)

【方药用法】上七味，以水一斗，煮取三升，去滓，温服半升，日三服。

【方证释义】本方功能宣肺利气，化饮祛痰。本方证论述服用上方之药后，水去呕止。其人形肿者，为何加杏仁而不用麻黄，魏荔彤论述甚精，他说："形肿者，气浮也，即支饮中如肿之也。阳浮弱于外，而阴盛凝于内也。前方加杏仁降气为主治药，气降而饮自行，肿自消矣。如肿之证，似四肢之溢饮而非四肢之溢饮，乃支饮也。溢饮之水在皮肤，支饮如肿之水在分肉之中、经络之内也，所以皮肤之水可发汗，而经络分肉之水不可发汗也。况如肿之证，阳已外浮，阴已内盛，何可重汗之以亡其阳？若逆而治之，其阳愈衰，必成厥逆之证，见阴盛之不宜更弱其阳也。其人血虚者，即经络分肉之间隧道空虚也，虽是血虚，究为气弱，既为气弱，即为阳浮，麻黄发越阳气，愈无内固之守，此所以以杏仁降气行水于内，而具温中理脾，不同于麻黄之治溢饮也。此仲景为亡阳顾虑者深切也。"（《金匮要略方论本义》）

【医案举例】吐涎沫　叶瑞初君，丽华公司化妆部。初诊：2月17日。咳延4个月，时吐涎沫，脉右三部弦，当降其冲气。茯苓三钱，生甘草一钱，五味子一钱，干姜钱半，细辛一钱，制半夏四钱，光杏仁四钱。二诊：2月19日。两进苓甘五味姜辛半夏杏仁汤，咳已略平，惟涎沫尚多，咳时痰不易出，宜与原方加桔梗。茯苓三钱，生甘草一钱，五味子五分，干姜一钱，细辛六分，制半夏三钱，光杏仁四钱，桔梗四钱。（《经方实验录》52页）

（五）苓甘五味加姜辛半杏大黄汤

【主治病证】若面热如醉，此为胃热上冲熏其面，加大黄以利之。（金匮十二·40）

【方剂组成】茯苓四两　甘草三两　五味半升　干姜三两　细辛三两　半夏半升　杏仁半升　大黄三两

【方药用法】上八味，以水一斗，煮取三升，去滓，温服半升，日三服。

【方证释义】本方功能化饮降逆，佐以泄热。本方证论述服前方后，前述症状悉具，又兼见"面热如醉"的症状。此为水饮挟热之证，故在温化蠲饮方中，加入大黄以苦寒泄热。

以上所述桂苓五味甘草汤等五方，是为支饮体虚者，服用辛温发散之小青龙汤后变证迭出的随证治之之方。五方主症基本相同，兼症各异，差异较小，辨证需要精细，处方精当，才能取得最佳疗效。简要归纳如下：

（1）桂苓五味甘草汤证属支饮上盛而下焦阳虚，服小青龙汤温散后，发越阳气而引动冲气，虚阳上浮，属虚。以手足厥逆，气从少腹上冲胸咽，面翕热如醉，小便难，时时眩晕，无呕吐为主症。

（2）苓甘五味姜辛汤证为服桂苓五味甘草汤后冲气已平但支饮又发，以咳嗽胸满加剧为特征。

（3）桂苓五味甘草去桂加姜辛夏汤证属饮邪内盛，水气有余而逆，以呕吐，口不渴，头晕目眩为主症。

（4）苓甘五味加姜辛半夏杏仁汤证为水饮迫于肺，肺卫之气壅滞不通，以头面肢体浮肿，胸闷气喘为主症。此证按一般情况应用辛温宣散之麻黄宣通其滞，但考虑其人原有"尺脉微""手足痹"等阳虚证存在，若误用麻黄，必犯"虚虚"之戒，非但阳气受损，且亦累及其阴血而见"厥"，故用杏仁最为恰当，由此可见"病痰饮者，当以温药和之"之"和"的道理，就是在于温之而不能太过。

（5）苓甘五味加姜辛半杏大黄汤证为水饮内停，胃热随经上冲于面，以面赤口干，咳嗽胸满呕吐为主症，依其加大黄推之，尚应有大便干结。

以上五条，实为一份上盛下虚支饮咳喘的诊治病历，详细记述了服小青龙汤以后的各种变化，具体反映了辨证论治的原则性与灵活性。由此可以更加明确小青龙汤的适应证及禁忌证，以及随证加减用药的规律。如平冲气用桂枝；化水止呕用半夏；虚人形肿不宜用麻黄而用杏仁；支饮挟胃热者可用大黄等。如此药随证变，虚实标本兼顾的治疗方法，为我中医之大经大法，临证之纲要。

九、小青龙加石膏汤

【主治病证】肺胀，咳而上气，烦躁而喘，脉浮者，心下有水，小青龙加石膏汤主之。（金匮七·14）

【方剂组成】麻黄　芍药　桂枝　细辛　甘草　干姜各三两　五味子　半夏各半升　石膏二两

【方药用法】上九味，以水一斗，先煮麻黄，去上沫，纳诸药，煮取三升。强人服一升，羸者减之，日三服。小儿服四合。

按　"小儿服四合"一句，不可轻易读过。这启发读者，全书没有小儿科专篇，但许多方子，只要方证相对，都可用于治小儿病，只是药量要酌减为宜。

【方证释义】本方功能解表化饮，清热除烦。方以小青龙汤外散风寒，内化水饮；加石膏清热除烦，与麻黄相协，可发越水气。本方证是以外感风寒，内有水饮，饮郁化热为主要病机的病证。症见恶寒发热，无汗，咳喘，咯痰量多，微烦，舌苔微黄，脉浮而滑。

【医案举例】

1. 小儿咳喘　冯某某，女，6岁。1961年3月14日会诊。腺病毒肺炎住院3周，发热，咳嗽气喘，发憋，面青白，下利，舌淡、苔灰黑，脉滑数，肺部啰音较多。属内饮兼感，治宜宣肺。处方：麻黄1.5g，干姜0.9g，细辛0.9g，五味子（打）10 枚，法半夏 3g，桂枝 1.5g，生石膏 6g，炙甘草 1.5g，杏仁 10 枚，白芍 1.5g，大枣 2 枚。以水 300ml 煎，分 3 次温服。3 月 16 日复诊：身微热，面红润，喉间有痰，胃口好些，大便次数已减少，舌淡苔灰黑已减，脉滑微数。治宜调和脾胃，理肺化痰。处方：法半夏 3g，橘红 2.4g，炙甘草 1.5g，紫菀 2.4g，五味子（打）10 枚，细辛 0.9g，紫苏子（炒）3g，前胡 1.5g，生姜 2 片，大枣 2 枚。3 月 17 日三诊：热退，喘憋减，精神转佳，食纳好，脉缓，舌淡苔减。继服前方而愈。(《蒲辅周医疗经验》274 页)

原按 腺病毒肺炎，亦有属伤寒范畴的。此例患儿，据脉症属内饮兼感，先宜小青龙加石膏汤发散风寒、温化寒饮。药后肺气得宣，病情好转。继宜调和脾胃、兼化痰湿。采取了先宣后降的治疗原则。三诊热退，喘憋均减，精神转佳，食纳较好，病愈而康复。

2. 寒冬咳喘 李某某，男，45 岁。1961 年 11 月 15 日诊。咳嗽喘息不得卧，痰白质黏韧难咯，头眩痛，时恶寒，午后微发热，体倦肢楚，历时半月。前医与麻杏甘石汤加味 2 剂未效。舌苔微黄，脉象弦滑。此系风寒客肺，痰阻气机。治宜散寒肃肺，祛痰定喘，当与小青龙汤；但痰黏韧，舌苔黄，恐病久内有郁热，拟加石膏一味，寓表里双解意。小青龙汤 96g（福建中医学院药房照原方配制，提炼药），生石膏 48g，服 1 剂。11 月 17 日复诊：喘逆少减，痰转稀白，量多易咯。仍头眩痛，时时恶寒，午后发热已除。舌有灰色薄苔，脉细而缓。此证原由风寒客肺，痰阻气机而起。前以内有郁热，故加石膏一味，兹郁热已清，而痰稀苔灰，恶寒未罢，脉细，乃系阳气未复，当于前方中去石膏，加附子。依证施治，临机权宜，一药增减，系及全局，莫谓前后用寒用热不侔。小青龙汤 96g，炮附子 9g。服 1 剂，诸症竟告痊愈。[俞长荣，等.《新中医》1963，(6)：34]

按 本案辨证予小青龙加石膏汤。药后郁热得清，但阳气未复，恶寒未罢，痰稀，舌灰，脉细，故于上方去石膏加附子，1 剂收功。如此一加一减，颇为恰当，实为经方佳案。

3. 炎夏咳喘 孙某某，女，46 岁。时值炎夏，夜开空调，当风取凉，因患咳嗽气喘甚剧。西医用进口抗肺炎之药，而不见效。又延中医治疗亦不能止。马君请刘老会诊：脉浮弦，按之则大，舌质红绛，苔则水滑，病人咳逆倚息，两眉紧锁，显有心烦之象。辨为风寒束肺，郁热在里，为外寒内饮，并有化热之渐。为疏：麻黄 4g，桂枝 6g，干姜 6g，细辛 3g，五味子 6g，白芍 6g，炙甘草 4g，半夏 12g，生石膏 20g。此方仅服 2 剂，则喘止人安，能伏枕而眠。(《刘渡舟临证验案精选》20 页)

十、射干麻黄汤

【主治病证】咳而上气，喉中水鸡声，射干麻黄汤主之。（金匮七·6）

【方剂组成】射干十三枚（一法三两） 麻黄四两 生姜四两 细辛三两 紫菀三两 款冬花三两 五味子半升 大枣七枚 半夏八枚（大者洗）（一法半升）

【方药用法】上九味，以水一斗二升，先煮麻黄两沸，去上沫，纳诸药，煮取三升，分温三服。

【方证释义】本方功能散寒降逆，祛痰开结。"上气而作水鸡声，乃是痰碍其气，风寒入肺之一验，故于小青龙方中，除桂心之热、芍药之收、甘草之缓，而加射干、紫菀、款冬、大枣。专以麻黄、细辛发表，射干、五味子下气，款冬、紫菀润燥，半夏、生姜开痰，四法萃于一方，分解其邪，大枣运行脾津和药性也。"（张璐《张氏医通·诸气下·咳嗽》）本方证是以寒饮郁肺，肺气不宣，痰阻气道为主要病机的病证。症见发热恶寒，咳嗽喘息，喉中痰鸣，痰多清稀，常伴胸膈满闷，甚则不能平卧，舌苔白滑，脉浮弦。

【临床发挥】**射干麻黄汤证候特点**　射干麻黄汤对寒饮闭塞肺气所致的咳喘、哮证，不论是小儿还是成人病人，都有确切的疗效。原文"咳而上气，喉中水鸡声"一句，属"点睛"之笔。用西医学来解释，射干麻黄汤证的病变部位以支气管为主。这与本方君药射干的功效密不可分。《本经》曰射干"主咳逆上气，喉痹咽痛"。中医所谓的"喉痹"病变、"喉中"病位盖指支气管病变。本方治证与小青龙汤相比较：两方都治疗寒饮咳喘，但本方主治"喉中水鸡声"，以支气管病变为主；小青龙汤主治"心下有水气"，以肺实质病变为主。以此为辨，两方主治分明，应用会更加切实。（《金匮杂病论治全书》147页）

【医案举例】

1.**哮喘**　冯仕觉，7月21日。自去年初冬始病咳逆，倚息，吐涎沫，自以为痰饮。今诊得两脉浮弦而大，舌苔腻，喘息时胸部间作水鸡之声。肺气不得疏畅，当无可疑。昔人以麻黄为定喘要药，今拟用射干麻黄汤。射干四钱，净麻黄三钱，款冬花三钱，紫菀三钱，北细辛二钱，制半夏三钱，五味子二钱，生姜三片，红枣七枚，生远志四钱，桔梗五钱。（《经方实验录》51页）

拙巢注　愈。

曹颖甫曰　有张大元者向患痰饮，初，每日夜咯痰达数升，后咯痰较少，而胸中常觉出气短促，夜卧则喉中如水鸡声，彻夜不息。当从金匮例投射干麻黄汤，寻愈。又有杨姓妇素患痰喘之证，以凉水浣衣即发，发时咽中常如水鸡声，亦用金匮射干麻黄汤应手辄效。又当其剧时，痰涎上壅，气机有升无降，则当先服控涎丹数分，以破痰浊，续投射干麻黄汤，此又变通之法也。

按 曹颖甫先生，晚署拙巢老人。上述反复论证射干麻黄汤治疗"喉中水鸡声"有确切疗效。我辈由此应强化认识，注重应用。否则，舍良方而乱堆药，岂能取效！

2. 小儿咳喘（腺病毒肺炎） 谢某某，男，8个月。因患感冒咳嗽2周，高热4天，经各种检查，确诊为：腺病毒肺炎。入院前2周咳嗽痰多，到第10天突然高热持续不退，伴呕吐夹痰奶等，食纳差，大便色黄黏稠，日1～2次，精神萎靡，时而烦躁，入院后即用中药桑菊饮、葛根芩连汤加味、安宫牛黄散、竹叶石膏汤等内服均无效。请蒲老会诊：体温38℃～40℃，无汗，呕吐，下利，每日平均十多次，呼吸不畅，喉间痰阻，喘促膈动，面色苍白，胸胀微满，脉虚，舌红无苔。此属表邪郁闭，痰饮阻肺，正为邪遏之候。治宜辛温开闭，涤痰逐饮。方用射干麻黄汤加减：射干2.1g，麻黄1.5g，细辛1.5g，五味子30粒，干姜0.9g，紫菀2.4g，法半夏3g，大枣4枚。进2剂后体温降到正常，烦躁渐息，微咳不喘，喉间痰减，脉缓，舌质红、苔少。郁闭已开，肺气未复。宜益气化痰为治，方宗生脉散加味：沙参6g，麦冬3g，五味子20粒，紫菀2.4g，法半夏3g，枇杷叶3g，生姜3片，大枣2枚。进2剂后咳止。一切正常，观察4天痊愈出院。（《蒲辅周医案》193页）

按 本例前医之误，误在认证不准，方药不当，则病不解。蒲辅周先生根据其高热、无汗、面色苍白、喉间痰阻、喘促胸胀等症，辨证为外寒内饮，故用射干麻黄汤治之，果然药到病除。患儿舌红少苔为郁热伤阴之象，或禀赋即为阴虚之质，故转方以甘润化痰之剂善后调补。如此急则治标，缓则治本，乃是对大经大法的具体运用。

十一、厚朴麻黄汤

【**主治病证**】咳而脉浮者，厚朴麻黄汤主之。（金匮七·8）

【**方剂组成**】厚朴五两　麻黄四两　石膏如鸡子大　杏仁半升　半夏半升　干姜二两　细辛二两　小麦一升　五味子半升

【**方药用法**】上九味，以水一斗二升，先煮小麦熟，去滓，纳诸药，煮取三升，温服一升，日三服。

【**方证释义**】本方功能宣肺散饮，止逆除烦。此为小青龙汤去桂、芍、草，加石膏、厚朴、杏仁、小麦而成。方中厚朴、麻黄、杏仁宣肺利气降逆；细辛、干姜、半夏化痰止咳；石膏清热除烦；小麦养正安中；五味子收敛肺气。本方证是以饮邪挟热上迫，病势倾向于表为主要病机的病证。症见咳嗽喘息痰多，胸满烦躁，咽喉不利，舌苔白滑腻或微黄，脉弦滑。

【**医案举例**】**咳喘**　朱某某。患咳嗽，恶寒头痛，胸满气急，口燥烦渴，尿短色黄，脉浮而小弱。据证分析，其由邪侵肌表，寒袭肺经，肺与皮毛相表里，故恶寒而咳；浊痰上泛，冲激于肺，以致气机不利，失于宣化，故胸满气促；烦渴者为内有郁热，津液不布，因之饮水自救；又痰积中焦，水不运化，上下隔阻，三焦决渎无权，故小便色黄而短；脉浮则属外邪未解，小弱则为营血亏损，显示脏器之不足，如此寒热错杂内外合邪之候，宜合治不宜分治，要不出疏表利肺降浊升清之大法，因处以金匮厚朴麻黄汤。其方麻、石合用，不惟功擅辛凉解表，而且祛痰力巨；朴、杏宽中定喘，辅麻、石以成功；姜、辛、味温肺敛气，功具开合；半夏降逆散气，调理中焦之湿痰；尤妙在小麦一味补正，斡旋其间，相辅相须，以促成健运升降诸作用。但不可因麻黄之辛，石膏之凉，干姜之温，小麦之补而混淆杂乱目之。药服 3 剂，喘满得平，外邪解，烦渴止。再 2 剂，诸恙如失。（《治验回忆录》29 页）

按 厚朴麻黄汤是小青龙加石膏汤的变方，具有散饮降逆、止咳平喘之功。凡饮邪上迫，兼有郁热，病热有向上向外倾向的肺系疾患，皆可化裁运用。其辨证要点为：咳嗽上气，胸满，烦躁，舌苔黏腻，脉浮。本案系素有积痰郁热，复感寒邪，寒热错杂之证，故宜用本方主治。

需要特别指出，厚朴麻黄汤之麻黄为治表证之药，人们熟知，而厚朴也是表药，鲜为人知。《本经》首曰厚朴"主中风，伤寒，头痛，寒热"，如此正是三阳表证。对于"伤寒、中风内外牵连者，必不可无厚朴"（《本经疏证》），熟读仲景书用厚朴之方，便可领悟到这一点。欲知详细分析，请翻阅《仲景方药古今应用》（第 2 版）之厚朴内容。

十二、越婢汤

【主治病证】风水恶风，一身悉肿，脉浮不渴，续自汗出，无大热，越婢汤主之。（金匮十四·23）

【方剂组成】麻黄六两　石膏半斤　生姜三两　甘草二两　大枣十五枚

【方药用法】上五味，以水六升，先煮麻黄，去上沫，纳诸药，煮取三升，分温三服。恶风者加附子一枚，炮。风水加术四两（《古今录验》）。

【方证释义】本方功能发越水气，兼清郁热。方中以麻黄配生姜宣散水气；石膏清肺胃郁热；甘草、大枣补益中气。如果水湿过盛，可加白术健脾除湿，增强消肿之功；汗多易伤阳，恶风者可加附子温经复阳止汗。本方证是以风水挟热为主要病机的病证。症见周身浮肿，小便不利，脉浮，自汗，恶风，或咳嗽，口渴等。

【医案举例】

1. **风水重证** 陆某，年逾四旬。务农为业。1954 年 6 月病风水。时当仲夏，犹穿棉袄，头面周身悉肿，目不能启，腹膨若瓮，肤色光亮，恶风发热无汗，口微渴，纳呆溺少，咳嗽痰多，气逆喘促，不能正偃，倚壁而坐。前医迭进加减五皮饮，并配西药治疗，非惟无效，且见恶化，乃邀余往诊。一望显属风水重症，因审《金匮》辨水肿之脉，谓风水脉浮，此证寸口脉位肿甚，无从辨其脉之为浮为沉，然据其主诉及临床表现则属风水。即仿《金匮》越婢汤加味。方用：净麻黄 18g，生石膏 15g，甘草 6g，飞滑石 12g（分 2 次送服），鲜生姜 4 片，大枣 12 枚（擘）。嘱服后厚覆取汗。服后 1 小时许，周身皆得透汗，三更内衣，小便亦多，气机渐和，寒热消失，身肿腹胀随消十之八，病果顿挫，病人喜出望外。复诊寸口，可行切诊，脉濡滑，舌苔淡白，神色颇佳，较之初诊，判若两人，惟偶或咳嗽，肿胀余波未清耳。为疏方以五苓散加味。连进 3 帖而愈。追访，病未复发。［顾介真，等.《江苏中医》1965，（11）：2］

按 据《金匮·水气病》第 1、3 条所述，此例病人为典型的风水重证。治之大法应"当发其汗"，即发汗以散水也，且麻黄宣发肺气而通调水道，故又能利小便矣。

2. 风水（急性肾炎） 崔某某，男，12 岁。旬日来畏寒发热，开始眼睑浮肿，逐渐波及到下肢及全身。遍体酸楚，咽喉肿痛，咳嗽，体温 37.8℃，小便短赤。尿检：蛋白（+++），白细胞 2～4/HP，透明管型（+），颗粒管型（++）。舌质红、苔薄微黄，脉浮数。根据脉症属风邪袭肺，肺失宣降，不能通调水道所致。宜宣肺利水，越婢汤加减：麻黄 6g，生石膏 15g，白术 6g，甘草 3g，连翘 15g，赤小豆 30g，泽泻 10g，白茅根 60g，柴胡 15g，赤芍 10g。服药 3 剂后浮肿尽消，发热已退，咽喉肿痛消失。6 剂后一切症状尽消，脉转缓和，尿检（-）。（《肾与肾病的证治》82 页）

按 此案处方，实乃后方越婢加术汤去姜、枣，再加味而成。其加减之法及良好的疗效，值得认真学习。据记忆，此案医者为河北中医研究所一位善治肾病的专家。

十三、越婢加术汤

【主治病证】里水（《脉经》注："一云皮水"。可知里水即为皮水）者，一身面目黄肿（《脉经》作"洪肿"），其脉沉，小便不利，故令病水。假如小便自利，此亡津液，故令渴也。越婢加术汤主之。（金匮十四·5）

《千金》越婢加术汤：治肉极，热则身体津脱，腠理开，汗大泄，厉风气，下焦脚弱。（金匮五·附方）

【方剂组成】麻黄六两　石膏半斤　生姜三两　甘草二两　白术四两　大枣十五枚

【方药用法】上六味，以水六升，先煮麻黄，去上沫，纳诸药，煮取三升，分温三服。恶风加附子一枚，炮。

【方证释义】本方功能发肌表之邪，清内蓄之热，健脾除湿。方中"麻黄通痹气，石膏清气分之热，姜、枣以和营卫，甘草、白术以理脾家之正气"（徐彬《金匮要略论注》）。本方证是以肺病不能通调水道，脾病不能运化水湿，水邪泛滥周身为主要病机的病证。症见周身肿甚，小便不利，脉沉，舌苔白滑或罩黄。《千金》以本方治疗肉极变热证候。本方与后列越婢加半夏汤均为越婢汤之加味方，但一治咳嗽上气病，一治水气病，这也体现了异病同治之大法。

【医案举例】

1. **水肿** 兰女，14岁，脉数，水气由面肿至足心。经谓病始于上而盛于下者，先治其上，后治其下。议腰以上肿当发汗例，越婢加术汤法：麻黄去节五钱，白术三钱，杏仁泥五钱，石膏六钱，桂枝三钱，炙甘草一钱。（《吴鞠通医案》121页）

按 此案"水气由面肿至足心"，正合风水由轻到重，水肿先上后下的发病规律，病至"一身面目洪肿"，则由风水演变为皮水。治依仲景方法，灵活变通，必有效果。

2. **风水** 陈某某，男，25岁。缝纫业。上月至邻村探亲，归至途中，猝然大雨如注，衣履尽湿，归即浴身换衣，未介意也。3日后发热，恶寒，头痛，身痛，行动沉重。医与发散药，得微汗，表未尽解，即停药。未数日，竟全身浮肿，按之凹陷，久而始复，恶风身疼无汗。前医又与苏杏五皮饮，肿未轻减；改服五苓散，病如故。医邀吾会诊，详询病因及服药经过，认为风水停留肌腠所构成。虽前方有苏、桂之升发，但是不敌渗利药量大，一张一弛，效故不显。然则古人对风水之治法，有开鬼门及腰以上肿者宜发汗之阐说，而尤以《金匮》风水证治载述为详。……按陈证先由寒湿而起，皮肤之表未解，郁发水肿。诊脉浮紧，恶风无汗，身沉重，口舌干燥，有湿郁化热现象。既非防己黄芪汤之虚证，亦非麻黄加术汤之表实证，乃一外寒湿而内郁热之越婢加术汤证，宜解表与清里同治，使寒湿与热均从汗解，其肿自消，所谓因势利导也。方中重用麻黄（45g）直解表邪；苍术（12g）燥湿；姜皮（9g）走表行气，资助麻黄发散之力而大其用；石膏（30g）清理内热，并抑制麻黄之辛而合力疏表；大枣、甘草（各9g）和中扶正，调停其间。温服1剂，卧厚覆，汗出如洗，易衣数次，肿消大半。再剂汗仍大，身肿全消，竟此霍然。风水为寒湿郁热肤表之证。然非大量麻黄不能发大汗开闭结，肿之速消以此，经验屡效。若仅寻常外邪则又以小量微汗为宜，否则漏汗虚阳，是又不可不知者。（《治验回忆录》33页）

按 此案辨证之精细与论治之精准，应细心品味，方知中医学之精华。治方麻黄重用至 45g，是作者熟师医理，活用经方之生平经验，诚为可贵。读者应结合具体病情效法之，不可盲从。

十四、越婢加半夏汤

【主治病证】咳而上气，此为肺胀，其人喘，目如脱状，脉浮大者，越婢加半夏汤主之。（金匮七·13）

【方剂组成】麻黄六两　石膏半斤　生姜三两　大枣十五枚　甘草二两　半夏半升

【方药用法】上六味，以水六升，先煮麻黄，去上沫，纳诸药，煮取三升，分温三服。

【方证释义】本方功能宣肺清热，降逆平喘。方中重用麻黄、石膏辛凉配伍，可发越水气，兼清里热；生姜、半夏散水降逆；甘草、大枣安中以调和诸药。本方证为素有内饮痼疾，复感外邪，饮热郁肺为主要病机的病证。症见咳甚喘急，目如脱状，肺胀（即肺气肿呈桶状胸）满闷，舌红苔黄，脉浮大。本方与前述小青龙加石膏汤、射干麻黄汤、厚朴麻黄汤等 4 方，均主治外寒内饮所致的"咳而上气"（喘）等证。惟射干麻黄汤证尚未化热，其余 3 个方证都已化热，故均以石膏辛甘寒清热散邪。

【医案举例】

1. 肺胀（肺气肿）　社友孙芳其令爱，久嗽而喘，凡顺气化痰清金降火之剂，几于遍尝，绝不取效。一日喘甚烦躁，余视其目则胀出，鼻则鼓，脉则浮而且大，肺胀无疑矣。遂以越婢加半夏汤投之，一剂而减，再剂而愈。余曰：今虽愈，未可恃也，当以参术补元，助养金气，使清肃下行，竟因循月许，终不调补，再发而不可救药矣。（《医宗必读》306 页）

按　此案为明代著名医家李中梓的代表作《医宗必读》所附医案。此案发人深省，示人以大法于案语之中。潜心读之可知，此案病机必属上盛下虚，本虚标实，故以越婢加半夏汤治标救急，缓则"当以参术补元，助养金气"，以固根本。本篇治疗咳嗽上气七方皆以治标为主，缓则均应培本以收功。急则治标，缓则治本，医者皆知，但施治不当，仍然无效。如此案前医治法亦属治标，为何"绝不取效"？关键在法不妥，方不专，方证不对，故而无效。

2. 哮喘（支气管哮喘）　傅某，男，15 岁。1999 年 6 月 10 日。自幼患咳喘病，多年来反复发作，常因外感风寒而诱发。发时咳嗽，喘息，甚则喉中哮鸣，或兼发热等表证。西医诊断：支气管哮喘。近 4～5 年来每年复发数次，常由编者诊治，辨证以小青龙汤或射干麻黄汤加减治之，多 3～5 剂而愈。本次复发以小青加石膏汤治之，服药 3 剂，咳喘明显缓解，但仍感胸部憋闷，鼻流涕，脉沉滑，舌暗红、苔薄黄。听诊：胸背部可闻及哮鸣音。以越婢加半夏汤再加厚朴宽胸理气。处方：麻黄 15g，生石膏 60g，清半夏 15g，厚朴 24g，炙甘草 9g，生姜 30g，大枣 6 枚。水煎分日 3 次温服。服 2 剂诸症缓解。（吕志杰治验）

3. 子肿　刘某某，女性，35 岁。因妊娠 8 个月，全身浮肿，咳嗽气逼，入省妇女保健院，住院治疗已 7 天，曾服双氢克尿噻、利尿素，以及中药五皮饮加白术、当归、黄芪等剂，全身浮肿加剧，腹水增加，病情严重，正在考虑引产未决之际，经该院应邀会诊。诊得病人颜面及全身浮肿，恶风鼻衄，咳喘不已，呕逆不能食，大便尚通，小便短赤，舌苔白、尖红，脉浮数有力，虽未见发热口渴等症，而肺经风水交冲挟有胃热之候显然可见。遂从《金匮》风水论治。处方：越婢加半夏汤。净麻黄 4.5g，生石膏 12g，法半夏 6g，生甘草 3g，生姜 4.5g，红枣 4 枚，加杏仁 9g。连服 6 剂，虽汗出不多，而尿量增加，输出量大于输入量，每天高达 2900ml，全身浮肿消失，腹水亦除，体重由 61kg 减至 46kg，心肺正常，咳喘见平，饮食睡眠均恢复正常。[杨志一.《41》1963,（9）: 29]

按　此案是对越婢加半夏汤以及越婢汤的发挥应用。案中中西药疗效之比较与前后中医处方疗效之比较，可以领悟到中医学精华之处。

十五、甘草麻黄汤

【主治病证】里水，越婢加术汤主之；甘草麻黄汤亦主之。（金匮十四·25）

【方剂组成】甘草二两　麻黄四两

【方药用法】上二味，以水五升，先煮麻黄，去上沫，纳甘草，煮取三升，温服一升，重覆汗出，不汗，再服。慎风寒。

【方证释义】本方功能发汗散水消肿。方中剂量为麻黄倍于甘草，取"辛甘发散为阳"之义，以发汗散水消肿。本方证是以水湿浸渍于肌里，阳气郁阻为主要病机的病证。症见皮水无汗，口不渴，小便不利，苔白滑，脉沉。

【医案举例】**皮水（急性肾炎）**　王某，男，3 岁，1983 年 10 月 27 日由儿童医院转来本院。患儿 1 周前发热，咽痛，经治热退，因汗出过多，其母用凉毛巾揩之，次日下午，患儿面目出现浮肿，到某院确诊为"急性肾炎"。用西药效微，转本院中医诊治。症见：睑如卧蚕，全身浮肿，头面、下肢尤甚，其睾丸肿大如小杯，尿 2 日来几闭，不欲饮食，呼呼作喘，病属《金匮》所云"气强则为水""风气相击"之证候。治以"启上闸开下流"之法，气行则水去矣。处方：麻黄 15g，甘草 15g。水煎，频频而少喂。患儿家长每十几分钟喂一匙，半剂尽，尿道口尿液淋漓，半小时后，第一次排尿约 300ml，又隔 45 分钟，第二次排尿约 700ml，此时喘促减，余嘱尽剂，夜间服 5～6 次，次日清晨，其肿大消，身

渍渍汗出，改培土利湿剂善后。(顾兆农.《中医药研究杂志》1984，创刊号：22)

十六、文蛤汤

【主治病证】吐后，渴欲得水而贪饮者，文蛤汤主之。兼主微风、脉紧、头痛。(金匮十七·19)

【方剂组成】文蛤五两　麻黄三两　甘草三两　生姜三两　石膏五两　杏仁五十枚　大枣十二枚

【方药用法】上七味，以水六升，煮取二升，温服一升，汗出即愈。

【方证释义】本方功能解表清里。即大青龙汤去桂枝加文蛤而成。方中文蛤咸而偏寒，配石膏清热止渴；麻黄、杏仁宣肺发汗；姜、枣、草调和营卫并安中。历代医家对本方证病机、主症见解不一，待考。

类方串解

本节共 21 首方剂（小青龙汤附方 5 首），按其主治功效，可分为辛温解表、辛凉解表、扶正解表三类。按其病机与方药组成归类，可分为三大类：一是单纯表证，以麻黄汤为主方。二是表里同病，即表证兼有热、饮、水、湿等，以麻黄为主药，配伍清热、化饮、散水、除湿，以表里兼治。三是表证兼有阳虚，用麻黄配伍助阳药以扶正解表。

1. 治表证为主的麻黄汤类　本类方剂有麻黄汤与甘草麻黄汤。麻黄汤是开表逐邪发汗之峻剂，是外感风寒表实证之主方。甘草麻黄汤主治皮水，即水邪稽留于皮肤，故重用麻黄为主药，少佐甘草，取"辛甘发散为阳"之义，以发汗散水消肿。即取法于《内经》所谓"其在皮者，汗而发之"。

2. 表里兼治，以麻黄为主药的方剂　本类方证繁杂，共有 17 个方证，分述如下：①主治外感风寒，内有郁热的大青龙汤和麻杏石甘汤。大青龙汤由麻黄汤倍麻黄、甘草，加石膏、生姜、大枣而成。麻杏甘石汤乃麻黄汤去桂枝，加石膏也。②主治风寒客表，水饮内停的小青龙汤与射干麻黄汤。由于小青龙汤为温散之剂，对于上盛下虚证用之不当，会引发变证，故《金匮·痰饮病》有服小青龙汤后变证调治之 5 方。不仅误用小青龙汤有如此变证，其他以发散为主的方剂误用之，皆可引发变证。故此 5 个方证为示人以法，学者应触类旁通也。③主治外寒内饮，饮郁化热的小青龙加石膏汤、厚朴麻黄汤、越婢加半夏汤以及主治风水、皮水挟热的越婢汤、越婢加术汤。上述 5 方均以麻黄与石膏相伍为主药。外散风寒或水邪，内清郁热。④主治寒湿在表的麻黄加术汤、风湿在表化热的麻杏苡甘汤。这 2 方一是麻黄汤的加味方，一是麻黄汤的加减方。此外，还有一个治外寒内热的文蛤汤。

3. 主治表证兼阳虚的方剂　此类方有麻黄附子细辛汤、麻黄附子甘草汤（麻黄附子汤）。这两方都是针对阳虚之人，复感风寒而设。均以麻黄发汗散邪，以附子温经助阳，酌加细辛或甘草。

总之，本类方剂都是以麻黄汤为主方，以麻黄为主药。根据具体病机、主症及兼挟症的不同，或加石膏以清热，或加白术、薏苡仁以祛湿，或加干姜、半夏、细辛、五味子、白芍以温肺（敛肺）化饮，或加紫菀、款冬花以止咳，或加厚朴以利气，或加射干以利咽，或加小麦以护正，或加附子以扶阳，等等。如此加减化裁，力求方证相对，必取良效。

第三章
涌吐剂

凡以涌吐药为主组成，具有涌吐痰涎、宿食、毒物等作用，以治疗痰厥、食积、误食毒物的方剂，统称为涌吐剂。属"八法"中的吐法，"十剂"中的宣剂。

涌吐剂的功用是使停留在咽喉、胸膈、胃脘的痰涎、宿食、毒物从口中吐出。适用于中风、癫狂、喉痹之痰涎壅盛，宿食停留胃脘，毒物尚在胃中等，由于病情急迫，急需采用吐法治之。《医学心悟》说："吐者，治上焦也。胸次之间，咽喉之地，或有痰、食、痈脓，法当吐之。经曰'其高者因而越之'是已。"

栀子豉汤类有五方煎服法后皆曰："得吐者，止后服。"故王子接说："栀豉汤，吐剂祖方也。……瓜蒂散、栀豉汤，吐胸中寒饮。瓜蒂散，吐上焦之重剂；栀豉汤，吐中焦之轻剂。"（《绛雪园古方选注·条目》）瓜蒂散为吐剂毫无疑问，而栀豉汤类是否为吐剂尚有争议。但从"药力胜病"或得吐而言，不妨将栀子豉汤类方暂称之为吐剂。

一、瓜蒂散

【主治病证】病如桂枝证，头不痛，项不强，寸脉微浮，胸中痞硬，气上冲咽喉不得息者，此为胸有寒也，当吐之，宜瓜蒂散。（伤寒166）

病人手足厥冷，脉乍紧者，邪结在胸中，心下满而烦，饥不能食者，病在胸中，当须吐之，宜瓜蒂散。（伤寒355）

宿食在上脘，当吐之，宜瓜蒂散。（金匮十·24）

【方剂组成】瓜蒂一分（熬黄）　赤小豆一分

【方药用法】上二味，各别捣筛，为散已，合治之。取一钱匕，以香豉一合，用热汤七合，煮作稀糜，去滓。取汁和散，温，顿服之。不吐者，少少加。得快吐，乃止。诸亡血、虚家，不可与瓜蒂散。

【方证释义】本方功能涌吐痰实。方中取瓜蒂味极苦，性升催吐；赤小豆味酸性泄，兼能利水。二药配伍，有酸苦涌泄之功。豆豉轻宣辛散，载药上浮，助瓜蒂以催吐。本方法符合《素问·阴阳应象大论》所谓"其高者，因而越之"的原则，使壅阻胸脘之痰食邪气，一并吐之而解。本方证是以痰涎宿食，壅滞胸脘，胸阳不畅为主要病机的病证。《伤寒论》以本方治疗寒痰结聚胸中，病如桂枝证，头不痛，项不强，寸脉微浮或乍紧，胸中痞硬，气上冲咽喉不得息，心下满而烦，饥不能食。若是胸中阳气被遏，不能布达于外，还可见手足厥冷。此外，本证还可见痰塞喉中，不能言语，懊恼不安，欲吐不能等症。《金匮》用以治疗宿食在上脘。

【临床发挥】《总病论》："病三日以上气浮上部，填塞胃心，故头痛，胸中满，或多痰涎，当吐之则愈。又曰，胸膈痞闷，痰壅塞碍，脉得浮或滑，并宜瓜蒂散吐之。产后六七日内下泻，诸药不效，得此脉，与吐之，泻立止；下利日数十行，其脉反迟，寸口微滑，吐之则止。"

运用瓜蒂散注意事项 关于瓜蒂散的剂量、功用及注意事项，刘渡舟、傅士垣等指出：瓜蒂散用瓜蒂和赤小豆各"一分"，这里的"一分"，是等量的意思，不是剂量单位。瓜蒂又名苦丁香，味极苦，涌吐力最强，为催吐之要药；赤小豆味酸苦，能行水消肿，与瓜蒂相伍有酸苦涌泄之功；香豉清轻宣泄，载药上浮，以其煮汤合散，有助涌吐之力。因本方涌吐之力甚强，故使用时应得法，提出以下几点注意事项：

第一，凡催吐药物服后，可鼓动全身阳气浮动上冲，故可见头目眩晕、汗出等反应。应令病人勿动，或闭目以待之，并应选择避风安全处，以免跌仆或汗出受风。

第二，在吐之前，可用宽布腰带勒紧腹部，借增腹压而助其涌吐。

第三，若确有痰实，但服药后而不吐，反见心烦难以忍耐者，可以用物探喉以催吐，或少进白糖，以促其吐。得快吐乃止，不可多服。若因药力不足，可稍稍加量。

第四，若痰实吐出，大邪已去，而吐势不止，可以葱白煎汤饮服而抑制其吐。

第五，吐法势猛，虽能祛邪，也易伤正，特别是容易伤胃气与津液，故久病、年老、体弱者不可与之。仲景告诫"诸亡血虚家，不可与"，就是这个意思。

汗、吐、下乃去邪之三法。病在表者，汗而发之；病在上者，因而越之；病在里者，下夺而竭之。张子和《儒门事亲》论汗吐下之法很为全面，现在临床用汗、下二法较常见，惟涌吐之法却很少运用。汪昂曾对此作过批评，他说："今人惟知汗下而吐法绝置不用，遇邪在上焦及当吐者不行涌越，致邪塞而成坏证，轻病致重，重病致死多矣。时人背弃古法枉人性命可痛也。"我们应当很好地继承古人留给我们的各种行之有效的治疗手段和方法，并在临床实践中不断地总结发扬，不能因为吐法有伤正气之弊就弃置不用。金元四大家之一的朱丹溪，曾用吐法治疗小便不通，获得很好的疗效，这是开上窍以导下窍之法。这些经验，均可作为我们的借鉴。（《伤寒论诠解》107页）

瓜蒂散之病机、用法、适应证及禁忌证 左季云对本方证治有深刻认识，归纳如下：

（1）本散与栀子豉汤吐剂辨 如不经汗下，邪气蕴郁于膈，则谓之膈实，应以瓜蒂散吐之，瓜蒂散吐胸中实邪者也。若发汗吐下后，邪气乘虚留于胸中，则谓之虚烦，应以栀子豉汤吐之。栀子豉汤吐胸中虚烦者也。齐有堂曰：瓜蒂、栀、豉皆吐剂也，要知瓜蒂吐痰食宿寒，栀豉吐虚烦客热。如未经汗下，邪郁胸膈而痞满者，谓之实，宜瓜蒂散，此重剂也。已经汗下，邪乘虚客于胸中而懊者为虚烦，宜栀豉汤，此轻剂也。本方瓜蒂之代用，齐有堂曰：甜瓜蒂如无，以丝瓜蒂代之。

（2）用本方之引吐及止吐法 齐有堂曰：甜瓜蒂炒黄，赤小豆等份为末，熟水调饮，或用酸齑水更佳，量人虚实服之，良久不吐者，口含砂糖一块即吐，吐时须令闭目，紧束肚皮。若吐不止者，葱白汤解之。

（3）本散兼治 ①风眩头痛。②懊侬不眠。③癫痫喉痹。④头中湿气（有湿气头痛者须知）。⑤水肿、黄疸、诸黄、急黄、湿热诸病。（原按：诸黄之证，有遍身如金色者，有热病发黄者，有黄疸阴黄者。而水肿之病，有身面浮肿者，有四肢浮肿者。以上诸证，均以此散末，吹入鼻中，取出黄水自愈。）⑥卒中痰迷，涎潮壅盛。⑦癫狂烦乱，人事昏沉。⑧五痫痰壅。⑨火气上冲。⑩咽喉不得息，及食填太阴，欲吐不出者。发狂欲走者（以此散一钱，取吐而愈）。以上各证均当用吐法。

（4）本方禁条 ①诸亡血虚象。亡血虚象，所以不可与者，以瓜蒂散为主剂，重亡津液之药，亡血诸虚象补养则可，更亡津液必不可。②尺脉绝者不宜服。恐伤胃气，又当吐而胃弱者，改用参芦，参犹带补，不致耗伤元气也。（《伤寒论类方法案汇参》496页）

【医案举例】

1. **黄疸** 一人素病黄疸，忽苦头痛不已，发散降火，历试无效。诊得脉大而缓，且一身尽痛，又兼鼻塞，乃湿家头痛也。投瓜蒂散，纳鼻中，黄水去一大杯而愈。

2. **呕吐** 丹溪治一少年，食后必吐出数口，却不尽出，膈上时作声，面色如平人。病不在脾胃，而在膈间，其得病之由，乃因大怒未止，辄令食面，故有此症。想其怒甚则死血菀于上，积在膈间，碍气升降，津液因聚为痰为饮，与血相搏而动，故作声也。用二陈加萝卜子，以瓜蒂散吐之，再一日，又吐之，痰中见血一盏，次日复吐之，见血一钟而愈。

3. **留饮** 李士材治秦景明，素有痰饮，每岁必四五发，即呕吐不能食。此病人久结成窠囊，非大涌之，弗愈也。须先进补中益气，10 日后以瓜蒂散频投，涌如赤小豆沙数升，已而复得水晶色者升许，如是者七补之，七涌之，而窠囊始尽，专服六君子八味丸，经年不辍。

4. **寒痰** 张子和治一妇人，心脐结硬如斗，按之若石，人皆作痞结，针灸、毒药无效。张见之曰：此寒痰也。诊其两手寸关皆沉，非寒痰而何？以瓜蒂散吐之，连吐六七升，凡如此三，以人参调中汤、五苓散调服以平。

5. **支饮** 一妇从少年时，因大哭罢，饮水困卧，水停心下，渐发痛闷。咸以为冷积，治以温热之剂及禁食冷物。一闻茶气，病辄内作，如此数年，烧燎灸艾，疮孔数千。十余年后，大小便闭闷，两目如昏，积水转甚，流于两胁，世谓小癖，或谓支饮。硇、漆、棱、莪攻磨之药，日施不效，竟食日衰，积日茂，上至鸠尾，旁至两胁及脐下，但发之时，按之如水声，心腹结硬，手不可近者，月发 5 次，甚则欲死，已二十余年。张诊其脉，寸口独沉而迟，曰：此胸中有痰，先以瓜蒂散涌痰五七升，不数日再越痰水及斗，又数日上涌数升，凡三涌三下，汗如水者，其积皆去，以流食调之，月余大瘥。（以上 5 例转引自《伤寒论类方法案汇参》499 页）

二、栀子豉汤

【**主治病证**】发汗吐下后，虚烦不得眠；若剧者，必反复颠倒，心中懊恼，栀子豉汤主之；……（伤寒 76）

发汗，若下之，而烦热，胸中窒者，栀子豉汤主之。（伤寒 77）

伤寒五六日，大下之后，身热不去，心中结痛者，未欲解也，栀子豉汤主之。（伤寒 78）

阳明病，脉浮而紧，咽燥，口苦，腹满而喘，发热汗出，不恶寒，反恶热，身重。若发汗则躁，心愦愦，反谵语。若加温针，必怵惕，烦躁不得眠。若下之，则胃中空虚，客气动膈，心中懊恼，舌上胎者，栀子豉汤主之，……（伤寒 221）

阳明病，下之，其外有热，手足温，不结胸，心中懊恼，饥不能食，但头汗出者，栀子豉汤主之。（伤寒 228）

下利后，更烦，按之心下濡者，为虚烦也，宜栀子豉汤。（伤寒 375）

下之后，更烦，按之心下濡者，为虚烦也，栀子豉汤主之。（金匮十七·44）

【**方剂组成**】栀子十四个（擘） 香豉四合（绵裹）

【方药用法】上二味，以水四升，先煮栀子，得二升半，纳豉，煮取一升半，去滓，分为二服，温进一服，得吐者，止后服。

【方证释义】本方功能清宣郁热，除烦透邪。方中栀子苦寒泄热，清心除烦；香豉经酿制，宣热和胃。先煎栀子，意在取其味；后纳香豉，意在取其气。二药相合，清宣互济，发散火郁而除烦，为清宣心胸郁热之良剂。本方证是以热郁心胸为主要病机的病证。《伤寒论》说到本证见于以下几种成因：①伤寒发汗吐下后，火郁不伸，热扰胸膈，见虚烦不得眠，剧者反复颠倒，心中懊恼，或烦热、胸中窒，或身热不去、心中结痛。②阳明病下之，胃中空虚，客气动膈，其外有热，手足温，不结胸，心中懊恼，饥不能食，但头汗出，舌上苔。③下利后，更烦，按之心下濡。从舌脉上看，本证多见舌质偏红、舌苔微黄，脉数。

【临床发挥】《千金方》："栀子豉汤，治大下后，虚劳不得眠，剧者颠倒懊恼，欲死方，即本方。若上气呕逆，加橘皮二两，亦可加生姜二两。"

《小儿药证直诀》："栀子饮子治小儿蓄热在中，身热狂躁，昏迷不食，即本方小其剂。"

《资生篇》："栀子豆豉汤交心肾，和脾胃，败毒清温，功难尽述，生栀子、香豆豉各五钱。胃气虚，加甘草；胃家实，加枳实；胃寒，加生姜；脾寒，减豆豉，加干姜；脾热，减豆豉，加黄柏、甘草。"

《伤寒大白》："栀子豉汤，此仲景治懊恼原方也，以懊恼症，心下烦热致病，故以栀子豆豉汤主治。然表邪不散，亦有烦热懊恼者，家故有三阳表药加入之法：羌活栀子豆豉汤，即前方加羌活，以宣发太阳；干葛栀子豆豉汤，即前方加干葛，以宣发阳明；柴胡栀子豆豉汤，即前方加柴胡，以宣发少阳。"

栀子豉汤的功用及服药后的反应　关于栀子豉汤的功用，刘渡舟、傅士垣等分析说：本方栀子苦寒，可导火热下行，且因其体轻上浮，清中有宣，故与芩连之苦降直折不同；豆豉气味轻薄，既能解表宣热，又可和降胃气，宣中而有降。二药相伍，既可清解胸表之热，又可宣泄火郁之烦，还可调理气机之升降出入，对火郁虚烦之证疗效颇佳。使用本方，定要先煎栀子取其味，后纳豆豉取其气。

关于栀子豉汤服药后或吐或不吐之反应，刘渡舟、傅士垣等有临床验证，指出：原文方后有"得吐者止后服"一句，验之临床，也有吐的，也有不吐的，因此不可拘泥。记得昔年行医时，曾诊一王姓亲戚患伤寒发热，数日后见心中懊恼，坐卧不安之证。病人心烦难耐，甚至家人近前也遭憎厌呵斥。查其脉数，舌红苔黄，遂断为火郁虚烦证。与栀子豉汤原方服用，但对药后作吐的反应未向病家交代。当晚，病人药后作吐，家人惊恐，疑是方药有误，复邀诊视，见病人吐后已安睡。经说明情况，家人始得放心。记述此案，一则说明服本方后确有吐者；一则也提示医者，用此方时，应事先向病人交代服药后的反应，以免引起不必要的惊恐。其实，栀子与豆豉并非催吐药，但为什么有时在药后可以吐呢？从本证病情特点看，这种吐是属正气驱邪外出，故有吐而作解的。再说，郁烦懊恼越严重，火郁越甚，正邪交争越激烈，药后得吐的机会亦越多。这种邪郁胸膈得吐而愈与邪在肠胃作泻而解的机制相同，也可以说是《内经》关于"其高者因而越之，其在下者引而竭之"的论治法则的具体体现。但在临床上，用本方后出现得吐而解的机会也并不普遍。不见吐而使火郁得泄、心烦得除者，亦往往有之。如《伤寒明条》中即认为，服栀子豉汤后不会致吐，主张把原文"得吐者止后服"改为"得汗者止后服"。其理由是，本方为清宣之剂，豆豉又有解表之力，故可得汗而解。此说亦可供参考。

后世医家根据张仲景用栀子开火郁治虚烦的道理，不断扩大了栀子治疗诸郁证的应用范围，并取得了较好的疗效。例如：治疗肝气郁、血虚生热的八味逍遥散证，就是在逍遥散疏肝健脾养血的基础上，又加入牡丹皮、栀子，以清宣郁热为主。又如朱丹溪所用的越鞠丸，治疗气、血、痰、火、湿、食等六种郁证，其中即有栀子，以治疗火郁为主。（《伤寒论诠解》53页）

栀子豉汤证候特点与叶天士对栀子豉汤的运用 陈亦人对栀子豉汤证候特点详加分析，归纳总结。他说：栀子豉汤是治疗无形邪热郁于胸膈而致之胸脘闷、烦扰不安的有效方剂。据《伤寒论》所载：该方所治多属于汗吐下后余邪为患。其主症为胸闷，虚烦（如烦热、虚烦不得眠、下利后更烦、心中懊恼、胸中窒及心中结痛等）。其他见症为舌上苔，按之心下濡，饥不能食，但头汗出，其外有热，手足温等。舌上苔，表明邪已去表入里，热郁气滞；按之心下濡，证明是无形热结；饥不能食，是因胃热消谷故知饥，热郁气滞故不能食；但头汗出，是热郁于里而蒸于上的缘故；其外有热，手足温，既不是太阳、少阳病，也不是三阴病，同时也未达到阳明经热炽盛与阳明腑实的程度。此外，还有"病人旧微溏者，不可与服之"的用方禁例。因为栀子豉汤毕竟是苦寒之剂，所以脾阳素虚的人，虽具有栀子豉汤证，也不可使用该方，这就意味着治病必须照顾病人体质，用方既要知其所长，也要知其所短，才能受其功而免蹈其弊。由此可见，《伤寒论》中有关该方的叙述，是比较全面的，这对掌握栀子豉汤的运用，有很大的指导意义。

陈亦人还指出：临床上像虚烦懊恼那样典型的证候固然会有，但毕竟不是太多，而且也不一定是汗吐下后。因此，要想达到理论密切联系实际，更好地运用该方，仅据《伤寒论》所叙述的症状，远远不够，必须进一步领会它的精神实质。叶氏以他的丰富经验，对该方的具体运用，作出了巨大贡献。首先，他对该方的作用有深透的理解，如：解其陈腐郁热、宣其陈腐郁结等。其次，对栀子豉汤证的病机有全面的认识。仅从《临证指南医案》运用该方治疗的三十七案来看：既用于外感，如风温、暑湿、秋燥等，又用于杂病，如眩晕、脘痞、心痛等；气分郁热证固然用之，嗽血、吐血证亦间用之；上中焦病用之，下焦病亦间用之，甚至邪热弥漫上中下三焦亦用之。这就大大扩充了该方的运用范围。由于该方仅有栀子、豆豉两味，叶氏在运用时，每佐入一些微苦微辛的药物，意取"微苦以清降，微辛以宣通"，这更使得栀子豉汤的作用大为增强，从而提高了疗效。……至于随证加味，不但不会降低栀子豉汤的价值，相反，更能加强其作用，从而更推广了该方在临床上的运用。叶氏在栀子豉汤轻清宣泄的理论指导下，突出了微苦微辛能开上痹的论点，因而他在运用时，每每加入杏仁、瓜蒌皮、郁金之类，如有二十六案用了杏仁，二十三案用了郁金，二十一案用了瓜蒌皮。这样，就大大提高了栀子豉汤的疗效。如欲加强清宣肺气之力，选佐桔梗、紫菀、枇杷叶、桑叶、枳实、降香、半夏、生姜、蔻仁、厚朴、延胡索等；欲增强清热作用，选用羚羊角、连翘、石膏、竹叶、黄芩、黄连、牡丹皮、竹茹等；欲兼以渗利，选佐薏苡仁、通草、滑石、茯苓皮、赤小豆等；欲兼以滋阴，选佐沙参、石斛、天花粉等；他如芳化开窍的菖蒲、活血祛瘀的桃仁等，都可以随宜选用。这些也有一定的规律可循，果能触类引申，灵活运用，就可逐渐达到左右逢源的境地。(《〈伤寒论〉求是》177、182页)

【医案举例】

1. **心烦** 袁某某，男，24岁。患伤寒恶寒、发热、头痛、无汗。当予麻黄汤1剂，不增减药味，服后汗出即瘥。历大半日许，病人即感心烦，渐渐增剧，自言心中似有万虑纠缠，意难摒弃，有时闷乱不堪，神若无主，辗转床褥，不得安眠，其妻仓惶，恐生恶变，乃复迎余，同往诊视。见其神色急躁，面容怫郁，脉微浮带数、两寸尤显，舌尖红、苔白，身无寒热，以手按其胸腹，柔软而无所苦，询其病情，曰：心乱如麻，言难表述。余曰无妨，此余热扰乱心神之候，乃书栀子豉汤1剂：栀子9g，淡豆豉9g。先煎栀子，后纳豆豉。一服烦稍安，再服病若失。(《湖北中医医案选集》第一辑，18页)

按 此例汗后表解，余热留扰胸膈，致有心乱如麻之候。予栀子豉汤清宣胸中余热，2剂而安。

2. **倒经** 王某，女，19岁，本院学生。1989年11月10日诊。病人近3个月以来常鼻出血，服消炎止血药无效。近1周来出血量增多，甚则鼻孔中滴注而下，用棉球堵塞而不止。余诊其脉，觉寸关间滑数有力；继按其剑突下部位，诉有明显的憋闷及疼痛感；询其夜间睡眠近半年来一直翻覆辗转，心烦，历2小时始能入睡。遂疏方：栀子10g，淡豆豉10g。3剂，水煎服。3日后病人复诊，诉服1剂后，鼻出血即止；更有趣者，病人告曰，她已半年未来月经，服药1剂后，月经亦同时来潮。可见，病人鼻出血乃属"倒经"。此后，病人鼻出血未

发，月经一直正常。(《仲景方药古今应用》)

三、栀子甘草豉汤

【主治病证】发汗吐下后，虚烦不得眠，若剧者，必反复颠倒，心中懊
憹……若少气者，栀子甘草豉汤主之。(伤寒 76)

【方剂组成】栀子十四个(擘) 甘草二两(炙) 香豉四合(绵裹)

【方药用法】上三味，以水四升，先煮栀子、甘草，取二升半，纳豉，煮取
一升半，去滓，分二服，温进一服，得吐者，止后服。

【方证释义】本方功能清宣郁热，益气和中。系栀子豉汤加甘草而成。即在
栀子豉汤证的基础上，如果兼见少气者，加入甘草以益气和中。本方证是以热扰
心胸，中气受损为主要病机的病证。症见虚烦不得眠，心中懊憹，剧者反复颠
倒，卧起不安，或身热，少气等。

【医案举例】**湿温** 薛生白治某，病本湿温，元气不能载邪外出，有直犯中
焦之势。仿栀子甘草豉汤，以栀子上下分开之，姜芩左右升降之，芳香之草横解
之，以冀廓清诸邪，未识得奏肤功否。用：黑栀子、炒香豉、甘草，加黄芩、川
郁金、生姜、生香附、鲜石菖蒲。(《伤寒论类方法案汇参》149 页)

四、栀子生姜豉汤

【主治病证】发汗吐下后，虚烦不得眠，若剧者，必反复颠倒，心中懊
憹……若呕者，栀子生姜豉汤主之。(伤寒 76)

【方剂组成】栀子十四个(擘) 生姜五两(切) 香豉四合(绵裹)

【方药用法】上三味，以水四升，先煮栀子、生姜取二升半，纳豉，煮取一
升半，去滓，分二服，温进一服，得吐者，止后服。

【方证释义】本方功能清宣郁热，和胃止呕。即在栀子豉汤证的基础上，如
果兼见恶心欲吐者，加入生姜降逆和胃止呕。本方证是以胸中郁热，胃气上逆为
主要病机的病证。症见虚烦不得眠，心中懊憹，恶心欲吐，甚者反复颠倒，卧起
不安等。

【医案举例】**宿食** 郑某某，胃脘痛。医治之，病不减，反增，大便秘结，
胸中满闷不舒，懊憹欲吐，辗转难卧，食少神疲，历七八日，按其脉沉弦而滑，
验其舌黄腻而浊，检其方多桂附香砂之属，此病系宿食为患，初只须消导之品，
或可获愈。今迁延多日，酿成挟食致虚，补之固不可，下之亦不宜，乃针对心中
懊憹欲吐二证，投以栀子生姜豉汤：生栀子 9g，生姜 9g，香豉 15g。分温作两
服，尽剂后（未发生呕吐）诸症均瘥，昨夜安然入睡，今晨大便已下，并能进食
少许。(《伤寒汇要分析》67 页)

五、栀子干姜汤

【主治病证】伤寒，医以丸药大下之，身热不去，微烦者，栀子干姜汤主之。（伤寒 80）

【方剂组成】栀子十四个（擘）　干姜二两

【方药用法】上二味，以水三升半，煮取一升半，去滓，分二服，温进一服，得吐者，止后服。

【方证释义】本方功能清宣郁热，温中散寒。方中栀子苦寒，清上焦之邪热；干姜辛热，温中焦之虚寒。全方寒热并用，清上温中。本方证是以热扰心胸，误下伤中，寒凝中焦为主要病机的病证。症见伤寒因误下损伤脾阳，出现便溏食少、腹满或痛等，身热未去而反增微烦。

【医案举例】**肝热脾寒证**　黄某，男，成人。1977 年夏病泄泻，服抗生素后，利止而腹胀，食则更甚，且时作呕，口苦，舌绛、苔微黄，却不渴，胸腹痞胀，发热烦躁，大便正常，小便清利。分析病情，乃由泄泻伤脾胃，使寒湿积中，造成食入则胸腹胀；舌绛，口苦，苔微黄，乃肝胆之热上扰胸膈，而发热烦躁致呕。根据《伤寒论》第 80 条"伤寒，医以丸药大下之，身热不去，微烦者，栀子干姜汤主之"，栀子 9g，干姜 9g。水煎服。服 3 剂后诸症减轻，又服 6 剂而愈。（《伤寒论通释》孙溥泉医案，132 页）

六、栀子厚朴汤

【主治病证】伤寒下后，心烦，腹满，卧起不安者，栀子厚朴汤主之。（伤寒 79）

【方剂组成】栀子十四个（擘）　厚朴四两（炙，去皮）　枳实四枚（水浸，炙令黄）

【方药用法】上三味，以水三升半，煮取一升半，去滓，分二服，温进一服，得吐者，止后服。

【方证释义】本方功能清热除烦，行气除满。方中栀子苦寒，清热除烦；厚朴苦温，行气消满；枳实苦寒，破结消痞。本方证是以热扰心胸，误下伤中，气机不畅为主要病机的病证。症见心烦，腹满，卧起不安，舌红苔腻，脉滑等。

【医案举例】**郁证（神经官能症）**　曹某某，女，72 岁，住东城区首体南路。1995 年 10 月 26 日初诊。心烦懊憹持续 2 年，近有逐渐加重之势。西医诊断为"神经官能症"，给服镇静安神药，未见好转，转请中医治疗。当时心烦苦不堪言。家人体恤其情谨慎扶持，亦不能称其心，反遭斥呵。烦躁不安，烦急时欲用棍棒捶击胸腹方略觉舒畅。脐部筑动上冲于心，筑则心烦愈重。并有脘腹胀满如物阻塞之感，伴失眠，惊惕不安，呕恶纳呆，大便不调，溺黄，舌尖红、苔腻，脉弦滑。辨证：火郁胸膈，下迫胃肠。立法：宣郁清热，下气除满。处方：栀子14g，枳实10g，厚朴15g。服 7 剂药后，心烦减半，心胸豁然畅通，性情渐趋平稳安静，夜能寐，食渐增，获此殊效，病家称奇，又自进 7 剂。复诊时仍有睡眠多梦，口舌干燥，口苦太息，小便黄赤等热未全解之症。转方用柴芩温胆汤合栀子枳实厚朴汤，清化痰热。治疗月余而病除。（《刘渡舟临证验案精选》47 页）

原按　本案为热郁胸膈，下及脘腹所致。故以心烦懊憹，脘腹胀满为主要表现，虽腹痛，但无疼痛拒按、大便不通等实证，犹为无形邪热之郁结，非阳明可下之证。故治以栀子厚朴汤清热除烦，宽中消满。大论云"伤寒下后，心烦，腹满，卧起不安者，栀子厚朴汤主之"。本方为栀子豉汤与小承气汤合方加减化裁而成。因邪热郁结较栀子豉汤证为深，故不用豆豉之宣透，但又未形成阳明腑实，故亦不须用大黄之攻下。正如《医宗金鉴》所说：本证"既无三阳之实证，又非三阴之虚证，唯热与气结，壅于胸腹之间，故宜栀子、枳、朴，涌其热气，则胸腹和而烦自去，满自消矣"。

七、栀子柏皮汤

【主治病证】伤寒，身黄，发热，栀子柏皮汤主之。（伤寒261）

【方剂组成】肥栀子十五个（擘）　甘草一两（炙）　黄柏二两

【方药用法】上三味，以水四升，煮取一升半，去滓，分温再服。

【方证释义】本方功能清热，燥湿，退黄。方中栀子苦寒，善治郁热结气，泄三焦之火从小便而出；黄柏清热燥湿；炙甘草甘缓和中。本方证是以湿热郁遏于里，热重于湿为主要病机的病证。症见身目小便俱黄，鲜明如橘子色，发热，小便短赤，心烦懊憹，口渴，舌红苔黄，脉数。

【医案举例】黄疸病　我以前对栀子柏皮汤有点儿看不起它，我也不用它。虽然也想，也背，但是没用过。有一年，我给人家治病，十几岁的男孩，就是得肝火，黄疸指数很高，时间长了，很危险，黄疸总退不下去，在传染病医院住，找我会诊。中医一看还是湿热发黄，是热象，还应该开茵陈蒿汤。一看，人家西医同志都是注射的药，大黄注射液、茵栀黄，也用过了，再重复就没有意思，可能也治不好。怎么办？还是有热，大便还有点儿拉稀，胃口也不太好，但还有热，底下有湿热，舌苔还发黄，心里还发烦，更主要的是有一个特殊的症状，大家注意，两个脚丫子发热，睡觉两个脚丫子伸到被子外面去，两足发热。我想来想去，这怎么办？茵陈蒿汤不能用，开个栀子柏皮汤，黄柏能够治肾热，脚丫子热恐怕下焦还有热，甘草还能和中健脾，就是这样的一个出发点儿，就是被迫的，没有招儿想出来这么个招儿，我就开了这三味药。那儿有个崔大夫，是西学中的，问："刘老师，你就开这三味药？"我说："是啊，栀子柏皮汤，是张仲景的方子。"这个方子还就特灵，吃了黄疸直下。从这以后，我才认识栀子柏皮汤。（《刘渡舟伤寒论讲稿》293页）

八、枳实栀子豉汤

【主治病证】大病瘥后，劳复者，枳实栀子豉汤主之。（伤寒393）

【方剂组成】枳实三枚（炙）　栀子十四个（擘）　香豉一升（绵裹）

【方药用法】上三味，以清浆水七升，空煮取四升，纳枳实、栀子，煮取二升，下豉，更煮五六沸，去滓，温分再服。覆令微似汗。若有宿食者，内大黄如博棋子大五六枚，服之愈。

【方证释义】本方功能清热除烦，行气宽中。系栀子豉汤加重豆豉的用量，再加枳实而成。方中枳实宽中行气；栀子清热除烦；豆豉宣散透邪。用清浆水煮药，取其性凉善走，调中开胃以助消化。若兼有宿食停滞，而见腹痛，大便不通者，可加大黄以荡涤肠胃，下其滞结。本方证是以病后余热未尽，因劳累而复发为主要病机的病证。推测其症当见发热口渴，心烦懊恼，胸脘痞塞，或大便秘结，腹满等，其舌苔黄，脉数或滑。《金匮》将枳实栀子豉汤加大黄称之为栀子大黄汤，主治酒黄疸。症见身黄发热，心中懊恼，或热痛，不能食，时欲吐等。

【医案举例】食复

（1）程杏轩治曹近轩，感后食复，夏月患感证，自用白虎汤治愈后，因饮食不节，病复发热，腹胀，服消导药不效，再服白虎汤亦不效，热盛口渴，舌黄便闭。程曰：此食复也。投以枳实栀豉汤加大黄，一剂知，二剂已。仲景祖方，用之对证，无不桴鼓相应。（《伤寒论类方法案汇参》158页）

（2）吴蕴香之仆吴森，在越患感，旋杭日，鼻衄数升，苔黄，大渴，脉滑而洪。孟英投白虎汤二帖而安。遽食肥甘，复发壮热，脘闷昏倦。孟英以枳实栀子豉汤而瘥。数日后，又昏沉欲寐，发热自汗，舌绛溺涩，仍求孟英诊之，左尺细数而扎，右尺洪大。是女劳复也。研诘之，果然。与大剂滋阴清热药，吞猳鼠矢而愈。（《回春录新诠》138页）

原按　此案初诊，苔黄，大渴，脉洪，虽无大汗，亦属阳明热盛。况鼻衄亦称"红汗"，乃气分热炽，迫血妄行。以白虎汤辛凉重剂，清肺凉胃，直折气分之热而获效。已而遽进肥甘，因大病新瘥，胃气未复，肥甘助热，困胃阻气，遂成"食复"之证。以其尚未发展至胀满秘痛诸实之候，故不任承气诸辈，而以山栀苦寒清里，豆豉调胃和中，枳实破滞理气，苦辛寒三者合用，清热除烦，醒神泄闷。以"轻可去实"而取效。以后女劳复，舌绛溺赤，左尺细数，右尺洪大，为阴亏火旺。故以大剂滋阴清热药加入逐秽通腑之猳鼠矢而愈。

（3）毛某某，女，21 岁。1998 年 11 月 25 日诊。于 2 天前患流感，体温38.5℃，服用乙酰螺旋霉素、阿司匹林后汗出，体温降至 36.5℃。第 3 天晚餐时觉心中烦热，口中喜冷饮，故过食寒凉之物。第 4 天晨起感觉头晕目眩，站立不稳，心烦胸闷，活动则加剧。稍进食后心胸烦闷加重，躁扰不安，恶心呕吐，吐后稍觉轻快，而后又烦闷不已，遂请吕老师诊治。病如前述，大便 3 日未行，舌暗红、苔黄、脉滑。辨证为邪热扰于心胸，且恣食寒凉、肉食，损伤胃气。治以清宣郁热，和胃消食。处方：枳实栀子豉汤加味：栀子 9g，淡豆豉 6g，枳壳9g，川厚朴 9g，大黄 6g，生姜 15g。日 1 剂，水煎分 4～5 次少量频服。如再吐，不必惊慌，得吐者可愈。服药 1 次后顿觉胃中舒畅。约 10 分钟后，胃又起胀闷感，且胸闷心烦又复如前，觉胃气上涌而吐，但不甚。尔后，食粥以养胃气，食后又吐之少许。覆被后，头稍有汗出，一觉醒来，精神清爽，食粥后未再吐，心胸烦闷等症皆消失。（吕志杰治验，毛爱玲协助整理）

按 病因感受外邪，本应发汗散邪，但由于发汗不当，无形之热扰于心胸，又因饮食不节，损伤胃气，故见上述诸症。方中栀子苦寒，豆豉气味俱轻，两味合用清宣心胸之邪热，佐生姜降逆止呕，枳壳、厚朴调畅气机，大黄少用能"调中化食"（《本经》）。"得吐者可愈"，乃是药后火郁得开，正气得伸，驱邪外出之象。故得吐"不必惊慌"，此乃吐可祛邪愈病也。故仅服药 1 剂，效如桴鼓。

类方串解

本章共 8 首方剂。按其主治功效，可分为以下三类。

1. 瓜蒂散 为涌吐痰涎宿食的祖方，"吐上焦之重剂"。

2. 以栀子豉汤为主方的类方 栀子豉汤为主方，方中栀子与香豉合用，清宣泄心胸中无形之郁热。"若少气者"，加甘草以益气，名栀子甘草豉汤。"若吐者"，加生姜以止吐，名栀子生姜豉汤。若"大病瘥后，劳复者"，加枳实，并加重香豉用量，以行气调中开胃，名枳实栀子豉汤。"若有宿食者"，再加大黄以"调中化食"（《本经》）。

3. 以栀子为主药的类方 其中栀子干姜汤是用栀子清热，干姜温中，主治"伤寒……身热不去，微烦"，误下伤中者。栀子厚朴汤以栀子清热，厚朴、枳实行气，主治"心烦腹痛，卧起不安者"。栀子柏皮汤以栀子与黄柏清热退黄，用甘草之甘以缓和苦寒之性，主治"身热、发黄"等证。

第四章
泻下逐水剂

凡以攻泻药物为主组成，具有通导大便、泻下积滞、攻逐水饮等作用，以治疗阳明里实和水饮内停证的方剂，统称泻下逐水剂。属"八法"中的"下法"范畴。

里实证涉及的范围甚广，包括气滞、瘀血、停痰、积饮、宿食、便秘、虫积等诸多有形之邪所引起的病证，而本章讨论以阳明里实和水饮内停证为主的治疗方剂。

根据"其下者，引而竭之；中满者，泻之于内；……其实者，散而泻之"（《素问·阴阳应象大论》）等原则，泻下逐水法之目的是使六腑通畅，气血调和。又根据热结、寒结、虚秘和水结的不同，泻下逐水剂又分为寒下、温下、润下、逐水和攻补兼施五类。

1. **寒下剂** 适用于热结里实便秘证。症见大便秘结，脘腹胀满，疼痛拒按，潮热谵语，苔黄，脉实等。当以寒下法为治。常以大黄、芒硝泻热通便为主。若兼气滞不行，多配以厚朴、枳实等以行气导滞，方如大承气汤等；若兼水热互结，则可与甘遂、葶苈子等配伍以攻逐利水，方如大陷胸汤等。

2. **温下剂** 适用于寒结里实便秘证。症见大便秘结，腹痛喜温，手足不温，甚或厥冷，舌苔白滑，脉沉紧等。当以温下法治疗。一般寒积里实者，多以附子配大黄为主组成方剂，如大黄附子汤；若寒实冷积，暴急发病者，则多以辛热峻下的巴豆为主组织成方，如三物白散。

3. **润下剂** 适用于肠燥便秘证。其证情有二：一种是热邪伤津，或素体火盛，肠胃津伤，以致大便燥结，小便频数的"脾约"证，治宜润肠与寒下法同用。常以麻仁、杏仁等与大黄同用组织成方，代表方如麻子仁丸。另一种是因肾阳不足，或病后肾虚，关门不利而致，治宜温肾与润下法同用。常用肉苁蓉、当归等为主组成方剂，代表方如《景岳全书》济川煎，补经方之不及。

4. **逐水剂** 适用于水热结聚或痰饮结聚的里实证。症见肺气喘满，心下痞坚，胸水，水肿，二便不利，形气俱实，脉沉实有力等。当以攻逐利水法治疗。常用大戟、芫花、甘遂等为主组成方剂，代表方如十枣汤、甘遂半夏汤等。

5. 攻补兼施剂　适用于里实正虚而大便秘结之证。此时不攻则里实不去，不补则正虚难复，惟用攻补兼施之法，使攻不伤正，补不助邪，各得其所。可变通应用麻子仁丸、大黄甘草汤，以及后世《温病条辨》的新加黄龙汤、增液承气汤等。

泻下逐水剂是为里实证而设。若表证未解，里实不甚，应根据先表后里的原则。若表证未除，里实已成者，宜用表里双解之法。对于年老体弱，病后津亏，产后血虚，以及亡血家等，虽有大便秘结，亦不可专事攻下，应攻补兼施，虚实兼顾。攻泻剂易耗损胃气，故得效即止，勿使过剂。孕妇当慎用本剂，以防堕胎。服攻泻剂后，不宜早进油腻及不易消化的食物，以防重伤胃气。

在此特别说明，张锡纯有以白虎汤治阳明实证之经验。由此可以借鉴，凡胃热而阴虚便秘者，可以玉女煎（《景岳全书》）为主方治之。这样，可避免用大黄类泻下攻实药，又能达到通便泻热之目的。

一、大承气汤

【**主治病证**】阳明病，脉迟，虽汗出不恶寒者，其身必重，短气，腹满而喘，有潮热者，此外欲解，可攻里也。手足濈然汗出者，此大便已硬也，大承气汤主之。……（伤寒208）

阳明病，潮热，大便微硬者，可与大承气汤，不硬者，不可与之。……（伤寒209）

伤寒，若吐、若下后，不解，不大便五六日，上至十余日，日晡所发潮热，不恶寒，独语如见鬼状。若剧者，发则不识人，循衣摸床，惕而不安，微喘直视，脉弦者生，涩者死。微者，但发热谵语者，大承气汤主之。若一服利，则止后服。（伤寒212）

阳明病，谵语，有潮热，反不能食，胃中必有燥屎五六枚也；若能食者，但硬耳。宜大承气汤下之。（伤寒215）

汗出，谵语者，以有燥屎在胃中，此为风也。须下者，过经乃可下之。下之若早，语言必乱，以表虚里实故也。下之愈，宜大承气汤。（伤寒217）

二阳并病，太阳证罢，但发潮热，手足漐漐汗出，大便难而谵语者，下之则愈，宜大承气汤。（220）

阳明病，下之，心中懊侬而烦，胃中有燥屎者，可攻。腹微满，初头硬，后必溏，不可攻之。若有燥屎者，宜大承气汤。（伤寒238）

病人烦热，汗出则解，又如疟状，日晡所发热者，属阳明也。脉实者，宜下

之；脉浮虚者，宜发汗。下之，与大承气汤；发汗，宜桂枝汤。（伤寒240）

大下后，六七日不大便，烦不解，腹满痛者，此有燥屎也。所以然者，本有宿食故也，宜大承气汤。（伤寒241）

病人小便不利，大便乍难乍易，时有微热，喘冒不能卧者，有燥屎也。宜大承气汤。（伤寒242）

得病二三日，脉弱，无太阳柴胡证，烦躁，心下硬……若不大便六七日，小便少者，虽不能食，但初头硬，后必溏，未定成硬，攻之必溏，须小便利，屎定硬，乃可攻之，宜大承气汤。（伤寒251）

伤寒六七日，目中不了了，睛不和，无表里证，大便难，身微热者，此为实也。急下之，宜大承气汤。（伤寒252）

阳明病，发热，汗多者，急下之，宜大承气汤。（伤寒253）

发汗不解，腹满痛者，急下之，宜大承气汤。（伤寒254）

腹满不减，减不足言，当下之，宜大承气汤。（伤寒255）

阳明、少阳合病，必下利。其脉不负者，为顺也。负者，失也。互相克贼，名为负也。脉滑而数者，有宿食也，当下之，宜大承气汤。（伤寒256）

少阴病，得之二三日，口燥，咽干者，急下之，宜大承气汤。（伤寒320）

少阴病，自利清水，色纯青，心下必痛，口干燥者，急下之，宜大承气汤。（伤寒321）

少阴病六七日，腹胀，不大便者，急下之，宜大承气汤。（伤寒322）

痉为病，胸满，口噤，卧不着席，脚挛急，必龂齿，可与大承气汤。（金匮二·13）

腹满不减，减不足言，当须下之，宜大承气汤。（金匮十·13）

问曰：人病有宿食，何以别之？师曰：寸口脉浮而大，按之反涩，尺中亦微而涩，故知有宿食，大承气汤主之。（金匮十·21）

脉数而滑者，实也，此有宿食，下之愈，宜大承气汤。（金匮十·22）

下利不欲食者，有宿食也，当下之，宜大承气汤。（金匮十·23）

下利三部脉皆平，按之心下坚者，急下之，宜大承气汤。（金匮十七·37）

下利脉迟而滑者，实也，利未欲止，急下之，宜大承气汤。（金匮十七·38）

下利脉反滑者，当有所去，下乃愈，宜大承气汤。（金匮十七·39）

下利已瘥，至其年月日时复发者，以病不尽故也，当下之，宜大承气汤。（金匮十七·40）

病解能食，七八日更发热者，此为胃实，大承气汤主之。（金匮二十一·3）

产后七八日，无太阳证，少腹坚痛，此恶露不尽；不大便，烦躁发热，切脉微实，再倍发热，日晡时烦躁者，不食，食则谵语，至夜即愈，宜大承气汤主

之。热在里，结在膀胱也。（金匮二十一·7）

【方剂组成】大黄四两（酒洗）　厚朴半斤（炙，去皮）　枳实五枚（炙）　芒硝三合

【方药用法】上四味，以水一斗，先煮二物，取五升，去滓，纳大黄，更煮取二升，去滓，纳芒硝，更上微火一两沸。分温再服。得下，余勿服。

【方证释义】本方功能通腑泄热，行气除满，急下存阴。方中大黄苦寒，荡涤肠胃，泻热通便；芒硝咸寒，软坚润燥；厚朴苦温与枳实苦寒并用通利肠胃之气，以助硝黄泻下燥热积滞。四味合用，制大其服，有通顺腑气，推陈致新之功，为峻下之剂。因可迅速泻去邪热，故能保存津液。本方证是以胃家燥热结实为主要病机的病证。症见痞、满、燥、实、坚五个方面。痞者，心下痞闷窒塞；满者，腹胁满急膜胀；燥者，肠中燥屎干结；实者，腹痛大便不通；坚者，脘腹扪之硬坚。其临床表现为不大便六七日，腹满硬痛而拒按，潮热，谵语，不恶寒，舌苔干黄或焦燥起刺，脉沉迟或沉实有力。其他见症还可有手足濈然汗出，甚则汗出不止，或身重短气，甚则喘冒不能卧，或烦躁，心中懊恼，独语如见鬼状，甚则不识人，循衣摸床，惕而不安，或目中不了了，睛不和，直视，或热结旁流，自利清水，色纯青，气味臭秽，以及口舌干燥，不能食等。据《金匮》载，本证还包括：①痉病，胸满口噤，卧不着席，脚挛急，龂齿。②宿食，脉数而滑，或寸口脉浮而大，按之反涩，尺中亦微而涩，下利，不欲食。③下利，脉反滑，按之心下坚，或至其年月日时复发。④产后恶露不尽，少腹坚痛，不大便，烦躁发热，不食，食则谵语。本证包括内容颇多，但临床上只要抓住里热化燥结实，腑气不通之病机，便可大胆用之。

【临床发挥】《此事难知》："大承气汤治大实大满，大满则胸腹胀满，状若合瓦，大实则不大便，痞满燥实，四证俱备，则用之。杂病则进退用之。"

《古今医统》："大承气汤治癫狂热壅，大便秘结。"

又曰："大承气汤治便秘呃逆。"

《伤寒绪论》："阳厥暴怒发狂者，盖阳气暴折，郁而多怒，则发狂也，大承气加铁落。"

《医学入门》："大承气汤，治积热心痛甚。"

《类聚方广义》："破伤内，其暴剧者，举体强直，直视不语，胸腹硬满，二便不利，其死不旋踵，此方可以侥幸一生。"

又曰："治痢疾，大热腹满，痛如锥刺，口舌干燥，或破裂，大便日数十百行，或便脓血者。"

按　上述古代医家论述了"大实大满"的特点，讲了该方对杂病的发挥应用，诸如瘀证、呃逆、阳厥、心痛、破伤风、痢疾等病，凡是具备里证邪热壅实

证候，皆可以大承气汤为主治之。

承气汤类证治 刘渡舟指出：承气汤类，指的是大承气汤、调胃承气汤、小承气汤、麻子仁丸、桃仁承气汤、厚朴七物汤、厚朴三物汤、厚朴大黄汤、大黄硝石汤、大黄牡丹皮汤、三一承气汤、黄龙汤、增液承气汤等 13 个方剂。这 13 个方剂，以大承气汤为代表。其余 12 个方子，皆在大承气汤基础上加减变化而成。大承气汤是治疗阳明病腑气实而燥屎已成的病变。必须具有腹部痞满、大便燥坚的证候特点方可使用。我认为："大便硬"是小承气汤的主症，而"大便燥"方是大承气汤的主症。两证虽皆有大便不通，但程度有轻重之分。正如第 215 条所说："阳明病，谵语有潮热，反不能食者，胃中必有燥屎五六枚也；若能食者，但硬耳"。从这段文字可以看出，"燥屎"与"大便硬"的概念并不相同。"大便硬"指的是大便干硬，而犹能成条；"燥屎"指的是大便成球，而不是成条，所以才叫"燥屎五六枚也"。它反映了燥热灼津，糟粕凝结，形同羊屎，嵌顿于肠而不得排出体外。此证燥热已深，腑气阻塞，故可五六日，甚至十余日而不大便，以致腹满疼痛，或见绕脐作痛，腹满不减，虽减亦不足道。此证肠实而胃满，腑气受阻，故反不能食；燥热内焚，除伤自身津液而见汗出、潮热、谵语以外，还要下劫肝肾之阴，见"目中不了了，睛不和"等伤阴证候。

大承气汤证治范围广，限于篇幅，不能一一列举。大承气汤在《伤寒论》中凡十九见，所以，它比调胃承气汤、小承气汤的治疗范围宽广。因此，如掌握了大承气汤证的辨证知识，而对于阳明病的各种胃实之证，就会起到触类旁通、举一反三的功效。（《伤寒论十四讲》88 页）

大承气汤证之舌、脉、症及腹诊特点 刘渡舟、傅士垣等指出：使用除应见潮热、汗出，特别是手足濈然汗出这两个典型症状外，还一定要参以腹诊、舌诊和脉诊。若见腹如瓮，胀满疼痛拒按，舌苔黄燥、甚至有芒刺，脉沉迟而有力的，才可用本方泻下。服大承气汤以后，如大便已下，还要再检查腹部的情况，尤其是脐周围的情况。若大便虽下，但量不多，脐周依旧硬满疼痛，乃为燥屎未尽，可再服药；若大便泻下较多，腹部已不痛不硬，为燥屎已尽，则当停药。（《伤寒论诠解》127 页）

阳明病下法的具体运用 陈亦人对阳明病下法的正确运用作了详细分析，认真归纳。他说：阳明病下法主要用于大肠有形燥结，也就是肠腑燥实证。由于病情有轻重，证势有缓急，因而有峻下、和下、缓下、润下与外导等治法，峻下用大承气汤，和下用小承气汤，缓下用调胃承气汤，润下用麻子仁丸，外导用蜜煎方及猪胆汁导等，尽管还不够完备，但已初具规模。其最突出的优点是示人以活法，强调从整体出发，通过具体分析，于动态中审证，随证立法、选方、择药。主张中病即止，谨防过剂伤正，有时连续攻下，以免留邪为患。一般比较慎重，恐诛伐无过，有时极其果断，怕延误病机。或主峻攻，或仅和下，或取其缓，或取其润，或用外导，或勿药等待自通，既有原则性，又有灵活性。直至今天，它的辨治内容，仍然具有积极的指导意义。分述如下：

（1）阳明腑实证的一般辨证　阳明腑实辨证主要根据四个方面：一是二便情况，大便应是多日不通，小便应是次频量多，所谓"小便数，大便因硬"（第250条）。"须小便利，屎定硬"（第251条）。二是出汗情况，如"阳明病，其人多汗，以津液外出，胃中燥，大便必硬"（第213条）。尤其是手足汗出，乃燥屎已成的征象，"手足濈然汗出者，此大便已硬也"（第208条）。三是发热情况，如"蒸蒸发热者，属胃也"（第248条）。甚则"日晡所发潮热"（第212条）。又"有潮热者，此外欲解，可攻里也"（第208条）。四是腹部情况，如"腹满痛"（第254条），"绕脐痛"（第239条），"腹满不减，减不足言"（第255条）等。第一、二方面，是就尿与汗以测知肠燥的程度，第三方面，突出阳明腑实证的发热特征，第四方面，则是阳明腑实证的腹诊。四者俱备，腑实证当然可以确诊，但是只要在大便多日不通，结合热型或腹诊，亦不难确诊为阳明腑实证。在腑实证已经确诊的前提下，还须进一步辨别证情的轻重，根据病情选方，才能提高疗效。通常是参考病人的进食情况：能食，表明腑实程度尚轻；不能食，表明腑实程度严重。再则是参考脉象，如脉象滑疾，为燥结未甚；脉象迟实，为燥结已甚。腑实较轻的，只可用小承气汤；腑实剧重的，必须用大承气汤。

（2）阳明腑实证的疑似辨证与预后推断　典型的腑实证并不难辨，难在证情疑似。例如谵语，小便自利，应属阳明腑实，但病人不是便结，而是下利，因为下利有虚实两种可能，究竟属实还是属虚？则很难确诊。论中提出结合脉诊的辨证方法，就是"脉微厥"为虚，"脉调和"为实。然而现在脉学中的二十八脉并无这样名称的脉象，以致引起许多争议，终因概念不清，无法联系实际，直至今天仍属悬案。个人体会两者乃对举之词，不是脉的名称，所谓"脉调和"，意指脉无虚象，与证情相符，因而断为实证。所谓"脉微厥"，乃指脉呈虚象而不调和，所以知为虚证。既然证属阳明腑实，何以不是便秘而是下利？这可能是误用丸剂攻下所致。因此，询问治疗经过，颇有助于鉴别疑似，示人临证不可忽视。由于丸剂误下，虽然下利而里实未除，自当继续攻下，但是经过误下，胃气必然损伤，不宜枳朴破气，所以方选调胃承气汤，而不用大、小承气汤。不过，阳明腑实证下利，也有不因误下，而是"热结旁流"的，其下利大多纯是粪水，不夹渣滓，量少而臭，略加注意即可确诊。可随证情轻重，选用三承气汤。

腑实危重证的预后诊断，还是脉症合参，如"脉弦者生，涩者死"（第212条）。有的以"弦为肝脉"解释，似嫌牵强。个人认为这里的弦与涩，皆指脉的形态，弦，形容脉长而清楚；涩，形容脉短而模糊。脉形弦长，标志着气治而阴未绝，尚有治疗余地，所以说"弦者生"。脉形短涩，则表明气病而阴将竭，已无治疗余地，所以说"涩者死"。再则，通过前后证情的比较，如原来小便难，进而为便闭，则知化源已绝；原来的腹满、时时哕，进而为腹满愈增，哕愈甚，表明邪壅正败，因知预后极坏。

（3）对三承气汤运用标准的看法　关于三承气汤的运用标准，大多依据三方用药的功能划分，提出了痞满燥实悉具，用大承气汤，以枳实消痞，厚朴泄满，芒硝润燥，大黄泻实。痞满实而不燥，用小承气汤；燥实而不痞满，用调胃承气汤。似乎颇得要领，实则非常机械。首先，局限了药物的作用，并把方剂功效看成几味药物作用的相加，既不符合辨证精神，也不符合临床实际。试问小承气汤主治大便硬，怎么能说不燥？《伤寒论》明文记载着"伤寒吐后，腹胀满者，与调胃承气汤"（第 249 条）。怎么能说不满？尝考这一提法始于张元素"大承气汤治痞满燥实，地道不通"（《医学启源》）。但尚未提到小承气与调胃承气，经王海藏的推演，陶节庵的发挥，才渐成定论。由此把仲景用下法这一富有辨证思想极其灵活的辨证论治方法，变成形而上学的呆板的教条。不应该再墨守下去，应当遵照《伤寒论》的辨证原则，从整体出发，对全部病情进行具体分析，权衡轻重缓急，选用相应的方剂。如证重势急的，治用峻下的大承气汤；证轻势缓的，治用和下的小承气汤；邪实正伤的，治用缓下的调胃承气汤。有人认为这样区分过于笼统，其实颇符"模糊数学"精神，正是中医辨证理论的科学价值所在。

（4）"慎重"与"果断"，是正确运用下法不可偏废的两大原则　下法是驱邪的重要手段之一，运用得当，则邪去正安，病情可立即好转；运用失当，则反伤正气，病势必更加严重。怎样才能正确运用？仲景示人用下必须慎重又应果断的原则。在证情疑似难辨或邪实正虚的情况下，强调用下必须慎重；当证势急剧，下缓则不通而阴竭，则主张用下必须果断，只有当机立断，峻剂急攻，才有可能挽救垂危。稍有犹豫，就会贻误病机而鞭长莫及。阳明病篇对此有比较详细的论述，极有指导意义。例如腑气壅滞的腹胀满，照理宜用小承气汤行气泄满，但是已经用过吐法之后，胃气必然损伤，若用枳实、厚朴与大黄相伍的小承气汤，恐胃气再伤，因此，只可用调胃承气汤。又如"腹大满不通"，按法当用大承气汤，但鉴于"其热不潮"，表明肠腑燥实尚未十分严重，因而只用小承气汤。又如谵语、潮热，为大承气汤证的典型证候，然而脉不是迟实，却是滑疾，据脉勘证，滑乃流利不定，疾为异常快速，不仅标志着燥结程度不甚，而且伏有里虚之机。因此，不但不可用大承气，就是小承气汤也必须谨慎使用，所以，采用小承气汤小量试服的方法，根据试服后的情况再决定是否继续服用。假使"明日又不大便，脉反微涩者，里虚也，为难治，不可更与承气汤也"（第 214 条）。正如周禹载所析："一见滑疾，便有微涩之虑，此所以一试再试而不敢攻也"。从临床来看，脉搏的过速，往往是心气虚的征象，即使腑实证已具，也不可攻下，若误用下法，不但不能收效，甚至有发生心力衰竭的危险。由此可见，论中这一类条文，当是仲景临床实践的真实记录，否则决不会如此翔实具体，的确难能可贵。又如"得病二三日，脉弱，无太阳、柴胡证，烦躁，心下硬，至四五日，虽能食，以小承气汤，少少与微和之，令小安"（第 251 条），也是脉症合参，权宜给药的范例。当腑实程度的轻重尚未确诊时，使用下法应注意宁缓勿急，宁轻勿峻。一般可先用小承气汤，如药后矢气频转而便仍不通，所谓"屎未动而气先行"，表示燥屎已成，再改用大承气汤。如果误攻，就会损伤中气而发生"胀满不能食"及"欲饮水者，与水则哕"（第 209 条）的变证。以上是对使用下法应当慎重的讨论，但决不是说凡用下法都要这样慎重，遇到应当急下峻攻的证候，不可畏首畏尾，小量试服，必须果断地大胆用药，及时采用峻攻急下的方法，本篇的三急下证，就是果断用峻下的实例。一是"目中不了了，睛不和"（第 252 条），乃燥实灼烁真阴，不能上注于目的征象，虽然腑实证不太严重，只是大便难，身微热，也应急下。二是"发热汗多"（第 253 条），乃肠腑燥实，蒸迫津液外泄，必势急而量多，若不急下其里实，就有阴竭阳亡之虞。三是"发汗不解，腹满痛"（第 254 条），下缓则不通，所以也必须急下。少阴病篇所载的三急下证，尽管临床表现与阳明三急下证不同，但应当急下的病机大体相同，也可参考。总之，慎重与果断，都是证情的需要，不能偏执，只有全面理解，才能正确把握，避免犯因循或鲁莽的过错，从而提高下法的效果。

（5）"中病即止"与"连续用攻"，是使用下法应当注意的另一原则　凡是攻邪之剂，都应当恪守中病即止的原则，如服大青龙汤后有"一服汗者，停后服"的医嘱，如果复服，则有"汗多亡阳遂虚，恶风烦躁不得眠"的变证。服大陷胸汤后，有"得快利，止后服"的医嘱，服瓜蒂散有"得快吐乃止"的医嘱，服承气汤也是如此，大承气汤方后有"得下，余勿服"，小承气汤方后有"若更衣者，勿服之"等，目的只有一个，那就是防止过剂伤正。但也不是绝对的，有时不但不是停后服，而且主张连续攻下，如"阳明病下之，心中懊恼而烦，胃中（当作肠中）有燥屎者，可攻"（第 238 条）。又如"大下后，六七日不大便，烦不解，腹满痛者，此有燥屎也。所以然者，本有宿食故也，宜大承气汤"（第 241 条）。这样，下后复下，完全是根据病情的需要，同时也体现了"除邪务尽"的思想，并不像某些医家提出的"伤寒只可一下，不可再下"，应当予以澄清。

（《〈伤寒论〉求是》59 页）

少阴三急下证探索　少阴急下三证历来争议较多。陈亦人学贯古今，经过深入探索，他认为：少阳三急下证，约而言之，不外三种：第一种主张是"真实假虚",理论根据是"大实有羸状",三条原文皆冠以少阴病,乃貌似少阴,为假虚之象,阳明大实证,才是该证的本质。既然是大实证,自然当用攻下,但不一定需要急下。第二种看法是"阴证转阳,脏邪传腑"。按照传变的一般规律,阴证转阳,脏邪传腑,乃病势向好的方面发展,因势利导,酌用一些下剂即可解决问题,并无急下的必要。第三种认识是"真实真虚",既有阳明燥结之实,又有少阴真阴之虚,若不急下阳明之实,就不能救少阴之虚。下缓则燎原莫制,旋即阴竭而死,所以必须急用攻下以救将竭之阴。少阴急下三证,是从不同角度阐述急下的标志。第 320 条提出了"口燥咽干",为少阴真阴耗竭的主要征象之一,在阳明燥实的同时,见到口燥咽干,必须急下。第 321 条提出"自利清水,色纯青,心下必痛,口干燥",是热结旁流,火炽津枯。意在说明阳明里实证,也有不是便秘而是下利,不过这种下利为青黑色污水,乃邪热迫津下泄,与阳明急下证发热汗多为热迫津泄于外的机制相似,只是津液外泄的途径不同而已。结合心下痛,口干燥,表明燥实的程度十分严重,燥热上干,灼伤津液,如不急下,顷刻有亡阴之变,所以必须急下。第 322 条"腹胀不大便",亦必具有口燥咽干(未提属于省文)才能急下。否则,无急下的必要。要知急下三条不是孤立的,虽然各有侧重,必须综合起来,才能全面认识,深刻理解。不仅少阴三急下证应当如此,阳明三急下证也应当如此。无论阳明三急下,少阴三急下,都应同时具有阳明之实与少阴之虚,才需要急下。对此必须深入领会,才有可能当机立断,避免延误病机。随着运用下法治疗急腹症的实践,充分证明了急下理论的正确,同时也证明急下之法不仅适用于外感热病,而且广泛适用于内外各科中许多疾病。(《〈伤寒论〉求是》106 页)

大承气汤变通用于治疗温病与杂病　余无言对大承气汤的变通运用有独到经验,归纳如下。

(1)秋温昏谵腹满证　秋温旬日,口干齿燥,舌苔焦黄,大便旬日不解,腹大满而喘,按之如石,时或谵语,时或昏沉。以重剂大承气汤加青皮、莱菔子主之。

(2)春温痰火发狂证　春温不解,邪热入于营血,身有瘀疹,色紫黑,肌肤炙手,内热如焚,唇焦齿垢,舌苔燥黄。初则谵语神糊,继则发狂乱发,如见鬼神,甚或攀窗登屋。以大承气汤去厚朴、易瓜蒌,加石膏、葛根、黄连、连翘、胆南星、石菖蒲主之。名曰豁痰承气汤。

(3)青年饮冰食中证　天时炎热,晚场观影。边食冰淇淋及棒冰,枵腹归来。进食油炸蛋饭,睡后无何,忽然不语。医以中风、痰厥或中恶治之,不效。询得其情,断为食中,以大承气汤加瓜蒌、干姜主之。

(4)寒结腹痛证　妇人忽然腹痛,颇为剧烈,手足发厥,渐渐肢冷。医断为急性盲肠炎，或能蔓延成腹膜炎。验血结果，白细胞增加至 $13×10^9/L$。促病者入院开刀，病者不可。余由闻问两诊，得知为荤腻杂食成病。且满腹皆痛，痛无固点，脘腹拒按，手足不可近，欲吐不吐，大便不通。以大承气汤加桂枝、蒌霜、焦楂、姜制半夏主之。

（5）儿童食积痉病 八龄儿童，身体素壮，学校归来，顿然发热。至下午四时，忽发急惊病证。角弓反张，项背均强，两目上窜，手足拘挛，牙关紧急，欲呕不出，口角流涎，有时行脑膜炎之疑。余询知其端阳之节，食角黍、鱼肉颇多。此食积胃脘，酿生内热，反射于脑也。以硝黄蒌葛汤一下而愈。（《中国百年百名中医临床家丛书·余无言》39、41、46、48、77 页）

承气汤类之功用与适应证述要 任继学说：承气汤类是为攻下而设，治里证，表证禁用。里证病位在脏腑，知病之所在，方知药之所用。人身元气顺畅，血液循行，百脉流通，经络不壅，正气固里，营气守中，卫气护外，邪不得入，毒不自生，若如此则何病之有？此所谓"正气存内，邪不可干"也，乃健康之态。病者乃阴阳有偏，正气损于内，卫气虚于肌表，营气亏于脉内，六淫、时疫邪毒得以内侵犯里，邪毒内入，必犯阳明，因阳明之脉是多气多血之经，其性燥，邪与燥相结，则为热为实，此实热与中焦沤积之秽浊物相聚而生毒，浊毒阻滞气机，上下不通，其症必见腹满腹胀，大便不通，喘，热，甚则神昏，谵语，而出现神明失守之脑证。治此法宜泻之。此乃《内经》所训"中满者，泻之于内"也，故用承气汤类治之。承者，顺也。承气汤类的药理作用，是上宣肺气之降，中行脾胃之输，下达肝气之疏，兼行肾气上升五液之润，如此则大肠传导有力，五液润肠则魄门始能放之，积屎除，便得通，热得解，毒得消，此为"阴平阳秘，精神乃治"。

承气汤类是急诊急救常用之方剂，有起死回生之力，转危为安之功，医者不可忽之。……承气汤方药加减变化，非明医理者不知，只有明理知证知候，才能临床通权达变，变由四诊合参而生。医者临证必须详辨虚实之证，详询病程之长短，察其病性，定其病位，辨识脏腑病态、气血盛衰、津液水精盈虚，然后方能立其法，选承气之方，随症化裁，也就是因病因证而施。承气汤类虽为治急治实而出，但也治慢性病中虚证之实者，此方药理之功是"去菀陈莝，开鬼门，洁净腑"（《素问·汤液醪醴论》）。"去菀陈莝"，是言肠胃内有积容物，壅塞不通，气血不利，毒必内生，用承气类便是使腑不通者，变为通畅；必须"开鬼门"（鬼者归也，鬼读魄），是通滞除积，润燥泻下，积滞去，毒自解，脏腑安定，疾病去；"洁净腑"，是言使六腑洁净（亦释开鬼门为汗法，洁净腑为泻法者，余摈弃其义，而作如是解）。总之，不论是泻实，还是泻虚证之实，其原则是得泻即停，承气之类药不可常服也。（《任继学经验集》327、332 页）

按 以上引述了现代研究仲景医学的名家刘渡舟、陈亦人、余无言、任继学等对于大承气汤证治的真知灼见与发挥应用。下文乃笔者综合探讨了仲景书大承气汤证治与古今医家对该方的发挥应用。

大承气汤证治探讨 大承气汤始载于《伤寒论》及《金匮》，为寒下法之代表方剂。方由大黄、厚朴、枳实、芒硝四药组方，乃泻下药与行气药并用，具有峻下热结之功用，伤寒热病与内伤杂病，凡"积热结于里而成痞满燥实者"，仲景均以大承气汤下之。本方荡除邪气便是扶助正气，常有一泻而转危为安之奇效。古今医家效法仲景，临证变通，以大承气汤为主方，救治了无数危急重证及疑难杂病，探讨如下。

（1）《伤寒论》《金匮》对大承气汤的应用解析 《伤寒论》对大承气汤的应用：本方见于《伤寒论》第 208 条，此外，在阳明病篇的第 209、212、215、217、220、238、240、241、242、252～256 等十几条原文中均明确论及大承气证；少阴病篇第 320、321、322 条论及少阴急下之证；厥阴病篇论及"厥深者热亦深……应下之"。上述表明，热病阳明腑实证及少阴病、厥阴病热甚伤阴、腑气不通者，皆应以大承气汤急下之。本方"无坚不破，无微不入，故曰大也，非真正实热蔽痼，气血俱结者，不可用也"（《温病条辨》）。

《金匮》对大承气汤的应用：《金匮》中有四篇 10 余条原文论及大承气汤所治病证，例如，在第二篇第 13 条治疗痉病里热壅盛证；第十篇第 13 条治疗腹满里实证，第 21、22、23 条治疗宿食在肠证；第十七篇第 37、38、39、40 条治疗下利实热证；第二十一篇第 3、7 条治疗产后"胃实"证。上述表明，各种杂病，凡临床表现为里热成实者，均可考虑以大承气汤下之。

大承气汤方义：关于大承气汤的制方大义，名家解释有所不同，吴谦《金鉴》解释的比较中肯，指出："诸积热结于里而成痞满燥实者，均以大承气汤下之也。满者，胸胁满急膨胀，故用厚朴以消气壅；痞者，心下痞塞硬坚，故用枳实以破气结；燥者，肠中燥屎干结，故用芒硝润燥软坚；实者，腹痛大便不通，故用大黄攻积泻热。然必审四证之轻重，四药之多少，适其宜，始可与之。"大承气汤煎法颇有深义，柯韵伯说："生者气锐而先行，熟者气钝而和缓，仲景欲使芒硝先化燥屎，大黄继通地道，而后枳朴除其痞满。"（《古今名医方论》）这就说明，本方先煎枳、朴，"取五升，去滓，纳大黄，更煮取二升，去滓，纳芒硝，更上微火一两沸，分温再服"之煎法具有深刻道理。此外，应用本方要中病即止，"得下，余勿服"。

"三承气汤"鉴别：大承气汤、小承气汤、谓胃承气汤等三方，俗称"三承气汤"。《伤寒论》对此三方的区别应用很有分寸及讲究，吴崑《医方考》解释大承气汤说："伤寒阳邪入里，痞、满、燥、实、坚全俱者，急以此方主之。调胃承气汤不用枳、朴者，以其不作痞满，用之恐伤上焦虚无氤氲之元气也。小承气汤不用芒硝者，以其实而未坚，用之恐伤下焦血分之真阴，谓不伐其根也。此由上中下三焦皆病，痞满燥实坚皆全，故主此方以治之。"这就表明，三承气汤均以大黄为主药。大承气汤主治痞、满、燥、实、坚俱全之阳明热结重证，攻下之力颇峻；小承气汤不用芒硝，枳、朴用量亦减，且三味同煎，故攻下之力较轻，主治阳明热结之轻证；调胃承气汤不用枳、朴，虽后纳芒硝，而大黄与甘草同煎，故攻下之力较上二方缓和，主治阳明燥实而痞满不甚之证。总之，仲景处方遣药，药无虚设，不用则已，用则必需，其配伍之精当，加减之灵活，为万世之法门。后世医家师承气汤之方法，触类旁通，创制了一系列以寒下为主的名方。

（2）历代医家对大承气汤的衍化与发展　自张仲景创制大承气汤之后，后世医家在临证中根据病情的需要，师承气汤之方法，从多方面加减化裁，衍化出各具特点的承气汤，这是对大承气汤方的发展。后世的衍化发展大致可以归纳为两大类：①攻下与解毒、凉血、活血药合方。即在承气汤中酌情配伍清热解毒、泻火凉血及活血行气药，如黄芩、黄连、黄柏、栀子、石膏、知母、生地黄、赤芍、桃仁、莱菔子等。方如大黄汤、三黄汤、三黄丸、解毒承气汤、导赤承气汤、白虎承气汤、复方大承气汤等。②攻邪与扶正兼顾。即于承气汤中加入益气养血的人参、海参、当归，或者加入滋阴增液的生地黄、玄参、麦冬等，方如黄龙汤、新加黄龙汤、增液承气汤。大承气汤经过上述多方面的衍化，则功效由原来的峻下热结，发展到泻热解毒、泻火凉血、清气攻下、活血攻下、补气养血攻下及增液攻下等方面。主治范围也由原来的单纯阳明腑实证，扩大到兼气分热毒证；热毒蕴蒸于肌肤（发痈）的表里同病；热结胃肠而波及血分的气血同病；邪实正虚的虚实夹杂证等。然而，变化虽多，总以承气汤证的主因（热结于胃肠）、制方大法（荡涤胃肠热结）、主药（大黄）三个基本要素为主。所治病证亦总是以阳明腑实证为主，根据其复杂的病情变化而加减化裁。这种"师其法而不泥其方"的精神，是善用经方的具体体现。

（3）当前对大承气汤的广泛应用　近几十年来，中医及西学中工作者吸取古人经验，在辨证（病）论治的思想指导下，把中医辨证与西医辨病结合起来，把大承气汤广泛用于临床，疗效卓著，取得多方面的成果。提要如下：①破伤风。②急性呼吸衰竭。③肠梗阻。④阑尾炎。⑤纤维结肠镜检查前清洁肠道。⑥胆道疾病。⑦腹部术后肠胀气。⑧胰腺炎。⑨泌尿系结石。⑩急性脑血管疾病，精神分裂症，损伤性腹胀，产后尿潴留，小儿高热，小儿肺炎等等。上述急腹症及内、妇、儿等各科疾病，凡临床表现为肠腑热结者，皆可以本方或适当变通治之，方证相对，必获卓效。诸病详实的文献资料，请参考笔者主编的《大黄实用研究》。

（4）使用大承气汤注意事项　沈括《良方》自序说："医诚艺也，方诚善也，用之中节也。"大承气汤用之中节，诚为峻下热结之良方。但用之不当，不仅无功，反而致害。注意事项如下：①表证未解，里未成实者，不宜用之。②"若病未危急而早下之，或虽系危急而下药过之，则又有寒中之患。"（《医方考》）③若邪重剂轻，则邪气不负；邪轻剂重，则正气转伤，当以中病为宜。④寒实内结证当用温下法，苦寒攻下自非所宜。⑤虚实夹杂证当用攻补兼施法。⑥阳明腑实证伴有兼挟证（如血瘀、虫积等）者，应配伍治兼挟证药物。

总之，大承气汤为下法中寒下法的代表方剂。自张仲景创制本方以来，古今医家师其方法，灵活变通，广泛治疗危急重症与多种杂病，用之得当，疗效显著。临床用之，即要知其适应证，又要知其禁忌证。明晰宜忌，方为良医。方必对证，才为良方。（《金匮杂病论治全书·附翼》642页）

【医案举例】

1. 阳明腑实重证似"阴证"　社友韩茂远，伤寒，九日以来，口不能言，目不能视，体不能动，四肢俱冷，众皆曰阴证。比余诊之，六脉皆无，以手按腹，两手护之，眉皱作楚，按其趺阳，大而有力，乃知腹有燥屎也。欲与大承气汤，病家惶惧不敢进。余曰：吾郡能辨是证者，惟施笠泽耳。延至诊之，与余言若合符节，遂下之，得燥屎六七枚，口能言，体能动矣。故按手不及足者，何以救此垂绝之证耶？（《医宗必读》157页）

按　"腹诊"是仲景学说的精华之一，《伤寒论》与《金匮》条文许多腹诊内容，切不可忽视。若临证只诊脉不按腹，而脉象又不足为凭者，则易造成误诊及误治，此案便是典型例证。

2. 阳明急下证　予尝诊江阴街肉庄吴姓妇人，病起已六七日，壮热，头汗出，脉大，便闭，七日未行，身不发黄，胸不结，腹不胀满，惟满头剧痛，不言语，眼胀，瞳神不能瞬，人过其前，亦不能辨，证颇危重。余曰：目中不了了，睛不和，燥热上冲。此《阳明篇》三急下证之第一证也。不速治，病不可为矣。于是遂书大承气汤方与之。大黄四钱，枳实三钱，川朴一钱，芒硝三钱。并嘱其家人速煎服之，竟一剂而愈。盖阳明燥气上冲巅顶，故头汗出，满头剧痛，神识不清，目不辨人，其势危在顷刻。今一剂而下，亦如釜底抽薪，泄去胃热，胃热一平，则上冲燥气因下无所继，随之俱下，故头目清明，病遂霍然。非若有宿食积滞，腹胀而痛，壮热谵语，必经数剂方能奏效，此缓急之所由分。是故无形之气与有形之积，宜加辨别，方不至临诊茫然也。（《经方实验录》34页）

3. 阳明悍热证（昏迷）　黄某某，15岁。四日患发热，口渴，咳嗽，大便三四日一行，医十余日不愈，始延余诊。以大柴胡汤退热止咳，5月4日热退尽，可食饭，惟青菜而已。5月6日晚，因食过饱，夜半突然腹痛甚，手足躁扰，循衣摸床，撕咬衣物，越日午刻延诊。诊时手足躁扰，惕而不安，双目紧闭，开而视之，但见白睛，黑睛全无，其母骇甚，惊问何故？余曰："此阳明悍热也，慓悍滑疾之气上走空窍，目系为其上牵而黑睛为之抽搐，故只见白睛也。"其母曰："可治否乎？"余曰："急下则可医，如救焚之效，稍缓则无及也。"即立大承气汤 1 剂，嘱其速煎速服，务必大下乃有生机。其母畏惧，留余坐医。三时服药，四时未下，再与大承气汤 1 剂，五时依然未动，再照此方加重其量，七时许，腹中雷鸣，转矢气，知为欲下之势，当乘机直鼓而下，惟大承气汤已服数剂，始欲下而未下，遂嘱其将全数药渣煮，半敷脐上，半熏谷道。不及 20 分钟即下泥浆状黑粪一大盆。一般大承气所下为水，此连服数剂而仅下泥浆，其悍热之凶险可知。下后，手足安静，宁睡一宵。次早诊之，人事虽醒，两目依然白睛。悍热已退，大势安定，毋庸再下。但热极伤阴，燥极伤络，阴伤无以荣筋，故目系急而睛未下耳，当清热养阴为要。遂拟竹叶石膏汤去半夏加竹茹，或黄连阿胶汤，或芍药甘草汤加竹茹、丝瓜络，交替煎服，15 日黑睛仅露一线，十六七日再露一半。18 日晨，黑睛全露，并能盼顾自如，再调理数日而愈。[黎庇留.《广东医学·祖国医学版》1963，（1）：36]

按 本案属阳明热极危候。由于实热内结、气机痹阻则腹痛甚；热极神迷则手足躁扰，惕而不安；邪热牵引目系则黑睛上吊。医者诊为阳明悍热，曾三投大承气汤，并且在燥屎欲下未下之时，灵活地将药渣半敷脐上，半熏谷道，因势利导而收全功。此案作者匠心独运、临危取胜，可为后学效法。

4. 身孕 7 月，阳明腑实 吴某，22 岁。1991 年 12 月 1 日，因腹痛剧烈，大便 3 日未行而就诊。病人已怀孕 7 个月，腹痛剧烈，辗转不安，大便秘结，壮热烦躁，口干思饮，查病人腹痛而拒按，体温 39.8℃，舌苔黄厚而干燥，脉象弦滑而数。WBC15.8×10⁹/L，N 0.88。证属阳明腑实，投以大承气汤：生大黄 10g，枳实 10g，厚朴 10g，芒硝 10g，生晒参 10g。服 2 剂药后大便通畅，痛减热退。[欧阳枝磊，等.《江西中医药》2001，（1）：8]

二、小承气汤

【主治病证】阳明病，脉迟，虽汗出不恶寒者，其身必重，短气，腹满而喘，有潮热者，此外欲解，可攻里也。……若腹大满不通者，可与小承气汤，微和胃气，勿令致大泄下。（伤寒208）

阳明病……若不大便六七日，恐有燥屎，欲知之法，少与小承气汤，汤入腹中，转矢气者，此有燥屎也，乃可攻之。若不转矢气者，此但初头硬，后必溏，不可攻之。攻之必胀满不能食也。欲饮水者，与水则哕。其后发热者，必大便复硬而少也，以小承气汤和之。……（伤寒209）

　　阳明病，其人多汗，以津液外出，胃中燥，大便必硬，硬则谵语，小承气汤主之。若一服谵语止者，更莫复服。（伤寒213）

　　阳明病，谵语，发潮热，脉滑而疾者，小承气汤主之。因与承气汤一升，腹中转气者，更服一升；若不转气者，勿更与之。明日又不大便，脉反微涩者，里虚也，为难治，不可更与承气汤也。（伤寒214）

　　太阳病，若吐、若下、若发汗后，微烦，小便数，大便因硬者，与小承气汤，和之愈。（伤寒250）

　　得病二三日，脉弱，无太阳柴胡证，烦躁，心下硬，至四五日，虽能食，以小承气汤少少与，微和之，令小安。至六日，与承气汤一升……。（伤寒251）

　　下利谵语者，有燥屎也。宜小承气汤。（伤寒374）

　　下利谵语者，有燥屎也，小承气汤主之。（金匮十七·41）

　　【方剂组成】大黄四两（酒洗）　厚朴二两（炙，去皮）　枳实三枚（大者，炙）

　　【方药用法】上三味，以水四升，煮取一升二合，去滓，分温二服。初服汤当更衣，不尔者尽饮之。若更衣者，勿服之。

　　【方证释义】本方功能泻热通便，除满消痞。方中大黄荡涤实热，攻下积滞，推陈致新；厚朴行气泄满；枳实破结消痞。与大承气汤相比，本方无芒硝，大黄不后下，厚朴、枳实用量减轻，故泻下力量较缓。"厚朴倍大黄，是气药为君，名大承气；大黄倍厚朴，是气药为臣，名小承气。味多性猛，制大其服，欲令泄下也，因名曰大；味少性缓，制小其服，欲微和胃气也，故名曰小。二方煎法不同，更有妙义，大承气用水一斗，先煮枳朴，煮取五升，纳大黄者取三升，纳硝者，以药之为性，生者锐而先行，熟者气钝而和缓，仲景欲使芒硝先化燥屎，大黄继通地道，而后枳朴除其痞满，缓于制剂者，正以急于攻下也。若小承气则三物同煎，不分次第，而服只四合，此求地道之通，故不用芒硝之峻，且远于大黄之锐矣，故称为微和之利。"（柯琴《伤寒来苏集》）本方证是以里热结实，腑气不畅为主要病机的病证。其临床表现与大承气汤证类似，但较轻，症见大便硬，腹胀满，心下痞硬，烦躁，谵语，潮热，多汗，脉滑而疾，舌苔黄等，病人多能食而减少。除大便不通较为常见之外，亦有下利者，其下利属肠胃热实，积滞内蓄，故多下利黏秽而不爽，或伴有腹痛拒按。

　　【临床发挥】《入门良方》："小承气汤治痢初发，精气甚盛，腹痛难忍，或作胀闷，里急后重，数至圊而不能通，窘迫甚者。"

　　《古今医统》："小承气治痘疹热甚内蕴不出，渴喘烦闷，手足心并胁下有汗，或谵语惊抽，二便秘涩者，宜用。微下之，则内毒不留，痘亦轻快。报点欲出不可服。方：大黄、枳实、甘草各等份。"

《伤寒大白》："此方下剂之轻者，表有邪，加柴胡、葛根；中气虚，加人参、广皮、甘草；小便不利，加木通。"

《温疫论》："承气养荣汤，治里热未尽血燥。即本方合四物汤去川芎加知母。"

小承气汤证之成因　刘渡舟说：小承气汤是治疗阳明病大便已经成硬，尚未达到燥屎的程度。形成小承气汤证，概括地讲，可有两种情况：一是太阳病经汗、吐、下等法治疗，伤了津液，邪热入里，胃肠干燥失于濡润，而使大便成硬；胃肠燥热很盛，劫迫津液而从小便旁渗，不能调节胃肠之燥，故以大便燥结，小便却反频数为其特点。另一种情况是阳明病里热盛，逼津外渗则汗出偏多；汗出多则津愈伤，以致胃肠干燥则大便成硬。小承气汤在《伤寒论》中凡十八见。它以治疗阳明病大便成硬造成的腹部胀满、谵语、心烦而脉滑数等症为主。本方泻下之力比调胃承气汤为强，但较大承气汤为缓，故取名曰小承气汤。（《伤寒论十四讲》90 页）

【医案举例】

1. 下利　同社王月怀，伤寒至五日，下利不止，懊恼目胀，诸药不效。有以山药茯苓与之，虑其泻脱。余诊之，六脉沉数，按其脐则痛，此协热自利，中有结粪，小承气倍大黄服之，得结粪数枚，诸症悉安。（《医宗必读》158 页）

按　本案与仲景所述"下利谵语者，有燥屎也，小承气汤主之"之病机、证候正相符合。"下利"者，燥屎内结而清水旁流也；"懊恼"与"谵语"者，皆热扰神明所致也；脉象沉数与腹诊"按其脐则痛"，为阳明腑实证无疑。故以小承气汤倍用大黄治之而愈。

2. 热结旁流、谵语（流行性乙型脑炎）　梁某某，男，28 岁。住某医院，诊断为流行性乙型脑炎。病已 6 日，曾连服中药清热、解毒、养阴之剂，病热有增无减。会诊时，体温高达 40.3℃，脉象沉数有力，腹满微硬，哕声连续，目赤不闭，无汗，手足妄动，烦躁不宁，有欲狂之势，神昏谵语，四肢微厥，昨日下利纯青黑水，此虽病邪羁踞阳明，热结旁流之象，但未至大实满，而且舌苔秽腻，色不老黄，未可与大承气汤，乃用小承气汤法微和之。服药后，哕止便通，汗出厥回，神清热退，诸症豁然，再以养阴和胃之剂调理而愈。（《蒲辅周医案》94 页）

原按　此病人症见腹满微硬，谵语欲狂，热结旁流，目赤肢厥，身热无汗，脉沉数有力，乃里闭表郁之征，虽屡用清热、解毒、养阴之剂，而表不解，必须下之。下之则里通而表自和，若泥于温病忌下之禁，当下不下，里愈结而表愈闭，热结精伤，造成内闭外脱。说明脑炎治疗并非绝对禁用下法。

三、调胃承气汤

【主治病证】伤寒，脉浮，自汗出，小便数，心烦，微恶寒，脚挛急，反与桂枝欲攻其表，此误也。……若胃气不和，谵语者，少与调胃承气汤。（伤寒29）

发汗后，恶寒者，虚故也。不恶寒，但热者，实也。当和胃气，与调胃承气汤。（伤寒70）

太阳病未解，脉阴阳俱停，必先振栗汗出而解。但阳脉微者，先汗出而解；但阴脉微者，下之而解。若欲下之，宜调胃承气汤。（伤寒94）

伤寒十三日，过经，谵语者，以有热也，当以汤下之。若小便利者，大便当硬，而反下利，脉调和者，知医以丸药下之，非其治也。若自下利者，脉当微厥，今反和者，此为内实也，调胃承气汤主之。（伤寒105）

太阳病，过经十余日，心下温温欲吐，而胸中痛，大便反溏，腹微满，郁郁微烦，先此时自极吐下者，与调胃承气汤。若不尔者，不可与。但欲呕，胸中痛，微溏者，此非柴胡汤证，以呕故知极吐下也，调胃承气汤。（伤寒123）

阳明病，不吐，不下，心烦者，可与调胃承气汤。（伤寒207）

太阳病三日，发汗不解，蒸蒸发热者，属胃也，调胃承气汤主之。（伤寒248）

伤寒吐后，腹胀满者，与调胃承气汤。（伤寒249）

【方剂组成】大黄四两（去皮，清酒洗）　甘草二两（炙）　芒硝半升

【方药用法】上三味，以水三升，煮取一升，去滓，纳芒硝，更上火微煮令沸，少少温服之。

【方证释义】本方功能泻热和胃，润燥软坚。方中大黄苦寒，泄热去实，推陈致新；芒硝咸寒，润燥软坚，通利大便；炙甘草味甘气温，既能和中，又能缓硝黄峻下。三味相合，共成泻下阳明燥热结实而不损胃气之剂。本方证是以燥热结实，胃气不和为主要病机的病证。《伤寒论》指出本证是因太阳病不解，邪传阳明，或伤寒汗吐下后耗伤胃津而成。症见不恶寒，蒸蒸发热，不大便，腹胀满，谵语，心烦，口渴喜冷饮，舌红、苔黄而干，脉滑数等。若火热上炎，还可见目赤、龈肿、口舌生疮等症。本证与小承气汤证相比，系燥热初结而气滞不甚。

【临床发挥】《卫生宝鉴》："调胃承气汤治胃中实热而不满。又破棺丹治疮肿一切风热，即本方为末，炼蜜丸如弹子大，每服半丸，食后茶清、温酒任化下，童便半盏研化服亦得，忌冷水。"

《试效方》："调胃承气汤治消中，渴而饮食多。"

《经验良方》："调胃承气汤治热留胃中，发斑，及服热药过多亦发斑，此药

主之。"

《玉机微义》："调胃，治齿痛血出不止，以本方为末，蜜丸服。"

《济阳纲目》："调胃承气汤治腹中常觉有热，而暴痛暴止者，此谓积热。"

《类聚方广义》："痘疮、麻疹、痈疽、疔毒，内攻冲心，大热谵语，烦躁闷乱，舌上燥烈，不大便，或下利，或大便绿色者，宜此方。又治牙齿疼痛，齿龈肿痛，龋齿枯折，口臭等，其人多平日大便秘闭而冲逆，宜此方。"

调胃承气汤的证候特点、服用方法及变通应用 刘渡舟说：调胃承气汤是治疗阳明燥热初结，燥热在胃而肠犹未全实的病变。它的主要证候是大便不通，而又见心烦、躁动不安、蒸蒸发热，或腹中胀满，或发生谵语等症为特点。……徐忠可说："仲景用此汤凡七见，或因吐下津干，或因烦满气热，总为胃中燥热不和，而非大实满者比，故不欲其速下而去枳、朴；欲其恋膈而生津，特加甘草以调和之，故曰调胃。"此方有两种服法，亦不可不知。如第 29 条的调胃承气汤的服法，则是"少少温服之"，意在取其调和胃气，而不欲其速下；而第 70 条的调胃承气汤是"煮取一升，去滓……顿服"，意在既和胃气，而又泻下大便，所以必须"顿服"而力始全。《卫生宝鉴》根据调胃承气汤治疗上焦燥热的特点，于本方加黄连、犀角，以治阳明火热上熏于面的"燎面"证，颇有疗效。余师其说，用以治疗牙痛龈肿、口臭头痛、鼻衄心烦而大便秘结的也有效。我于 1960年曾治一个心烦少寐的病人，其脉滑数，舌苔黄厚。我辨为火热扰心、心神不安之证。屡投芩连等清热药物而病不愈，舌苔仍不退。偶忆《金匮》有"舌黄未下者，下之黄自去"的记载，乃用调胃承气汤。服药后，大便泻下，味极臭秽，然心烦顿解，夜睡甚酣。以镜照舌，则黄苔已去。(《伤寒论十四讲》91 页)

【医案举例】

1. **阳明燥结证** 李君长子年 19 岁，4 月病伤寒 9 日，医作阴证治之，与附子理中丸数服，其证增剧，更医又作阳证，议论差互，不敢服药，决疑于罗。罗至宾客满坐，罗不欲直言其证，但细为分解，使自度之。凡阳证者，身须大热，而手足不厥，卧则坦然，起则有力，不恶寒，反恶热，不呕不泻，渴而饮之，烦躁不得眠，能食而多语，其脉浮大而数者，阳证也；凡阴证者，身不热，而手足厥冷，恶寒，蜷卧，面向壁卧，恶闻人声，或自引衣盖覆，不烦渴，不欲食，小便自利，大便反快，其脉沉细而微迟者，皆阴证也。今诊其脉沉数得六七至，夜叫呼不绝，全不得睡，又喜饮冰水，阳证悉具，且 3 日不见大便，宜急下之，乃以酒煨大黄六钱，炙甘草二钱，芒硝五钱。煎服。至夕下数行，去燥粪 20 余块，是夜汗大出，次日又往视之，身凉脉静矣。(《宋元明清名医类案·罗谦甫医案》)

按 阳证与阴证之辨，临证不可不明。细审脉症，明辨阴阳，则诊断无误。因证立法，依法处方，则必然取效。

2. 胃痛（十二指肠溃疡） 杨某某，女，32 岁。1987 年 3 月 17 日诊。胃痛反复发作 8 年，消化道钡餐证实为十二指肠溃疡。今春胃痛复发，服益气、养阴、制酸、止痛等药 20 余剂，效差。现胃脘部灼热样持续性疼痛，夜间痛甚，喜按，恶心不欲食，食已即吐，口干苦不欲饮，大便 9 日未行，溲黄，舌红、苔薄黄，脉弦细。证属胃阴不足，肠腑不通。拟胃痛治肠，通腑治标法。处方：大黄 12g，炙甘草、芒硝各 6g，白芍 18g。以水 600ml，煎取 200ml，放入芒硝，再微煎令沸，分 5～6 次少少温服之。服药，当晚大便通，便下如羊屎，便后胃痛减，食已不吐。改拟甘寒养阴润肠以治本。［吕志杰.《四川中医》1991，（8）：28］

按 此例病人胃虚而肠实，本着"六腑以通为用""以通为补""胃宜降则和"等法则，用调胃承气汤加白芍治之，胃肠和降，大便通，痛减吐止。妙在少与频服，则承气之剂为调胃之方。

3. 蛔厥（蛔虫性肠梗阻） 王某，女，73 岁。1961 年 11 月 24 日住我院西医内科病房。先患泄泻 2 天，日下数十次，经西医治疗而愈。继而出现腹胀，二便不通，腹胀痛，以致痛极汗出，烦躁不安，呕吐黄色稀水。先后吐出蛔虫 4 条，西医诊断：蛔虫性肠梗阻。因病人体质虚弱，未作 X 线钡餐造影检查。外科会诊后，亦认为不适于手术治疗，至 11 月 29 日，邀中医会诊。病人口唇干燥，烦躁不安，呕吐不止，所吐尽属黄色稀水，且有粪便臭味，腹胀如鼓，脉象沉细，舌苔黄厚。证属蛔厥。但正气不足，邪气有余，虽痞满燥实俱备，但体虚未宜猛下，宜以调胃承气汤和之。处方：生大黄 9g，玄明粉 9g，生甘草 3g。服药后，至下午 2～12 时，共大便 4 次，粪色先黑后黄，中夹蛔虫 7 条，呕吐止，腹胀消，当晚即进牛奶少许，次日即进流质饮食，病情好转，旋即出院。［姚兴华.《上海中医药杂志》1966，（2）：62］

按 此例因蛔虫阻塞肠道，致阳明腑实。但因年高体弱，不可猛下，只宜用缓下剂调胃承气汤，一剂便通虫下，很快痊愈。由此可见，对大、小、调胃三承气汤应注重区别应用，要用得恰到好处。

四、厚朴三物汤

【主治病证】痛而闭者，厚朴三物汤主之。（金匮十·11）

【方剂组成】厚朴八两　大黄四两　枳实五枚

【方药用法】上三味，以水一斗二升，先煮二味，取五升，纳大黄，煮取三升，温服一升。以利为度。

【方证释义】本方功能行气除满，消积导滞。其方药组成与小承气汤相同，但用量不同，故主治有区别。厚朴三物汤重用厚朴，由小承气汤之三两加至八两，枳实由三枚加至五枚，大黄仍用四两，可知主要在于行气除满。小承气汤重用大黄，主要在于通利积滞。尤在泾说："痛而闭，六腑之气不行矣。厚朴三物汤与小承气同。但承气意在荡实，故君大黄；三物意在行气，故君厚朴。"（《金匮要略心典》）本方证是以实热内结，气滞不行为主要病机的病证。症见腹部胀痛，大便不通，脉滑实有力，舌质红、苔黄厚。

【医案举例】

1. **腹痛（急性胰腺炎）** 王某某，男，42 岁。腹部胀痛 3 天。几天来腹部胀痛、拒按，日益加重，连及胃脘、两胁，嗳气不止，呕吐黏痰，口干口苦，脉弦数。西医诊断：急性胰腺炎。此为湿热挟食滞交结肠胃，通降失常。法当行气通腑。处方：川厚朴 18g，炒枳实 12g，生大黄 6g。水煎服。服药 2 剂后，大便 2 次，先干后溏，脘、腹胀痛及嗳气、呕吐大减，黄厚苔转薄。守原意减其用量再进：厚朴 6g，枳实 6g，熟大黄 4g。2 剂。三诊：服药后，日行软便 2 次，腹胀痛已除，嗳、呕亦止。惟仍觉胃脘痞闷，食少。转为健脾和胃，用枳术汤：炒枳实 6g，炒白术 12g。3 剂。药后症状消退。（夏锦堂教授治验）

按 夏锦堂先生已故去，原为河北中医学院院长以及我工作初期的《金匮》教研室主任。夏老治学严谨，治病善用经方。

2. **呕吐、脘腹胀痛、便秘（单纯性肠梗阻）** 某某，男，57 岁。1993 年 3 月20 日就诊。有胃痛史 20 余年，间歇性发作，伴烧心泛酸，有时大便呈黑色。4天前突然发热恶寒、头身疼痛，2 天后寒热渐平，但腹痛胀满，呈阵发性加剧，呕吐频作，每因进食或饮水而诱发，呕吐物初为食物和黏液，后为黄绿色液体，经 X 线腹部透视，发现肠腔内有大量气体和液平面，诊断："完全性单纯性肠梗阻"。建议立即手术治疗，病人惧怕手术，邀吾师赵广安诊治。症见：病人烦躁不安，腹胀、疼痛、自觉有气体在腹内冲动，达右上腹时疼痛剧烈，大便 2 天未行，亦无矢气，小便量少色赤。切诊腹痛拒按。听诊肠蠕动音高亢。舌质略赤、苔黄燥，脉沉滑。辨证：初为寒邪袭表，入里化热，与胃肠郁热搏结，致使肠道燥屎内结而腑气不通。《金匮要略》云："痛而闭者，厚朴三物汤主之。"急用厚朴三物汤通腑下气、泻热导滞。处方：厚朴 100g，枳实 30g，大黄 15g（后入）。水煎分 2 次服。1 剂后腹中矢气频频，随后泻下燥屎及黏液。3 剂后诸症消失，再予健脾和胃药 3 剂调理而愈。[张宗圣.《山东中医杂志》1997，（8）：375]

原按 厚朴三物汤是仲景为治大便闭结不通、腹满痛而设。从药物组成看，此方以厚朴为主药，以行气除满为主，现常用以治疗腑气不通之急腹症。吾师赵广安主张其用量要大，《金匮要略》原方厚朴用量为八两，按一两约等于现代13.9g 计，约 110g。所以赵老师一般用量为 100g，相当于常用量的 6 倍。再者大黄一定要后入，配合厚朴、枳实行气泻下。临床应用厚朴三物汤除注重剂量外，还可进行加味配伍。此方所治病证，多属急证、重证。因此辨证要准确，用药要谨慎，密切观察病人。另，厚朴、枳实、大黄三药皆有促进肠蠕动作用，像肠套叠引起的肠梗阻、肠道化脓性病变应禁用或慎用。

按 此案最大特点，在于效法厚朴三物汤之原方剂量，重用厚朴100g。这对临证时方证相对而治之疗效不佳者颇有启发。

五、厚朴大黄汤

【**主治病证**】支饮胸满者，厚朴大黄汤主之。（金匮十二·26）

【**方剂组成**】厚朴一尺　大黄六两　枳实四枚

【**方药用法**】上三味，以水五升，煮取二升，分温再服。

【**方证释义**】本方功能行气除满，泻实破结。尤在泾说："胸满疑作腹满，支饮多胸满，此何以独用下法？厚朴大黄与小承气同，设非腹中痛而闭者，未可以此轻试也。"（《金匮要略心典》）尤氏所疑言之有理。若支饮胸满，邪在于肺，宜用葶苈大枣泻肺汤之类；支饮腹满，邪在胃肠，故用厚朴大黄汤，即小承气汤之类以行气除满，泻实破结。该方使地道得通，阳气流畅，则饮邪可顺流而下出。本方证是以饮结胸膈，兼阳明腑实为主要病机的病证。症见咳逆倚息，短气不得卧，胸部满闷，兼见腹部胀满疼痛，大便不通等。

六、大黄甘草汤

【**主治病证**】食已即吐者，大黄甘草汤主之。（金匮十七·17）

【**方剂组成**】大黄四两　甘草一两

【**方药用法**】上二味，以水三升，煮取一升，分温再服。

【**方证释义**】本方功能通腑泄热，和胃止吐。方中大黄为君，直泻胃肠实热，热去则胃气因和，呕吐自止；少佐甘草调和胃气，以缓和大黄泻下之性。本方证是以腑气不通，胃热上冲为主要病机的病证。症见食已即吐，或便秘，舌红苔黄，脉滑实。

【**医案举例**】

1. 呕吐（胃癌） 曾治一胃癌病人，男，56岁，农民。身体消瘦，呕吐不能食，舌红、苔黄腻，脉滑。以大黄12g，甘草6g，并加入清热化湿药，服药3剂呕吐渐轻。（吕志杰治验）

2. 不乳 张某，男，出生56小时。不吮乳，呕吐，烦躁，腹胀，面赤，舌苔黄厚，指纹紫。证属秽热积于肠胃而致不乳，处方：大黄5g，甘草3g。1剂，大便通，始吮乳，"六腑以通为顺"，诸症消失，病愈。[周青云.《山东中医杂志》1995，（3）：23]

原按 新生儿出生24小时尚不能吮乳者，即为病态，称为"不乳"。因在出生过程中吞入秽浊郁积肠胃，或因胎粪不下，秽热壅结，气机不运，腑气不通，导致不乳。症见烦躁，面赤，啼哭声粗，大便不通或兼呕吐，腹部胀满，舌苔黄厚，指纹紫滞，可用大黄甘草汤。

民间流传，小儿初生即以大黄甘草煎药液拭口并饮之，能起到祛胎毒、洁脏腑、防治新生儿疾病的作用。近年来，我们在临床实践中用此方治疗新生儿疾病，取得了显著疗效。

按　大黄甘草汤口感甘味为主，适宜用之，不仅用于新生儿胎毒不乳及儿童，但凡内热便秘者，皆可用之。更简便之用法：以好大黄洗净，开水泡服，便通止后服。

七、大黄附子汤

【**主治病证**】胁下偏痛，发热，其脉紧弦，此寒也，以温药下之，宜大黄附子汤。（金匮十·15）

【**方剂组成**】大黄三两　附子三枚（炮）　细辛二两

【**方药用法**】上三味，以水五升，煮取二升，分温三服；若强人煮取二升半，分温三服。服后如人行四五里，进一服。

【**方证释义**】本方功能温阳散寒，通便止痛。方中"大黄苦寒，走而不守，得附子、细辛之大热，则寒性散而走泄之性存"（尤在泾《金匮要略心典》）。本方证是以寒实内结为主要病机的病证。症见腹痛，大便不通，畏寒肢冷，脉紧弦，舌苔白腻等。

【**医案举例**】

1. **寒结腹痛急证（急性腹膜炎）**　劳工饥饱不时，内伤饮食。加之汗后当风，脘腹受寒，以致发生腹痛，渐渐加剧，外无寒热。痛极之时，额流冷汗，四肢微厥，曾发呕吐数次，其量不多。医断为急性腹膜炎，开刀费重，难胜其任。余诊其脉，沉实有力，与大黄附子汤合甘草干姜汤。1剂而便通痛减，再剂而滞尽身和，终以调理之剂，又2剂而痊。（《中国百年百名中医临床家丛书·余无言》50页）

按　此案辨证采用"温药下之"，便通痛减，以六腑以通为治之大法也。

2. **阴寒积聚腹痛日久**　钟大满，腹痛有年，理中四逆辈皆已服之，间或可止。但痛发不常，或1个月数发，或2个月一发，每痛多为饮食寒冷之物所诱致。自常以胡椒末用姜汤冲服，痛得暂缓。一日，彼晤余戚家，谈其痼疾之异，乞为诊之。脉沉而弦紧，舌白润无苔，按其腹有微痛，痛时牵及腰胁，大便间日1次，少而不畅，小便如常。吾曰："君病属阴寒积聚，非温不能已其寒，非下不能荡其积，是宜温下并行，而前服理中辈无功者，仅祛寒而不逐积耳。依吾法两剂可愈。"彼曰："吾固知先生善治异疾，倘得愈，感且不忘。"即书大黄附子汤：大黄 12g，乌附 9g，细辛 4.5g。并曰："此为金匮成方，屡用有效，不可为外言所惑也。"后半年相晤，报云：果 2 剂而瘥。噫！经方之可贵如是。(《治验回忆录》50 页）

按 经方贵在精而专。用之得当，疗效如神，本案便是。案语论证精细，无赘言。读者于字里行间加深理解，必能提高诊治水平。

八、大黄牡丹汤

【主治病证】肠痈者，少腹肿痞，按之即痛如淋，小便自调，时时发热，自汗出，复恶寒，其脉迟紧者，脓未成，可下之，当有血。脉洪数者，脓已成，不可下也，大黄牡丹汤主之。(金匮十八·4)

【方剂组成】大黄四两　牡丹一两　桃仁五十个　瓜子半升　芒硝三合

【方药用法】上五味，以水六升，煮取一升，去滓，纳芒硝，再煎沸，顿服之，有脓当下，如无脓，当下血。

【方证释义】本方功能破瘀逐血，泄热消肿。方中"重用大黄、芒硝开大肠之结，桃仁、牡丹皮下将败之血。至于清肺润肠，不过瓜子一味而已。服之当下血，下未化脓之血也"(王子接《绛雪园古方选注》)。若形肉已腐败成脓，则当以薏苡附子败酱散为主方治之。本方证是以急性肠痈脓未成为主要病机的病证。症见振寒发热，右少腹疼痛拒按，或右足曲而不伸，按之则痛剧，腹肌紧张、反跳痛，自汗出，烦躁欲呕，口渴欲饮，舌质红、苔黄或黄腻，脉滑数有力。

【临床发挥】《类聚方广义》："大黄牡丹汤治诸痈疽，疔毒，下疳，便毒，淋疾，痔疾，脏毒，瘰疬，流注，陈久疥癣，结毒瘘疮，无名恶疮，脓血不尽，腹中凝闭，或有块，二便不利者，治产后恶露不下，小便不利，血水壅遏，少腹满痛，通身浮肿，大便难者；治经水不调，赤白带下，赤白痢疾，小腹凝结，小便赤涩，或有水气者。"

【医案举例】

1. 肠痈（急性阑尾炎） 张某某，男，25 岁。昨天始上腹部至脐周阵发性疼痛，位置不固定，恶心欲吐，乏力。数小时后腹痛转移并固定在右下腹部，且振寒，发热。乡村医生按"急性阑尾炎"予以抗生素治疗。今日病情加重，来门诊要求配合中药治疗。查其右下腹压痛；腰大肌试验阳性。脉滑数，舌红、苔薄黄。体温 39.2℃。大黄牡丹汤加减：大黄、牡丹皮、桃仁、赤芍各 12g，红藤 30g，芒硝 6g（后下煎数沸）。水煎分日 4 次温服。服药 1 剂，腹泻 3 次，腹痛等诸症减轻。原方去芒硝，加甘草 6g，连服 4 剂，症状消失。适当加减，再服 3

剂，巩固治疗，以防复发。（吕志杰治验，张顺启协助整理）

按　上述编者治例，是较典型的急性肠痈病人。治取良效，不足为奇。大黄牡丹汤是自古以来治疗急性肠痈的主方。目前大量临床报道表明，本方适当加行气活血、清热解毒药，治疗急性阑尾炎有确切可靠的良好效果。配合局部外敷或针刺，若病情重者可配合应用抗生素，则疗效更快更好。疗效不好者，应掌握手术指征，及时手术。

2. 肺痈（肺脓疡）　张某，男，20 岁，农民。1989 年 4 月 27 日初诊。1 周前，发热恶寒咳痰，继则痰转黄色，右侧胸痛，咳嗽及呼吸时痛甚，经治疗无效而来我院诊治。症见面红，汗出，身热微寒，胸痛，咯出多量腥臭脓浊痰，咳嗽气急，烦躁不安，便秘。体温 39℃。WBC 15.6×10⁹/L，N 0.87。胸透：右肺大片阴影，内中有乒乓球大的空洞，并有液平面存在（西医诊为右肺脓疡）。舌质红、苔黄腻，脉滑数。肺中热毒炽盛，灼伤血脉，化脓而发肺痈。治以清热解毒，逐瘀攻下，消肿排脓。用大黄牡丹皮汤合《千金》苇茎汤加减：大黄 15g，芒硝 9g，牡丹皮 10g，桃仁 10g，冬瓜子 15g，薏苡仁 20g，苇茎 30g，鱼腥草 30g，黄芩 12g，瓜蒌 30g，枳实 10g。水煎服。3 剂后体温 38.2℃，咳脓痰及胸痛稍减，大便利。原方芒硝减为 6g，瓜蒌减为 20g。服 10 剂后脓痰消失，体温 36.8℃，略咳、乏力、食少，苔薄黄，脉细。胸透见空洞明显缩小，病变有所吸收。尚有余邪，气阴已伤。用济生桔梗汤加减善后。［黄勤，等.《河南中医》2001，（2）：13］

原按　肺脓疡以《千金》苇茎汤治之已为人们所熟悉，然喻昌认为，凡治肺痈病，以清肺热……而清热必须涤其壅塞，分杀其势于大肠，令浊秽脓血日渐下移为妙。若但清解其上，不引之下出，医之罪也。大黄牡丹皮汤能令浊秽脓血下移，故以二方合治，收效甚捷。

3. 宫外孕误诊为阑尾炎案　李某，女，28 岁。2001 年 8 月 19 日就诊。于 3 日突然发作下腹部撕裂样痛，以右侧少腹部较甚。本村医生给予抗生素输液治疗，病无改善，转到某省医院急诊，查血常规：红细胞及血红蛋白较正常略低，而白细胞略增高。体温 37.8℃。诊断："急性阑尾炎"。因腹痛减轻，回家治疗。病人为笔者朋友之妻，来家就诊。上到 4 楼进门时，见其气喘，面白，头晕，心悸，汗出多等。舌苔微黄，脉细数少力。腹诊：右下腹扪及块状物、有压痛。问及妇科情况：月经延迟半个月，于 3 日前腹痛的同时阴道有点滴状暗红色少量出血。嘱其赶紧去医院妇科急诊。经上次就诊的某省医院妇科检查，诊断为"宫外孕"。住院手术，转危为安。（吕志杰验案）

九、麻子仁丸

【主治病证】趺阳脉浮而涩，浮则胃气强，涩则小便数，浮涩相搏，大便则硬，其脾为约，麻子仁丸主之。（伤寒247）

趺阳脉浮而涩，浮则胃气强，涩则小便数，浮涩相搏，大便则坚，其脾为约，麻子仁丸主之。（金匮十一·15）

【方剂组成】麻子仁二升　芍药半斤　枳实半斤（炙）　大黄一斤（去皮）　厚朴一尺（炙，去皮）　杏仁一升（去皮尖，熬，别作脂）

【方药用法】上六味，蜜和丸，如梧桐子大，饮服十丸，日三服。渐加，以知为度。

【方证释义】本方功能滋液润燥，泄热通便。为小承气汤加麻仁、杏仁、芍药组成。方中麻仁质润多脂，杏仁肃降肺气，二味能润肠通便；芍药滋脾和里；大黄、枳实、厚朴泄热去实，行气导滞；蜂蜜润燥滑肠。合而为丸，服时渐加，取其缓缓润下之义。本方证是以胃强热结、脾弱阴亏为主要病机的病证。就临床看来，本方证之"大便则硬"或"坚"为大便结硬，或数日不行，或便出不畅，一般无潮热、腹满硬痛等燥热结实证表现，往往不更衣多日，亦无所苦。此外，凡年老体虚、亡血、产后之便秘，以及痔疮、肛裂而大便偏燥者，亦可归于本证范畴。

【临床发挥】《活人书》："脾约丸，治老人津液少，大便涩及脚气有风，大便结燥。即本方。"

《济生方》："麻仁丸治肠胃不调，热结秘涩。即本方。空心，米饮送下，以利为度，强羸临时加减。"

《伤寒大白》："热结阳明气分者，则用承气汤，热结太阴血分者，则用此方。即麻仁丸。"

《方极》："麻子仁丸，治平日大便秘者。"

脾约证治　刘渡舟说：麻子仁丸是治疗"脾约"证的。阳明与太阴相表里，脏腑之气相通，脾为胃行其津液，而使燥湿相济，以维持脏腑的阴阳平衡。若阳明胃气强，而太阴脾阴弱，则由相互平衡合作而变成相互凌劫，则胃之强阳反凌脾之弱阴，使脾阴受约而不能为胃行其津液；津液不能还入胃中，胃肠失于润濡而发生干燥，大便因此成硬；胃气既强，燥热迫津偏渗而从下夺，故小便反数多。这种证候，多见于习惯性便秘病人，所以不能用承气汤泻下，而当以麻子仁丸润肠燥和脾阴、兼泻阳明之实，其病方愈。麻子仁丸用大黄、厚朴、枳实（即小承气汤）以泻阳明胃气之强；用麻子仁润肠滋燥；杏仁润燥通幽；芍药养阴和血；蜜制为丸，每服10丸，取其缓上润下之意。（《伤寒论十四讲》91页）

润下、外导与勿药自通探讨　陈亦人对润下法、外导法及勿药自通的机制作了深入探讨。他说：对于邪热不甚而肠燥便秘的脾约证，其特点是"不更衣十日无所苦"（第 244 条），说明腹部不满不痛，不须汤剂攻邪，宜用具有滋润通下作用的麻子仁丸，并采用小量（每服如桐子大 10 丸）渐加，以知为度的给药方法。实践证明，这一方法既能收到通便的效果，又能避免耗伤正气，直至目前，麻子仁丸仍是临床治疗习惯性便秘的一张常用方剂。如果因津液外泄而致直肠干燥，粪便难出的便秘，又有外导的方法，代表方为蜜煎方，后又提出"若土瓜根及大猪胆汁，皆可为导"。同一外导法，提出了三张方子，正是仲景博采众方的例证，实开后世灌肠法的先河。近代报道用胆汁灌肠，治产后便难、手术后便难，气胀，麻痹性肠梗阻，大多在灌肠后半小时左右即达到排便目的，少数病例延长到 2 小时。通过观察研究，发现猪胆汁不仅有助胰液消化与刺激肠蠕动的作用，由于胆盐能减少肠内腐败物，又是一种天然抗毒剂。还有一点值得提出，便秘，不一定都用攻下方法，在某些特定情况下，可待其自通，并能估计出便通的大约时间，如"阳明病，本自汗出，医更重发汗，病已瘥，尚微烦不了了者，此必大便硬故也。以亡津液，胃中干燥，故令大便硬。当问其小便日几行，若本小便日三四行，今日再行，故知大便不久出。今为小便数少，以津液当还入胃中，故知不久必大便也"（第 203 条）。热病恢复期这种情况比较多见，通过询问小便的前后情况以预测大便自通的日期，颇有实践意义。这种不是"惟药观点"的思想，尤其足贵。（《〈伤寒论〉求是》64 页）

【医案举例】

1. 脾约证　刘某某，男，28 岁。大便燥结，五六日一行。每次大便困难异常，往往因用力太过而汗出如雨。口唇发干，以舌津舐之则起厚皮如痂，撕则唇破血出。其脉沉滑，舌苔干黄，是属胃强脾弱之脾约证。因脾荣在唇，故脾阴不足，则唇燥干裂。为疏麻子仁丸一料，服之而愈。（《伤寒论通俗讲话》96 页）

按　脾约证是因胃中燥热加于脾阴之虚，以致脾为燥热约束，不能输津于胃，胃中愈燥遂发便秘。其特点是不更衣，无所苦。本案便秘兼见唇干，苔干黄，脉沉滑，而无潮热谵语，腹满硬痛等症，当属胃强脾弱，故投麻子仁丸泻热润下而建功。据报道本方对急性便秘、习惯性便秘及肛门术后便秘等证均有良效。

2. 大便坚、小便数（神经性尿频）　巨某某，女，42 岁。小便次数增多 6 个多月，达每小时 4 次之多，并常失禁，苦不堪言，难以坚持工作。屡验尿常规正常，西医诊为"神经性尿频"。曾用中、西药及针刺治疗，均未获得满意效果。初诊：尿频，日解小便达 40 余次，夜间小便 3～4 次，口苦而燥，夜寐不宁，大便干结，舌苔薄黄而糙，脉弦细。视前医处方多为补涩剂，如缩泉丸、桑螵蛸散、补中益气汤、六味地黄汤等，亦有从湿热下注论治者。其实此类似脾约证。方用麻仁丸以润肠通便，佐以摄尿。处方：火麻仁 15g，杏仁 9g，生白芍 9g，生大黄 9g，枳壳 5g，厚朴 5g，覆盆子 15g，桑螵蛸 12g。服药 3 剂后，大便次数增多而质稀，小便次数显著减少，每小时排尿 1 次，余症亦减。用药中肯，遂将原方大黄改用制大黄 6g，又服 4 剂，诸症痊愈。数月顽疾，一周而瘳。[吴小波.《上海中医药杂志》1985，（2）：36]

十、大陷胸汤

【主治病证】太阳病，脉浮而动数，浮则为风，数则为热，动则为痛，数则为虚，头痛发热，微盗汗出，而反恶寒者，表未解也。医反下之，动数变迟，膈内拒痛，胃中空虚，客气动膈，短气躁烦。心中懊憹，阳气内陷，心下因硬，则为结胸，大陷胸汤主之。若不结胸，但头汗出，余处无汗，齐颈而还，小便不利，身必发黄。（伤寒 134）

伤寒六七日，结胸热实，脉沉而紧，心下痛，按之石硬者，大陷胸汤主之。（伤寒 135）

伤寒十余日，热结在里，复往来寒热者，与大柴胡汤。但结胸，无大热者，此为水结在胸胁也，但头微汗出者，大陷胸汤主之。（伤寒 136）

太阳病，重发汗而复下之，不大便五六日，舌上燥而渴，日晡所小有潮热，从心下至少腹硬满而痛不可近者，大陷胸汤主之。（伤寒 137）

伤寒五六日，呕而发热者，柴胡汤证具，而以他药下之，柴胡证仍在者，复与柴胡汤，此虽已下之，不为逆，必蒸蒸而振，却发热汗出而解。若心下满而硬痛者，此为结胸也，大陷胸汤主之；但满而不痛者，此为痞，柴胡不中与之，宜半夏泻心汤。（伤寒 149）

【方剂组成】大黄六两（去皮）　芒硝一升　甘遂一钱匕

【方药用法】上三味，以水六升，先煮大黄，取二升，去滓，纳芒硝，煮一两沸，纳甘遂末。温服一升。得快利，止后服。

【方证释义】本方功能泻热逐水。方中大黄苦寒，泻热通下；芒硝咸寒，软坚开结；甘遂苦寒，峻逐水邪。药虽三味，力专效宏，为泻热逐水散结之峻剂。本方与"大承气汤"均用硝、黄，但因病因病位不同，故药物配伍有别，煎煮先后各异。本方比大承气汤更为峻猛，必须审证无误，方可使用。服后中病即止，虚人、老人、孕妇禁用。本方证是以水热互结，胸膈阻滞为主要病机的病证。《伤寒论》提到本证系由伤寒六七日或十余日，邪热与水结于胸胁所致，或因太阳病误下之后，胃中空虚，阳气内陷而成。症见脉沉而紧，心下痛，按之石硬，甚则从心下至少腹硬满而痛不可近，或见膈内拒痛，短气躁烦，心中懊憹，或不大便五六日，舌上燥而渴，日晡所小有潮热，或无大热，但头微汗出等。

【医案举例】

1. 结胸病　沈家湾陈姓孩年 14，独生子也。其母爱逾掌珠，一日忽得病，邀余出诊。脉洪大，大热，口干，自汗，右足不得伸屈。病属阳明，然口虽渴，终日不欲饮水，胸部如塞，按之似痛，不胀不硬，又类悬饮内痛。大便五日未通。上湿下燥，于此可见。且太阳之湿内入胸膈，与阳明内热同病。不攻其湿痰，燥热焉除？于是遂书大陷胸汤与之。制甘遂一钱五分，大黄三钱，芒硝二钱。返寓后，心殊不安。盖以孩儿娇嫩之躯，而予猛烈锐利之剂，倘体不胜任，则咎将谁归？且《伤寒论》中之大陷胸汤证，必心下痞硬，而自痛，其甚者或有从心下至少腹硬满，而痛不可近为定例。今此证并未见痞硬，不过闷极而塞，况又似小儿积滞之证，并非太阳早下失治所致。事后追思，深悔孟浪。至翌日黎明，即亲往询问。据其母曰，服后大便畅通，燥屎与痰涎先后俱下，今已安适矣。其余诸恙，均各霍然。乃复书一清热之方以肃余邪。嗣后余屡用此方治愈胸膈有湿痰，肠胃有热结之证，上下双解，辄收奇效。语云，胆欲大而心欲小，于是益信古人之不予欺也！(《经方实验录》69 页)

按　此案说明，大陷汤虽为"峻剂"，若用之得当，确为至善之方。

2. 膈间留饮　温某某，女，52 岁，社员。病人平素喜饮冷水，四肢关节常感酸痛。1973 年 10 月 26 日初诊。见少腹至心下痞满胀痛，拒按，心中懊憹，起卧不安，大便秘结，口渴，舌燥苔黄，脉寸浮关沉。察其形素盛，必多痰湿，且喜冷饮多年，属膈间留饮为患，水与热互结心下，治宜大陷胸汤泻热逐水。处方：甘遂一钱半（醋炒），大黄四钱，芒硝三钱。水煎去渣，温分 2 服。10 月 30 日复诊，自诉药后得快利，胸腹满痛顿减，诸症减轻。仍照原方半量加味连服 3 剂，病情好，停药数日，诸症复见。如此反复 2 次，此乃顽饮根固，药力不足，续与前方 1 剂。次日得悉，药后心中懊憹比前更甚，坐立不安，病人以反应严重，试进稀粥一小碗，以求暂安。突然倾吐清水数碗，此后诸症悉平。半月后追访，痞消便畅，康复如常。[《新中医》1974，(5)：31]

按　此案经验，大陷胸汤之甘遂等三味可采用同煮法，如此变通，更方便应用。案中说，复发后服药"反应严重"，此正邪相争之反应；且暴发呕吐，此驱邪于上也。陷胸汤本为攻下剂，反剧吐而愈，非此峻剂，何以治此怪病？由此还联想到栀子豉汤类"得吐者，止后服"之千古疑问，可由此而解。

十一、大陷胸丸

【主治病证】病发于阳，而反下之，热入因作结胸；病发于阴，而反下之，

因作痞也。所以成结胸者，以下之太早故也。结胸者，项亦强，如柔痉状，下之则和，宜大陷胸丸。（伤寒131）

【方剂组成】大黄半斤　葶苈子半升（熬）　芒硝半升　杏仁半升（去皮尖，熬黑）

【方药用法】上四味，捣筛二味，纳杏仁、芒硝合研如脂，和散，取如弹丸一枚。别捣甘遂末一钱匕，白蜜二合，水二升，煮取一升。温，顿服之。一宿乃下；如不下，更服，取下为效。禁如药法。

【方证释义】本方功能泻热逐水。方中大黄、芒硝泻热破结；甘遂逐痰水；杏仁、葶苈子降肺气、泄肺水；诸药为丸；每服仅 1 丸，更有白蜜之甘缓，乃峻药缓攻之法，能搜尽在上之邪。本方证与大陷胸汤证相比，邪结病位偏高。是以邪热内陷与痰水搏结为主要病机的病证。

【临床发挥】《总病论》："虚弱家不耐大陷胸汤，即以大陷胸丸下之。"

《类聚方广义》："大陷胸丸治痰饮疝瘕，心胸痞塞结痛，痛连项臂膊者。"

【医案举例】

1. 伏饮　天津罗某某，素有茶癖，每日把壶常饮，习以为常。身体硕胖，面目光亮，每以身健而自豪。冬季感受风寒后，自服青宁丸与救苦丹，病不效而胸中硬痛，呼吸不利，项背拘急，俯仰为难。经人介绍，乃请余诊。其脉弦而有力，舌苔白厚而腻。辨为伏饮踞于胸膈，而风寒之邪又化热入里，热与水结于上，乃大陷胸丸证。为疏：大黄 6g，芒硝 6g，葶苈子 9g，杏仁 9g，水 2碗，蜜半碗，煎成多半碗，后下甘遂末 1g。服 1 剂，大便泻下 2 次，而胸中顿爽。又服 1 剂，泻下 4 次。从此病告愈，而饮茶之嗜亦淡。（《新编伤寒论类方》81 页）

按　"伏饮"病名见于《金匮·痰饮病》第 11 条，为"膈上病痰"之证候。

2. 癫痫　一少妇，幼年即罹癫痫。数月发作一次，症状较轻，虽经调治，获效甚微。近两月发作尤频，或三五日一发，或一日一发，或隔日一发。发则四肢抽搐，昏不识人，口吐涎沫，一刻钟方可缓解，旋又酣睡，醒后自觉头痛头晕。今又发作，急来邀诊。诊见：昏仆于地，两目上窜，牙关紧闭，颈项强直，四肢抽搐，头汗大出，发如水洗，但"齐颈而还"，躯体无汗，喉中痰鸣。此乃痰热交结，蒸迫于上，太阳经气不利。予大陷胸丸 9g 灌服。2 小时后，大泻痰浊。十余年后又见此妇，自云服药后，终未复发。[《当代名医临证精华·癫狂痫专辑（洪哲明）》169 页]

原按　洪哲明一生于伤寒学致力尤勤，年甫而立即以善治伤寒而名噪城邑。善用经方，师古不泥，每标新见。其治癫痫，以大陷胸丸攻逐荡涤痰热，后予运脾祛痰之剂调理，每获良效。

十二、己椒苈黄丸

【主治病证】腹满，口舌干燥，此肠间有水气，己椒苈黄丸主之。(金匮十二·29)

【方剂组成】防己　椒目　葶苈(熬)　大黄各一两

【方药用法】上四味，末之，蜜丸如梧子大，先食饮，服一丸，日三服，稍增，口中有津液。渴者加芒硝半两。

【方证释义】本方功能分消水饮，攻坚决壅。方中防己、椒目辛宣苦泄，导水从小便而出；葶苈、大黄攻坚决壅，逐水从大便而去。前后分消，则脾气转输，津液自生，故方后云"口中有津液"，这是饮去病解之征。若服药后反加口渴，则为饮阻气结，故加芒硝以"通六腑积聚、结固、留癖"(《本经》)。本方证是以饮结肠间，腑气壅塞为主要病机的病证。症见腹部胀满，口舌干燥，二便不利，可见体胖或水肿，脉弦滑有力。

【医案举例】

1. 臌胀　朱某，男，25岁。春间患风寒咳嗽，寝至全身浮肿。医用"开鬼门"法，浮肿全消，但咳嗽仍紧，腹感胀满，又用六君子汤加姜、辛、味，温肺健脾，咳得减而腹更胀大，行动则气促。易医亦认为虚，疏实脾饮，服后胀不减，胸亦甚觉痞满，经治十余日无效，迁延半年，腹大如鼓。吾夏月治其邻人某之病，因来就诊。按脉沉实，面目浮肿，口舌干燥，却不渴，腹大如瓮，有时胀满延及膻中，小便黄短，大便燥结，数日一行，起居饮食尚好，殊无羸状。如果属虚，服前药当效，而反增剧者，其为实也明矣。审病起源风寒，太阳表邪未尽，水气留滞，不能由肺外散，反而逐渐深入中焦。与太阴之湿合而为一，并走肠间，漉漉有声，而三焦决渎无权，不从膀胱气化而出，积蓄胃肠而成水臌。当趁其体质未虚，乘时而攻去之。依《金匮》法，处方：己椒苈黄丸(改汤)，此以防己、椒目行水，葶苈泻肺，大黄清肠胃积热，可收快利之效。药后水泻数次，腹胀得减。再2剂，下利尤甚，腹又遂消，小便尚不长，用扶脾利水滋阴之法，改用茯苓导水汤配吞六味地黄丸，旬日而瘥。[《治验回忆录》(赵守真) 36页]

2. 肠间留饮(肠功能紊乱)　薛某，女，41岁。1978年6月初诊。病人于1968年盛夏劳动后，一次吃数支冰棍，随后出现胃脘疼痛。继而腹部胀大，身体消瘦，不能坚持正常工作。先后两次以"肠功能紊乱"收住院治疗，服疏肝健脾方药数百剂，效果不显。延余诊治，症见：腹大如臌，腹胀，口渴而不欲饮，每日进食200g左右，食后肠鸣，沥沥有声。大便每日2~3次，呈细条状，难以解出。半年月经一次，量少色淡。舌质淡、苔白滑，两脉弦缓。此乃饮邪内结，中阳被遏，饮留肠间，拟己椒苈黄汤，用其苦辛宣降，前后分消。处方：防己、椒目各 10g，葶苈子 9g，大黄 6g。服 3 剂后，矢气频频，大便通畅而量多，腹胀稍减轻。守原方再进 3 剂，腹胀大减，未闻腹鸣，饮食渐增，口渴欲饮，病有向愈之势。停药注意饮食，调理月余，病渐愈。[孙德华.《辽宁中医杂志》1987，（2）：34]

3. 肥胖病，水气病 编者（吕志杰）用己椒苈黄丸治二案：一是治一 60 多岁女性病人，形体肥胖，动则气喘，胸腹四肢憋胀，二便不利。察其正气不衰，湿浊壅于周身（胖人多湿），故以本方四药各 24g，改为汤剂，服药后二便通利，憋胀等症遂减轻。二是治一 60 多岁女性，患糖尿病合并肾病，周身面目洪肿，按之如泥，频频吐涎沫，小便少，大便难。用己椒苈黄丸各 18g，煎汤分日 3 次温服，泻下止后服。约一日后方泻下，量多盈痰盂，水肿顿消。但数日后浮肿又甚，此元气虚衰，难以救治！本方只能治标，不能固本也。（吕志杰）

十三、大黄甘遂汤

【主治病证】妇人少腹满如敦状，小便微难而不渴，生后者，此为水与血俱结在血室也，大黄甘遂汤主之。（金匮二十二·13）

【方剂组成】大黄四两　甘遂二两　阿胶二两

【方药用法】上三味，以水三升，煮取一升，顿服之，其血当下。

【方证释义】本方功能破瘀逐水，养血扶正。方中"大黄下血，甘遂逐水，二邪同治矣，入阿胶者，就阴分下水血二邪，而不至于伤阴也。顿服之，血当下，血下而水自必随下矣"（魏荔彤《金匮要略方论本义》）。本方证是以"水与血俱结在血室"为主要病机的病证。症见妇人经闭，产后恶露不尽，小腹满痛拒按，二便不利，舌质紫暗、苔黄或黄腻，脉沉而涩。

【临床发挥】《类聚方广义》："大黄甘遂汤与抵当汤皆主小腹满者也，而抵当汤证，硬满而小便自利；此方证，少腹膨满而不甚硬，小便微难，斯以见瘀血与水血结滞之异矣。又此方不特产后，凡经水不调，男女癃闭，小腹满痛者，淋毒沉滞，霉淋小腹满痛不可忍，溲脓血者，皆能治之。"

《方机》："治小腹满如敦状，小便微难者，小腹绞痛坚满，手不可近者。"

【医案举例】

1. 难产而水与血俱结在血室 癸未 6 月，有店伴陈姓者，其妻患难产，2 日始生，血下甚少，腹大如鼓，小便甚难，大渴。医以生化汤投之，腹满甚，且四肢头面肿。延余诊视，不呕不利，饮食如常，舌红苔黄，脉滑有力。断为水与血结在血室，投以大黄甘遂汤，先下黄水，次下血块而愈。病家初疑此方过峻。余曰：小便难，知其停水；生产血少，知其蓄瘀；不呕不利，饮食如常，脉滑有力，知其正气未虚，故可攻之。若拘泥胎前责实，产后责虚之说，迟延观望，俟正气既伤，虽欲攻之不能矣。[易巨苏.《新中医》1962，（8）：34]

按 本案认证准确，处方恰当，议论发人深省。

2. **产后而水与血俱结在血室** 霍某某，女，农民。主因产后半个月，情志变异，哭笑无常，就诊于 1990 年 10 月 1 日。病人产后小腹一直发胀，有下坠感，小便微难，不疼不痛无出血；偶发情志变异，哭笑无常，舌质胖紫暗，脉弦。素无痼疾。曾服药无效。查《金匮》大黄甘遂汤证，恍然悟之，此证属水血互结血室。遂用：甘遂 1.5g，大黄 12g，阿胶 6g。嘱其水煎分 4 次服完，每日 2 次。病人疑药少力微，分 4 次不足以生效，自作主张顿服之，后半夜小便数次，泻出大量水样便，腹胀消失，诸症骤减。随访半年，再无他变。[王若华，等.《中医药研究》1996，（3）：46]

按 产后多虚多瘀，仲景以辨证论治为主，知常达变，总结出如此绝妙之方法，真乃医家之圣也。此案处方一次"顿服"取得良效，故其剂量可作为临床常用量之参考。

3. **经闭而水与血俱结在血室** 谭秋香，三旬孀妇也。子女绕膝，日忙于生计，操劳过度，悒悒于心，以致气血内耗，身体渐羸，月经不行，少腹肿胀，行动则喘促，数月于兹。昨随其叔妯来治，切脉细数而涩，口干不渴，大便燥结，两三日一行，小便黄短，少腹不仅肿胀，有时乍痛，虽闭经已久，尚无块状。细询之下，其为经闭先而肿胀后，乃属于瘀血郁积，而小便又不利，则不仅血结，亦且水结矣。况其先由思虑伤脾，忧郁伤肝，肝伤则气滞血瘀，脾伤则运化失常，久则累及于肾，水不宣泄而停蓄其中，故水与血互结而为病。至于治法，前贤亦有明确之指示："谓先病水而后经闭者，当先治水，水去则经行；先病经闭而后水肿者，先行其瘀，瘀去则肿消。"本证瘀水交结，同属严重，如逐瘀而不行水，则瘀未必去；祛水而不行瘀，则水未必可行，法当标本兼治，行水与逐瘀并举，因选用《金匮》中之大黄甘遂汤、桂苓丸合剂。大黄、阿胶各 9g，甘遂1.5g（另冲），桂枝、牡丹皮各 6g，茯苓 12g，桃仁 9g，加丹参 15g，土鳖虫4.5g。服后便水甚多，杂有血块。又 3 剂，水多而血少，腰腹胀减，已不肿，诸症消失。改用归芍异功散调理，经行，痛解。又进归脾汤善后，时经 1 个月，遂得康复。（《治验回忆录》）

按 此案分析病因病机详细。病人辨证要点及发病过程为四个字：郁→虚→瘀→水。处方以两个经方合方治之以及转方之法，皆可师可法。

十四、十枣汤

【**主治病证**】太阳中风，下利，呕逆，表解者，乃可攻之。其人漐漐汗出，发作有时，头痛，心下痞硬满，引胁下痛，干呕短气，汗出不恶寒者，此表解里未和也，十枣汤主之。（伤寒 152）

问曰：四饮何以为异？……饮后水流在胁下，咳唾引痛，谓之悬饮。……（金匮十二·2）

脉沉而弦者，悬饮内痛。（金匮十二·21）

病悬饮者，十枣汤主之。（金匮十二·22）

咳家其脉弦，为有水，十枣汤主之。（金匮十二·32）

夫有支饮家，咳烦胸中痛者，不卒死，至一百日或一岁，宜十枣汤。（金匮十二·33）

【方剂组成】芫花（熬） 甘遂 大戟各等份

【方药用法】上三味，各别捣为散，以水一升半，先煮大枣肥者十枚，取八合，去滓，纳药末。强人服一钱匕，羸人服半钱，温服之，平旦服。若下少病不除者，明日更服加半钱。得快下利后，糜粥自养。

【方证释义】本方功能攻逐水饮。方中甘遂善行经隧之水；大戟善泄脏腑之水；芫花善消胸胁伏饮痰癖。合而用之，为逐水饮、消肿满之峻剂。由于三药皆有毒，故用大枣 10 枚为君，于峻下逐水之时不忘顾护胃气。方后云"平旦服"，即清晨空腹服用，使药力速行。"糜粥自养"，此快利后，借谷气以补养正气之意。本方证是水饮停聚胸胁为主要病机的病证。《伤寒论》所言是太阳中风后外邪引动内邪的一种情况，症见心下痞硬满，引胁下痛。由于水气攻窜，尚可见到下利，呕逆，漐漐汗出，发作有时，头痛，短气等。《金匮》所言咳唾、胸胁引痛、脉沉而弦的悬饮证，病机与《伤寒论》所述相类，亦为水停胸胁。《金匮》又言及痰饮犯肺所致"咳家其脉弦"，以及"支饮家，咳烦胸中痛者"，皆属本汤证范围。

【临床发挥】《寿世保元》："腹胀紧硬如石，或阴囊肿大，先用甘草煎汤一钟，热服之后，即用此药敷之，即本方三味，加海藻各等份，上为末，醋糊和药涂肿处。一加椒目，尤效。"

《伤寒绪论》："有水停胁下硬痛，咳而自利者，十枣汤，胁下一片独冷，加炮姜；虚寒者，少加桂附行之。"

《类聚方广义》："十枣汤治支饮咳嗽，胸胁掣痛，及肩背手脚走痛者，又治痛风肢体走注，手足微肿者，与甘草附子汤兼用，此方则有犄角之功，为丸用之亦佳。"

【医案举例】

1. 悬饮（渗出性胸膜炎） 刘某某，病人胸膈胀满，气促喘急，面微浮肿，自服宽胸调气药不效。转请西医诊治，诊断为"胸腔积液"。胸腔积水甚多，曾抽水数百毫升，暂获轻松，但不久又反复如前。自觉疗效不佳，来我所详述病程，要求治疗。脉弦滑，胸脘胀痛，喘息不安。西医诊断为胸水，即中医之悬饮内痛，病名虽殊，其理则同。此为中阳不振，水不运化，结聚胸膈，因而胀痛，呼吸转侧均觉困难。在治疗上，惟当峻攻其水，十枣汤、大陷胸汤，皆为本证方剂，但大陷胸汤适合胸水及肠胃积热而大便不利者。本病仅为水饮结胸，肠无积热，则以十枣汤为宜：甘遂 2.4g，大戟、芫花各 3g，研末，另大枣 10 枚煎汤送下，分 2 次冲服。服尽，峻下四五次，连服 2 日，胸不胀满，气亦不喘，此胸腔积水经攻逐从大便去也。后以《外台》茯苓饮（按：载于《金匮·痰饮咳嗽病》第 31 条之后）健脾利水，续服半月，遂告无恙。（《治验回忆录》）

按　此案三味药用量共 8.4g，分两次"平旦服"，每次为 4.2g，这可作为当今临床上参考。十枣汤现在用法：以诸药为末，每服 1.5～4.5g，装入空心胶囊，每日 1 次，清晨空腹枣汤调下。如此服法，大大减少其伤胃、呕吐、腹痛等不良反应。同时宜从小量逐渐增加，以中病（服药后大便日泻 5～6 次）为度，不可连续使用。

十枣汤证在《伤寒论》叙述甚详，悬饮病十枣汤证与西医学所述的"渗出性胸膜炎"颇类似。其病因复杂，以结核性胸膜炎最多见，病初表现为干性胸膜炎，进一步发展则为渗出性胸膜炎而致"胸腔积液"。文献资料表明，十枣汤对渗出性胸膜炎确有良效，不但疗效确实可靠，而且安全经济简便。但本方对脓胸、干性胸膜炎无效。

2. 水气病（急性肾炎）　彭某某，男，40 岁。病人于 1960 年 1 月 26 日就诊。经尿检查：红细胞（+++），白细胞（++），蛋白（+++）。西医诊断："急性肾炎"。症见腹部肿胀 10 多天，上自脘部，下至脐下，按之如鼓并有痛感，面浮跗肿，大便夹有黏液，解而不畅，小溲尚多，现感恶寒，周身酸楚，苔白腻，脉弦濡。此饱食感寒，寒湿内停，脾阳欠运所致，证属皮水。用辛温散寒，运脾燥湿法。2 剂药后，肿胀略松，但按之坚硬作痛。即用行气消胀，燥湿行水之药，连服 3 剂，肿胀虽松，但仍不甚柔软，按之仍痛。至 2 月 2 日，经用十枣丸 4.5g 以逐水，服后吐泻交作，尽为稀水黏痰，腹部肿胀大松，按之柔软不痛。仍主运脾燥湿法以培本，肿胀虽逐渐减轻，但缠绵未能根除，察其体质尚强，遂于 2 月 12 日续用十枣丸 3g，肿胀完全消退，嗣以健脾化湿法善其后。1 年后追访，并未复发。[张莘农.《新中医》1975,（1）: 40]

按　《金匮·水气病》曰："病水腹大，小便不利，其脉沉绝者，有水，可下之。"此案依据这一理论，观察病人体质尚强，遂先后两次用十枣丸斩关夺隘，攻逐水饮，间用健脾祛湿法，终于收功。

十五、甘遂半夏汤

【主治病证】病者脉伏，其人欲自利，利反快，虽利，心下续坚满，此为留

饮欲去故也，甘遂半夏汤主之。（金匮十二·18）

【方剂组成】甘遂大者三枚　半夏十二枚（以水一升，煮取半升，去滓）　芍药五枚　甘草如指大一枚（炙）

【方药用法】上四味，以水二升煮取半升，去滓，以蜜半升，和药汁煎取八合，顿服之。

【方证释义】本方功能逐饮祛痰，散结除满。方中甘遂攻逐水饮；半夏散结除痰；芍药在《本经》记载有"破坚积""利小便"之功；炙甘草、白蜜甘缓安中，即缓和甘遂峻下之性，又解药毒。特别需要指出，方中甘遂、甘草同用，适犯"十八反"之戒，然用量配伍得法，用之得当，却有"相反相成"之功（如此之妙，详见案例后之"按"）。本方证是以痰饮久留于心下为主要病机的病证。症见心下坚满，脉沉伏，苔滑腻，未经攻下而其人欲自利，虽下利，心下续坚满。

【医案举例】

1. **肥胖病**　吴孚先治西商王某，气体甚厚，病留饮，得利反快，心下积坚满，鼻色鲜明，脉沉。此留饮欲去而不能尽去也。用甘遂甘草半夏白芍加白蜜五匙，顿服，前症悉痊。或问甘遂与甘草，其性相反，用之无害而反奏效，何也？曰：正取其性之相反，使自相攻击，以成疏瀹决排之功。（《续名医类案》396页）

2. **小便不通**　一妇产后肿胀数日，气息促迫，喘满绝汗，小便不通，食不进，众医以为不治。余谓留饮之所为，与甘遂半夏汤一服，淡水吐出，须臾泻下如倾，诸症渐愈。[《二续名医类案〈先哲医话〉（浅田惟常）》3014页]

3. **胃胀痛而呕**　张小菊，女，14岁。前以伤食胀满作痛，服平胃散加山楂、神曲、谷麦芽之类得愈。未期月，胃又胀痛而呕，有上下走痛感觉，但便后可稍减，再服前方不验，辗转半年未愈。夏月不远百里来治，且曰："绵绵无休止，间作阵痛，痛则苦不堪言，手不可近。服破血行气药不惟不减，且致不饮食，是可治否？"问曰："痛处有鸣声否？"则曰："有之。"此病即非气血凝滞，亦非食停中焦，而为痰疾作痛，即《金匮》之留饮证也。盖其痰饮停于胃而不及胸胁，则非十枣汤所宜。若从其胃胀痛，利反快而言，又当以甘遂半夏汤主之。是方半夏温胃散痰，甘遂逐饮，又恐甘遂药力过峻，佐白蜜、甘草之甘以缓其势，复用芍药之苦以安中。虽甘草、甘遂相反，而实则相激以相成，盖欲其一战而逐留饮也。服后痛转剧，顷而下利数行，痛胀遂减，再剂全瘳。（赵守真《治验回忆录》32页）

按　方中甘遂与甘草并用，为"十八反"之一。须知十八反始于汉代以后，而汉代尚无十八反之说。是否相反，全在制方之妙。据现代动物实验表明：甘遂与甘草配伍，如甘草的用量与甘遂相等或少于甘遂，则无相反作用，有时还能减轻甘遂的不良反应，但如甘草的用量大于甘遂，则有相反作用，且配伍的甘草愈多，毒性越大。（《中药大辞典》574 页）其中奥妙，可能是甘草的甘缓作用（大量用甘草可造成水钠潴留）虽然缓和了甘遂的峻下之性，同时也使甘遂的毒性不能随泻下排出体外而潴留于体内，故发生中毒反应。

十六、三物小白散

【主治病证】《伤寒论》：寒实结胸，无热证者，与三物小陷胸汤，白散亦可服。（伤寒 141）（按：《玉函经》《千金翼方》均无"陷胸汤"及"亦可服"六字，故当据此解释。）

【方剂组成】桔梗三分　巴豆一分（去皮心，熬黑，研如脂）　贝母三分

【方药用法】上三味，为散。纳巴豆更于臼中杵之，以白饮和服。强人半钱匕，羸者减之。病在膈上必吐，在膈下必利。不利，进热粥一杯；利过不止，进冷粥一杯。

【方证释义】本方功能涌吐痰实，泻下寒积。方中巴豆辛热峻泻，以下沉寒冷饮结聚；贝母清肺化痰，开结解郁；桔梗开提肺气，排吐痰涎。三药合用，可使寒痰积冷经吐、下而去。"和以白饮之甘，取其留恋于胃，不使速下。"（柯琴《伤寒来苏集·伤寒附翼》）"不利进热粥，利过进冷粥，盖巴豆性热，得热则行，得冷则止。不用水而用粥者，借谷气以保胃也。"（吴谦，等《医宗金鉴·订正伤寒论注》）本方证是以寒与痰结，阻滞胸膈为主要病机的病证。症见胸中或心下硬满疼痛而拒按，呼吸不利，大便不通，或痰涎壅盛，呆滞不语，舌淡、苔白滑或白腻，脉沉弦或沉迟。

【医案举例】

1. **寒实结胸**　郑某某，70 余岁，素嗜酒，并有气管炎，咳嗽痰多，其中痰湿恒盛。时在初春某日，大吃酒肉饭后，即入床眠睡，翌日不起，至晚出现昏糊，询之瞠目不知答。因不发热，不气急，第 3 天始邀余诊，两手脉滑大有力，满口痰涎黏连，舌苔厚腻垢浊，呼之不应，问之不答，两目呆瞪直视，瞳孔反应正常，按压其胸腹部，则病人蹙眉，大便不行，小便自遗，因作寒实结胸论治。用三物小白散五分，嘱服 3 回，以温开水调和，缓缓灌服。2 次药后，呕吐黏腻胶痰，旋即发出长叹息呻吟声。3 次服后，腹中鸣响，得泻下 2 次，病人始觉胸痛，发热，口渴，欲索饮等。继以小陷胸汤 2 剂而愈。[叶橘泉，等.《江苏中医》1961，（8）：40]

按　嗜酒之体，痰湿素盛；醉后入睡，寒凉外加，以致寒痰互结胸腹，成寒实结胸证。治用桔梗白散，先吐后泻，寒痰渐解，阳郁得伸，热象毕露，续以小陷胸汤清热涤痰而愈。此案处方之三药共用五分，即 1.5g，"嘱服 3 回"，即每次服用 0.5g。这可作为目前临床上参考剂量。而下述案例之剂量及三味用量比例，

亦应参考。

2. 肺痈（肺脓疡） 吴某某，男，17 岁。病人于 1 个星期前，突然寒战，旋发热，伴有咳嗽，右胸部痛，吐粉红色痰，经注射青霉素无效，第四日吐臭痰，乃来诊。病人体温 39.8℃，咳嗽，右胸部痛，寒热有汗不解，呼吸短促，痰臭令人掩鼻，花红色，量不多，食入呕吐，舌苔不厚，大便不畅，脉数滑，予断为"肺痈"。处方：巴豆 0.18g（去油），桔梗 1.5g，贝母 1.5g。为末 1 次服，约 4 小时，呕吐花红脓碗许，大便泻下十数次之多，病人顿觉轻爽，翌日清晨索饮米汤，下午复诊，体温已恢复正常，善后用山药 4.5g，天麦冬各 9g，白及 9g，甘草 1.5g，阿胶 9g（烊化和服），玉竹 9g。4 剂痊愈。1 周后，已能参加劳动。[徐则先.《江苏中医》1956，（2）：36]

十七、三物备急丸

【主治病证】 三物备急丸方：见《千金》司空裴秀为散用亦可。先和成汁，乃倾口中，令从齿间得入，至良验。（金匮二十三·3）（按：孙思邈《千金要方·卷十二》说："张仲景三物备急丸，司空裴秀为散用，治心腹诸卒暴百病方。"据此可证"三物备急丸"本为仲景方。）

【方剂组成】 大黄一两　干姜一两　巴豆一两（去皮心，熬，外研如脂）

【方药用法】 上药各须精新，先捣大黄、干姜为末，研巴豆纳中，合治一千杵，用为散，蜜和丸亦佳，密器中贮之，莫令歇。主心腹诸卒暴百病，若中恶客忤，心腹胀满，卒痛如锥刺，气急口噤，停尸卒死者，以暖水若酒服大豆许三四丸，或不下，捧头起，灌令下咽，须臾当瘥，如未瘥，更与三丸，当腹中鸣，即吐下便瘥。若口噤，亦须折齿灌之。

【方证释义】 本方功能攻逐寒积，开通壅塞，临危救急。方名备急丸："备，先具以待用也；急，及也，谓临事之迫也。《金匮》以备急丸救中恶客忤神昏口噤者，折齿灌之立苏，若临时制药则无及矣。巴豆辛热大毒，生用性急，开通水谷道路之闭塞，荡涤五脏六腑之阴霾，与大黄性味相畏，若同用之，泻人反缓。妙在生大黄与生干姜同捣，监制其直下之性，则功专内通于心，外启胃之神明，协助心神归舍，却有拨乱反正之功。"（王子接《绛雪园古方选注》124 页）本方证是以将摄失宜，冒犯邪客不正之气，充塞脏腑，真气不通，卒病危急为主要病机的病证。症见"心腹胀满，卒痛如锥刺，气急口噤"，突然昏厥等，脉沉大而滑，甚者沉伏难寻等。

【医案举例】

1. 宿食病（肠梗阻） 张某，男，24 岁，农民。因腹痛腹胀，便秘，于 8 月 29 日来急诊住院。病人 29 日午饭饱食后即去劳动，突感腹部绞痛甚剧，并伴腹胀，继则呕吐，吐后痛得以暂缓，俄顷又剧，吐亦加频，初吐为食物，继为清水，最后则作干吐，渴饮水即吐，腹部逐渐胀大，起病以来未矢气排便，平素体健。检查：体温 37.2℃，脉搏 68 次/分，腹胀大如鼓，可见肠型及蠕动波，有压痛，肌紧张不明显，肠鸣音亢进，余无异常。拟诊为急性肠梗阻（小肠空肠段扭转）。在禁食、输液、注射抗生素等处理下，同时请老中医黎鹤轩先生会诊。根据病人卒然腹痛，腹胀如鼓，便秘，舌苔白滑，脉象沉迟，辨证系阴寒积滞结于肠胃，暴病属实，治宜温下。用三物备急丸 5 粒（2.3g）。服后不久，肠鸣音加强，疼痛先剧烈，随即缓解，自觉有气在肚内走动，约 5 分钟后再服上药 3 粒，服后不久，觉肛门坠胀，解出少量稀便，大量气，腹痛、腹胀逐渐消失，继服调养之剂，3 天出院。该院用此药丸治过本病十余例，均获良效。[符开智.《云南中医杂志》1982，（2）：27]

2. 便秘　居某某，男，60 岁，搬运工人。因食尚未煮烂的野豆半升许，当夜即觉腹中胀而不适，渐则胀而疼痛，大便秘结不通。先服消导及承气汤之类而未见效，又用西药润肠通便剂及灌肠等法亦无效。病延至 6 天，躁烦不安，因胀痛而呻吟不绝，有恶心而未吐。乃用三物备急丸 3.6g，分 2 次吞服，初服后约 20 分钟，即腹中雷响而便，便时因粪干结而肛门疼痛。3 小时后又服 1 次，渐呈软便。翌日诸恙均除，惟肢体乏力，调理数日而愈。（《经方应用》282 页）

原按　方书载本方主要治寒积，而对于治疗坚硬燥屎不下之证则多忽视。例如上述病案，都已用过保和丸、枳实导滞丸、承气汤以及润肠、灌肠等法，皆未取效，而改用本方后积滞即得下逐，症状亦就缓解，故此等证候非承气一类所能荡涤，而须劫夺之巴豆，才能取效。

3. 中恶病　1978 年夏，气候炎热酷烈。某日，我因暴饮冷水，午后卒然脘腹胀痛难忍，喜热拒按，痛如锥刺，虽得热敷而痛不减。先后服理中丸、藿香正气水、十滴水等药皆不效。腹痛逐渐加重，四肢厥冷，口唇发青，有暴厥之势。危急之时，幸得一栓剂，塞入肛门，须臾，腹中雷鸣，有便意感，即便出稀水便升许；随之腹痛顿减，半小时后，腹痛已愈。追访此药，得知出自民间一位老叟祖传之方。凡遇寒冷固结肠胃之中恶病，即将"大黄、干姜、巴豆"三味药制成栓剂，塞入肛门，无不应手取效。

寒结肠胃之中恶病，即指寒邪侵袭以致突然心腹胀满，剧痛如锥刺，气急牙关紧急之证。多因饮食不调，过食生冷，或暴饮暴食，食停肠胃，寒结于中，以致上焦不行，下脘不通，故卒然心腹胀痛，甚至气急口噤暴厥。当此之时，非巴豆的峻利，不能开其闭；非大黄之荡涤，不能消其食；更加干姜之守中，使邪去而脾阳不伤，此方配伍精当，疗效甚捷。我按老叟之法，配制成栓剂，凡亲属及邻里患此疾患，即按此法治之，果有奇效。继之，用于临床，几年来用此药治疗寒结肠胃之中恶病百余例，皆治愈。

三物备急栓制法：大黄、干姜、巴豆各等份，将大黄、干姜研细末，巴豆去壳，捣仁为泥，去油成霜（呈微黄色），三药合均，炼蜜为丸，每枚含纯药 1～1.5g，密器中贮存备用，勿使泄气，勿令干燥。用法：凡患寒结肠胃之中恶病，即可取此药一枚放入肛门 2cm 深处，须臾当泻下而愈。若不泻，可更入 1 丸。注意事项：①巴豆必须将油去尽，制成霜，方可配制。②凡用此药，必须除外急腹症，确属寒结肠胃之中恶病，方可用之。[刘维强.《中医杂志》1988，（2）：66]

按 此案经验，乃将三物备急丸由口服改"制成栓剂，塞入肛门，无不应手取效"。如此变通用法更方便应用。"属寒结肠胃之中恶病，方可用之"。这比当今不加辨证概用"开塞露"者，肯定疗效更好。

类方串解

本节共 17 首方剂，按其主治功效，可分为寒下、温下、润下、逐水四类。按其方药组成归纳，可分为如下四类。

1. 以大黄为主药的承气汤类 本类有大承气汤、小承气汤、调胃承气汤、厚朴三物汤、厚朴大黄汤、大黄附子汤、大黄甘草汤、大黄牡丹汤及麻子仁丸等 9 方。①大、小、调胃承气汤等三方所主之证，均属阳证、里证、热证，即阳明腑实证，皆有潮热或发热、心烦、汗出、大便秘结、谵语等症状。然大承气汤证痞满燥实皆重，同时因里实较盛，累及神明，所以呈现独语如见鬼状，循衣摸床，目中不了了，睛不和等。用大黄、芒硝、厚朴、枳实等四味药相配伍，协力增效，相得益彰，攻下之力峻猛，为泻下剂之代表方。腑实证较轻以痞满为主者，减去芒硝，只用大黄、厚朴、枳实，名小承气汤。腑实证以燥实为主者，减枳、朴，加炙甘草，名调胃承气汤。邹澍说："三承气汤中，有用枳朴者，有不用枳朴者；有用芒硝者，有不用芒硝者；有用甘草者，有不用甘草者；惟大黄则无不用，是承气之名，固当属大黄。"（《本经疏证·卷十一》）此说很有道理。②厚朴三物汤、厚朴大黄汤两方之药与小承气汤相同，只是具体病机不同，故方药剂量有所变通，方名为之变。③大黄甘草汤可以说是调胃承气汤去芒硝而成，专为胃热上冲，食已即吐而设。本方重用大黄为君通腑气，少佐甘草和胃气，如此单捷小剂，用之得当，立竿见影。④大黄附子汤主治寒实内结证。方中大黄与附子、细辛相伍，寒温并用，为温下代表方。⑤大黄牡丹汤乃承气汤变通之剂，方以大黄、芒硝泻热通腑药与桃仁、牡丹皮凉血活血药及瓜子相伍，治疗营血瘀结于肠之肠痈脓未成者。⑥麻子仁丸亦为承气汤变通之方，主治脾阴不足并肠中燥热的脾约证。故方以小承气泻肠中之热，麻仁、杏仁、芍药益脾阴之虚，合而用之，恰合病机。

2. 大黄与逐水药共用的承气汤类 本类有大陷胸汤、大陷胸丸、己椒苈黄丸、大黄甘遂汤等 4 方。①大陷胸汤证与大承气汤证皆属实热证，两方皆用大黄、芒硝二药。但大陷胸汤证为水热互结于胸膈脘腹的证候，以胸、膈、脘、腹的疼痛为主症，疼痛拒按，按之板硬，故用硝、黄泄热开结，特用甘遂以泻下逐水。大承气汤证为燥热结滞于阳明胃肠之候，以日晡潮热、谵语、烦躁、多汗或手足多汗等热毒内盛的证候和腹满痛、绕脐痛、大便燥结等腑气不畅的证候为特征，故除用硝黄泻热通便外，特用枳实、厚朴行气消满以畅腑气。②大陷胸丸证和大陷胸汤证皆为水热互结的大结胸证，两方亦皆用大黄、芒硝二药，但大陷胸汤为配伍甘遂；大陷胸丸为配伍葶苈子、杏仁。"汤者，荡也，荡涤邪秽，欲使其净尽也。丸者，缓也，和理脏腑，不欲其速下也。大陷胸丸以荡涤之体，为和缓之用，盖以其邪结在胸，而至如柔痉状，则非峻药不能逐之，而又不可以急剂一下而尽，故变汤为丸，煮而并渣服之，乃峻药缓用之法。峻则能胜破坚荡实之任，缓则能尽际上迄下之邪也。"（尤在泾《伤寒贯珠集·卷二》）③己椒苈黄丸证为饮结肠间，致使气机阻滞，腑气壅塞不通，而见腹满肠鸣，大便秘结，更因气不化水，津液不能转输上承，而见小便不利，口舌干燥，甚则身体浮肿，故治以己椒苈黄丸。方用大黄通大便，防己、椒目利小便，取葶苈子泻肺者，以肺与大肠相表里，为腑病治脏之法。④大黄甘遂汤证"为水与血俱结在血室"而阴血不足。故本方用大黄不在于通大便，而在"下瘀血"，故非后下；甘遂逐停水；阿胶养阴血以扶正气，可谓以攻为主，攻补兼施之方。

3. 不用大黄的逐水剂 本类有十枣汤、甘遂半夏汤、三物小白散等 3 方。①十枣汤为逐水剂中最峻者，主治水饮停于胸胁的悬饮证。方中"甘遂、芫花、大戟，皆辛苦气寒而禀性最毒，并举而任之，气同味合，相须相济，决渎而大下，一举而水患可平矣。然邪之所凑，其气已虚，而毒药攻邪，脾胃必弱，使无健脾调胃之品主宰其间，邪气尽，而元气亦随之尽，故选枣之肥大者为君，固护脾土，且制水气之横，又和诸药之毒，既不使邪气之盛而不制，又不使元气之虚而不支，此仲景立法之尽善也"（柯琴《伤寒来苏集·伤寒附翼》）。②甘遂半夏汤与十枣汤均治疗痰饮病，均为峻下攻邪之剂，皆用泻下逐水之甘遂，但二者病机、病位、病证、方药配伍有所不同。前者病属留饮，饮邪久留心下胃肠不去，致使阳气不通而出现伏脉，不经攻下而欲下利，利后反感舒适，是饮邪欲去，但因大部分饮邪仍盘结在心下，故而心下仍感痞胀坚满，治以甘遂半夏汤因势利导，攻逐留饮；后者病属悬饮、支饮，病因饮邪结聚胸胁，咳引胁下痛，伴见干呕、短气、不得卧，大便秘结或不畅等症，故以峻下逐水之十枣汤。③三物小白散证与大陷胸汤证皆为邪气结滞的结胸证，也皆有胸胁心下硬满疼痛拒按等实证表现，但大陷胸汤证为水热互结证，可见舌上燥而渴、日晡所小有潮热、心烦、心中懊憹、但头汗出等热象明显，故用大陷胸汤泄热逐水破结；三物小白散证则为寒邪与痰饮相结的寒实证，寒象明显，诸如畏寒喜暖、舌淡苔白厚腻、脉沉迟等，故用三物小白散温下寒实。该方之"贝母善开心胸郁结之气，桔梗能提胸中陷下之气，然微寒之品不足以胜结硬之阴邪，非巴豆之辛热斩关而入，何以使胸中之阴气流行也"（柯琴《伤寒来苏集·伤寒附翼》）。

4. 三物备急丸 本方既非以大黄为主的承气汤类，亦非大黄与逐水药共同剂，而是将苦寒泻下之大黄与辛热峻下之巴豆相畏同用，并用干姜温阳守中，三味合用为丸，共奏攻逐寒积之功，以作备急救危之用，为神奇之良方也。

第五章
活血消癥剂

活血消癥剂具有通畅血脉、化瘀消癥的功能，是治疗血行不畅、瘀滞内停为主要病证的一类方剂。

活血消癥剂是依据《素问·阴阳应象大论》"疏其血气，令其条达，而致和平""血实者宜决之"以及《素问·至真要大论》"坚者削之""留者攻之""逸者行之"等法则组方。临床主要用于瘀血阻滞所致的胸腹疼痛、癥积包块、痈肿、蓄血、经闭、痛经、产后恶露不下等。常用的药物有桃仁、红花、桂枝、大黄、蟅虫、水蛭、鳖甲等。代表方如桃核承气汤等七方。后世医家继承和发扬了仲景活血消癥方法，创制了许多新方，如王清任《医林改错》之血府逐瘀汤等八九个活血逐瘀方。

活血消癥剂乃克伐之剂，逐瘀过猛或使用日久，均可伤正，故宜兼顾调补，或间隔使用，或制成丸剂，使消癥而不伤正。另外，本类方药对月经过多及孕妇等当慎用或禁用。

一、桃核承气汤

【主治病证】太阳病不解，热结膀胱，其人如狂，血自下，下者愈。其外不解者，尚未可攻，当先解其外。外解已，但少腹急结者，乃可攻之，宜桃核承气汤。（伤寒106）

【方剂组成】桃仁五十个（去皮尖） 大黄四两 桂枝二两（去皮） 甘草二两（炙）芒硝二两

【方药用法】上五味，以水七升，煮取二升半，去滓，纳芒硝，更上火微沸，下火，先食温服五合，日三服。当微利。

【方证释义】本方功能活血逐瘀泄热。系调胃承气汤加桃仁、桂枝而成。方中重用桃仁破血祛瘀，大黄攻下瘀积，荡涤热邪，二药合用，直达病所，使瘀热从下而去；桂枝辛温通利血脉，助桃仁活血化瘀；芒硝咸寒软坚，助大黄通便泄热下瘀；炙甘草顾护胃气以防寒下伤胃，并且缓和诸药峻烈之性，使祛瘀而不伤正。诸药合用，使血分瘀滞得行，热结得清，下焦蓄血瘀热所致证候自愈。本方证是以下焦蓄血，瘀热互结为主要病机的轻证。《伤寒论》指出本方证的形成是由于太阳病不解，热结膀胱，其症见少腹急结，其人如狂、下血等。就临床看来，本方证除少腹硬痛拒按外，还可见大便色黑或便秘、小便利或赤涩不利、妇人闭经或经行不畅、产后恶露不尽、谵妄、不寐、烦躁等症。其脉沉涩或沉实，舌质紫暗，或有瘀斑。

【临床发挥】《总病论》："桃仁承气汤治产后恶露不下，喘胀欲死，服之十瘥十。"

《儒门事亲》："夫妇人月事沉滞，数月不行，肌肉不减。《内经》曰：此名为瘕为沉也。沉者，月事沉滞不行也。急宜服桃仁承气汤加当归，大作剂料，服不过三服，立愈。后用四物汤补之。"

《脉因证治》："桃仁承气汤，治血热，夜发热者。"

又曰："桃仁承气汤治便痈。"

《传信尤易方》："治淋血，桃仁承气汤空心服效。"

《医方考》："桃仁承气汤，治痢疾初起，质实者。"

《伤寒准绳》："血结胸中，头痛身热，漱水不欲咽者，衄。无热胸满，漱水不欲咽者，喜忘昏迷，其人如狂，心下手不可近者，血在中也，桃仁承气汤主之。"

《伤寒来苏集》："桃仁承气汤，治女子月事不调，先期作痛，与经闭不行者，最佳。"

《张氏医通》："两腰偻废，乃热邪深入，血脉久闭之故，桃核承气多用肉桂，少加熟附行经。但痛者可治，偻废而不痛者，不可治也。"

又曰："虚人虽有瘀血，其脉亦乳，必有一部带弦，宜兼补以祛其血，桃核承气加人参五钱，分三服缓攻之。可救十之二三。"

又曰："龋齿数年不愈，当作阳明蓄血治，桃核承气为细末，炼蜜丸如桐子大，服之，好饮者多此，屡服有效。"

《伤寒绪论》："若心下满，其人曾闪挫，大便黑而胁下刺痛者，此有瘀血也，桃核承气加枳壳、柴胡，不应加生附子。"

《证治大还》："吐血势不可遏，胸中气塞，上吐紫黑血，此瘀血内热盛也，桃核承气汤加减，打扑内损，有瘀血者必用。"

《济阳纲目》："桃核承气汤治下痢紫黑色者，热积瘀血也，腹痛后重异常，以此下之。又治夜疟有实热者。又治吐血，觉胸中气塞，上吐紫血，以此下之。"

《眼科锦囊》："桃核承气汤，治妇人属血证之眼疾。角膜突起如蟹眼者，加红花、当归，久服有效。"

《类聚方广义》："桃核承气汤，治产后恶露不下，少腹凝结，而上冲急迫，心胸不安者。凡产后诸患，多恶露不尽之所致也，早用此方为佳。又治经水不调，上冲甚，眼中生厚膜，或赤脉怒起，睑胞赤烂，或龋齿疼痛，小腹急结者。又治打扑损伤眼。又治经闭，上逆发狂，或吐血衄血，及赤白带下，小腹急结，腰腿挛痛者。又治痢疾，身热腹中拘急，口干咽燥，舌色殷红，便脓血。又治淋家，少腹急结，痛连腰腿，茎中疼痛，小便涓滴不通者，非利水剂所能治也，用此方则二便快利，苦痛立除。小便癃闭，小便急结而痛，不能转侧，二便闭涩者亦良。"

《观聚方要补》："桃仁承气汤（丹溪类集）治心痛，脉涩有死血。"

又曰："桃仁承气汤，加鳖甲、青皮、柴胡、芎、归之属，（准绳）治死血胁痛，日轻夜重，或午后热，脉短涩。"

按 古代医家发挥了桃核承气汤的临床应用，用于治疗内科之血热、便痈、淋血、痢疾初起、血结胸、两腰偻瘦、夜疟、吐血、癃闭、心痛、胁痛等，妇人月经沉滞、经闭、经水不调、产后恶露不下等，以及外科病之闪挫、打扑内损，五官病之龋齿、眼疾等多种病变以瘀热为主者。并指出虚人瘀血之脉象特点："其脉亦芤，必有一部常弦"。

桃核承气汤可用于瘀热所致的妇科、内科杂病 刘渡舟、傅士垣等对桃核承气汤的功用有临床经验。指出：本方临床运用并不局限于"热结膀胱"的蓄血证，而有着较多的适应证，特别是妇科疾病尤为常用。如瘀热闭经者，症见少腹硬痛，心情烦躁甚至如狂，投之每验。妇科的玉烛汤，由四物汤加大黄而成，但效果不如桃核承气汤。此方也可用于产后恶露不下，而见喘胀欲死或精神狂妄者。若以本方和桂枝茯苓丸交替服用，则可以治疗子宫肌瘤病。又如胸腹胁肋疼痛，每逢阴雨寒冷痛势加剧，且有跌仆伤史者，是为瘀血久停于内，使用本方则有祛瘀止痛之效。此外，通过临床实践，体会到若本方与大柴胡汤合用，凡是痛在两胁或胸腹两侧而属气血凝滞的实证，无论其部位在上在下，皆能获效，甚至冠心病、阑尾炎等都可治疗。由此可见本方适应范围之广，可云不胜枚举。

根据古人服药经验，病在胸膈以上者，应先进食后服药；病在心腹以下者，当先服药后进食。由于本证病位在下焦，且桃核承气汤又系下瘀血之剂，故必须空腹服药，方能更好发挥药效。方后注谓"先食温服"即是此意。（《伤寒论诠解》70 页）

按 刘老是一位善用经方的大家，先生以该方治妇人闭经、产后恶露不下与跌仆伤瘀血经验与古人相同，而以该方合方治子宫肌瘤、胸腹两侧之经验，发展了合方之法的应用。其强调"空腹服药"谨遵原方之意。

该方为"防腐消炎、杀菌及排毒之要剂"。左季云综合古今医家及自己的经验，认为桃核承气汤既为祛瘀之剂，又可治血中毒热所致的许多病证，分述如下：

（1）凡血结胸中，手不可近，或中焦蓄血，寒热胸满，漱水不欲咽，喜忘昏迷者。

（2）凡女子月事不调，先经作痛，与经闭不行者，最佳。

（3）过啖炙敷辛热等物，血出紫黑作块者，此上焦壅热，胸腹满痛，此釜底抽薪法也。

（4）小女芳姿 11 岁时，胸腹为热汤所伤，腐烂流水，越 2 日身发高热，余认为创面染有毒菌穿入血液，分泌毒素而发热，用桃核承气汤以排除血中毒素，使从大便而出，果 1 剂而热全退。

（5）长男重庆，膝部跌伤，越日化脓溃烂，高热不退，亦用前汤 1 剂热退，膝旋愈。

（6）邻儿足为钉刺，创口失于清洁，毒菌穿入血液，分泌毒素而发高热，亦投前汤 1 剂，热退创愈。

（7）周某年 20 余，遍身患紫癜风，每发于夜间，红肿瘙痒灼热，彻夜痛苦难眠，服某医祛风凉血药无效，余认为血液蕴有毒素，必用排毒疗法方能有效，径投前汤加牡丹皮、蝉蜕，服后大便泻出黑臭粪甚多，连服 2 剂全愈。

（8）王儿年 14 岁，口臭，牙缝出血，年余不愈，投前汤加怀牛膝五钱，3 剂血止臭除。继以生地黄四钱，麦冬三钱，牛膝五钱，茵草二钱，薄荷五分，细辛四分，赭石五钱，滋肾凉肝以善其后。

次男承庆年 4 岁，亦口臭不堪，不时牙缝出血，亦连服前汤数剂而愈。

（9）吉安电报局王业务长，患呃逆危证，声达户外，床榻为之震动，肢厥神糊，冷汗淋漓，脉沉弦有力，舌苔厚腻而舌质黑，齿与龈亦尽黑，口不渴，医经数手，终未见效。愚认为血中饱蕴毒素作用，予以大剂桃核承气汤 1 剂，清血排毒，下黑便甚多，呃逆大减，肢温汗收，舌苔黑退去大半，3 剂呃止，苔黑全除，齿龈转白，后照方稍有加减，数剂而愈。（《伤寒论类方法案汇参》191、197 页）

按 以上所述以桃核承气汤治小女、长男、次男、王儿、邻儿及周某和电报局病人之七则案例经验太可贵了！如此治病救命良方，岂可不倍加珍惜！其疗效神奇之处，皆在于泻热排毒，给血液中的毒热以出路也。

【医案举例】

1. 热结膀胱之蓄血轻证 李君，年 20 余岁，住湘乡。原因：先患外感热病，诸医杂治，症屡变，医者却走，其父不远数十里踵门求诊。证候：面色微黄，少腹满胀，身无寒热，坐片刻，即怒目注人，手拳紧握伸张，如欲击人状，有顷即止，嗣复如初。诊断：脉沉涩，舌苔黄暗、底面露鲜红色。诊毕，主人促疏方，并询病因。答曰：病已入血分，前医但知用气分药，宜其不效。《内经》云：血在上善忘，血在下如狂。此证即伤寒论热结膀胱，其人如狂也。疗法：当用桃仁承气汤，速通其瘀。处方：光桃仁三钱，生大黄三钱（酒洗），玄明粉二钱（分冲），紫瑶桂五分，炙甘草七分。效果：1 剂知，2 剂已。嗣以逍遥散加丹、栀、生地，调理而安。[《重订全国名医验案类编》（萧琢如）254 页]

2. 杂病之蓄血重证 住毛家弄鸿兴里门人沈石顽之妹，年未 20，体颇羸弱。一日出外市物，骤受惊吓，归即发狂，逢人乱殴，力大无穷。石顽亦被击伤腰部，因不能起。数日后，乃邀余诊。病已七八日矣，狂仍如故。石顽扶伤出见。问之，方知病者经事 2 个月未行。遂乘睡入室诊察，脉沉紧，少腹似胀。因出谓石顽曰，此蓄血证也，下之可愈。遂疏桃核承气汤与之。桃仁一两，生大黄五钱，芒硝二钱，炙甘草二钱，桂枝二钱，枳实三钱。翌日问之，知服后黑血甚多，狂止，体亦不疲，且能啜粥，见人羞避不出。乃书一善后之方与之，不复再诊。(《经方实验录》78 页》)

3. 癫狂 王某某，女，21 岁，未婚，沛县城关公社人。患母介绍：女性沉默，不好言语，其嫂强悍，素不与女睦，女如稍忤嫂意，辄即疾言诟詈，女每吞声饮泣，不与计较，同居约半载，女胸感不舒，每于无人处呻吟。迨至 1963 年 6 月，精神渐渐失常，有时泣有时歌，有时痴坐有时狂走，颠三倒四，语言无伦，初至某医院诊断为"癫狂"病，即按痰浊迷窍，肝火躁动治疗，施以镇肝宁神涤痰之药罔效。延至 7 月上旬，病势严重，饥不知餐，渴不知饮，踰垣跃屋，裂衣骂人，裸体，不避亲疏，又坠井 1 次，跳河 2 次，家人怕再发生事故，锁门不让出户。7 月 10 日，其兄绳缚小板车上，载来我院就诊。按其脉洪数有力，面泛潮红，双眸炯炯，口燥唇干，眼珠丝红，又结合其母所介绍的情况，诊断为癫狂病。由于情志不畅，郁火内发，血并于阳，肝胃热盛所致。因以桃仁承气汤，先泻其邪热，使肝火自息。处方：大黄 21g（后下），芒硝 15g（冲服），甘草 6g，桃仁 12g，桂枝 3g。服后得大便，势略平。7 月 11 日复诊，续服原方 1 剂。明日其兄来说：神志基本清楚，已知索饮，并道疲困，浑身痛，胸中塞闷，头重脚轻。此为热退未净，痰气闭滞之象，仍用原方减半，加礞石 9g，沉香 3g，配药 2 剂。于 8 月初 9 日患母来告：自连服 2 剂之后病即痊愈，因而未再服。但恐旧疾复发，将请先生再开一方。嘱将原方再进 2 剂。[赵建东.《江苏中医》1965，（7）：37]

二、抵当汤

【主治病证】太阳病六七日，表证仍在，脉微而沉，反不结胸，其人发狂者，以热在下焦，少腹当硬满，小便自利者，下血乃愈。所以然者，以太阳随经，瘀热在里故也，抵当汤主之。（伤寒124）

太阳病，身黄，脉沉结，少腹硬，小便不利者，为无血也；小便自利，其人如狂者，血证谛也，抵当汤主之。（伤寒125）

阳明证，其人喜忘者，必有蓄血。所以然者，本有久瘀血，故令喜忘，屎虽硬，大便反易，其色必黑者，宜抵当汤下之。（伤寒237）

病人无表里证，发热七八日，虽脉浮数者，可下之。假令已下，脉数不解，合热则消谷善饥，至六七日不大便者，有瘀血，宜抵当汤。……（伤寒259）

妇人经水不利下，抵当汤主之。（金匮二十二·14）

【方剂组成】水蛭（熬） 虻虫（去翅足，熬）各三十个 桃仁二十个（去皮尖） 大黄三两（酒洗）

【方药用法】上四味，以水五升，煮取三升，去滓，温服一升。不下，更服。

【方证释义】本方功能破血逐瘀。方中水蛭、虻虫直入血络，善能破血逐瘀，其力峻猛；桃仁活血化瘀；大黄泻热导瘀。四味组方，为攻逐瘀血之峻剂。本方证是以下焦瘀血，瘀热互结为主要病机的重证。据《伤寒论》和《金匮》所述，本方证包括：①太阳蓄血，症见少腹硬满，发狂或如狂，小便自利，身黄，脉微而沉或沉结。②阳明蓄血，症见善忘，屎虽硬而大便反易，其色黑；或发热脉数，消谷善饥，六七日不大便。③妇人经水不利。就临床看来，本方证还可见少腹癥积肿块、疼痛拒按、闭经及产后恶露不下等，其舌紫或有瘀斑，脉涩、沉结或沉而有力。关于抵当汤与桃核承气汤二方之区别，尤在泾曰："抵当汤中水蛭、虻虫食血祛瘀之力，倍于芒硝，而又无桂枝之甘辛，甘草之甘缓，视桃核承气汤为较峻矣。"（《伤寒贯珠集·太阳病上》）

【临床发挥】《类聚方广义》："抵当汤，治堕仆折伤，瘀血凝滞，心腹胀痛，二便不通者，经闭，少腹硬满，或眼目赤肿疼痛，不能瞻视者，经水闭滞，腹底有癥，腹皮见青筋者，并宜此方。若不能煮服者，为丸，以温酒送下，亦佳。"

抵当汤可治疗气血瘀结所致的精神分裂症、中心性视网膜炎、冠心病等多种病证 关于本方的功效与炮制法，刘渡舟、傅士垣等指出：抵当汤为破血逐瘀之峻剂，既有大黄、桃仁之植物药，又有水蛭、虻虫之动物药，其遣药组方可谓是集活血化瘀之大成，非一般活血剂所能比拟。水蛭味咸，虻虫味苦，二药相配，破血之力尤峻，又得大黄泻热逐瘀以推荡，桃仁行血化瘀以滑利，可奏血下瘀行，诸症尽愈之效。应注意水蛭不可生用，原文云"熬"，即是水炒入煎（按："水炒"可疑。据考："熬"非以水煎熬，而是"干煎"亦即炒法。下文案例即炒之。其他如葶苈子"熬令黄色"，即炒黄也。详见《经方新论》第一章）。虻虫去翅足，也当炒用。服汤后，"不下更服"，意在言外，得下则止后服。

关于抵当汤的临床应用，刘渡舟、傅士垣等有自己独到的经验，他们说：本方在临床可治疗多种气血瘀结的病证，有时疗效十分满意。下面略举几例治验以作证明。

魏某，女，30岁，河南人，于1969年患精神分裂症，曾住院接受电疗和胰岛素治疗，病虽有减，但未愈而出院。终日自觉头皮发紧，犹如有道铁箍。记忆力严重衰退，言听视动随过随忘，双目呆滞，表情淡漠，经期少腹疼痛，舌质略暗、苔略腻，脉沉滑。据《内经》云：瘀血在下，使人发狂；瘀血在上使人善忘，遂诊断为瘀血证。治用本方之活血逐瘀，佐加柴胡、半夏以疏肝祛痰，处方为：桃仁12g，生大黄10g，炒水蛭、炒虻虫各6g，柴胡、半夏各10g。2剂后稍见泻下，症有所减，复诊转方：桃仁12g，大黄、牡丹皮各10g，茯苓24g，桂枝、赤芍、蒲黄、五灵脂各6g。2剂后泻下臭秽之物甚多，头紧如箍感顿时松解，喜忘证大有好转，表情也转活跃。自诉其病已愈十之七八。要求带药回老家调治，遂拟桃核承气汤加菖蒲、郁金持之而归。

刘某，女，37岁，2年前因产后感冒，随即发生眼睛疼痛，失眠。从此右眼视力开始下降，从1.2降至0.1，经眼科检查，确诊为中心性视网膜炎。治疗后右眼视力恢复到1.0，而左眼视力反从1.5降至0.1，检查眼底有水肿。某中医给予石斛夜光丸，服后视力有所上升，左眼视力达0.8，右眼为1.2。但继而出现后背及右少腹疼痛，经期两腿发胀，腰腹俱痛，精神紧张，惊怖不安，善忘，六脉弦滑，舌质绛暗、舌边有瘀血斑，据脉症表现，初步辨证为：气血瘀滞，瘀浊上扰心神。因其视力已有好转，故未加以特殊注意。遂用本方佐加白芍、牡丹皮以平肝。处方为：桃仁15g，大黄、牡丹皮各10g，白芍、炒水蛭、炒虻虫各6g。病人复诊时述，服汤药后六七小时，发生一种异常反应：脑后跳动疼痛，腹痛难耐，随即大便泻下颇多，小便犹如血汁，其后诸痛迅减，周身轻松如释重负。特别感到惊奇的是视力也觉大有好转。又转方用血府逐瘀汤加茺蔚子、决明子，服药6剂后，复去眼科检查，认为由于黄斑区棕褐色变浅变小，而使视力上升。三诊：继用血府逐瘀汤，加蛴螬、䗪虫、鸡血藤、茺蔚子等，终获痊愈。

又例，王姓少女，曾患精神分裂症，经住院治疗好转。但后因闭经2个月，病复发作，显然证属瘀血，遂投抵当汤1剂，药后血下神安。

最近有人介绍，运用本方治疗冠心病取得效果，说明其不仅可以治下焦蓄

血，而且可治上焦心脉瘀血。方用之广，效应之验，不胜枚举。(《伤寒论诠解》80 页）

癫狗咬伤 左季云记载：己丑象邑多癫狗，遭害者甚多，一耕牛遭害毙，剖腹血块大如斗，色黳黑，搅之蠕蠕动，张君晓医术闻之悟曰：仲景云：瘀热在里，其人如狂。又云：其人如狂者，血证谛也。下血狂乃愈，今犯者皆如痴如狂，得非瘀血为患乎？不然，牛腹中何以有此狂物耶？于是张君晓用仲景下瘀法治之，活人甚多。(《伤寒论类分法案汇参》202 页）

按 上述以抵当汤治癫狗咬伤的经验太值得临床验证了。因为，狂犬病目前视为不治之死证。

【医案举例】

1. 蓄血 张意田治角江焦姓人。7 月间患壮热舌赤，少腹闷满，小便自利，目赤，发狂，已 30 余日。初服解散，继则攻下，俱得微汗，而病终不解。诊之，脉至沉微，重按疾急者，阴不胜其阳，则脉流转疾，并乃狂矣。此随经瘀血，结于少腹也，宜服抵当汤。乃自为制虻虫、水蛭，加桃仁、大黄煎服。服后下血无数。随用熟地黄一味，捣烂煎汁，时时饮之，以救阴液；候其通畅，用人参、附子、炙甘草，渐渐服之以固真元。共服熟地黄两斤余，人参半斤，附子四两，渐得平复。(《续名医类案》104 页）

按 本案为《伤寒论》所述抵当汤证。治法先用抵当汤以攻瘀血，后用熟地黄"以救阴液"，再用参、附"以固元气"。如此先攻后补之法，补仲景未尽之意，全在师医圣之心法，临证时变通。

2. 癥病 余某某，男，30 岁。平素嗜酒如命，曾多次饮酒过量住院治疗。曾在香港东华医院留医，治疗 30 多天未见好转。其时腹大如瓮，在绝望中返回故里，又请专治臌胀的中医诊治 2 旬，腹胀痞结如故，两足又见浮肿，自以为必死，故弃而不医。后由其岳父介绍，邀余出诊。面色灰暗枯槁，形瘦骨立，行动蹒跚。闻其声则语音重浊，问之则曰大便困难，小便黄赤，胃呆懒食。察其舌，质绛而苔白。腹则胀且实，青筋暴露，按右腹则硬如石，叩腹壁则卜卜有声。切其脉则沉涩而实，症颇重笃。辗转思维，以沉涩之脉为里部蓄瘀，但久病乃见实脉，是邪虽盛而正未衰。当初饮酒过量，酒湿潜入血分，血凝则肝络不通，瘀结而成癥病。拟攻下逐瘀为治，宗仲景抵当汤法：虻虫 12g，制水蛭 12g，生大黄 30g，桃仁 30g。服上药 3 剂，服后每日大便 10 余次，自觉腹部略松，病情已有好转之机。再照前方加当归 30g，嘱连服 4 剂。服药 4 天来，大便下黑粪及瘀血甚多，腹胀续减，右腹癥块亦为缩小。脉仍沉涩，颜面微赤而带黄色，小便微黄，胃尚未健，防其邪去正伤，拟前方加党参 15g，黄芪 15g。嘱服 4 剂。后将二味各增至 30g，又服 4 剂。病人颜面光彩，胃纳略增，腹胀及癥块全部消失，

两足已无浮肿，脉象沉微而濡，拟大补气血以善其后。[《广东医学·祖国医学版》1963，（3）：30]

　　按　此案乃善用治热病之经方而疗杂病者也。

　　3. 癫狂　宋某某，女，18 岁。患癫狂，目光异常，时而若有所思，时而若有所见，时而模仿戏剧人物，独自动作吟唱。入夜尤剧，妄言躁狂欲走。病至半月，病势危笃，卧床不起，饮食不进有数日。脉之，六部数疾，尺滑有力。按之，少腹上及脐旁坚硬急结。询其经事，家人回答初得病时正值经期。大便周余未解，小溲尚通。舌暗红干燥……脉症合参，属瘀热发狂，急宜泄热破瘀，疏抵当汤：桃仁 25g，大黄 10g，水蛭 10g，虻虫 10g。适缺虻虫，嘱先服下。翌日诊视，药后大便得通，症无进退。曰："证属瘀热发狂无疑，抵当汤何以不效？殆缺虻虫之故。"仍用前方，亟令觅得虻虫。时值夏月，家人乃自捕虻虫 20 余枚合药。服后三时许，果从前阴下瘀血紫黑，夹有血丝血块，大便亦解胶黑之屎。令以冰糖水饮之，沉沉睡去，嘱勿扰唤。翌晨，神清索食，惟觉困乏。疏方：生地黄、白薇、丹参、莲心、荷叶、琥珀调之，竟愈，未再复发。[《上海中医药杂志》1980，（3）：18]

　　按　经方之精在于制方严谨，方中之药，不用则已，用则必须，本案治方之虻虫有无便是例证。因此，用经方虽可适当变通，但不可随意加减，以免失其原方功效。

三、抵当丸

　　【主治病证】　伤寒有热，少腹满，应小便不利，今反利者，为有血也，当下之，不可余药，宜抵当丸。（伤寒 126）

　　【方剂组成】　水蛭二十个（熬）　虻虫二十个（去翅足，熬）　桃仁二十五个（去皮尖）　大黄三两

　　【方药用法】　上四味，捣分四丸。以水一升，煮一丸，取七合服之。晬时当下血，若不下者，更服。

　　【方证释义】　本方功能破血逐瘀，峻药缓攻。本方药物与抵当汤完全相同，惟方中水蛭、虻虫的剂量减少，桃仁剂量增加，改汤为丸，力缓而持久，取峻药缓攻之义。本方证与抵当汤证相似。《伤寒论》言其症为发热，少腹满，小便自利。就临床看来，本方证与抵当汤证相近，惟病势较为轻缓。尤在泾说："其人必有不可不攻，而又有不可峻攻之势。"（《伤寒贯珠集》）如少腹满而硬痛不甚，脉尚未至于沉实等。

　　【临床发挥】　《资生篇》："抵当丸治肝有死血，水蛭三个熬，虻虫七个，桃仁九个，生大黄五片，蜜丸听用。"

《张氏医通》："代抵当汤丸，治虚人蓄血，宜此缓攻。抵当汤去水蛭、虻虫。本方大黄用四两（酒浸），桃仁用二十枚，加芒硝、蓬术、穿山甲、归尾、生地黄各一两，肉桂三钱，为末蜜丸。蓄血在上部者，丸如芥子，黄昏去枕仰卧，以津咽之，令停喉以搜逐瘀积；在中部食远，下部空心，俱丸如梧子，百劳水煎汤下之。用归、地者，引诸药入血分也，如血老成积，攻之不动，去归、地，倍蓬术，肉桂。"

《类聚方广义》："产后恶露不尽，凝结为块，为宿患者，平素虽用药，能（按：据前后文义，"能"字不好理解。是否为"难"字之误？）收其效，当须再妊分娩后，用此方，不过十日其块尽消。"

【医案举例】

1. **闭经**　常熟鹿苑钱钦伯之妻，经停 9 个月，腹中有块攻痛，自知非孕。医予三棱、莪术多剂，未应。当延陈葆厚先生诊。先生曰：三棱、莪术仅能治血结之初起者，及其已结，则力不胜矣。吾有药能治之。顾药有反响，受者幸勿骂我也。主人诺。当予抵当丸三钱，开水送下。入夜，病者在床上反复爬行，腹痛不堪，果大骂医者不已。天将旦，随大便，下污物甚多。其色黄白红夹杂不一，痛乃大除。次日复诊，陈先生诘曰：昨夜骂我否？主人不能隐，具以情告。乃予加味四物汤，调理而瘥。（《经方实验录》84 页）

曹颖甫曰　痰饮证之有十枣汤，蓄血证之有抵当汤丸，皆能斩关夺隘，起死回生。近时岐黄家往往畏其猛峻，而不敢用，即偶有用者，亦必力为阻止，不知其是何居心也。

按　曹氏当年担心之情况现今更为普遍！弃良方而不用，怎能发挥中医药之独特良效呢？

2. **血吸虫病、脾大**　蒋某某，女，29 岁，家庭妇女。因患肺结核病，在用异烟肼治疗期间，肺尖部有啰音，心率快，并发现脾肿大肋下 4 指，由于大便孵化几次都找到毛蚴，因之迫切要求治疗……当时就试用仲景抵当丸，每次 5～6g，饭前 1 小时吞服，每日 2 次，共服 18 天。在服药期间，并无下血、便泄及其他反应，反觉食欲渐趋旺盛，未用其他中西药物，脾脏减小，大便孵化几次均呈阴性……［刘雨农.《浙江中医杂志》1958，（12）：20］

四、下瘀血汤

【主治病证】师曰：产妇腹痛，法当以枳实芍药散，假令不愈者，此为腹中有干血着脐下，宜下瘀血汤主之；亦主经水不利。（金匮二十一·6）

【方剂组成】大黄三两　桃仁二十枚　蟅虫二十枚（熬，去足）

【方药用法】上三味，末之，炼蜜和为四丸，以酒一升，煎一丸，取八合顿服之，新血下如豚肝。

【方证释义】本方功能活血下瘀。方中大黄荡逐瘀血，桃仁活血化瘀，蟅虫逐瘀破结，三味相合，破血之力颇猛，而用蜜为丸，是缓其性而不使骤发；酒煎是取其引入血分。本方证是以产后瘀血日久为主要病机的病证，症见产后小腹痛而拒按，按之有硬块，或恶露量少而色紫暗，或恶露不下，口燥舌干，大便干结，甚则可见肌肤甲错，舌质紫红或有瘀斑、瘀点，脉沉涩有力。

【临床发挥】《医林改错》："古下瘀血汤治血臌腹大，腹皮上有青筋者，桃仁八钱，大黄五钱，蟅虫三个，甘遂五分或八分，为末冲服，水煎服。"

《腹证奇览》："脐下有瘀血，小腹急痛不可忍，甚则不可近者，本方所主也。此证诊脐下时，触指觉有坚硬物，病人急痛者，此方之正证也。"

【医案举例】

1. 产后恶露不畅　杨某某，32 岁。产后 4 个月，恶露行而不畅，有时夹有血块，少腹胀满、拒按，脘闷恶心，自觉有气上冲，舌质红、右边缘有紫斑、苔灰白。病乃恶露瘀阻难行，有瘀血上冲之势。治当急下其瘀血。方以下瘀血汤加味：大黄 6g，桃仁 10g，蟅虫 6g，当归 10g，川芎 6g，赤芍 10g，牛膝 10g，甘草 5g。连服 2 剂，恶露渐多，夹有紫血块，腹痛减轻。守原方改桃仁 6g，大黄 4g，加艾叶 3g。再服 2 剂，腹痛解除，胀满消失，病即痊愈。[张谷才.《辽宁中医杂志》1980，（8）：13]

2. 胞衣不下（胎盘残留）

（1）石某，女，37 岁。产后 2 日，胞衣不下，腹中冷痛，形寒怕冷。脉象弦迟，舌淡苔白。一医认为瘀血内阻，用抵当汤破血泻衣，胞衣不下；一医认为气血亏虚，用八珍汤扶正下衣，少腹胀痛更重。殊不知病因乃客寒外侵，血凝瘀阻，单用破瘀或纯用扶正，都不能下其胞衣。因为寒凝瘀阻，非温阳而寒不解，非下瘀而胞不下。所以用四逆汤温阳祛寒，下瘀血汤活血化瘀。处方：大黄 10g，桃仁 10g，蟅虫 8g，附子 6g，干姜 3g，甘草 4g，艾叶 5g。每日服 2 剂，胞衣即下，诸症消失。后用生化汤调治。[张谷才.《辽宁中医杂志》1980，（8）：13]

（2）胡某，25 岁。病人因人工流产，漏下不止半月。妇科拟诊胎盘残留，劝其再行清宫术，因惧手术痛苦，而要求中医治疗。病人面色无华，头晕眼花，心悸怔忡，纳谷不香，四肢、腰膝酸软，苔薄白，脉沉。投归脾汤加地榆及胶艾四物汤不应。细审其症，见脉沉而涩，漏下之物为黑色血块，遂断为瘀阻胞中，血不归经，急投下瘀血汤加味：制大黄 10g，桃仁 10g，蟅虫 6g，川牛膝 15g，红参 15g，甘草 3g。连服 3 剂，阴道流出黑色血块及血色膜状物，漏下即止，续服归脾汤获愈。[胡杰峰.《江西中医药》1982，（3）：44]

按　上述两案，其一以下瘀血汤与四逆汤合方治之；其二于下瘀血汤中加红参、甘草，皆为攻补兼施以治虚实夹杂证，可谓善用仲景方者。

五、鳖甲煎丸

【主治病证】病疟以月一日发，当以十五日愈，设不瘥，当月尽解；如其不瘥，当云何？师曰：此结为癥瘕，名曰疟母，急治之，宜鳖甲煎丸。（金匮四·2）

【方剂组成】鳖甲十二分（炙）　乌扇三分（烧）　黄芩三分　柴胡六分　鼠妇三分（熬）干姜三分　大黄三分　芍药五分　桂枝三分　葶苈一分（熬）　石韦三分（去毛）　厚朴三分牡丹五分（去心）　瞿麦二分　紫葳三分　半夏一分　人参一分　䗪虫五分（熬）　阿胶三分（炙）　蜂窝四分（炙）　赤硝十二分　蜣螂六分（熬）　桃仁二分

【方药用法】上二十三味，为末，取煅灶下灰一斗，清酒一斛五斗，浸灰，候酒尽一半，着鳖甲于中，煮令泛烂如胶漆，绞取汁，纳诸药，煎为丸，如梧子大，空心服七丸，日三服。

【方证释义】本方功能扶正祛邪，消癥化结。方中鳖甲化癥块，除寒热，入肝络而搜邪，灶下灰（中夹杂之铁落碎滓）消癥祛积，清酒活血通络，三者共制成煎，混为一体，活血化瘀，软坚消癥，是方中君药；臣以赤硝破坚散结，大黄攻积祛瘀，䗪虫、蜣螂、鼠妇（即地虱）、蜂窝、桃仁、紫葳、牡丹皮破血逐瘀，助君药软坚散结；再以厚朴舒畅气机，瞿麦、石韦利水祛湿，半夏、乌扇（即射干）、葶苈祛瘀散结，柴胡、黄芩清热疏肝，干姜、桂枝温中通阳，以调畅郁滞之气机，清除凝聚之痰湿，平调互结之寒热；佐以人参、阿胶、白芍补气养血。综观全方，寒热并用，攻补兼施，升降结合，气血津液同治，集诸法于一方，且以丸剂缓攻，俾攻不伤正，祛邪于渐消缓散之中。本方证是以疟疾久踞少阳，进而深伏经隧，以致正气日衰，气血运行不畅，寒热痰湿之邪与气血相搏结，聚而成形，结为癥瘕，留于胁下为主要病机的病证。症见癥瘕结于胁下（名曰疟母），按之有块，推之不移，纳少，肌肉消瘦，或腹中疼痛，或寒热往来发有定时，舌质暗紫或有瘀斑，脉弦。

【医案举例】

1. 疟母（脾大）

（1）郭某某，女，52 岁。5 年前曾定期发寒热往来，经县医院诊断为"疟疾"，运用各种抗疟疗法治疗，症状缓解，但遗留经常发低热。半年后，经医生检查，发现脾脏肿大至胁下 2～3cm，予各种疗疟法，效果不佳，脾脏继续肿大。近 1 年来逐渐消瘦，贫血，不规则发热，腹胀如釜，胀痛绵绵，午后更甚，食欲不振，消化迟滞，胸满气促，脾大至胁下 10cm，肝未触及，下肢浮肿，脉数而弱，舌胖有齿痕。据此脉症，属《金匮》所载之疟母，试以鳖甲煎丸治之。鳖甲 120g，黄芩 30g，柴胡 60g，鼠妇（即地虱）30g，干姜 30g，大黄 30g，芍药 45g，桂枝 30g，葶苈 15g，厚朴 30g，牡丹皮 45g，瞿麦 15g，凌霄花 30g，半夏 15g，人参 15g，䗪虫 60g，阿胶 30g，蜂房（炙）45g，芒硝 90g，蜣螂 60g，桃仁 15g，射干 20g。以上诸药，蜜制为丸，每丸重 10g，日服 2 丸。服完 1 剂后各种症状有不同程度的好转，下肢浮肿消失。此后又服 1 剂，诸症悉平，脾脏继续缩小，至肋下约 6cm，各种自觉症状均消失，故不足为患。遂停药，自行调养。（《经方发挥》153 页）

按　《希氏内科》讲到："在慢性疟疾中脾可以变得很大。"目前西医内科尚无特殊的药物疗法，同时因变大之脾广泛粘连，也很难用外科手术切除。上述病例用鳖甲煎丸有如此好的疗效，很值得效法应用。

（2）张某，男，34 岁。2 年来患三日疟，反复发作。今夏，病发至秋，病尚未愈。形体消瘦，面色萎黄，肢体无力，脘闷腹胀，饮食不佳，脾肿大至肋下 4cm。疟来先恶寒怕冷，随即发热，体温 38℃上下，2 小时后汗出热退。脉象稍弦，舌苔薄白。邪在少阳留恋不解，痰湿内蕴，气滞血瘀，结于右肋。治当先截其疟，后治其癥。方拟鳖甲汤加减。处方：鳖甲 15g，柴胡、黄芩半夏各 10g，常山、槟榔、草果各 6g，生姜 3 片，大枣 2 枚。于疟发前服药。服药 3 剂，疟发停止。随用鳖甲煎丸，以治其癥结。每日服鳖甲煎丸 30g，分 3 次服。连服 2 个月，疟未发作，脾肿大缩小为肋下 2cm。再服鳖甲煎丸 1 个月，疟发根本控制，脾肿大缩小为肋下 1cm。形体渐壮，饮食增加，病已痊愈。嘱常服鳖甲煎丸，以消馀癥，防其再发。[张谷才.《辽宁中医杂志》1980，（7）：1]

原按　鳖甲煎丸除用治疟母外，现在常用它治疗各种慢性病引起的肝脾肿大，如慢性肝炎、肝硬化以及血吸虫等病导致的肝硬化，均有消除症状、缩小肝脾的作用。但须注意，应久服不断，才能获效。

至于急性病脾肿大，或急性肝炎肝肿大，或发热不解，可用本方减味，将丸剂改为汤剂。取柴胡、黄芩和解清热；鳖甲软坚消痞；赤芍、牡丹皮、大黄凉血泻热；䗪虫、桃仁活血化瘀，有解热、缩小肝脾作用。

2. 臌胀（肝炎肝硬化腹水）　洪某某，男，30 岁。主诉腹部逐渐胀大已 1 年。经查体及化验检查，诊断为"肝硬化腹水"。初用多种治疗方法均未见效，后以鳖甲煎丸治疗，间断用利水药，配合饮食调养。持续治疗 2 个多月竟获良好效果，病人腹水渐消退，肝大缩小，肝功能有显著改善。[黎平汉.《新中医》1958，（1）：15]

按　上述三则案例表明，鳖甲煎丸治疗病疟日久所致的"疟母"，即肝脾肿大，或其他病所致肝脾大，皆有肯定之良效。如此良方专药弃之不用，太可惜了！古圣先贤以惊人的智慧积累的宝贵经验，若我们这些岐黄子孙不能继承下来，太不应该了！

六、大黄蜜虫丸

【主治病证】五劳虚极羸瘦，腹满不能饮食，食伤、忧伤、饮伤、房室伤、饥伤、劳伤、经络营卫气伤，内有干血，肌肤甲错，两目黯黑。缓中补虚，大黄蜜虫丸主之。（金匮六·18）

【方剂组成】大黄十分（蒸）　黄芩二两　甘草三两　桃仁一升　杏仁一升　芍药四两　干地黄十两　干漆一两　虻虫一升　水蛭百枚　蛴螬一升　蜜虫半升

【方药用法】上十二味，末之，炼蜜和丸小豆大，酒饮服五丸，日三服。

【方证释义】本方功能攻逐瘀血，补中养阴。"举世皆以参、芪、归、地等以补虚，仲景独以大黄蜜虫丸补虚，苟非神圣，不能行是法也。夫五劳七伤，多系劳动不节，气血凝滞，郁积生热，致伤其阴，世俗所称'干血劳'是也。所以仲景乘其元气未离，先用大黄、蜜虫、水蛭、虻虫、蛴螬等蠕动吸血之物，佐以干漆、生地黄、桃仁、杏仁行祛其血，略兼甘草、芍药以缓中补虚，黄芩开通瘀热，酒服以行药势，待干血行尽，然后纯行缓中补虚之功。"（张璐《张氏医通·诸伤门》）需要强调指出，本方与鳖甲煎丸均用虫类动瘀药较多，盖虫类药其性善走，搜其经络瘀血之力最强，尤其对积瘀日久之干血，非用蠕动啖血之物不可。本方证是以五劳七伤损其元气，阴血亏虚而血瘀日久之"内有干血"为主要病机的病证。症见虚极羸瘦，腹部胀大，青筋暴露，不能饮食，肌肤干错，面色萎黄，两目无神，目眶色黑，目睛发青，舌紫暗或有瘀斑，脉沉涩带弦。

【临床发挥】《济阳纲目》："大黄蜜虫丸，治腹胀有形块，按之而痛不移，口不恋食，小便自利，大便黑色，面黄肌削者，血证谛也，此丸与之。"

【医案举例】

1. 干血痨　陈镜湖，万县人，半业医，半开药铺，有女年 17，患干血痨。经停逾年，潮热，盗汗，咳逆，不安寐，皮肉消脱，肌肤甲错，腹皮急，唇舌过赤、津少，自医无效，住医院亦无效，抬至我处，困疲不能下轿，因就轿诊视。脉躁急不宁，虚弦虚数，予曰：脉数，身热，不寐，为痨病大忌，今三者俱全，又加皮脱肉瘦，几如风消，精华消磨殆尽，殊难着手。……究之死血不去，好血无由营周，干血不除，新血无由灌溉。观大黄蜜虫丸，多攻破逐瘀之品，自注虚劳诸不足，乃拟方：白芍 18g，当归 12g，生地黄 12g，鳖甲 15g，白薇、紫菀、百部各 9g，甘草 3g，大黄蜜虫丸 10 粒。煎剂分 2 次服，丸药即 2 次用药汁服下。10 日后复诊：咳逆减缓，潮热盗汗渐减，原方去紫菀、百部，加藏红花、琥珀末各 2.5g，丸药米酒送下。又 10 日复诊：腹皮急日见宽舒，潮热盗汗止，能安寐，食思渐佳，改复脉汤，嘱守方久服。越 3 个月，……已面有色泽，体态丰

胑，不似以前羸瘦……。（《冉雪峰医案》）

按 冉雪峰先生（1877～1963）为近代名医，与张锡纯齐名，素有"南冉北张"之称，《冉注伤寒论》是其代表作。本案颇似大黄䗪虫丸证，冉氏变通仲景治法，以滋阴清热方送服大黄䗪虫丸，更加切合病情，最后以"复脉汤嘱守方久服"，取得佳效。

2. **闭经** 王某，女，28 岁，未婚，住北京市海淀区。闭经 3 个月，肌内注射黄体酮无效。病人常感周身乏力，心烦，性情急躁，少腹拘急，大便干结不爽，小便赤黄，口唇干燥，不时舐润。望其两目黯青，面色不荣，皮肤干燥角化，舌色红绛、无苔、中有裂纹，脉沉。刘老辨为血热相搏，日久变成干血内结。治当泻热逐瘀，嘱病人购服同仁堂产的大黄䗪虫丸 180g，每次 6g，每日服 3 次。二诊，服药不久，月经来潮，周期 5 天，经量中等，颜色暗红，其他诸症亦随之减轻。视其舌色仍然红绛，脉沉而略涩，此乃干血尚未尽化，瘀热犹存之象，令其仍服"大黄䗪虫丸"。观其诸症皆愈，又疏"圣愈汤"一方（党参、黄芪、生地黄、川芎、白芍、当归）3 剂，以善其后。（《刘渡舟临证验案精选》163 页）

3. **脉痹（下肢血栓性静脉炎）** 胡某某，男，32 岁。左小腿肚发红、肿胀、灼热、疼痛，并有 15cm 长硬性索状物，痛而拒按，足向背侧弯曲时，小腿肚疼痛加剧，难以行走，并伴轻度发热，全身不适，脉滑而数，曾经某医院诊断为"左下肢血栓性静脉炎"。先拟四妙勇安汤加味 10 多剂，症稍有减轻，但静脉硬索状物无明显好转，且稍走路症即加重，局部又红肿热痛，后改用大黄䗪虫丸直攻其血栓，每次服 1 丸至 2 丸（初服大便稀，后则大便正常），日服 3 次，连服 6 盒，条索状物变软，且缩短至 10cm，红肿热痛等症大减，又继服 8 盒，硬性索状物消失，诸症痊愈，走路活动无不适感觉，至今 8 个月未复发。［薛平定.《新中医》1974，（2）：35］

按 病人小腿局部红肿热痛，有硬条索状物，显系瘀热阻络之候。先予四妙勇安汤解毒和营，其效不著；后改进大黄䗪虫丸搜剔经络瘀凝始逐渐痊愈。其服用量较说明书多 1 倍至 2 倍，且连续服了 14 盒，又辨证准确，这是取效的关键。

七、桂枝茯苓丸

【**主治病证**】妇人宿有癥病，经断未及三月，而得漏下不止。胎动在脐上者，为癥痼害。妊娠六月动者，前三月经水利时，胎也。下血者，后断三月衃不也。所以血不止者，其癥不去故也，当下其癥，桂枝茯苓丸主之。（金匮二十·2）

【**方剂组成**】桂枝 茯苓 牡丹（去心） 芍药 桃仁（去皮尖，熬）各等份

【**方药用法**】上五味，末之，炼蜜和丸，如兔屎大，每日食前服一丸。不知，加至三丸。

【方证释义】本方功能化瘀消癥。方中桂枝通利血脉；茯苓渗湿，且益心脾之气；牡丹皮、桃仁活血祛瘀，牡丹皮还可清瘀血久郁所化之热；芍药养血和营，即可治漏下所致之阴亏血少，又可祛瘀血而不伤新血；炼蜜和丸，以减缓诸药祛瘀药力，起到渐消缓散之功。宿有癥病又妊娠而用本方者，即《素问·六元正纪大论》所谓"有故无殒，亦无殒也"之义。本方证是以瘀血留结胞宫为主要病机的病证。症见癥病阴道出血，量不多，淋漓不尽，血色紫暗夹瘀块，小腹疼痛拒按，舌质紫暗或有瘀点，脉沉涩或弦紧等。

【临床发挥】《妇人良方》："夺命丸，专治妇人小产，下血至多，子死腹中，其人憎寒，手指唇口爪甲青白，面色黄黑，或胎上抢心，则闷绝欲死，冷汗自出，喘满不食，或食毒物，或误服草药，伤动胎气，下血不止，胎尚未损，服之可安，已死服之可下，至胎腐烂，腹中危甚者，立可取出。即本方。"

《济阴纲目》："本方水煎热服，名催生汤，候产母腹痛、腰痛，见胞浆下，方服。"

桂枝茯苓丸为治多种妇科病之良方 赵明锐指出：桂枝茯苓丸与当归芍药散合用，药效更为完整，治疗范围更为广泛。二方合用，可治疗妇科多种疾病，诸如痛经、经闭、月经不调、崩漏、癥瘕结聚等。只要确属寒凝血滞，瘀血内阻，或湿滞血瘀，其主要症状为少腹痛，拒按，下血紫暗，血内有块，下血块后疼痛减轻，遇寒则甚，得热痛减，或白带过多，腰困，下肢浮肿等，皆有卓效。其可使闭者通，崩者止，实属奇妙。又将此方试用于因上节育环后，有腹痛出血、白带多反应者，也屡用屡效。服此方治瘀血，一部分病人排出少量瘀血块，一部分病人则不排出，考虑是机体吸收。用本方治疗妇女崩漏等证，从未发现因祛瘀活血而引起血出不止。（《经方发挥》76页）

桂枝茯苓丸是治妇产科病缓图之剂 欧阳惠卿说：桂枝茯苓丸是《金匮要略》用于治疗"妇人宿有癥病，经断未及三月而得漏下不止，胎动在脐上者"。仲师认为：此病宿有癥积，妊娠以后，癥积害胎，故胎元不固，出血不止，并指出用桂枝茯苓丸下其癥，方能血止胎安，开创了祛瘀法治疗妊娠合并癥病的先河。桂枝茯苓丸是妇产科活血化瘀、散结消癥的方剂，本方攻坚而不伤正，消瘀而不耗阴，炼蜜为丸，丸以缓图，药味缓和，为活血消癥之剂，历来多用于盆腔肿块，小腹或少腹疼痛，拒按，或持续下腹痛伴腰骶下坠沉重，月经色暗有血块，经行腹痛，瘀块排出后则腹部明显减轻，月经淋漓或经闭不行，不孕等妇产科疾病。（《经方临床应用与研究》198页）

桂枝茯苓丸可作为治瘀血病证的通用方 桂枝茯苓丸本为治妇人癥病而设，具有化瘀血、消癥瘕之功效。古今医家、国内外学者扩大其应用范围，广泛用于治疗瘀血为主的各种妇科病及其他各种疾病，常能获得显著疗效，很切实用。现代

药理研究亦揭示了本方的多种功用，值得进一步研究。(《金匮杂病论治全书》718 页)

【医案举例】

1. 癥病（子宫肌瘤）　张某某，45 岁。半年前发现腹部有一肿块渐增，并伴有腹痛、月经不调、白带多等症。近来肿块日益增大，约有 8cm×8cm×10cm 大小，经妇科检查，确诊为子宫肌瘤，建议手术治疗。病人拟大医院手术，但因床位太紧，故先试以中药治疗，以桂枝茯苓丸合当归芍药散剂制丸药 1 副，服用 1 个月。服完后，到妇科检查，肿块缩小到 3cm×3cm×5cm，已无作手术之必要，又照前方继服 2 副丸药，肿块消失，诸症痊愈。(《经方发挥》76 页)

原按　"癥病"与西医学的"子宫肌瘤"很相似，是妇科常见的一种良性肿瘤，中医认为是气滞血瘀久而成块。临床上多表现为月经量多，经期延长，月经周期缩短，以及不规则的阴道出血。肌瘤较大时，可以在腹部摸到肿块。采用上述合方治疗本病，常可使结块缩小，甚至消失。如癥块较大，积留时间过久，此方恐难以胜任，当考虑手术摘除。

2. 腹壁肿瘤　任某，女，54 岁。病人因卵巢囊肿扭转施行手术，术后数日，自感切口左侧疼痛，并发现有一黄豆大的肿块，逐渐肿大，在本公社医院治疗无效，再次住院。入院检查：少腹左侧发现一个包块约 10cm×15cm 大小，有轻度压痛，表面光滑，质硬。诊断为腹壁肿瘤。因手术后不宜再行手术，请中医会诊。症见面黄体瘦，精疲力倦，头眩心悸，饮食不香，少腹胀满有癥块。脉象弦细，舌质有紫斑、苔白。病因气滞血瘀，结成癥积。治当活血化瘀消癥。奈病在术后，气血两虚，消癥勿忘扶正，故拟桂枝茯苓丸加味。处方：桂枝、茯苓、白芍、当归、桃仁各 10g，牡丹皮 6g，党参 10g，䗪虫、三棱各 6g。加减连服 20 剂，肿瘤缩小至 8cm×12cm。药既切合病机，当乘效再服。加减又服 20 剂，肿块缩小为 4cm×6cm，面色渐转红润，精力亦渐恢复，病渐向愈，仍用原方加减，嘱服 20 剂，出院调治。[张谷才.《辽宁中医杂志》1980,（7）: 1]

八、旋覆花汤

【主治病证】肝着，其人常欲蹈其胸上，先未苦时，但欲饮热，旋覆花汤主之。(金匮十一·7)

寸口脉弦而大，弦则为减，大则为芤，减则为寒，芤则为虚，寒虚相搏，此名曰革，妇人则半产漏下，旋覆花汤主之。(金匮二十二·11)

【方剂组成】旋覆花三两　葱十四茎　新绛少许

【方药用法】上三味，以水三升，煮取一升，顿服之。

【方证释义】本方功能行气活血，通阳散结。方用葱茎通阳；旋覆花下气；新绛（可用茜草代之）活血通络，结散阳通，血气以和则诸症自愈。"旋覆花汤之新绛，《本经》未载，有的医家认为是绯帛，即将已染成大赤色丝织品的大红帽帏作新绛使用（有谓以茜草汁染或以猩猩血、藏红花汁、苏木染成者），而陶弘景则称绛为茜草，新绛则为新刈之茜草，用治肝着及妇人半产漏下属于有瘀血者，确有实效。以上新绛用法，可供参考。"（《高等医药院校教材·金匮要略讲义》）本方证是以肝经气血郁滞为主要病机的病证。症见胸胁闷胀疼痛，捶打稍减，或产后下血不止，经行淋漓不断，而伴胸胁满闷，下血色暗有块等。

【临床发挥】何任综述了几位清代医家对本方的变通应用及自己的经验

他说：本方虽药味简少，却颇受历代医家重视。以清代言，温病大家叶天士善用旋覆花汤，常以此方化裁治胁痛、积聚、喘咳、阳逆忿怒、营卫不调的怯冷、月经不调等等，对旋覆花汤的运用达到了得心应手的地步。吴鞠通以旋覆花汤去葱、新绛，加香附、紫苏子、茯苓、陈皮、半夏、薏苡仁，名香附旋覆花汤，治伏暑湿温胁痛，变内伤杂病方为外感热病剂，堪称善于通变发挥者。沈金鳌《杂病源流犀烛》所载旋覆花汤，以旋覆花汤去葱、新绛，加川芎、细辛、赤茯苓、前胡、鲜枇杷叶，治肝着胁痛，虽药味各异，实未出《金匮》旋覆花汤原旨。王清任用治脱发、耳聋、紫癜风等证的通窍活血汤，由赤芍、川芎、桃仁、红花、老葱、鲜姜、红枣、麝香八味组成，其实亦源于《金匮要略》旋覆花汤。

余临床对外伤、神经性胁痛及慢性肝胆疾患所致的胸胁不舒，常配合用之，多有效验。

《金匮》旋覆花汤临床应用应注意化裁。如肝脏气血郁滞，证情较轻，病人体质较弱的，投原方即可。倘瘀滞较为明显，症见胸胁刺痛，病程较久，舌质偏暗，脉涩不利者，则应加强祛瘀之力，可加入郁金、丹参、归尾等；有时也可配以少量虫类药如蛰虫、穿山甲等，"藉虫蚁血中搜逐，以攻通邪结"。若是风寒入侵肝经，阳气郁滞之肝着则应选用《圣济总录》蹋胸汤宣通行气。此外，肝着乃是气血郁滞于肝脏。叶天士云："初为气结在经，久则血伤入络。"因而在治疗时，还应注意通络，如加入丝瓜络、橘络等，以增强葱的引络、通络作用。瘀血内阻往往可导致内燥证的发生，出现肌肤甲错、大便干燥等，又可加入白芍、瓜蒌子、柏子仁育润之。（《中国百年百名中医临床家丛书·何任》207、208页）

【医案举例】肝着（胁痛）

（1）黎右。胁乃肝之分野，肝气入络，胁痛偏左，转侧不利，胸闷纳少，甚则泛恶，自冬至春，痛势有增无减，先哲云，暴痛在经，久痛入络，仿肝着病例治之。旋覆花 4.5g（包），真新绛 2.5g，大白芍 6g，金铃子 6g，左金丸 2g（包），橘白络各 3g，炒竹茹 3g，春砂壳 4.5g，当归须 4.5g，丝瓜络 6g，川郁金 4.5g，紫降香 1.2g。（《丁甘仁医案》）

按　丁甘仁为近代名医。从本案案语到处方，既效法仲景，又私淑天士，可谓学贯古今。如此学验俱丰者，虽不大谈疗效，而效果不言而喻。

（2）于某，男性，36 岁。1980 年 6 月 23 日初诊。病家自诉强力负重后，出现左侧胸胁疼痛如刺，痛处不移，且入夜更甚，夜寐不安，以手按揉稍舒，咽喉略燥，喜热饮，舌质偏暗，脉沉涩。拟活血祛瘀，疏肝通络。旋覆花（包）18g，茜草根 6g，归尾、郁金各 9g，青葱 5 支。服药 3 剂后，胸胁疼痛大减，夜寐随之亦转安宁。续用原方 3 剂，巩固治之而愈。（《中国百年百名中医临床家丛书·何任》206 页）

（3）刘某某，女，24 岁。素来情怀抑郁不舒，患右胁胀痛，胸满有 2 年之久，迭经医治，屡用逍遥、越鞠等疏肝解郁之药而不效。近几日胁痛频发，势如针刺而不移动，以手击其痛处能使疼痛减缓。兼见呕吐痰涎，而又欲热饮，饮后暂时心胸为之宽许。舌质暗、苔薄白，脉来细弦。刘老诊为"肝着"之证，投旋覆花汤加味。处方：旋覆花 10g（包煎），茜草 12g，青葱管 10g，合欢皮 12g，柏子仁 10g，丝瓜络 20g，当归 10g，紫降香 10g，红花 10g。服药 3 剂，疼痛不发。（《刘渡舟临证验案精选》80 页）

原按　"肝着"为肝失疏泄，气血郁滞，肝络瘀积不通所致。辨识本证当着眼于以下两点：一是"其人常欲蹈其胸上"；二是"但欲饮热"。本案病人胁痛欲以手击其胁间，且热饮后胸胁暂宽，符合"肝着"病之证候特点，故用旋覆花汤加味治疗。原方由旋覆花、新绛、葱白三味组成，功专下气散结，疏肝利肺，活血通络。新绛为茜草所染，药店无售，临床常以茜草或红花代之。本案加降香以助旋覆花下气散结；加当归、丝瓜络以助茜草活血化瘀通络；加合欢皮、柏子仁既能疏肝郁以理气，又能养肝血以安神。诸药合用，俾使肝升肺降，气机调和，血络通畅，则诸症可解。叶天士所用"通络法"，其基本方即为"旋覆花汤"，临床用于"久病入络"之证，每取良效。

九、硝石矾石散

【主治病证】黄家日晡所发热，而反恶寒，此为女劳得之；膀胱急，少腹满，身尽黄，额上黑，足下热，因作黑疸，其腹胀如水状，大便必黑，时溏，此女劳之病，非水也。腹满者难治。硝石矾石散主之。（金匮十五·14）

【方剂组成】硝石　矾石（烧）等份

【方药用法】上二味，为散，以大麦粥汁和服方寸匕，日三服。病随大小便去，小便正黄，大便正黑，是候也。

【方证释义】本方功能消瘀，燥湿。方中硝石即火硝，能入血分消瘀活血；矾石即白矾，烧后名枯矾，入气分祛痰燥湿；二石易伤胃耗血，故用大麦粥汁调服，以保养胃气。本方证是以肾虚挟有瘀血湿热为主要病机的病证。症见腹部胀大，甚至腹中有水，小便不利，大便色黑，时作溏泄，面色晦暗，脉沉细涩，舌质紫斑等。

【医案举例】黄疸（早期肝硬化）　薛某，男，32 岁。去夏患黄疸型肝炎，经用清热利湿药治疗黄疸消退。病后失调导致肝区胀痛，常服疏肝理气药，疼痛稍轻。至冬再度出现黄疸，仍用中药调治。久服清热利湿退黄诸药，黄疸始终不退，有时虽退亦不尽。今春黄疸加深，经某医院检查，确诊为早期肝硬化。用西药治疗一个时期，症状未见减轻，面色灰滞而黑，巩膜黄染，食少，便溏，有时呈灰暗色，脘腹胀满，肝区胀痛不舒，有时牙龈出血。舌质右边有紫斑、苔白腻。此《金匮》之女劳疸。病因湿热内蕴，熏蒸为黄疸，黄疸日久不愈，邪由气分进入血分（按：《金匮·黄疸病》曰："……脾色必黄，瘀热以行。"黄疸病初发即在血分也），血瘀湿滞内郁为病。治当化瘀燥湿。仿硝石矾石散法，汤、散并进，以希速效。若见腹水则不可治。处方：明矾 3g，硝石 3g，研细，装胶囊，分 3 次服，大麦粥汤送下。柴胡 6g，鳖甲 15g（先煎），白芍 10g，桃仁 6g，红花 6g，白术 12g，茯苓、牛膝各 10g，茵陈 12g。每日 1 剂连服 15 剂，黄疸渐退，面色灰黑渐转灰滞，脘腹胁部胀痛减轻，饮食增多。瘀湿有消退之机，脾气有来复之象。原方既效，当加减继服，再进 20 剂。黄疸基本消退，面色灰滞渐转红润，腹胁胀痛轻微，大便正常，食欲如常。血瘀湿滞，渐化将尽，脾气健运，病情日趋稳定，改用鳖甲煎丸与硝石矾石散常服，以善其后。嘱注意饮食起居，防病反复。[张谷才.《辽宁中医杂志》1980,（7）：1]

原按　肝炎反复出现黄疸，日久不愈，则面目灰滞黯黑，肝脾肿大。病属湿热内蕴，气滞血瘀，所以用硝石矾石散治疗。但病重者用之多疗效不显，原因为本方性燥，破瘀力差，必须在方中配以鳖甲、柴胡、桃仁、白芍、茯苓、牛膝等活血软坚，方获有效。

十、红蓝花酒

【主治病证】妇人六十二种风，及腹中血气刺痛，红蓝花酒主之。（金匮二十二·16）

【方剂组成】红蓝花—两

【方药用法】上一味，以酒一大升，煎减半，顿服一半，未止再服。

【方证释义】本方功能活血止痛。方用"红蓝花一味之力能概之者，色红与血同类，性味辛温而微苦，能入心、肝、冲任而行血和血，血和则风自灭也，得酒则力更大，故凡风证、血证者皆宜之"（徐彬《金匮要略论注》）。本方证是以妇人产后及经后，风寒与血气相搏，血滞不通为主要病机的病证。症见经前、经期或产后腹中刺痛，或经行不畅，色暗红有血块，脉弦或涩。

【临床发挥】《外台》："近效疗血晕绝，不识人烦闷方。红蓝花三两，新者佳，以无灰清酒半升，童子小便半大升。煮取一大盏，去滓，候稍冷服之。"

《妇人良方》："红花酒疗血晕绝不识人，烦闷，言语错乱，恶血不尽，腹中绞痛，胎死腹中，即本方。"

《寿世保元》："治胞衣不下，红花一两炒，清酒五爵沃之，温服，此乃气弱而瘀血盈于胞也。故用清酒壮其气，红花以败其血。"

《女科辑要》："热病胎死腹中，新汲水浓煮红花汁和童便热饮，立效。"

【医案举例】

1. **难产**　刘复真遇府判女，产不利，已死，刘以红花浓煎，扶女于凳上，以绵帛蘸汤遏之，连以浇帛上，以器盛水，又煖又淋，久而甦醒，遂生男子。盖遇严冬，血冷凝滞不行，温则产，见亦神矣。（《古今医案按·卷九·女科》）

2. **产后血晕**　新昌徐氏妇，病产运已死，但胸膈微热。有名医陆氏曰："血闷也。得红花数十斤，乃可治。"遂亟购得，以大锅煮汤，盛三桶于窗格之下，舁（yú 愚。抬着。）妇寝其上熏之，汤冷再加，有倾指动，半日乃苏。（《纲目》第十五卷"红蓝花"引《养疴漫笔》）

3. **产后脚痛**　病人朱某及孙竹匠之妻、茅店乡一妇人，均是产后脚疼痛，用川红花30g，用水酒1碗煎汤，1日服2次，3剂愈。（《名老中医经验汇编》）

4. **产后腹痛**　韩某，女，28 岁。1981 年 6 月 10 日就诊。病人产后 27 天，腹痛当脐左右，窜痛不定，甚则如刺难忍，口渴不喜饮，胃呆纳滞，大便秘结，面色无华。病届半月，经服药未能奏效。诊其脉沉细弦，舌淡、苔腻而润。证属产后血虚，风邪侵入，阻滞经脉。因遵仲师明训，用红花 10g，以米酒 1 碗，煎减余半，分 2 次温服。次日腹痛减半，纳增神振，大便复行，药已中病，效不更方。再予 2 剂，腹痛痊愈，诸症平息。唯感肢体倦怠，给当归芍药散加减 2 剂调理，得收全功，经 8 个月随访，未见复发。［陈振智.《浙江中医杂志》1986，（7）：302］

按　红蓝花即红花，黄颂说："其花红色，叶颇似花，故有兰名。"《本草囤经》亦说："红蓝花，即红花也。"红花于《本经》《别录》均不载，首见于《唐本草》。因此，宋·林亿说红蓝花酒方"疑非仲景方"，确有道理。当今药市上的红花分草红花与藏红花，二者价钱与疗效悬殊很大。临床时一般用的是价廉的草红花，必要时再用贵的藏红花。

类方串解

本章方剂共 10 首。按其主药组成与主治功效分类，可以归纳为如下几点规律：

1. **活血逐瘀以桃仁、大黄为主药**　本章 10 首方剂中有 7 首用桃仁，可知桃仁为活血化瘀的主药；6 首用大黄，可知大黄不但是"荡涤肠胃"的主药，而且是"下瘀血"的要药。

2. **瘀血重证或瘀血日久将植物药与虫类药并用**　本章中有 5 首是把植物类药（大黄、桃仁）与虫类药（其中有 3 方用䗪虫；3 方并用水蛭与虻虫；1 方并用䗪虫、水蛭、虻虫；此外还用及鳖甲、鼠妇、蜣螂、蛴螬等）并用，诸如：①抵当汤、抵当丸：主治下焦蓄血重证。②下瘀血汤：主治产后"腹中有干血着脐下"。③鳖甲煎丸：主治疟邪日积不愈，"结为癥瘕，名曰疟母"。④大黄䗪虫丸：主治虚劳病"内有干血"者。上述四种方证，或为蓄血急证，或为久瘀重证，故以植物类活血药与虫类动瘀药并用，相得益彰，攻逐瘀血之功更著。此外，主治下焦蓄血轻证的桃核承气汤与主治妇人癥病的桂枝茯苓丸都用桂枝，可见桂枝不只是解表药，并且是和营行瘀药。

3. **正虚久瘀证应攻瘀药与补正药并用**　本章中有 2 首方剂将攻瘀与补正药并用：一是鳖甲煎丸，方中用干姜之温阳，人参之益气，阿胶、芍药之养阴血等。二是大黄䗪虫丸，方中重用干地黄、芍药滋养阴血，所谓"润以濡其干"，且用甘草，显然为"缓中补虚"，扶助正气而设。上述两方之法表明，正虚邪实久瘀者，理应扶正与泻实逐瘀兼顾，此千古不移之法也。

4. **其他**　旋覆花汤行气活血；红蓝花酒活血止痛；硝石矾石散消癥利水。

第六章
和解剂

"和解"一词，始见于金人成无己，《伤寒明理论》说："伤寒邪气在表者，必渍形以为汗；邪在里者，必荡涤以为利；其于不外不内，半表半里，既非发汗之所宜，又非吐下之所用，是当和解则可矣。"这是和解法和和解剂的最早涵义。

临床时不论外感内伤，凡病之不专在表，不专在里，不专于虚，不专于实，不宜单纯使用汗、下、温、清、补、泻之某一类药，而须诸法配合运用者，皆属"和解"的范围。诚如戴北山所说："寒热并用之谓和，补泻合剂之谓和，表里双解之谓和，平其亢厉之谓和"（《广温疫论》）。故和解剂寓有"调和"之义。"和解"在广义上讲，包括调和营卫、双解表里、和解少阳、透达膜原、调和肝脾、疏肝和胃、调和肠胃、分消上下等，用药可寒热并用、补泻兼施、上下同治、升降合剂，作用较为平和。但和解剂毕竟是祛邪安正的一类方剂，平和之中皆有针对性，切不可因其平和而在辨证不清的情况下敷衍用之，以免贻误病人。

本章主要讨论和解少阳方法。

一、小柴胡汤

【主治病证】太阳病，十日以去，脉浮细而嗜卧者，外已解也。设胸满胁痛者，与小柴胡汤；脉但浮者，与麻黄汤。（伤寒37）

伤寒五六日，中风，往来寒热，胸胁苦满，默默不欲饮食，心烦喜呕，或胸中烦而不呕，或渴，或腹中痛，或胁下痞硬，或心下悸、小便不利，或不渴、身有微热，或咳者，小柴胡汤主之。（伤寒96）

血弱气尽，腠理开，邪气因入，与正气相搏，结于胁下，正邪分争，往来寒热，休作有时，默默不欲饮食，脏腑相连，其痛必下，邪高痛下，故使呕也，小柴胡汤主之。服柴胡汤已，渴者属阳明，以法治之。（伤寒97）

得病六七日，脉迟浮弱，恶风寒，手足温，医二三下之，不能食而胁下满痛，面目及身黄，颈项强，小便难者，与柴胡汤，后必下重；本渴饮水而呕者，

柴胡不中与也，食谷者哕。（伤寒 98）

伤寒四五日，身热，恶风，颈项强，胁下满，手足温而渴者，小柴胡汤主之。（伤寒 99）

伤寒，阳脉涩，阴脉弦，法当腹中急痛，先与小建中汤；不瘥者，小柴胡汤主之。（伤寒 100）

伤寒中风，有柴胡证，但见一证便是，不必悉具。凡柴胡汤病证而下之，若柴胡证不罢者，复与柴胡汤，必蒸蒸而振，却复发热汗出而解。（伤寒 101）

太阳病，过经十余日，反二三下之，后四五日，柴胡证仍在者，先与小柴胡汤；呕不止，心下急，郁郁微烦者，为未解也，与大柴胡汤下之则愈。（伤寒 103）

妇人中风七八日，续得寒热，发作有时，经水适断者，此为热入血室。其血必结，故使如疟状，发作有时，小柴胡汤主之。（伤寒 144）

伤寒五六日，头汗出，微恶寒，手足冷，心下满，口不欲食，大便硬，脉细者，此为阳微结，必有表复有里也，脉沉亦在里也。汗出为阳微，假令纯阴结，不得复有外证，悉入在里，此为半在里半在外也。脉虽沉紧，不得为少阴病。所以然者，阴不得有汗，今头汗出，故知非少阴也，可与小柴胡汤。设不了了者，得屎而解。（伤寒 148）

伤寒五六日，呕而发热者，柴胡汤证具，而以他药下之，柴胡证仍在者，复与柴胡汤。此虽已下之，不为逆，必蒸蒸而振，却发热汗出而解。……（伤寒 149）

阳明病，发潮热，大便溏，小便自可，胸胁满不去者，与小柴胡汤。（伤寒 229）

阳明病，胁下硬满，不大便而呕，舌上白苔者，可与小柴胡汤。上焦得通，津液得下，胃气因和，身濈然汗出而解。（伤寒 230）

阳明中风，脉弦浮大而短气，腹都满，胁下及心痛，久按之气不通，鼻干，不得汗，嗜卧，一身及目悉黄，小便难，有潮热，时时哕，耳前后肿，刺之小瘥，外不解。病过十日，脉续浮者，与小柴胡汤；……（伤寒 231）

少阳之为病，口苦，咽干，目眩也。（伤寒 263）

伤寒，脉弦细，头痛发热者，属少阳。……（伤寒 265）

本太阳病不解，转入少阳者，胁下硬满，干呕不能食，往来寒热，尚未吐下，脉沉紧者，与小柴胡汤。（伤寒 266）

若已吐下发汗温针，谵语，柴胡汤证罢，此为坏病。知犯何逆，以法治之。（伤寒 267）

伤寒瘥以后，更发热，小柴胡汤主之。脉浮者，以汗解之；脉沉实者，以下解之。（伤寒 394）

呕而发热者，小柴胡汤主之。（伤寒 379，金匮十七·15）

诸黄，腹痛而呕者，宜柴胡汤。（原注：必小柴胡汤，方见呕吐中）。（金匮十

五·21）

产妇郁冒，其脉微弱，呕不能食，大便反坚，但头汗出。所以然者，血虚而厥，厥而必冒。冒家欲解，必大汗出。以血虚下厥，孤阳上出，故头汗出。所以产妇喜汗出者，亡阴血虚，阳气独盛，故当汗出，阴阳乃复。大便坚，呕不能食，小柴胡汤主之。（方见呕吐中）（金匮二十一·2）

【方剂组成】柴胡半斤　黄芩三两　人参三两　半夏半升（洗）　甘草（炙）　生姜（切）各三两　大枣十二枚（擘）

【方药用法】上七味，以水一斗二升，煮取六升，去滓，再煎取三升，温服一升，日三服。若胸中烦而不呕者，去半夏、人参，加瓜蒌实一枚；若渴，去半夏，加人参合前成四两半，栝楼根四两；若腹中痛者，去黄芩，加芍药三两；若胁下痞硬，去大枣，加牡蛎四两；若心下悸、小便不利者，去黄芩，加茯苓四两；若不渴、外有微热者，去人参，加桂枝三两，温覆微汗愈；若咳者，去人参、大枣、生姜，加五味子半升，干姜二两。

【方证释义】本方功能和解少阳。方中柴胡、黄芩同用，一散一清，清透并用，外解半表之邪，内清半里之热，故而和解少阳；半夏、生姜调理胃气，降逆止呕；人参、甘草、大枣益气和中，既扶正以助祛邪，又实里以防邪入；柴胡配半夏，犹能升清降浊；生姜和大枣，更可调和营卫。本方诸药为伍，寒温并用，升降协调，扶正祛邪，有疏利三焦，调达上下，和畅气机的作用。可使枢机畅利，脾胃安和，三焦疏达，内外宣通，则半表半里之邪得解，虽不用汗、吐、下三法，而达到祛邪之目的。本方证是以邪在少阳，气机郁结，枢机不利为主要病机的病证。包括外感和内伤两方面内容。就外感病而言，本方证多发生于正气相对不足或体质较为虚弱的基础之上感受外邪，邪正相搏。其病位在半表半里或胸胁。

据《伤寒论》和《金匮》叙述，本证主要包括：①邪入少阳，症见往来寒热、胸胁苦满、默默不欲饮食、心烦喜呕、口苦、咽干、目眩、脉弦细，或胸中烦而不呕，或渴，或腹中痛，或胁下痞硬，或心下悸、小便不利，或不渴、身有微热，或咳。②热入血室，为妇人中风伤寒，寒热发作有时，如疟状，经水适来适断，或胸胁下满、谵语、如见鬼状。③阳明里实未甚，兼见少阳，症见发潮热、大便溏、小便自可、胸胁满不去，或胁下硬满、不大便而呕、舌上白苔。④阳微结，症见头汗出、微恶寒、手足冷、心下满、口不欲食、大便硬、脉细或沉紧。⑤产妇郁冒，症状与阳微结证相似，为脉微弱、呕不能食、大便反坚、但头汗出。⑥诸黄，腹痛而呕。⑦伤寒瘥以后更发热。⑧木强土弱，阳脉涩，阴脉弦，腹中急痛，先与小建中汤而不瘥者。⑨其他，如呕而发热，或身热、恶风、颈项强、胁下满、手足温而渴，或短气、腹满、胁下及心痛、鼻干、不得汗、嗜卧、一身及目悉黄、小便难、有潮热、时时哕、耳前后肿。除此之外，临床还常见头晕、头痛、耳鸣、耳聋、疲乏、发作有定时等。本方证临床表现甚多，涉及外感内伤诸多方面，但中心病机不离乎枢机不利，胆气内郁。辨证时强调抓主症和辨病机，不必面面俱到，即所谓"但见一证便是，不必悉具"。

根据本方证的病机及症状变化，仲景于方后有加减法，例如："胸中烦而不呕者，邪聚于膈而上逆也，热聚则不得以甘补，不逆则不必以辛散，故去人参、半夏，而加瓜蒌实之寒，以除热而荡实也。渴者，木火内烦而津虚气燥也，故去半夏之温燥，而加人参之甘润，栝楼根之凉苦，以彻热而生津也。腹中痛者，木邪伤土也，黄芩苦寒，不利脾阳，芍药酸寒，能于土中泻木，去邪气止腹痛也。胁下痞硬者，邪聚少阳之募，大枣甘能增满，牡蛎咸能软坚，好古云：牡蛎以柴胡引之，能去胁下痞也。心下悸，小便不利者，水饮蓄而不行也，水饮得冷则停，得淡则利，故去黄芩加茯苓。不渴外有微热者，里和而表未解也，故不取人参之补里，而用桂枝之解外也。咳者，肺寒而气逆也。《经》曰：肺苦气上逆，急食酸以收之。又曰：形寒饮冷则伤肺。故加五味之酸以收逆气，干姜之温以却肺寒，参、枣甘壅，不利于逆，生姜之辛，亦恶其散耳"（尤在泾《伤寒贯珠集·少阳篇》）。

【临床发挥】《普济本事方》："小柴胡加地黄汤，治妇人室女，伤寒发热，或发寒热，经水适来，或适断，昼则明了，夜则谵语，如见鬼状，亦治产后恶露方来，忽尔断绝。即本方加生干地黄各半两。"

《苏沈良方》："小柴胡汤，伤寒论虽主数十证，大要其间有五证最的当，服之必愈。一者身热，心中逆或呕吐者可服，伤寒此证最多，正当服小柴胡汤。若因渴饮水而呕者不可服；身体不温热者不可服，仍当识此。二者，恶寒，寒热往来者可服。三者，发潮热可服。四者，心烦，胁下满，或渴，或不渴，皆可服。五者，伤寒已瘥后，更发热者可服。此五证，但有一证，更勿疑便可服，服之必瘥。若有三两证以上，更的当也，其余证候，须仔细详方论及脉候，相当方可用，不可一概轻用。"

《保命集》："治产后日久，虽日久而脉浮疾者，宜服三元汤。即本方合四物汤。又名柴胡四物汤。"

《万病回春》："口酸而苦者，肝胆有实热也，小柴胡汤依本方加龙胆草、青皮，并怒则口苦，或胁胀，或发热，俱可服。胆热而口苦者，乃谋虑不决也，小柴胡汤依本方加麦冬、酸枣仁、远志、地骨皮。"

《寿世保元》："加味小柴胡汤治茎中痛，出白津，小便闭，时作痒。本方加山栀、泽泻、炒连、木通、胆草、茯苓。"

《伤寒大白》："小柴胡汤，此仲景和解少阳表里寒热之方。若太阳兼症，加羌活；若阳明兼症，加葛根、升麻；无汗加防风；口渴，去半夏，加天花粉；大便秘结，腹中胀痛，下症急者，加大黄；小便不利，加木通；大便滑泄，加赤茯苓，名柴苓汤；头角痛，加川芎。"

柴胡剂在热病与各种杂病中的应用　陈大启等总结了先师陈慎吾对柴胡剂的运用。他说：先师临床擅用经方，尤其对小柴胡汤临床运用有独到之处。除少阳病外，尚有内、外、妇、儿各科杂病，每用必效，人所公认，堪称一绝。今特介绍如下，以利后学。

（1）**外感热病**　不论是《伤寒论》所说之少阳病，还是今天所说的病毒引起的流感、肺炎、腮腺炎等等，只要见到少阳病的主症、主脉皆可用小柴胡汤治之，疗效显著。如果是高热不退，可加生石膏、金银花、板蓝根等清热解毒之品。

（2）**小儿病**　幼儿为稚阳之体，脾胃之气尚未充实，故多见小柴胡汤证。该方祛邪而不伤正，对小儿肺炎常用此方加石膏、杏仁、橘皮；若大便不通者，可加枳实、瓜蒌以通腑气；百日咳者，加竹茹、茯苓、青皮、陈皮、桔梗；消化不良者，加枳实或枳壳。小儿发热时易使阴血不和，常加一味芍药以和之。

（3）**肝病**　如急慢性肝炎、肝硬化、肝硬化腹水病人，用小柴胡汤治之均获良效。急性肝炎兼有黄疸的，多症见口渴、小便不利、黄疸、腹胀满等，用本方与茵陈蒿汤或五苓散合方。若是无黄疸型肝炎，用小柴胡汤随症加减皆效。血虚型的慢性肝炎症见口苦、胸满、食少、呕吐、心烦、胁下痞硬、腹部喜按时，用本方合当归芍药散治疗。若是血瘀型的慢性肝炎，症见口苦、心烦、胸腹满痛拒按时，用本方合桂枝茯苓丸治疗；两胁疼痛较剧时，加香附、郁金或延胡索；腹胀满重者加厚朴，其余随症加减。肝硬变腹水，腹水去后，多用小柴胡汤作善后调理。此种治法疗效尚属满意。此外，治阿米巴性肝脓疡用本方加鸦胆子。

（4）**胆与胰疾患**　如两胁下痛，其性属于阳热者，基本用小柴胡汤加减。

（5）**外科病**　如瘰疬病人，用小柴胡汤加海藻、昆布、牡蛎等软坚散结。乳疮重者用本方合小金丹或犀黄丸消癥散结；轻者用本方加赤芍、牡丹皮、芒硝、当归、桃仁活血化瘀。

（6）**五官科病**　如少阳耳聋可单用小柴胡汤；若兼有水气上冲者可与苓桂术甘汤合方；目赤甚或红肿，本方加生石膏；鼻渊证用本方加桔梗、辛夷、薄荷辛透开窍；口腔糜烂、咽喉肿痛，用本方与桔梗汤合方，或加生石膏、或加栀子等，皆可奏效。

（7）**妇科病**　小柴胡汤除可治热入血室外，若是由于肝胆情志不遂引起的气血不和，血虚或血瘀的亦多用本方随症加减……[《北京中医》1987，（1）：3]

柴胡汤类的加减证治　刘渡舟对以小柴胡汤为主的柴胡汤类方的功效、主治体会颇深。他说：柴胡汤类，指的是以小柴胡汤为代表的一组方剂。柴胡汤是治疗少阳病的主方，它以口苦、咽干、目眩的少阳腑证和耳聋、目赤、头疼痛、胸胁苦满的少阳经证为治疗对象。邪客少阳之经，正邪相争于胁下，胁下属于表里之夹界，而位于太阳、阳明两经之间。邪气进而入阴则恶寒，正气胜邪出于阳则发热。由于邪有进退，正有胜负，故病人时而发热，时而恶寒，寒来热往，热来寒往，寒热交替出现，即为往来寒热。它既不同于太阳病的发热恶寒，也不同于阳明的但热不寒，临证之时，务须分清。少阳属胆，而连于肝，性喜疏泄，而恶抑郁，故少阳为病，可出现胸胁苦满，默默不欲饮食等气郁之证。胆气内郁，若化火而迫胆汁上溢，则见口苦；火热伤津，则见咽干；风木为病，则见目眩等症，而作为少阳病的提纲证。太阳脉浮，阳明脉大，而少阳则脉弦，其舌苔则以白滑之象为准。

考《伤寒论》以柴胡名方的共有 6 方：即小柴胡汤，大柴胡汤，柴胡加芒硝汤，柴胡加龙骨牡蛎汤，柴胡桂枝汤，柴胡桂枝干姜汤。以上六个柴胡汤，应以小柴胡汤为基础，因此，了解柴胡汤类的加减诸方，必须先从了解小柴胡汤的组方意义开始，才有纲举目张的作用。小柴胡汤由柴胡、黄芩、半夏、生姜、甘草、人参、大枣七药组成。方中柴胡、黄芩两味苦药以清少阳之热，柴胡解经热，黄芩清腑热，这是治疗的功效之一。然少阳以疏泄为常，以抑郁为病，用柴胡、黄芩不但能解少阳之热，更能疏解少阳之气郁，这也是柴胡的另一功效。据《神农本草经》记载：柴胡治"肠胃中结气，饮食积聚"等病，说明它可促进六腑的新陈代谢，有消积化食的作用，因而也就有推动少阳的枢机而和表调里的功效。柴胡一药而有三用，足见其在本方中的重要作用，故小柴胡汤以柴胡名方。半夏、生姜这两味药都是辛温之品，能开能降，善于和胃止呕，又能外疏风寒，内消痰饮。因少阳胆病，以喜呕为多见，故以二药治呕健胃用意良深。人参、甘草、大枣这三味药都属甘温之品，用以扶正祛邪，以助柴芩之治；更能预先实脾，以杜少阳之传，实有"治未病"的意义。由此可见，小柴胡汤的七味药物以和解少阳之邪为主，而又旁治脾胃、和中扶正为辅。清解邪热，而又培护正气，不通过汗、吐、下的方法，而达到祛邪的目的，故叫做和解之法。此方的剂量，柴胡应大于人参、甘草一倍以上，方能发挥治疗作用。若误将人参、甘草的用量大于或等于柴胡，则达不到和解少阳邪热的目的。因此，用本方时务须注意剂量的比例。

小柴胡汤的治疗范围颇广，其中值得注意的是，其退热解热的功效尤著。宋朝的《苏沈良方》已发现它在这方面的作用见长，并进而将它的适应证归纳为 4 点：一是治往来寒热；二是治潮热；三是治身热；四是治伤寒瘥后更发热。验之临床，此说实不可忽视。《伤寒论》对柴胡汤的临床应用，有"但见一证便是，不必悉具"的原则。个人认为"一证"和"不必悉具"应对照来看，着重在于"不必悉具"。如呕而发热，或胁下痞硬，或往来寒热，只要见到少阳主症，使人确信不疑，便当与柴胡汤，不必待其证候全见。临床使用本方，当以此为准。《伤寒论》中以柴胡名方的方剂及后世在此基础上衍化派生出来的一些方剂，都可以看成是小柴胡汤的加减方，以下则分述各方的证治（注：下列为后世小柴胡汤加减方）：

（1）柴胡加桂枝汤　本方治太阳病兼见头痛、发热、脉浮等太阳表证，为小柴胡汤减去人参之碍表，加桂枝微发其汗而成。又能治太阳证兼有心悸、气上冲之证。

（2）柴胡加芍药汤　本方治少阳病兼见腹中痛，且有拘挛之感，按其腹肌而如条索状，此乃因肝脾不和、血脉拘挛所致。为小柴胡汤减去苦寒之黄芩，加平肝缓急而疏利血脉的芍药而成。又能治疗妇女气血不和的月经不调与痛经等证。

（3）柴胡去半夏加栝楼根汤　本方为小柴胡汤去半夏，并增益人参剂量，并加天花粉而成。治少阳病兼胃中津液耗伤而见口渴欲饮、舌红苔薄黄等症。临床使用，每于小柴胡汤中去半夏、生姜之燥，加天花粉以及麦冬、沙参等以滋津养液；若其人津气两伤、口渴为甚，则宜加重方中人参的剂量。本方亦治"糖尿病"辨证属少阳不和、胃热津伤者。

（4）柴胡加茯苓汤　本方为小柴胡汤去黄芩加茯苓而成。治少阳三焦不利，水邪内停为患，症见小便不利、心下悸动不安、脉弦、舌苔水滑并具有少阳病主症者。故于小柴胡汤内去苦寒之黄芩恐其伤阳，可加茯苓、泽泻以利小便，使水邪去则愈。此方若再加白术，亦治小便不利、大便作泻、口渴、心烦等证。由此可见，口渴一证，有津少和津聚之分，应从小便利与不利、舌苔薄黄与舌苔水滑上加以区分鉴别。

（5）柴胡姜味汤　本方为小柴胡汤减人参、大枣、生姜，加干姜、五味子而成。治少阳不和兼寒饮束肺，肺气不温，津液不布而致咳嗽，舌苔白润，脉弦而缓之症。此方和小柴胡汤与小陷胸汤合方相较，一治痰热，一治寒饮，两相对照，则前后呼应。（《伤寒论十四讲》100 页）

小柴胡汤煎法、加减法探讨及临床应用经验　刘渡舟、傅士垣等指出：小柴胡汤要求去滓重煎，使之浓缩，从 6 升再浓缩成 3 升，分 3 次服用。这是古人的经验，凡用和解剂，都如此煎药。前人认为，和解剂中，诸药性味有或苦、或辛、或甘之不同，其作用又有或清、或补之区别，其效应又有或取其气，或取其味的差异。若按一般煎法，则性味不匀和，效应不一致，而去滓重煎则可使诸药性味匀和、作用协调。但现今此种煎药方法已多不沿用，也同样有效。

原方后所附 7 种基本加减法应掌握。实际上本方加减化裁变化甚多，运用极广，但其范围总不外表里寒热虚实 6 个方面。换言之，它既可和解表里，又可调和阴阳，且能调节上下升降，故不仅治疗外感热病，还能治疗内伤杂病。犹如桂枝汤在外可调和营卫，在内能调和脾胃一样，两方运用之广确有媲美之处。

本方治疗肝胆疾患常是得心应手，对于慢性低热、急性高热，以及所谓"无名热"兼有少阳证者，其退热作用也十分显著。如曾治甘瓷器厂一青年女工，低热久久不愈，伴有胸胁苦满、月经不调、行经腹痛、乳胀、呃逆等症，六脉皆弦。病本为肝胆气郁，化热伤阴之候，而医者不知低热由何而生，尽用鳖甲、生地、地骨皮等一派滋阴清热药物，虽有时低热暂退，但总是反复发作，始终不愈。后投小柴胡汤加减，仅数剂而病愈。又如，某患儿因患急性肝炎、急性肝坏死，住某传染病院，高热 40.5℃ 持续不退，用他药无效，病情十分危重。急予小柴胡汤加石膏，连用 2 剂，高热渐退而化险为夷。（《伤寒论诠解》63 页）

小柴胡汤"和解枢机"探讨及临床应用　陈亦人说：少阳病的治法是"和解枢机"，乃是针对"枢机不利"的病机而言，同时也区别于以逐邪为主要手段的汗、吐、下诸法。所谓"和解"，并不意味着调和折衷，邪正不分，实际是助正达邪，使邪从外解，防邪向内传，从而收到积极的治疗效果。和解法的主方是小柴胡汤，此方柴胡升清透邪，黄芩清热和阴，柴芩同用，可加强透邪之力；半夏、生姜降逆和胃，与黄芩相伍，又具有辛开苦泄作用；佐以人参、炙草、大枣甘温益气以助正，既能达邪外出，又能防邪内传，的确是一张配伍严谨，效高用广的良方。从小柴胡汤服后的效果来看，不仅能使邪从汗解，而且有利小便与通大便的功能。它既非发汗剂，又非利水剂，更非攻下剂，何以会具有这些作用？论中第 230 条曰"上焦得通，津液得下，胃气因和，身濈然汗出而解"，就是一个很好的答案。因为服用小柴胡汤，首先是上焦气机得到通调，随之津液能够输布下行，胃气因而得和，胃气和则正气恢复，抗邪有力，正胜邪却，自然会全身濈然汗出而解。原意是说明汗解的机制，但从津液得下，可知有利水作用；从胃气因和，可知有通便功能。这些已被大量实践所证明，不多赘述。兹将小柴胡汤的运用范围简述于后，以供参考。

（1）能治胃肠升降功能紊乱，呕吐，二便失调。

（2）能治肝胆疏泄不利，胁部、腹部胀痛。

（3）能治小便短少，对慢性肾炎，腹水，少尿，肾功能严重破坏，因伴有柴胡证，投小柴胡汤加味，收到显著效果。

（4）能治心悸，对阵发性心律失常有效。

（5）能治长期低热及其他发热待查，特别是寒热间歇发作有效。

（6）能治胆经郁热之鼻渊与风火上扰之耳聋以及木火犯肺之咳嗽。据史载宋·元祐三年（1087 年）时行咳嗽，无论长幼，服此皆愈。

（7）能治热入血室及其他血分瘀热证，可加生地、牡丹皮、地骨皮之类。

如上所述，可见小柴胡汤的主治范围确实是很广的。但是也有不同认识，提出"柴胡劫肝阴"，以致不敢使用。这一说法对于不辨证而滥用柴胡有警戒作用，但仅是在肝阴虚的情况下禁用，并非所有肝胆疾患均不能用。即使是肝阴损伤，在用养肝阴方剂中少佐柴胡以调肝，不但不会劫肝阴，还可提高疗效。（《〈伤寒论〉求是》71页）

小柴胡汤之运用不限于少阳病　张琪说："伤寒中风，有柴胡证，但见一证便是，不必悉具。"此条可作为运用小柴胡汤之指针。邪入少阳出现胸胁苦满，往来寒热，默默不欲饮食，心烦喜呕，口苦，咽干，目眩，耳聋等症，凡见一证便可用本方无不获效。结合前人论柴胡除寒热之功效，又遵《伤寒论》"但见一证便是"之训，凡外感而临床表现发热恶寒，苔白，脉浮数，恶心欲吐等症，投以此方，重用柴胡，去人参（因正气不虚可不用），莫不取效，不必局限于见往来寒热方可用之。通过大量病例观察屡用屡效，足见柴胡为解热之良药。小柴胡汤加石膏治疗外感发热不退之证有卓效。笔者曾以此方治愈高热不退之热性病数例，足以为证。（《张琪临证经验荟要》356页）

按　以上引录了古今医家，特别是现代治伤寒名家陈慎吾、刘渡舟、陈亦人以及治杂病专家张琪等对小柴胡汤的独到见解、发挥应用与宝贵的临床经验，以及对小柴胡汤类方的应用。下文高飞、裴永清皆刘渡舟先生高徒，高氏对小柴胡汤证候的归纳言简意赅，裴氏对于原著之中小柴胡汤广泛应用的概述提纲挈领。最后为笔者对小柴胡汤应用之要点的提炼。

小柴胡汤证的常见症状　高飞说：据统计，本证最常见的症状有4组：一是往来寒热或发热；二是胃肠症状，如食欲不振、恶心、呕吐等；三是胸胁部症状，如胸胁苦满、胁痛等；四是口苦、咽干、目眩，脉象多为弦细、弦数，舌苔多见薄白、薄黄。[《北京中医学院学报》1988，（11）：16；1989，（12）：19]

小柴胡汤于原著中的广泛应用概述　裴永清说：小柴胡汤出于《伤寒论》，是一首举世皆知的名方，尤为"经方派"临床家所喜用。迄今而言，在论及小柴胡汤证治时，伤寒学家或中医学者通常认为本方用于和解少阳半表半里之邪，是治疗少阳病的主方。方剂学无一例外地将其归入和解剂中，并作为和解少阳的首方加以介绍，似乎对于小柴胡汤如此论定已尽其义。殊不知如此论说小柴胡汤之功用，大狭了仲景之原意，更有碍于小柴胡汤诸多功用之发挥。诚然，小柴胡汤具有和解少阳之功能，为治疗少阳病的主方，其症见往来寒热，胸胁苦满，口苦，咽干，目眩，脉弦等候。但这仅仅是小柴胡汤的功用之一，并非其全貌。仲景在《伤寒论》中所论述的小柴胡汤之证治甚广，迥非少阳一病所能赅。……从小柴胡汤条文分布上看，已见小柴胡汤之证治所涉甚广之端倪，非限于少阳病。

为倡仲景之学，广小柴胡汤之用，今以《伤寒论》原文为依据，对小柴胡汤之证治加以再认识。

（1）小柴胡汤可和解少阳，主治少阳病。……

（2）小柴胡汤可疏肝、调脾、和胃，用于治疗肝气郁结、肝脾不和、肝胃不和等证。……

（3）小柴胡汤治外感病。……

（4）小柴胡汤治热入血室证，其治在血。……

（5）小柴胡汤治"阳微结"证。……

（6）小柴胡汤治黄疸。……

（7）小柴胡汤治少阳头痛证。……

（8）小柴胡汤治肝热犯胃呕吐证。……

（9）小柴胡汤治发热。……

（10）小柴胡汤治大便难。……

综上所述，小柴胡汤之证治，上可及于头目，中可见于胸胁，下可达于血室，外可解太阳之表，内可和阳明之里。小柴胡汤之所以有如此广泛之用，就在于它既可和解少阳，枢机得利，三焦通畅，又可疏肝解郁调气机和理血散结。仲景于小柴胡汤方后注文中列举了 7 个加减变化之法，乃举例而言，示人以法，旨在说明小柴胡汤可随证加减。《伤寒论》中以小柴胡汤为底方进行衍变出的柴胡加芒硝汤、柴胡加龙骨牡蛎汤、柴胡桂枝干姜汤、柴胡桂枝汤、大柴胡汤等诸方，亦可以看作是仲景对小柴胡汤的随证加减变化而运用的举隅。尤其是柴胡桂枝汤的出现，为小柴胡汤与其他方合而用之、为合方的出现开拓了先河。后世的柴胡陷胸汤、柴平汤、柴胡建中汤等诸方，即是师仲景柴胡桂枝汤的合方之法而成。一言以蔽之，小柴胡汤之功用众多，随证加减变化无穷，可表可里，可气可血，故其所赅证治甚广，难以言尽。（《伤寒论临床应用五十论》87 页）

小柴胡汤之应用要点　笔者探索仲景原文及后世医家应用小柴胡汤的经验，结合自己的临证体会，认为用好小柴胡汤应注重以下三点：

第一，明确小柴胡汤适应病证。《伤寒论》第 103 条："伤寒中风，有柴胡证，但见一证便是，不必悉具。"所谓"一证"是指小柴胡汤证部分证候。小柴胡汤有两大方面的适应病证：一是外感热病。凡具备少阳病，柴胡证，症见小柴胡汤证的主症及或然症的部分证候，即可用之。二是内伤杂病。凡具备少阳病，柴胡证，症见肝胆病证、脾胃病证、三焦病证之部分证候，即可用之。

第二，明确小柴胡汤证辨治要点。要点有四：一是单纯少阳经病证，方证相对者，即用原方。二是如果少阳经病证与其他经病证同时出现者，称为"合病"，即用"合方"治之。三是具备少阳经病证的主要病机与主症，又兼见他经病证的证候，称为"并病"，即可以本方加减治之。四是凡是气血不和，阴阳失调，正虚邪实所致的各种病证，具有"发作有定时"的特点，皆可酌情以本方加减治之。

第三，明确小柴胡汤加减大法。本方大法有三：一是祛邪，本方用柴胡、黄芩。二是扶正，本方用人参、炙甘草、大枣。三是和胃，本方用半夏、生姜。根据上述组方大法，可酌情加祛邪、扶正、调中等药。

上述三点，全在临证变通，活学活用，方不失仲景六经大法。刘渡舟先生说得好："小柴胡汤擅开肝胆之郁，故能推动气机而使六腑通畅，五脏安和，阴阳平衡，气血调谐，故其功甚捷，而其治又甚妙。故无麻、桂而能发汗，无硝、黄而能通便，无苓、术而能利水，无常山、草果而能治疟。所谓不迹其形，而独治其因，郁开气活，其病可愈。"（吕志杰）

【医案举例】

1. 病后劳复　一人病伤寒后劳复发热，自汗，经七日，或以为病后虚劳，将复补之。滑曰：不然，劳复为病，脉浮，以汗解。奚补为（编者按：病后劳复怎么补呢？）以小柴胡汤三进，再汗而安。（《名医类案·卷一·伤寒》）

按　理解此案，需要理解《伤寒论》第 394 条随证治之之法，曰："伤寒瘥以后，更发热，小柴胡汤主之。脉浮者，以汗解之；脉沉实者，以下解之。"若病伤寒后期，"正气不足，余邪未尽，留在半表半里之间，故亦用小柴胡"（徐灵胎）助正达邪，"必蒸蒸而振，却发热汗出而解"（第 149 条）。如此案"发热，自汗……以小柴胡汤三进，再汗而安"。

2. 肝郁寒热

（1）薛立斋治一寡妇，因怒致不时寒热，久而不已，肝脉弦紧，用小柴胡加生地治之而愈。但见风，寒热仍作，此是脾胃气虚，用加味归脾、补中益气二汤，兼服而止。（《名医类案·卷十一·妇人证·师尼寡妇寒热》）

按　因怒而伤肝，肝胆相连，枢机不利可"不时寒热"，此肝郁证而类伤寒，如肝郁"奔豚……往来寒热，奔豚汤"证之例。阴血不足，肝脉拘急，可见"肝脉弦紧"，故"用小柴胡汤加生地"滋水涵木，调理少阳而愈。此后治法，说明"脾胃气虚"亦可发生寒热之类伤寒证候。

（2）一室女寒热，左手脉弦长而出寸口，用小柴胡加生地、乌梅治之而愈。既嫁而诸症悉痊。（《名医类案·卷十一·妇人证·师尼寡妇寒热》）

按　室女肝脉弦而发寒热，非因外感，乃是肝郁类伤寒也。"既嫁而诸症悉痊"者，此乃事随心愿，病因去除而病自愈。

3. 呕而发热　李某某，女，38 岁。长期呕吐，兼见低热，服药已百余剂不效，舌苔白滑，当时有进修医生陈君在侧，问曰："此何证也？"余曰："呕而发

热者，小柴胡汤主之。"果服 3 剂而呕止热退。[刘渡舟.《中医杂志》1978，（1）：18]

4. 热入血室 雷妇于农忙时，经虽行，仍复参加劳作。晚浴用水稍冷，致感受风邪，经行遂止，次日发寒热，其夫用辛温药汗之，白天人尚安适，只觉胸胁满痛，口苦微干；夜复寒热，神昏谵语，如见鬼状，历时旬日未解。延余往诊，其夫备述病程始终，因此处予小柴胡汤去半夏加牡丹皮、鳖甲、生地黄、栀子、桃仁、红花等，3 剂而愈。[赵守真.《新中医》1963，（5）：32]

5. 火郁耳聋 范某某，男，42 岁。1987 年 3 月 12 日诊。素体健壮，近日因事不悦，心情郁闷，饮食乏味，不耐操劳，耳鸣耳聋，头晕目眩。去某医院诊治，查血压偏高 162/94mmHg，云"肾虚肝火"，以杞菊地黄丸与牛黄降压丸治之。各服用 30 丸，竟无效果，反耳聋益甚，且胸胁胀满，心中烦闷，苦不堪言。转诊求治，按其脉弦细略数，舌偏红、苔微黄。审病求因，乃因于肝郁，脏病及腑，火郁少阳之经。治病求本，本在少阳，与肾无涉，故补肾降压无功。小柴胡汤为主治之方，处方：柴胡 24g，黄芩 12g，半夏 9g，党参 9g，炙甘草 6g，生姜 6g，大枣 6 枚。日 1 剂，煎服如原法，并嘱其节思戒怒。服 3 剂见效，6 剂显效。原方减少柴、芩用量，加白芍、菊花。又服 4 剂后，耳聪目明，神清纳增，血压复常。[吕志杰，等.《北京中医药大学学报》1991，（4）：53]

按 "肾开窍于耳"，肾虚则耳鸣耳聋，此言其常也。然耳聋之因，并非一端，亦有少阳郁火，循经上扰而致聋者，法当清少阳之火，若补肾则愈补愈聋。《伤寒论·少阳病》说："少阳中风，两耳无所闻。"此为外邪传入少阳，循经上扰于耳所致，与内伤七情，气郁化火上扰者，病因虽异，但病机相似，皆可用小柴胡汤统治。且病人所现诸症，均属少阳病候，故以小柴胡汤治之效如桴鼓。有曰柴胡升散，血压高者不宜用。须知《内经》有"火郁发之"之法。方中柴胡与黄芩，君臣相得，有升有降，疏泄肝胆，发散郁火。火清则耳聪，火降则血压随之而降，经方之精如此。

二、柴胡桂枝汤

【主治病证】伤寒六七日，发热，微恶寒，支节烦疼，微呕，心下支结，外证未去者，柴胡桂枝汤主之。（伤寒 146）

《外台》柴胡桂枝汤方 治心腹卒中痛者。（金匮十·附方）

【方剂组成】桂枝一两半（去皮） 黄芩一两半 人参一两半 甘草一两（炙） 半夏二合半（洗） 芍药一两半 大枣六枚（擘） 生姜一两半（切） 柴胡四两

【方药用法】上九味，以水七升，煮取三升，去滓，温服一升。

【方证释义】本方功能和解少阳，发表解肌。"此小柴胡与桂枝合为一方也。桂枝汤疏通营卫，为太阳主方；小柴胡和解表里，为少阳主方。因其发热微恶寒，肢节疼痛之太阳证未罢，而微呕，心下支结之少阳证已现，故即以柴胡为君，使少阳之邪开达，得以仍从太阳而解也。少阳证必呕而心下支结，逼近胃口，故小柴胡用人参、姜、半，通胃阳以助气，防其邪之入腑也。然则虽曰和解，亦为开达驱邪之法，故可仍从汗解。世俗反畏人参之补而去之，乃失其功用，而中虚之人，邪不能外出，必致内陷致危，是皆不明表里证治故也。"（章虚谷《伤寒论本旨》）本方证是以表证虽不去而已轻，里证虽已见而未甚为主要病机的病证，为太少双解之轻剂。本证常见症状为发热恶寒或往来寒热，口苦，恶心呕吐，纳差，肢节疼，或身体痛，汗出，头痛，疲乏，心烦，脘腹疼痛，胁满胁痛，口干，心下痞等，其常见脉为浮弦、弦细、弦数脉，舌苔薄白、薄黄、黄白相兼。

【临床发挥】《类聚方广义》："发汗失期，胸胁满而呕，头疼身痛，往来寒热，累日不愈，心下支撑，饮食不进者，或汗下之后，病犹不解，又不加重，但热气缠绕不去，胸满，微恶寒，呕不欲食，过数日而不愈者，当先其发热之期，用此方（柴胡桂枝汤）重覆取汗。又治疝家腰腹拘急，痛连胸胁，寒热休作，心下痞硬而呕者。"

柴胡桂枝汤治肝病经验　刘渡舟以本方治肝病有独到经验，他说：柴胡桂枝汤为小柴胡汤与桂枝汤的合方，治外有表证而见"肢节烦疼"，内有少阳气郁而见"心下支结"。故在小柴胡汤中加桂枝、芍药，使其外和营卫、内调气血，而病可愈。根据《伤寒论》的治疗精神，余用本方治疗下述三种病证每可取效。

（1）治早期肝硬化　肝病病人，日久不愈，由气及血，由经及络，而出现腹胀，胁痛如刺，面色黧黑，脉来沉弦，舌质紫暗、边有瘀斑等症。化验室检查，见白蛋白/球蛋白比例倒置，麝香草浊度指数升高。临床诊断为早期肝硬化。用柴胡桂枝汤减去人参、大枣之补，另加鳖甲、牡蛎、红花、茜草、土鳖虫等专治肝脾血脉瘀滞、软坚消痞之药，有较好的效果。但并非十数剂所能已，因其药性平和，故可久服无妨。

（2）治关节炎兼肝气郁　风湿性关节炎病人，有肢节烦疼，同时又因挟有肝气而胸胁苦满，或者胁背作痛等症，用柴胡桂枝汤疗效满意。

（3）治肝气窜　肝气窜是民间土语而未见医籍记载。其症是自觉有一股气流在周身窜动，或上或下、或左或右，凡气窜之处，则有疼痛和发胀之感，此时病人用手拍打疼处，则伴有嗳气、打嗝，随之则其症得以缓解。此病多属西医学所谓的神经官能症一类，以老年妇女为多见。初遇此证，使用逍遥散、柴胡疏肝散一类，效果都不理想。后想出柴胡桂枝汤法，可两调营卫气血，而能独切病情，试之果然有效。至今已治愈数人。（《伤寒论十四讲》103 页）

按　笔者在海南省中医院门诊接治 1 例大约 70 岁的女性病人，其发病特点颇似上述"肝气窜",苦无良方,自愧也!今温习而知新,增长了知识。

柴胡桂枝汤治外感有良效 张琪说:柴胡桂枝汤证候之重点,在于表邪不解,发热恶寒,肢节烦痛。此类病证,余临床遇之甚多,投以本方,常获微汗出而愈之效。偏于热盛者,舌苔白少津,原方减人参加石膏。柴桂合用治疗属于外感之肢节烦痛其效较著。(《张琪临证经验荟要》362页)

国外对柴胡桂枝汤的临床应用 陈亦人说:柴胡桂枝汤即小柴胡汤加桂枝、芍药,为两解太少之轻剂,用于少阳病兼太阳之表,"发热,微恶寒,支节烦疼,微呕,心下支结"。证情很轻,药量极小,这表明药量大小都是根据证情的需要而定,那种以为经方用量一定大的看法是不全面的。我国医家颇善运用本方,但大多没有超出少阳兼表的范围。日人相见氏使用本方加重芍药治疗癫痫取得较好疗效,并能治自主神经失调症。据报道可用于心脏神经症、自家中毒、舞蹈症、遗尿症、圆形秃发、哮喘、荨麻疹、溃疡性结肠炎、偏头痛、帕金森病、梅尼埃病、风湿病、巴塞杜病、经闭、月经困难症、不妊症、手掌角化症、腰痛、带下、神经官能症、失眠症、神经痛、神经麻痹、胃溃疡等20多种病证。对于推广运用柴胡桂枝汤颇有启发意义。相见氏之所以能够打破常规,取得新的进展,是在《伤寒论》理论指导下,从大量临床实践中发现的。他看到大部分癫痫病人都有胸胁苦满与腹肌挛缩同时存在的腹证,于是采用小柴胡汤与桂枝加芍药汤合方治疗,收到比较满意的疗效。以后不管有无上述腹证,凡是癫痫均使用该方,同样收到了疗效。这似乎不符合《伤寒论》辨证论治原则,相见氏提出"休作有时"是小柴胡证审证要点之一,他体会,所有发作性疾病都是小柴胡证,因此,癫痫发作本身就符合柴胡桂枝汤证。因芍药主治结实挛缩,癫痫的痉挛性质也是芍药的适应证,所以重用芍药亦寓有辨证精神。再则"血弱气尽",相当于小建中汤证的"阴阳俱虚",所以二方合用,能治自主神经失调症。(《〈伤寒论〉求是》73页)

【医案举例】

1. 太少并病(发热待查) 某某,男,15岁。1976年1月间初诊。高热缠绵已逾月。家住外地,遍治无效,始来京就医。奔走京市各大医院,复经多方检查,结果依然为"发热待查"。热终不退,言下大失所望,不禁怅然,所持中医处方概为石膏、紫雪、黄芩、黄连、金银花、连翘、桑叶、菊花、生地黄、玄参清热解毒之类,未见一方有改弦更张者。询之,病人初病,倦怠违和,寒热体痛,以为感冒,未足介意,继后热升,持续39℃以上,午后尤甚。自是发热必恶寒,虽时自汗,热亦不为汗衰,热甚并不思饮。左耳后有核累累,按之亦不甚痛。脾大肋下1cm,肋弓下自称有困闷之感。心中时烦,不思饮食。1974年曾有类似发热。北京某医院诊为"反应性淋巴细胞增多症"。曾予抗生素,体温不降，后加"泼尼松"热退出院。据以上病情分析，此儿证属伤寒，寒束于表，失于温散，表证未解，里热未实，盘踞于半表半里之间，故胸胁苦满；左耳有核，少阳行身之侧也。"伤寒中风，有柴胡证，但见一证便是，不必悉具。"本可以小柴胡汤即可，然每微恶寒，知发热虽久，而表证仍未尽，故取柴胡桂枝二汤各半之。处方：柴胡 9g，半夏 9g，黄芩 9g，党参 30g，生姜 2 片，大枣 5 枚，桂枝 6g，白芍 9g。6 剂后，得微汗，高热顿衰，午后热低至 37.1℃左右，汗亦减少，耳后核也遂消。胃纳有加，表达里疏，长达三逾月之高热竟告霍然，姑存此案，以示伤寒与温病有别。［魏龙骧.《中医杂志》1978,（12）: 14］

按 此例高热缠绵已逾 3 个月，久治罔效。咎其不效之因，皆由辨证不明。据整个病情分析，当属太少并病。病人初病伤寒，失于温散，致表邪未尽，内传少阳。表邪不解则发热，汗出，微恶寒，体痛；邪留少阳则胸胁苦满，左耳有核，心烦少食。用柴胡桂枝汤两解太、少之邪而高热顿衰。

2. 胁痛（早期肝硬化） 张某某，男，29 岁，公安人员。患早期肝硬化半年余。乏力纳呆，呕恶不食，食难用饱，两胁胀痛，消瘦明显，尿黄口苦，舌白质暗，脉弦不畅。诊为肝郁血滞兼气血不和，投以柴胡桂枝汤加味：柴胡 12g，黄芩 9g，党参 12g，清半夏 12g，生姜 9g，桂枝 9g，白芍 9g，茜草 9g，䗪虫 9g，炙甘草 6g。服药 7 剂后，自觉周身已不乏力，饮食有增，胁痛有减，自购原方连用 30 余剂，已无任何不适。促其去医院检查，结果正常，继以原方再进 30 剂后停药。3 年后遇见病人，其面色佳，精神好，健康无病。（《伤寒论临床应用五十论》225 页）

原按 柴胡桂枝汤原为太少并病证而设。笔者体会其意，小柴胡汤调畅气血而疏肝和胃，桂枝汤调和营卫，小柴胡汤与桂枝汤相合则大具疏通气血调和营卫之良能。举凡气血营卫之行涩而不畅之轻者，可选用本方调治。本此意，用此方调治诊断为"早期肝硬化"尚未出现腹水、呕血便血，肝功尚未失代偿者，愈非一人。

按 刘渡舟先生在《讲稿》中说：用柴胡桂枝汤治疗"慢性肝炎、早期肝硬化，加上一点儿红花、茜草类的活血药，加上点鳖甲、牡蛎类的软坚药……效果很好"。该治例医者裴永清是刘老研究生，故其经验必有师承关系。

3. 原发性癫痫 刘某，女，19 岁。诉 5 年前因生气而出现典型癫痫大发作，后反复发作，在多家医院检查，诊断"原发性癫痫"。经用中西医各种疗法无效。近来癫痫 3～5 天发作一次，轻度口苦，两胁胀，舌稍红、苔薄黄，脉略弦数。脑电图有位置不定的零散棘波。证属肝气郁结，化火生风，上扰神明所致癫痫。治以疏肝解郁，降逆散结。处方：柴胡 15g，桂枝、半夏、党参各 10g，白芍 20g，黄芩 15g，甘草 5g，生姜 3 片，大枣 5 枚。水煎服，每日 1 剂，共服

150 剂而愈。其中服 60 剂后癫痫 10 天发作 1 次，至 90 剂后一直未发作，查脑电图未见棘波，又服 60 剂，巩固疗效，随访 1 年未复发。[兰景宽.《辽宁中医杂志》1990，（5）：36]

三、大柴胡汤

【主治病证】太阳病，过经十余日，反二三下之，后四五日，柴胡证仍在者，先与小柴胡汤；呕不止，心下急，郁郁微烦者，为未解也，与大柴胡汤下之则愈。（伤寒 103）

伤寒十余日，热结在里，复往来寒热者，与大柴胡汤；……。（伤寒 136）

伤寒发热，汗出不解，心中痞硬，呕吐而下利者，大柴胡汤主之。（伤寒 165）

按之心下满痛者，此为实也，当下之，宜大柴胡汤。（金匮十·12）

【方剂组成】柴胡半斤　黄芩三两　芍药三两　半夏半升（洗）　生姜五两（切）枳实四枚（炙）　大枣十二枚（擘）

【方药用法】上七味，以水一斗二升，煮取六升，去滓再煎，温服一升，日三服。一方，加大黄二两。若不加，恐不为大柴胡汤。

【方证释义】本方功能和解少阳，兼泻里热。为小柴胡汤去人参、甘草，加大黄、枳实、芍药而成。方中柴胡疏解少阳之邪透于外，黄芩擅清少阳之郁热于内，二药是为少阳病未解，往来寒热，胸胁苦满而设；少用大黄泻热通腑，枳实行气破结，二者相配，可内泻热结，是为"热结在里"之心下痞满硬痛，大便不解，呕不止，郁郁微烦而设；芍药缓急止痛，配大黄可治腹中实痛，伍枳实能调和气血，协柴胡、黄芩可清肝胆之热，以防木乘中土；半夏和胃降逆，生姜重用则止呕之功更著，以治呕逆不止；大枣合芍药酸甘化阴，既可防热邪入里伤阴之虞，又能缓和枳实、大黄泻下伤阴之弊。总之，"柴胡证在，又复在里，故立少阳两解之法。以小柴胡汤加枳实、芍药者，解其外以和其内也；去参、草者，以里不虚也；少加大黄，所以泻结热也；倍生姜者，因呕不止也"（吴谦，等《医宗金鉴·订正仲景全书·伤寒论注》）。本方配伍体现了和解与通里并用法。本方证是以少阳病而"热结在里"为主要病机的病证。症见往来寒热，心下痞硬急迫而拒按，呕不止，郁郁微烦，或发热汗出。据统计，本证还可见到便秘、口干、不欲饮食、胁腹满痛拒按、烦躁、黄疸、头痛等症，舌红、苔黄腻或黄厚、黄燥，脉弦数或弦滑。

【临床发挥】《类聚方广义》："大柴胡汤治麻疹，胸胁苦满，心下硬塞，呕吐，腹满痛，脉沉者。又治狂证胸胁苦，心下硬塞，腹拘挛，膻中动甚者，加铁粉，有奇效。"

大柴胡汤治急腹症　刘渡舟说：大柴胡汤治胆、胃热实，气机受阻，疏泄不利而见大便秘结，胃脘疼痛，急不可待，且呕吐不止，口苦为甚，郁郁微烦，两胁胀痛，脉弦有力，舌苔黄腻等症。故以小柴胡汤不用参、草之补，而加大黄、枳实、芍药之泻，以两解少阳、阳明之邪。临床用以治疗急性胆囊炎、胆石症、急性胰腺炎、急性阑尾炎以及其他急腹症而辨证属少阳不和、阳明热实者，每可取效，已被中西医所公认。（《伤寒论十四讲》106 页）

大柴胡汤证是少阳腑证辨　目前高等医药院校使用的《伤寒论》《金匮》讲义及历代不少医家，均认为大柴胡汤证为少阳病兼阳明里实证，大柴胡汤是和解与通下并用剂。笔者反复琢磨，若有心悟，见解不同，故不揣浅陋，辨析如下。

（1）大柴胡汤证的病因、病机、病位、病证辨　《伤寒论》第 103、136、165 条说明，大柴胡汤证的病因是太阳病邪传入少阳。病机是"热结在里"。病位在"心下""心中"。病证是"往来寒热""呕不止，心下急，郁郁微烦"或"心中痞硬，呕吐而下利"。《金匮》第十篇第 12 条指出其腹诊为"按之心下满痛"。

（2）大柴胡汤证与小柴胡汤证辨　第 267 条明确指出小柴胡汤证的病因是"本太阳病，不解，转入少阳……"。可见大、小柴胡汤证的病因是相同的，不同的是，小柴胡汤证为邪气弥散在少阳经，大柴胡汤证为邪气集中于少阳腑。所以然者，以少阳经邪气不从枢外出，反从枢机入其腑。第 103 条所谓"柴胡证仍在者"，是指小柴胡汤证，故"先与小柴胡汤"；服汤之后，反见"呕不止，心下急，郁郁微烦者"，为病邪深入胆腑，胆热横逆，波及于胃，胃气上逆则呕。但并非阳明里实证，故曰"为未解也"，此属判断句，即是说少阳病未解，因无传经之形证，不可误认为邪传阳明。

（3）大柴胡汤证与少阳病兼阳明里实证辨　第 104 条说："伤寒十三日，不解，胸胁满而呕，日晡所发潮热。……潮热者，实也。"这就不但指出了少阳病兼阳明里实证的症状，并且点出了阳明里实的辨证要点。其治法，"先宜服小柴胡汤以解外，后以柴胡加芒硝汤主之"。柴胡加芒硝汤的煎服法亦类承气汤之法。再看大柴胡汤证，察无阳明里实之证，亦非承气汤煎服之法，岂可以兼阳明里实证视之？两相对照，是非自明。

（4）大柴胡汤证与阳明腑实证辨　假如说大柴胡汤证是少阳病兼阳明里实证，那么，里实证的表现何在呢？若以"心下急""心中痞硬""心下满痛"为据，确实令人费解。因为，阳明腑实证虽曰"胃中有燥屎"（第 238 条），实际上不在胃中，而在大肠。《灵枢·本输》说："大肠小肠皆属于胃。"就阳明腑实证的腹部症状而言，调胃、大、小承气汤证分别是：或"腹胀满"（第 249 条）；或"腹大满不通"（第 208 条）；或"腹满痛"（第 241 条）、"绕脐痛"（第 239 条）。其胀、满、痛皆在腹中，绕脐之所，即肠之位，并非心下。汤本求真论其腹诊说："承气之腹候，心下宽……以脐部为中心，而坚满于其上下左右，心下及下腹部常无变化。"(《皇汉医学》下篇 243 页)上述足以表明，说大柴胡汤证是少阳病（胆腑病）则可，若谓兼阳明里实证是没有根据的。

（5）大柴胡汤治法辨　第 103 条说："与大柴胡汤下之则愈。"就此"下之"两字，易使人误解是承气汤攻下之法。对此方所谓"下之"应当活看，陈修园明确指出："与大柴胡下之，下其邪气，而不攻其大便则愈。"尤在泾亦指出："与大柴胡以下里热则愈。"观方后煎服法与小承气的"若更衣者，勿服之"；大承气的"得下，余勿服"之戒迥异。而与小柴胡汤的煎服法则相同，此亦可佐证"下之"之义与承气汤法不同。

（6）大柴胡汤方药辨　关于大柴胡汤方中有无大黄，历代诸家考证不一，认识不同，尚难定说。但或有或无，均无不可，临床应用，须辨证取舍。即使用之，亦非大小承气之用。正如许叔微所云："大柴胡汤一方无大黄、一方有大黄，此方用大黄者，以大黄荡涤蕴热之功，为伤寒中要药"。认为大柴胡汤证是少阳病兼阳明里实证的医家，无不认定方中有大黄，亦无不认定大黄属承气之用，而其失误恰在于此。须知小承气汤中大黄四两，配枳、朴之气药，相得益彰，当然可攻泻阳明。大承气汤中更加芒硝，且加大枳、朴用量，攻下之力更猛。而大柴胡汤中大黄仅用二两，更以八两柴胡为君，且配半夏之温燥，生姜之辛散，大枣之甘缓，虽配伍枳实、芍药，亦不足言下剂也。至于大柴胡汤的方义，《医宗金鉴》说："柴胡证在，又复有里，故立少阳两解之法。以小柴胡汤加枳实芍药者，解其外以和其内也；去参、草者，以里不虚也；少加大黄，所以泻结热也；倍生姜者，因呕不止也"。此论可谓恰到好处。

综上所述，大柴胡汤证的病因病机病位是太阳病传入少阳，邪热蕴结于胆腑。其治法是和解少阳，清泄里热，使在经之邪假道太阳汗之可也，使在腑之热假道阳明下之可也。陈修园说得好："少阳主寒热，属于半表则为经，属于半里则为腑。"大柴胡汤治疗重于"半里"，故曰"下之"。若结合西医学来分析，仲景所述大柴胡汤证与急性胆囊炎或胆石病等证候颇类似，临床实践亦证实以大柴胡汤辨证治疗胆囊疾患有良效。理论必须联系实际，因此，为大柴胡汤证正名是有必要的。(《金匮杂病论治全书·附翼》598 页)

【医案举例】

1. 腹痛

（1）急性胆囊炎　王某某，男，27 岁，工人。于 1960 年 2 月 18 日入院。病人于 7 天前发生振寒发热，心窝部剧痛，而呕吐及腹泻水样粪便。经打针止痛 2 天无效，第 3 天起出现右上腹疼痛，时或加剧，并发现两目发黄。5 年前有类似病史，经服草药治愈。体检：体温 38.4℃，脉搏 78 次/分。巩膜黄染，心肝脾均无异常，两肺有少量干性啰音，右上腹及心窝部腹肌较紧张，有抵抗及压痛。化验：白细胞 13.2×10⁹/L，中性粒细胞 0.82；黄疸指数 50U，总胆红素 1.8mg%，凡登白试验直接反应为阴性，其余各项肝功能均正常。入院诊断："急性胆囊炎"。即予禁食，输液，注射青、链霉素及用吗啡、阿托品、针刺等止痛，病情未见好转，且于 21 日体温升至 39.5℃，脉搏 92 次/分。2 月 22 日用柴胡、黄芩、半夏、枳实、大黄、芍药、老姜、红枣、甘草、延胡索、川楝子。水煎服治疗。服药 3 剂后，体温降至正常，食欲日增。3 月 1 日停用青霉素。3 月 3 日黄疸指数 10U，总胆红素 0.1mg%。3 月 5 日右上腹疼痛及腹肌紧张消失。于 3 月 15 日痊愈出院。共住院 25 天，服药 22 剂。[黄银富，等.《福建中医药》1961，（3）：4]

按　《金匮·黄疸病》说："诸黄，腹痛而呕者，宜柴胡汤。"本案可谓典型例证。

（2）急性胃穿孔　曾在某医院会诊 1 例急性胃穿孔病人，该院已决定手术，但家属惟恐病人年迈多险，而拒绝手术治疗，要求服用中药。症见腹痛不可耐、心烦口苦、恶心呕吐、舌苔黄厚、脉弦而滑。嘱速煎大柴胡汤，服后泻下黑便，腹痛骤减，呕恶亦止。继服原方 2 剂，诸症好转，后经调理而愈。(《伤寒论诠解》68 页)

原按　临床经验证明，凡属气火交郁的实性腹痛，都可用本方治疗，尤其是疼痛偏于腹部两侧的，效果更佳，这是因为少阳经气行于胸腹两侧的缘故。

2. **胁痛（慢性胆囊炎）**　李某某，女。患慢性胆囊炎，右季肋部有自发痛与压痛感，常有微热，并出现恶心，食欲不振，腹部膨满，嗳胀嗳气，脉弦大。投以大柴胡汤加味：柴胡 12g，白芍 9g，枳实 6g，大黄 6g，黄芩 9g，半夏 9g，生姜 15g，大枣 4 枚（擘），金钱草 24g，滑石 12g，鸡内金 12g。连服 7 剂，食欲渐佳，嗳胀嗳气均大减。再进原方 4 剂，胁痛即轻，惟微热未除，改用小柴胡汤加鳖甲、青蒿、秦艽、郁金治之。(《岳美中医案集》52 页)

四、柴胡加芒硝汤

【主治病证】伤寒十三日不解，胸胁满而呕，日晡所发潮热。已而微利，此本柴胡证，下之以不得利，今反利者，知医以丸药下之，此非其治也。潮热者，实也。先宜服小柴胡汤以解外，后以柴胡加芒硝汤主之。(伤寒 104)

【方剂组成】柴胡二两十六铢　黄芩一两　人参一两　甘草一两（炙）　生姜一两（切）半夏二十铢（本云五枚，洗）　大枣四枚（擘）　芒硝二两

【方药用法】上八味，以水四升，煮取二升，去滓，纳芒硝，更煮微沸，分温再服。不解，更作。

【方证释义】本方功能和解少阳，兼以泻热去实。为取小柴胡汤 1/3 剂量，加

芒硝而成。条文中说"医用丸药，此是许学士所云巴豆小丸子药，强迫溏粪而下，夫巴豆性烈，大伤胃气，若仍用大柴胡，则枳实、大黄之峻，胃中之气已不堪受其削矣，故易以小柴胡加芒硝汤，用人参、甘草以扶胃气。且微利之后，溏者既去，燥者自留，加芒硝者，能胜热攻坚，又其性速下而无碍胃气，乃一举两得也"（汪苓友《伤寒论辨证广注》）。本方证是以少阳兼阳明里实证误用丸药攻下，正气较虚，里实未甚为主要病机的病证。症见胸胁苦满，呕逆，潮热，微利，或兼口苦，咽干，不欲食，腹胀等。

【临床发挥】《方级》："柴胡加芒硝汤，治小柴胡汤证，而苦满难解者。"

《方机》："若潮热不去，大便不通者，柴胡加芒硝汤主之。"

柴胡加芒硝汤方证分析 刘渡舟说：柴胡加芒硝汤由小柴胡汤剂量的一半，另加芒硝而成。治少阳不和兼有胃中燥热而见傍晚发潮热，两胁不适，口苦心烦等症。故用本方和解少阳兼以调和胃中燥热，然泻下之力为缓，不及大柴胡汤之峻，所用芒硝，在药煎好去滓后，于药汤内化开，再煮一二沸，下火后服用。

柴胡加芒硝汤方法心悟 陈亦人说：基于本方中人参、芒硝同用，凡属正气虚而邪未去的证候，均可师其配伍原则，实开后世益气攻下法的先河。（《〈伤寒论〉求是》74 页）

【医案举例】

1. 误下潮热 陈修园治某，病在少阳，固以和解为主，今乃日晡潮热，胸胁满而作呕，是少阳之邪，已入阳明之腑，总由误下之后，胃气受伤，阳明热结已成。于法固应攻下，而又须扶养正气，乃为合法。用：柴胡一钱二分，黄芩一钱，甘草炙一钱，人参、生姜、芒硝各一钱，半夏七分，大枣二枚。（《伤寒论类方法案汇参》142 页）

2. 热入血室（疟疾） 郑某某，女，29 岁，工人。病人因月经来潮忽然中止，初起发热恶寒，继即寒热往来，傍晚热更甚，并自言乱语，天亮时出汗，汗后热退，又复恶寒，神倦，目赤，咽干，口苦，目眩，胸胁苦满，心烦喜呕，不欲饮食，9 天不大便，脉弦数，舌苔白。经某医院血液检查疟原虫阳性，诊断为"疟疾"。按疟疾治疗无效。追询病史，据云，结婚已多年，未曾生育，过去月经不正常，一般都是推迟三四个月来潮一次，经期甚短，经量又少，继即恶寒发热，虽经服药治疗，但未能根治。此次也是月经来潮后发生寒热的。处方：柴胡9g，黄芩9g，半夏9g，党参9g，生姜9g，炙甘草6g，大枣 6 枚，芒硝9g（另冲）。加清水 2 杯，煎取 8 分杯，1 次服。当日上午 10 时服药后，下午 4 时许通下燥屎，所有症状解除。后嘱购买当归流浸膏常服，月经即复正常。至今 4 年未见复发，并生育 2 个女孩。[陈全忠.《福建中医药》1964，（1）：43]

按 柴胡加芒硝汤是取小剂量之小柴胡汤加芒硝组成，为和解通下的轻剂。

故凡小柴胡汤证兼见大便燥，日晡潮热者，均可选用。

五、柴胡桂枝干姜汤

【主治病证】伤寒五六日，已发汗而复下之，胸胁满微结，小便不利，渴而不呕，但头汗出，往来寒热，心烦者，此为未解也，柴胡桂枝干姜汤主之。（伤寒147）

柴胡桂姜汤：治疟寒多微有热，或但寒不热。（金匮四·附方）

【方剂组成】柴胡半斤　桂枝三两（去皮）　干姜二两　栝楼根四两　黄芩三两　牡蛎二两（熬）　甘草二两（炙）

【方药用法】上七味，以水一斗二升，煮取六升，去滓，再煎，取三升，温服一升，日三服。初服微烦，复服，汗出便愈。

【方证释义】本方功能和解少阳，燮理气机，温通阳气。柴胡桂枝干姜汤亦"即小柴胡汤之变法也。去人参者，因其正气不虚；减半夏者，以其不呕，恐助燥也；加栝楼根，以其能止渴兼生津液也；倍柴胡，加桂枝，以主少阳之表；加牡蛎，以软少阳之结；干姜佐桂枝，以散往来之寒；黄芩佐柴胡，以除往来之热，且可制干姜不益心烦也；诸药寒温不一，必需甘草以和之。初服微烦，药力未及；复服汗出即愈者，可知此证非汗出不解也"（吴谦，等《医宗金鉴·订正仲景全书·伤寒论注》）。本方证是以少阳枢机不利兼水饮内结为主要病机的病证。本证包括：①少阳病兼停饮，《伤寒论》叙其症为胸胁满微结，小便不利，渴而不呕，但头汗出，往来寒热，心烦。②疟病，症见寒多微有热，或但寒不热者。③胆热脾寒，症见口苦，口渴，心烦，胁痛，便溏，腹胀，纳差，脉弦而缓等。

【临床发挥】《类聚方广义》："劳瘵、肺痿、肺痈、痈疽、瘰疬、痔漏、结毒、霉毒等，经久不愈，渐就衰惫，胸满干呕，寒热交作，动悸烦闷，盗汗自汗，痰嗽干咳，咽干口燥，大便溏泄，小便不利，面无血色，精神困乏，不耐厚药者，宜此方。"

柴胡桂枝干姜汤的临床应用　刘渡舟对本方证及临床应用有深入研究。他说：考《伤寒论》以柴胡名汤的有 6 张方子。惟此方在临床较为孤僻，不若大小柴胡汤脍炙人口而报道为多。

陈慎吾先生生前对我说，柴胡桂枝干姜汤治疗少阳病而又兼见"阴证机转"者，用之最恰。我问陈老什么是"阴证机转"时，陈老则顾左右而言它，没有把话讲清。为此，这个方子在我的脑海中时隐时现，始终不得要领而委决不下。

有一次会诊一名王姓工人，患肝炎病住院。近 1 个月来，大便溏薄作泻，每日三四行，腹胀以夜晚为甚，使他坐卧不宁，难以忍受。除下利腹胀外，还有口苦、恶心欲吐等症。切其脉沉弦而缓，舌苔则白滑而润。余思此证，既有少阳热象，又见太阴寒证。此时顿然想起陈老讲的"少阳病"而有"阴证机转"这句话，似乎很明确地给我作出满意的答复。于是我毫不犹豫地为病人开了一张柴胡桂枝干姜汤，病人服了7副，则下利与腹胀皆愈。方中柴胡、黄芩清少阳之热，解郁利气；干姜、炙甘草温焙中州，以暖太阴之寒；桂枝通阳行气，以化津液；栝楼根（即天花粉）、牡蛎生津软坚以疗肝脾痞硬。我认为这个方子，具有小柴胡汤与理中汤合方之义。而与大柴胡汤遥相对应，一治实热，一治虚寒。仲景为少阳病机横逆脾胃时，而分寒热两途，与虚实两治之法，体现了"一分为二"的精神。

但是，论中所载并无下利腹胀等症，国内亦鲜有报道。我看日本人榕堂尾台先生的《类聚方广义》内赫然写出治"大便溏薄，小便不利"八个字。也可以说是记载治下利的第一手材料。由此推论，临床抓住主症，首先要抓住"阴证机转"的病机，那就是太阴脾寒所发生的下利与腹胀这一特点。

"伤寒中风，有柴胡证，但见一证便是，不必悉具。"我认为尽管柴胡桂枝干姜汤在临床上治疗有千变万化，只要我们抓住它的主症——下利，则左右逢源而万变不离其宗，试举其例如下。

如果在它的主症中，而出现"后背疼痛"，这是因为少阳气机郁勃不伸，而又脾寒下利，"背为阳府"，既不能畅通，又不能温煦，所以背痛之证，就勿怪其然了。本方有柴胡之疏利、桂枝之温通、干姜之斡旋，则大气一转，下利与背痛可以立已。

如果本证兼见胁痛的，此为少阳气郁，经脉不利，而又脾寒土渍，不灌四旁之所致。这种胁痛对理气活血止痛等药往往无效可言。余治李姓妇，45岁，患乙型肝炎，缠绵不愈，而右胁苦痛，绕及后背，入夜为甚。曾服疏肝活络之药60余剂而不效。切其脉弦沉，视舌苔则白滑。问其大便则称溏薄，每日3次，伴有腹胀。本证既有少阳气郁，又有"阴寒机转"，腹满下利，主症在于脾寒而无复可疑。为书柴胡桂枝干姜汤，服至第7剂，大便不泻，而胁痛遂瘳。

如果主症同时又兼见"小腹胀满"而"小便不利"，则为膀胱气冷，气化不及，寒气下滞所致，可用本方通阳行水，以化寒湿，则小腹不胀，而小便畅利；如果在主症基础上，而又出现两手麻木，甚则不能握物的，此乃脾寒气衰，不能充养四末。本方温通脾阳，而促进卫阳之气，故其疗效十分显著。书画家唐老，82岁，两手发麻，不能握管作书，服黄芪、当归十数剂而效果不显。余切其脉沉缓，大便则溏薄不实。乃书柴胡桂枝干姜汤，服至8剂，则霍然痊愈。如果本证而诊断为"糖尿病"，口渴欲饮，血糖、尿糖增高，可用本方治疗。则大便成形，口渴不发，检验血糖指标则下降为显。本方在《金匮要略方论》用治"疟寒多微有热，或但寒不热"的少阳病荣卫两虚之证。……

总结以上所述，本方能温寒通阳，解结化饮，疏利肝胆之气。善治背痛、腹痛、腹胀、胁痛、胁胀、小腹痛、小便不利、大便溏薄等证。而大便溏薄在少阳病中反映出来"阴证机转"，而为肝病、胆病由热转寒，由阳入阴的一个转折点。这个病机，稍纵即失，就会发展成为肝硬化，甚至出现腹水等证。所以，柴胡桂枝干姜汤在临床上大有用武之地，其疗效与预防作用的实践意义很大。（《经方临床应用与研究》8页）

按　上述对柴胡桂枝干姜汤方证的见解与案例，乃师承研究伤寒名家而独立思考的结果。其中有两句话具有真知灼见，发人深省：一者认为，该方证病机为"既有少阳热象，又见太阴脾寒"。二者认为，该方"具有小柴胡汤与理中汤合方之义"。

【医案举例】

1. 牝疟　王旭高治某，但寒不热，此为牝疟，柴胡桂枝干姜汤主之。用：柴胡、桂枝、干姜，加半夏、陈皮、茯苓、川朴、草果、炙草、生姜、大枣。（《伤寒论类方法案汇参》140页）

2. 胁痛（肝炎）　刘某某，男，54岁。患肝炎而腹胀作泻，不欲饮食，胁痛及背，服药无数，效果不显。某君请余为治，脉弦而缓，舌淡苔白。此乃肝病及脾，脾阳先衰之象，为疏柴胡桂枝干姜汤：柴胡 12g，黄芩 4.5g，炙甘草 9g，干姜 9g，桂枝 9g，天花粉 12g，牡蛎 12g。凡 4 服而腹胀与泻俱止，饮食较前为多，精神亦有好转，后以肝脾共调，佐以利湿之品，转氨酶日趋正常而告愈。［刘渡舟.《新中医》1979，（2）：36］

六、柴胡加龙骨牡蛎汤

【主治病证】伤寒八九日，下之，胸满烦惊，小便不利，谵语，一身尽重，不可转侧者，柴胡加龙骨牡蛎汤主之。（伤寒107）

【方剂组成】柴胡四两　龙骨　黄芩　生姜（切）　铅丹　人参　桂枝（去皮）　茯苓各一两半　半夏二合半（洗）　大黄二两　牡蛎一两半（熬）　大枣六枚（擘）

【方药用法】上十二味，以水八升，煮取四升，纳大黄（切如棋子），更煮一两沸，去滓，温服一升。本云：柴胡汤，今加龙骨等。

【方证释义】本方功能和解少阳，化痰泻热，重镇安神。"此以柴胡、桂枝二汤，去芍药、甘草，加龙骨、牡蛎、茯苓、大黄、铅丹者也。本太阳误下，故主桂枝；然不见少阳一证，何以柴胡主治耶？烦惊虽系乎心，未有不因于胆，何者？胆为将军之官，失荣则多畏也。故以龙骨合牡蛎镇肝胆，盖龙骨可以定魂魄，同牡蛎可以疗惊怖；用人参辅正也；加茯苓利水去膀胱热也；半夏去满；大黄除胃实，去谵语也；铅丹宅心安神也；姜可以散表，可以通神明；枣不独安中，且和百药，补津液。皆照原方减一半，法斯当矣。"（周禹载《伤寒论三注》）本方证是误下后正气受伤，邪气内陷，枢机不利，心神被扰为主要病机的病证。症见胸满，烦，惊，谵语，身重，小便不利，或大便秘结，或身热，舌红、苔黄或腻，脉弦、细、滑、数等。

【临床发挥】《伤寒论类方》："此方能下肝胆之惊痰，以之治癫痫必效。即本方。"

《伤寒论识》："赤泽贞干曰：此汤治痫证，夜不得安眠，喜笑不止，或痰喘壅塞，精神不爽者。又加铁砂，治妇女发狂疾，歌唱无时，逾墙上屋，或骂詈不避亲疏，弃衣而走等证。"

柴胡加龙骨牡蛎汤功效与临床应用　刘渡舟说：柴胡加龙骨牡蛎汤由小柴胡汤减甘草，加桂枝、茯苓、大黄、龙骨、牡蛎、铅丹而成。治少阳不和、气火交郁、心神被扰、神不潜藏等。症见胸满而惊，谵语，心烦，小便不利等。本方开郁泄热、镇惊安神。临床对小儿舞蹈病、精神分裂症、癫痫等，凡见上述证候者，使用本方往往有效。惟方中铅丹有毒，用时剂量宜小，不宜久服，且当以纱布包裹扎紧入煎，以保证安全。亦可改用生铁落。（《伤寒论十四讲》108 页）

本方可治癫痫　陈亦人说：柴胡加龙骨牡蛎汤既能和解达邪，又能重镇安神；既能通阳利水，又能坠痰泻实。适用于正虚邪陷，三焦壅滞证。从"胸满烦惊，小便不利，谵语，一身尽重，不可转侧"等临床症状来看，确实是邪弥三焦，周身均病，但病机关键是少阳枢机不利，尤其是烦惊与胆热密切相关。故治选小柴胡汤和解少阳，助正达邪为主，加龙牡重镇，铅丹坠痰以止烦惊；加桂枝佐柴胡解外而除身重；加大黄和胃泻实以止谵语；加茯苓通阳而利小便。三焦壅滞一去，则诸症随解。徐灵胎经验："本方下肝胆之惊痰，治癫痫必效。"日人尾台氏《类聚方广义》与中神氏《生生堂治验》均谓此方能治癫痫，并附有验案。近人《岳美中医案集》亦载用此方治疗 11 岁女孩顽固癫痫病，取得了良好效果，足资佐证。……铅丹有毒，可选用生铁落、白金丸、芥子等代之。（《〈伤寒论〉求是》75 页）

本方为治神志病之良方　张琪说：笔者平生喜用柴胡加龙骨牡蛎汤治疗内科神志之病，因铅丹有毒，内服对胃有刺激，不少人用后出现胃部不适呕吐等不良反应，故去之。柴胡加龙骨牡蛎汤在临床上的应用：

（1）神经衰弱　以头晕、头痛、胸满、太息、烦躁易怒、心悸不寐或多梦纷纭为主要症状。

（2）癔病　以惊吓易悲伤哭笑，言语无伦次，四肢抽搐，便秘尿黄为主要症状。以上二证多见舌质红、苔白腻，脉象弦滑或弦数即用此方，多能随手奏效。

（3）癫痫　以烦躁易怒，胸满惊悸，发作时抽搐吐涎沫，脉见弦滑，舌苔腻为主要症状。

（4）精神分裂症　以神志失常，语无伦次，表情抑郁，心烦易怒，狂躁奔走等肝胆郁热，痰气内扰为主要症状。

（5）脑动脉硬化症　辨证属肝胆痰热内扰者亦有效。

笔者将柴胡加龙骨牡蛎汤随证加减，用以治疗神经精神系统疾病，如神经官能症、更年期综合征、精神分裂症及脑器质性精神病，凡符合肝胆郁热，痰气内扰，又有心神浮越，虚实寒热交织之病机者，应用此方无不收效。

实践证明，此类病纯虚纯实者均属罕见，大多虚实交错。本方通补兼施，寒温并用，切中病情，服药后病人自觉精神舒畅，心情愉快，睡眠好转，心烦焦虑、烦扰不宁症迅速得以解除。笔者通过大量病例观察，深感此方配伍巧妙，疗效确实。《伤寒论》之经方确为祖国医学中的瑰宝。（《张琪临证经验荟要》369、374 页）

【医案举例】

1. **时行外感**　张意田治一人，戊寅 3 月间，发热胸闷，大便不通，小便不利，身重汗少，心悸而惊。予疏散消食药症不减，更加谵语叫喊。诊其脉弦缓，乃时行外感，值少阳司天之令，少阳证虽少，其机显然，脉弦发热者少阳本象也；胸闷不食者，逆于少阳之枢分也；少阳、三焦，内合心包不解，则烦而惊，甚则阳明胃气不和而谵语；少阳循身之侧，枢机不利，则身重而不能转侧；三焦失职，则小便不利；津液不下，则大便不通。此证宜以伤寒例。"八九日下之，胸满烦惊，小便不利，谵语，一身尽重，不可转侧者，柴胡加龙骨牡蛎汤主之。"如法治之，服后果愈。（《伤寒论类方法案汇参》135 页）

2. **郁证**　王旭高治某心境沉闷，意愿不遂。近因患疟，多饮烧酒，酒醑之后，如醉如狂，语言妄乱，及今二日，诊脉小弦滑沉，舌苔薄白，小水短赤，小便不通，渴欲饮冷，昏昏默默，不知病之所得。因思疟必有痰，酒能助火，痰火内扰，神明不安，此少阳阳明同病而连及厥阴也。少阳为进出之枢，阳明为藏邪之薮，今邪并阳明，故发狂而又昏昏默默也。仿仲景柴胡加龙骨牡蛎汤治之。用：柴胡、龙骨、姜汁、茯苓、铅丹、黄芩、牡蛎、半夏、大黄，加甘草、菖蒲、竹沥。（《伤寒论类方法案汇参》136 页）

3. **癫痫**　张某，女，8 岁。幼儿时患惊风治愈后，5 岁始常在昼间一时性失神，频频点头，或持物落地，约 1 分钟即如常人，照常玩耍。平时易哭闹，烦躁夜不安眠，不欲饮食，大便溏软，屡用中西药无效。诊脉细弦，舌淡红、无苔，面色不华，神识正常。证系阴痫（阴痫多呈小发作，少年病人居多），痰浊内伏、肝脾失调。治以平肝息风，安神定痫。药用：柴胡 5g，生龙骨 15g，生牡蛎 15g，清半夏 5g，茯苓 15g，黄芩 5g，白术 10g，丹参 10g，桂枝 5g，全蝎 3g（研末冲服），灵磁石 20g，生姜 5g，大枣 3 枚。进药 6 剂，仅发病 1 次极轻微，续服 10 剂未再发病。停汤剂，服五味止痫散（全蝎、僵蚕、丹参、蜈蚣、蝉蜕各等份，研细末），每次 2g，早、晚各 1 次，连服 1 个月未发病。予六君子汤合四逆散加钩藤研末炼蜜为丸，每丸重 3g，早、晚各服 1 丸，以疏肝健脾、理气化痰、扶正祛邪，巩固疗效。连服 3 个月余未再发病。停药观察半年，一切正常。
[《当代名医临证精华·癫狂痫专辑（李寿山验案）》126 页]

4. 小儿舞蹈症 一男孩，患小儿舞蹈症，久治不愈。肢体躁动不安，夜间少寐而烦，脉来弦滑，舌苔黄腻。辨证：肝胆气火交迸而阳气不潜。处方：柴胡加龙骨牡蛎汤原方。服药 3 剂后，烦躁得安，病减而能寐。遂去铅丹加生铁落，再进 3 剂而康复。（《伤寒论十四讲》108 页）

5. 梦惊 陈某某，女，11 岁。身体修长，状如十四五岁，性情较躁急。据家属代诉：近年来睡眠时常魇恶梦惊起或外出，如无恶梦，每日午夜亦呀呀惊叫。处方：柴胡、桂枝、龙胆草各 2.4g，黄芩、半夏各 3g，茯苓、龙骨各 3g，铅丹、大黄各 1.5g，牡蛎 12g，生姜 3 片，大枣 3 枚。2 剂病已，连服 10 剂，至今数月未见发作。[《浙江中医杂志》1964，（7）：19]

原按 本方治疗痰饮内结及肝胆失调所引起的惊悸及癫、狂、痫，确有一定效果。悸，包括心悸，或心下、脐下及胸腹悸动。惊，包括易惊、恐惧、精神不安。加减方法：①肝火亢盛：加夏枯草、龙胆草等，以清肝经郁热；或加白芍、龟甲等，以柔肝缓急；大黄可易当归龙荟丸以泻肝火；②阳明实热，或癫狂剧作：重用生大黄或去人参，大势已挫则大黄少用或不用；③瘀血重：大黄醋制，或加桃仁、五灵脂之类；④顽痰蓄结：选加郁金、明矾、芥子、全蝎之属以搜痰，或重用生铁落以坠痰镇惊；⑤心烦不宁：选加朱砂、夜交藤、酸枣仁之属以安神志；⑥惊悸大定，即应去大黄，或续以甘麦大枣汤加酸枣仁、远志、龙齿之属，以柔养肝经，安定心神；⑦没有柴胡证迹象者，去柴胡部分不用。不属痰饮内结，则应另行考虑其他方剂，但此类痰结往往无明显迹象可寻，可试用本方二三剂，若服后无任何效果，则应转用其他方法。

按 上述加减七法及"试用本方"之法，确实是经验之谈，颇见临床功夫，很值得学习。

类方串解

本章共 6 首方剂，均系由小柴胡汤加减变化而成；病机皆为少阳枢机不利；症状表现均有往来寒热，胸胁满闷，脉弦等相似之处；组成上均有柴胡、黄芩二味药。上述四点共性之外，本章柴胡汤类尚可归纳为以下五种不同证治：

1. **单纯的少阳经病** 小柴胡汤证为典型的少阳经病，病在少阳一经，其症状表现以口苦，咽干，目眩，往来寒热，胸胁苦满，默默不欲饮食，心烦喜呕，苔薄白，脉弦细为特征。

2. **少阳兼太阳表证** 柴胡桂枝汤证为表证未解，邪犯少阳，症见发热，微恶风寒，肢节烦痛等表证，并见微呕，心下支结之少阳病证，舌苔多薄白，脉多弦中带浮。

3. **少阳兼里热壅实证** 大柴胡汤证和柴胡加芒硝汤证均属于少阳病兼里热壅实之证。从里热壅实的病机上看，大柴胡汤证属胆热壅实而正气未伤；柴胡加芒硝汤证属肠热燥结而正气已伤。

4. **少阳兼水饮内停证** 柴胡桂枝干姜汤证为少阳邪陷兼水饮内停证。其表现除往来寒热，心烦，胸胁满微结等少阳证外，还有小便不利等水液代谢失常之证，舌苔多白腻而滑润，脉多呈弦缓之象。需要说明，陈慎吾、刘渡舟先生认为本方证属于少阳病而兼有"阴证机转"之脾寒证。

5. **少阳兼心神被扰证** 柴胡加龙骨牡蛎汤证为病入少阳，邪气弥漫，心神被扰之证。临床以胸满烦惊，小便不利，谵语，一身尽重，不可转侧为特点。

第七章

清热剂

    凡以清热药为主组成，具有清热、泻火、凉血、解毒等作用的方剂，统称为清热剂。属于八法中的"清法"。

    清热剂用于治疗里热证，《素问·至真要大论》所谓"热者寒之""温者清之"是清法的理论依据。清热剂的作用，张介宾概括为："寒方之制，为清火也，为除热也"（《景岳全书·寒略》）。

    里热证从部位上划分，大体上有气分、血分、脏腑等区别，故治法相应分为：清气分热、清血分热、清脏腑热、清虚热及气血两清等五类。本章主要讨论清气分热主方白虎汤类。

    白虎汤为清热法代表方剂，张仲景用于治疗阳明经热证的主方，清代温病学派将其视为清气分热的良方。本方治疗由于外因或内因所致的里热实证，用之得当，效果卓著。历代医家对本方无不推崇，并有很多阐发。为了扩大白虎汤的应用范围，历代医家创制了一系列的白虎汤类方，以治疗复杂的热性病及杂病。

一、白虎汤

【主治病证】伤寒脉浮，发热无汗，其表不解，不可与白虎汤；……（伤寒170）

伤寒，脉浮滑，此以表有热，里有寒，白虎汤主之。（伤寒176）

三阳合病，腹满，身重，难以转侧，口不仁，面垢，谵语，遗尿。发汗则谵语；下之则额上生汗，手足逆冷。若自汗出者，白虎汤主之。（伤寒219）

伤寒，脉滑而厥者，里有热，白虎汤主之。（伤寒350）

【方剂组成】知母六两　石膏一斤（碎）　甘草二两（炙）　粳米六合

【方药用法】上四味，以水一斗，煮米熟汤成，去滓，温服一升，日三服。

【方证释义】本方功能清热透邪生津。方中石膏辛甘寒而质重气轻，性寒质重则沉降而清热，味辛气轻则透热而解肌（说石膏味辛，乃言其透邪之功，实则石膏无任何气味），善清阳明气分之热，并清解肌热；知母苦寒而润，能清热养阴；甘草、粳米益胃和中。本方证是以里热炽盛，尚未成实为主要病机的病证。《伤寒论》中本方证有二：一是三阳合病，邪热弥漫，症见腹满，身重，难以转侧，口不仁，面垢，谵语，遗尿，自汗出；二是热邪内盛，阳气不能外达，症见脉滑而厥等。后世医家不仅以本方治疗阳明经热盛，并且用于治疗温热病气分热盛。症见高热头痛，口干舌燥，烦渴引饮，面赤恶热，大汗出，舌红、苔黄燥，脉洪大有力或滑数等。本方证候典型者为"四大症"，即大汗、大热、大渴、脉洪大，但临床不必拘泥，应明辨病机，为应用本方要点。"白虎汤治阳明经表里俱热，与调胃承气汤为对峙：调胃承气，导阳明腑中热邪；白虎泄阳明经中热邪。"（王晋三《绛雪园古方选注》）

【临床发挥】《医学入门》："白虎汤治一切时气温疫杂病，胃热咳嗽发斑，及小儿疱疮瘾疹，伏热等证。"

《医方集解》："白虎汤通治阳明病，脉洪大而长，不恶寒反恶热，头痛，自汗，口渴，舌苔，目痛，鼻干，不得卧，心烦躁乱，日晡潮热，或阳毒发斑，胃热诸病。"

《类聚方广义》："治麻疹大热谵语，烦渴引饮，唇舌燥烈，脉洪大者。又曰：治齿牙疼痛口舌干而渴者。又曰：治眼目热痛如灼，赤脉怒张，或头脑眉棱骨痛，烦渴者，俱加黄连良。"

《医学衷中参西录》："镇逆白虎汤，治伤寒、温病邪传胃腑，燥渴身热，白虎证俱，其人胃气上逆，心下满闷者，即本方去甘草、粳米，加清半夏八钱，竹茹粉六钱。"

白虎汤证及其类方　刘渡舟说：白虎汤类，指的是白虎汤、白虎加人参汤、白虎加桂枝汤、竹叶石膏汤、白虎加苍术汤、玉女煎、化斑汤 7 个方剂而言。这 7 个方剂，而以白虎汤为代表，其余 6 方，皆是在白虎汤基础上，加减变化而成的。白虎汤是治阳明热证的主方。阳明热证，是指阳明里热炽盛，但尚未敛结成为腑实，热在阳明气分而弥漫全身，充斥内外，表现为表里俱热的一种证候。阳明热证与阳明腑实证比较，腑证可以说是有形之里实，而热证则是无形之里热。因热证之身热来自于里，并非邪在经表，故也不同于阳明经证。阳明里热，弥漫全身，充斥内外，故一身表里皆热；热盛迫津外泄，故汗出；热盛津伤，故口燥舌干，烦渴而喜冷饮；阳明热甚，气血沸腾，故脉洪大或浮滑而数。以上所述大热、大汗、大渴、脉洪大，即"四大症"，可以说是阳明热证的典型证候，也是阳明热证的辨证要点。其中尤以烦渴和汗出为使用本方主要根据。（《伤寒论十四讲》80 页）

白虎汤禁忌证　刘渡舟、傅士垣等指出：白虎汤是甘寒清热的重剂，表寒证用之，每可冰伏表邪，郁遏阳气，甚或引邪内陷而病必不除。过去在临床上就曾有过这样的教训。曾诊治一邻居周某，女，感冒发热不退。初诊辨证未确，就使用辛凉重剂的银翘散加石膏。服药后病反不解，而发热更甚。再诊仍不醒悟，反认为石膏剂量犹轻，而又继续加大药量，结果不仅热仍不退，反而出现了神昏谵语之症。后来患家另请一位老医生诊治，经详细检查并问清病情之后，指出此病得之石膏用之太早，使邪气冰伏不得透出，急以鸡冠血合黄酒、蜂蜜让病人饮服，然后盖被取汗。果然服后汗出，胸前见有大片针尖大小的皮疹，而内陷之邪得以透发，则热退神安。从这一案例，足以说明表邪不解，过早使用石膏的危害，结合第 170 条原文体会，更可加深理解。（《伤寒论诠解》109 页）

白虎汤之适应证与禁忌证辨识　刘炳凡综合古今医家及自己的经验，分析了白虎汤及其主药生石膏的临床宜忌。他说：《伤寒论》白虎汤共 8 条，此外，虽有白虎汤的现象而不用白虎汤者 1 条（第 25 条）。此条"服桂枝汤大汗出，脉洪大者（《玉函经》作'若脉但洪大者'，可从），与桂枝汤如前法"。陆渊雷云："大汗而脉洪大，疑似阳明白虎症，然汗出为桂枝、白虎共有之症，脉但洪大而无烦渴壮热之主症，则非白虎证明矣"（《伤寒论今释》)，故撇开现象抓住本质，仍与桂枝汤，解肌和营卫而汗自止，化气调阴阳而脉自敛。此与下一条同样"服桂枝汤，大汗出后，大烦渴不解，脉洪大者，白虎加人参汤主之"（第 26 条）应作鉴别。因为"四大症"是白虎汤的主要证治，上条从临界线排疑是借宾定主之法，示人要注意病的本质，不要为现象所惑。临证察机要善于在临界线上排疑。然而白虎汤的组成是符合辛凉重剂解热原理的，石膏辛甘大寒以解肌清胃，知母苦润以泻火滋燥，甘草、粳米和胃缓中，此有制之师也。刘完素加生姜 2 片以济其寒，张锡纯以党参代人参、以山药代粳米，亦甚恰当。如第 168、169 两条白虎加人参汤证，前条有"时时恶风"，类似桂枝汤证，后条有"背微恶寒"，类似附子汤证（第 304 条）。但这都是病的现象，而"大渴，舌上干燥而烦，欲饮水数升者"，乃白虎加人参汤的本质。为什么出现不协调的症状？汪苓友说："时时恶风者，乃热极汗多，不能收摄，腠理疏，故时时恶风也"；钱天来说："背微恶寒，口燥渴心烦者，乃内热生外寒也，与少阴证口中和而其背恶寒者相鉴别，临证时注意寒热二字，若高热之时，不应寒而恶寒者极须深思"（此热高心弱的表现）。"时时恶风""背微恶寒"等类似阳虚表证，但只要抓住舌上干燥与大烦渴饮水多的主症，就不难确诊。

有适应证必有禁忌证，白虎汤也不例外。如"伤寒，脉浮发热无汗，其表不解，不可与白虎汤；渴欲饮水无表证者，白虎加人参汤主之"（第 170 条）。这条非常重要，特别是针对时弊而言。有许多外感热病，风寒暑湿之邪郁而为热，应该是"体若燔炭，汗出而散"（《素问·生气通天论》）。若忽视此理，以为是"炎症""病毒"，开手即用苦寒杀菌、清凉解毒以求退热，反复使用，结果挫伤了人体的自然疗能，病不愈而反剧。仲景此条之示禁与"病在阳，应以汗解之，反以冷水噀之，若灌之，其热被劫不得去，弥更益烦，肉上粟起，意欲饮水，不渴者，服文蛤散；……"（第141条），不啻为此等殊途同归的疗法作一生动的写照。可知这种冷水疗法，对于邪尚在表须从汗解的太阳表热阶段，是不适宜的。以此推之，现代的物理降温法如冷敷头身等也只宜暂用于阳明里热的高热阶段，如恶寒无汗的表热阶段也是不适宜的。噀灌变证的救逆法，原文用一味文蛤散，柯韵伯说："此等轻剂，恐难散湿热之重邪。《金匮要略》云'渴欲得水而贪饮者，文蛤汤主之'。即大青龙汤去桂枝加文蛤"。审证用方，"则此散而易彼汤为宜"，柯说诚是。"肉上粟起"为水寒外束，非麻黄不解；"弥更益烦"为郁热内伏，非石膏不除。这与大青龙汤外寒内热证，同一机制而小其制，且为麻杏甘石汤证到白虎汤证指出了演变规律，即麻黄证失治则发展为大青龙汤证，大青龙汤失治则发展为白虎证；汗下误用，则可出现"汗出而喘，无大热"等邪热壅肺的麻杏甘石汤证。这些方剂，清里以达表，石膏是首选。即使在"其表不解，不可与白虎汤"的同时，仲景还明确地指出"渴欲饮水无表证者，白虎加人参汤主之"（第170条）。谁说仲景只能治伤寒不长于治热病？热病属于广义的伤寒，观白虎汤的加减即可窥其鳞爪。没有比较就没有鉴别，《金匮要略》云："太阳中热者，暍是也，汗出恶寒，身热而渴，白虎加人参汤主之。"《伤寒论》曰："发汗，病不解，反恶寒者，虚故也。芍药甘草附子汤主之。"（第68条）这两条比较，白虎证之恶寒，正如尤在泾所说："热气入则皮肤缓，腠理开，则洒然寒"，其实质是表里热炽，与伤寒恶寒者不同，与第168、169条之"时时恶风""背微恶寒"的病机是相同的。

但传形者多，传神者少。如1995年石家庄乙脑流行，诊为暑温之偏于热者，用白虎汤治之良效。次年长沙乙脑流行，按石家庄经验用白虎汤治之不效，察其原因，时在六七月间，当地雨水多，导致本病暑温之偏于湿者，李星鹄老医师用藿香正气散加减以治湿遏，他的秘诀是"不关门"，用卧地泥疗以治其高热，其理由是吸热而不冰伏。36例按法治之，2～3周全部治愈出院，无1例死亡及后遗症。此非方之不灵，实用之者不审证求因也。

白虎汤之主药为石膏，故后人有专门研究用石膏而著名者，清·陆定圃《冷庐医话》载顾松园治热深厥深，王孟英《温热经纬》载余师愚治热疫，均能独树一帜。近代孔伯华亦善用石膏，是从燥、渴、喘、呕四症着眼，在他的著作《时斋医话》详细分析说："谙石膏之疗能，其体重能泻胃火，其气轻能解表肌（解表清热），生津液，除烦渴，退热疗斑，宣散外感温邪之实热，使从毛窍透出。按邹润安云：石膏随击乃解，纷纷星散而丝丝纵裂，无一缕横陈，故其性主解横溢之热邪也（《本经疏证》）"。其性之凉并不寒于其他凉药，但其解热之效，远较其他凉药而过之，治伤寒头痛如裂，壮热如火，尤为特效，并能缓中益气，邪热去，中得缓而元气回，治肺热、胃热之发斑或热痰凝结更是要药。无怪乎徐亚枝谓"伤寒脉浮滑，此表有热，里有寒"之白虎汤证，"里有寒，寒字当痰字解，与滑脉相应，与义较协"。王孟英谓"徐君此解可称千古只眼"（《温热经纬·余师愚疫病篇》），与孔说"热痰凝结"之病理产物，亦无不合。民间治"火伤风"目赤心烦，用灶心土烧红置钵内，加入栀子、石膏淬水澄清，服之良效。

可见读书之要，博采之多，在于活学活用，用石膏如此，用麻桂、硝黄、附子、干姜亦莫不如此。南齐·褚澄说："博涉知病，多诊识脉，屡用达药。"（《褚氏遗书》）这种可贵的治学经验，对我们今天发掘、整理、提高中医学来说，仍是大有裨益的。（《中国百年百名中医临床家丛书·刘炳凡》279、281、283页）

白虎汤临床应用述要　左季云简要综述了白虎汤的临床应用，分述如下：①暑火炽盛而霍乱者。王孟英云：霍乱证，粳米宜用陈仓米，又石膏治暑良药。②小儿伤暑，烦躁，身热，痰盛，头痛口燥，大渴者。本汤为末，水煎，每服二钱。③上消证。上消者，渴而多饮也。由邪火在胃，血液大伤。血为阴，阴伤则引水以救者，阴与阳相亲也，白虎汤力能扑火以存阴，故可治之愈。④心下一寸间，发生疮疾，红肿甚者。按心下一寸，乃胃之上口也。因邪热结于胃之上口间，故发疮疾，白虎汤专清胃热，故可治之愈。⑤牙龈红肿，痛甚饮冷者。牙龈，乃阳明所主。今胃火聚于上，故见红肿痛甚。又见饮冷，知其邪火伤阴，白虎汤力能清胃之热，故治之愈。⑥两乳红肿甚痛者。两乳，乃阳明脉过之所，今见红肿痛甚，是胃中之邪热壅滞所致也。白虎汤专清胃热，邪去而肿自消，故可治之愈。（《伤寒论类方法案汇参》289页）

按　以上引录了古今医家，特别是现代名家刘渡舟、刘炳凡、左季云所述白虎汤方所治证候特点、禁忌证辨证以及白虎汤与其主药生石膏的临床发挥应用。下文是笔者的简要综述。

白虎汤中石膏的功用、剂量、剂型　白虎汤是张仲景治疗阳明经病热证的主方，温病学家将其视为清气分热的良方。本方用之得当，则疗效卓著。而用好白虎汤的关键是要明确方中石膏的功用、剂量和剂型。下面把医家的经验加以归纳。

（1）功用　白虎汤以石膏为主药，故欲知白虎汤之主治，须知石膏之功用。《本经》说："石膏味辛、微寒，主中风寒热，心下逆气，惊喘，口干舌焦，不能息，腹中坚痛，产乳，金疮。"《别录》说："石膏味甘，大寒，无毒，除时气头痛身热，三焦火热，皮肤热，肠胃中膈热，解肌发汗，止消渴烦逆，腹胀暴气喘急，咽热。亦可作浴汤。"《长沙药解》说："石膏清心肺，治烦躁，泄郁热，止燥渴，治热狂、火嗽，收热汗，消热痰，止鼻衄，调口疮，理咽痛，通乳汁，平乳痈，解火灼，疗金疮。"上述古代文献可知，石膏不但治外感热病之热，而且治内伤杂病之热，以其"辛能解肌，甘能缓热，大寒而兼辛甘，则能除大热"（《本草经疏》），为清透实热之首药。

（2）剂量　石膏为矿石类药，质重，20～30g 不过一大撮。临床用量，小量十几克，中量几十克，大量几百克。必须明确，石膏除大热，必重用始能奏效。如下列《经方实验录》案例。

（3）剂型　当今多用汤剂，而古代用丸剂与散剂者亦不少。如《金匮要略》治"妇人乳，中虚，烦乱呕逆，安中益气，竹皮大丸主之"之方，即有石膏。近代名医张锡纯善用散剂，认为石膏研细末冲服可增加效力数倍，他指出："其退热之力，一钱可抵煎汤者半两"。张氏对热退复燃者，汤剂重用五六两，并送服散剂一两许，"其热即可全消"。还需要明确，用石膏清热必须生用。煅石膏其性收敛，多为外用以收疮敛肌。（《金匮要病论治全书·附翼》689 页）

【临证指要】白虎汤的主治病证可归纳为热病与杂病两大类。本方治疗外感热病具有广泛的适用范围，不论是传染病还是非传染病，细菌感染还是病毒感染，只要辨证属于正邪交争的气分热盛，或波及血分，以白虎汤为主方，重用生石膏，都有确切的疗效。各科疑难杂病及危急重证，只要是以里实热为主的病变，均可以白虎汤为主，适当加味，疗效可靠。

【医案举例】

1. 三阳合病　光禄卿吴玄水患伤寒，头痛腹胀，身重不能转侧，口中不和，语言谵妄，有云表里俱有邪，宜以大柴胡下之。余曰：此三阳合病也，误下之，决不可救。乃以白虎汤连进两服，诸症渐减，更加天花粉、麦冬，两剂而安。（《医案必读》158 页）

2. 气营两燔证　江阴缪姓女，予族侄子良妇也，自江阴来上海，居小西门寓所。偶受风寒，恶风，自汗，脉浮，两太阳穴痛，投以轻剂桂枝汤，计桂枝二钱，芍药三钱，甘草一钱，生姜二片，大枣三枚。汗出，头痛瘥，寒热亦止。不料 1 日后，忽又发热，脉转大，身烦乱，因与白虎汤。生石膏八钱，知母五钱，生甘草三钱，粳米一撮。服后，病如故。次日，又服白虎汤，孰知身热更高，烦躁更甚，大渴引饮，汗出如浆。又增重药量，为石膏二两，知母一两，生甘草五钱，粳米二杯，并加鲜生地黄二两，天花粉一两，大小蓟各五钱，牡丹皮五钱。令以大锅煎汁，口渴即饮，共饮 3 大碗，神志略清，头不痛，壮热退，并能自起大小便。尽剂后，烦燥亦安，口渴大减。翌日停服。至第 3 日，热又发，且加剧，周身骨节疼痛，思饮冰凉之品，夜中令其子取自来水饮之，尽一桶。因思此证乍发乍止，发则加剧，热又不退，证大可疑。适余子湘人在，曰，论证情，确系白虎，其势盛，则用药亦宜加重。第就白虎汤原方，加石膏至八两，余仍其旧。仍以大锅煎汁冷饮。服后，大汗如注，湿透衣襟，诸恙悉除，不复发。惟大便不行，用麻仁丸二钱，芒硝汤送下，1剂而瘳。(《经方实验录》22页)

原按 白虎汤证有由直中天时之热而起者，有由自身积热而起者，有非直接起于热，而由寒化热者，即桂枝汤证转为白虎汤证者，若本案所言是也。······

按 此案诊治过程分析，笔者认为：其表面现象似"桂枝汤证转为白虎汤证"，而本质乃"由自身积热而起"，即温病学说所谓"伏气温病"也。其"偶受风寒"乃为诱因尔。

曹颖甫氏熟读伤寒，善用经方。此案深受《伤寒论》第26条"服桂枝汤，大汗出后，大烦渴不解，脉洪大者，白虎加人参汤主之"之影响，顺文解义释此案之病因病机。笔者质疑之，独立思考，对这第26条方证做出了"伏气温病"之解说，详见《仲景医学心悟八十论》之第20论。

3. 热盛神昏（昏迷） 史某某，女，38岁，甘肃人，社员。1963年8月7日请出急诊，至则病人已陷入昏迷3小时，发热已2日，急性热性病容，体质营养均良好，全身多汗，皮肤湿润，体温40.5℃，手足微冷，心跳急速，口腔干燥，白色薄苔，脉滑而有力。腹诊：腹部紧张度良好，无抵抗、压痛。告以病重，须住院。来院后静脉注射25%葡萄糖100ml。为处白虎汤原方。6小时后病人诉口渴，饮凉水少量频服，次日神志清楚，诉头痛乏力，体温38.5℃；续服前方，病情续有好转；第3日恢复常温，能下床大小便；继与前方5日量，住院1周，痊愈出院。[雷声.《中医杂志》1964,（11）：22]

按 病人高热，多汗，昏迷，腹诊无压痛，脉滑有力，此无形燥热充斥阳明所致，故予白虎汤治之有良效。

4. 反复高热 某某，女，约30岁。高热反复发病数月之久。曾采用多种抗生素、激素及中药治疗，热势时起时伏。近来又复发热，医院输液、打针治之不退。请求诊治。诊其发热（T39.6℃），头痛，口渴，脉滑数，舌绛红、苔黄等证候。显系阳明气分热盛，久病波及血分，为气血两燔之证。治用白虎汤清透邪热，加金银花、连翘以解毒，加牡丹皮、生地黄以凉血。服药3剂而热退身凉（T37.5℃），惟头晕、时呕欲吐、食欲不振，改拟竹叶石膏汤（3剂）善后调治。数日后及2个月后2次随访相告，热退不复升矣。(吕志杰治验)

二、白虎加人参汤

【主治病证】 服桂枝汤，大汗出后，大烦渴不解，脉洪大者，白虎加人参汤主之。(伤寒26)

伤寒若吐、若下后，七八日不解，热结在里，表里俱热，时时恶风，大渴，舌上干燥而烦，欲饮水数升者，白虎加人参汤主之。(伤寒168)

伤寒无大热，口燥渴，心烦，背微恶寒者，白虎加人参汤主之。（伤寒169）

伤寒，脉浮，发热，无汗，其表不解，不可与白虎汤。渴欲饮水，无表证者，白虎加人参汤主之。（伤寒170）

若渴欲饮水，口干舌燥者，白虎加人参汤主之（伤寒222）

太阳中热者，暍是也。汗出恶寒，身热而渴，白虎加人参汤主之。（金匮二·26）

渴欲饮水，口干舌燥者，白虎加人参汤主之。（金匮十三·12）

【方剂组成】石膏一斤（碎，绵裹）　知母六两　甘草二两（炙）　粳米六合　人参三两

【方药用法】上五味，以水一斗，煮米熟汤成，去滓，温服一升，日三服。

【方证释义】本方功能清热透邪，益气生津。方中白虎汤清透里热；加人参益气生津。本方证是以阳明里热炽盛，伤津耗气为主要病机的病证。据《伤寒论》和《金匮》所述，本方证包括：①伤寒表邪已解，热盛于里，津气两伤，症见表里俱热，时时恶风，大渴，舌上干燥而烦，欲饮水数升，或虽无大热，而口燥渴，心烦，背微恶寒，或大汗出后，大烦渴不解，脉洪大等。②肺胃热盛之消渴，症见渴欲饮水，口干舌燥，或多食多尿等。③夏季中暑，身热而渴等。本方证与白虎汤证相比，除里热炽盛外，津气两伤是其特点。"若更虚羸，则为竹叶石膏汤证矣。"（徐大椿《伤寒论类方》）

【医案举例】

1. **气血两燔证**　住三角街梅寄里屠人吴某之室，病起四五日，脉大身热，大汗，不谵语，不头痛，惟口中大渴。时方初夏，思食西瓜，家人不敢以应，乃延予诊。予曰：此白虎汤证也。随书方如下：生石膏一两，肥知母八钱，生甘草三钱，洋参一钱，粳米一小杯。服后，渴稍解。知药不误，明日再服原方。至第3日，仍如是，惟较初诊时略安，本拟用犀角地黄汤，以其家寒，仍以白虎原剂，增石膏至二两，加赤芍一两，牡丹皮一两，生地黄一两，大小蓟五钱，并令买西瓜与食，2剂略安，5剂痊愈。（《经方实验录》21页）

原按　本案方……石膏所以清热，人参所以养阴，养阴所以佐清热之不逮，同属于里，非若白虎加桂枝汤、桂枝加大黄汤之兼有表里者。后人于白虎汤中加玄参、生地黄、麦冬之属，即是人参之变味，不足异也。

2. **中暑**　谌某某，男，7岁。1944年盛暑于日中游戏归，甫入室，卒然昏倒，旋即高热神昏，喘息鼻煽，自汗足冷，舌色鲜红、无苔，脉细弱，乃手太阴肺中暍使然，内经所谓"息贲"。息贲者，呼吸奔逆之谓，暑热刑金，失其清肃，故喘逆，痰鸣，鼻煽，诚险重之候，急用人参白虎汤加味。处方：西洋参三钱，生石膏八钱，肥知母八钱，麦冬三钱，甘草三钱，粳米半合；并嘱其用麦

冬、玄参等煎水代茶饮频服。1 剂痊愈。[张应瑞，等.《江西中医药》1960，（4）：47]

按　《素问·热论》曰："凡病伤寒而成温者，先夏至日者为病温，后夏至日者为病暑。"《素问·生气通天论》曰："因于暑，汗，烦则喘喝，静则多言。"患儿盛暑之时，戏于日中，暑热闭窍耗液，炎上刑金，故高热神昏，喘息自汗，舌红无苔，脉细弱等指征相继出现。此际非白虎不足以撤其热，非人参不足以益气阴，故急切投之，1 剂豁然。其"脉细弱"非白虎汤证，此四诊合参，舍脉从证（症）也。

3. 风温（肺炎）　苏某，48 岁，桂平人。高热不退，汗出而渴，呛咳剧烈，咯灰色痰，膺胸刺痛，喘逆气粗，鼻翼煽动。体温 40.6℃，白细胞总数 18.5×10⁹/L，中性粒细胞 0.85。胸部透视两肺中下部有片状阴影。诊为肺炎。脉浮滑数，重按无力，舌苔黄燥，此风温熏蒸肺胃而成，痰热不化之候。乃投白虎加人参汤，加北杏仁、连翘、牛蒡子、橘络之属，石膏用至四两，每日 3 次分服。服后当夜热退至 39.2℃，咳嗽烦渴略减。翌日复诊，热退为 38.5℃，痰咳大减，喘渴胸痛减半，脉尚浮滑，已无数象，舌苔转润。续按原方出入，石膏改为三两，加枇杷叶、浙贝母之属，第 3 日诸症基本消失，第 4 日脉静身凉而愈。[蒋其学.《新中医》1963，（3）：30]

按　此例为温热熏蒸肺胃而成。用白虎加人参汤加味，重用生石膏四两（120g）治之，疗效堪称显著。

4. 产后发热（产褥热）　邓某，女，26 岁，南宁市人。产后 6 日，大热消渴，便结尿黄，神昏谵语，面赤无汗，体温 40.5℃，脉象洪滑带数，重按颇有力，舌苔黄燥。此产褥热证。属阳明温病，乃投白虎加人参汤更加竹茹，石膏初用三两。复诊时神志渐清，热度降为 38.6℃，烦渴大减，脉滑不数。减石膏量为二两，续服 2 剂，热退便畅，胃纳恢复而愈。[雷声.《中医杂志》1964，（11）：22]

按　此案产后发热至 40.5℃，治用白虎汤之石膏三两；前面例 1 用至二两；例 3 用达四两；例 2 之小儿也用了八钱。总之，治热病辨证用白虎汤，重用生石膏是取良效的关键。

5. 消渴（糖尿病）　杂病消渴病与典型的糖尿病颇类似，其辨证以内热为主者，如舌红苔黄，脉滑数有力等，治用白虎加人参汤，常能降低血糖，减轻症状。当然，要结合控制饮食、加强运动等。常用量：生石膏 30g，知母 15g，山药（代粳米）30g，西洋参（或人参）10g，生甘草 10g。日 1 剂，水煎服，或打成末煮成粥食用。（吕志杰经验）

三、白虎加桂枝汤

【**主治病证**】温疟者，其脉如平，身无寒但热，骨节疼烦，时呕，白虎加桂

枝汤主之。（金匮四·4）

【方剂组成】知母六两　甘草二两（炙）　石膏一斤　粳米二合　桂枝三两（去皮）

【方药用法】上剉，每五钱，水一盏半，煎至八分，去滓，温服，汗出愈。

【方证释义】本方功能清热生津，解肌发表。方中白虎汤清热以治里热；加桂枝通营卫达表邪以治"骨节疼烦"。本方证是以里热兼表寒，热多寒少为主要病机的病证。《金匮》主治温疟之身热，不恶寒或微寒，汗出口渴，骨节疼烦，或时呕，舌红、苔薄黄，脉浮洪或弦数。

【医案举例】

1. 暍病（中暑）　余 25 岁时，能读医书，而尚不善于治病。随表兄陈尚白买舟赴南京，应秋试。陈夫妇同宿中舱，余宿前舱。天方溽暑，骄阳如炽。舟泊无锡，陈夫妇相偕登陆，赴浴惠泉，嘱余守舱中。余汗出浃背，又不便易衣，令其自干。饮食起居又不适，因是心恒悒悒然。舟泊五日，方启碇。又五日，乃抵镇江。下榻后，部署初定，即卧病矣。延医疏方，不外鲜藿香、鲜佩兰之属。服之数日，病反加剧。汗出，热为清，而恶寒无已。当夜乘轮赴京。时觉天昏地黑，不知人事。比抵石城，诸友扶住堂子巷寓所。每小便，辄血出，作殷红色，且觉头痛。时为 8 月初 5 日，距进场之期仅 3 天矣。是时，姻丈陈葆厚先生已先余到南京。丈精于医，诊脉一过，即亲出市药，及荷叶露 3 大瓶，生梨 10 余枚以归。并属先饮露，饮已口即不干。顷之又渴，复啖生梨，梨皮不遑削，仅弃其心，顷刻尽 10 枚。迨药煎成，即进一大碗，心中顿觉清朗，倦极而睡。醒后，头已不痛，惟汗未出。更进两煎，浓倍于前。服后，又睡。醒时，不觉周身汗出，先小汗，后大汗，竟至内衣夹袄被褥上下皆湿，急起更易，反被以盖。于是方觉诸恙悉除，腹中知饥，索热粥。侍者曰：粥已备，盖陈丈所预嘱者也。初啜一小碗，觉香甜逾恒。稍停，又续进，竟其夜，竟尽两大碗。初 7 日，即能进场。试期达九日夜，毫无倦容。余乃惊陈丈医术之神。叩其药，则桂枝、石膏二味同捣也。问其价，曰：适逢新开药铺，共费钱六文已，遂相与大笑。（《经方实验录》48 页）

原按　头痛而恶寒，此太阳病未罢也，法当令其汗出而解。然小便已见血出，安复有余液可以作汗？故先饮荷叶露及生梨者，增其液以为作汗之根本也。于是与石膏以清其内蕴之热，与桂枝以祛其外束之寒。寒因汗解，热因凉除。醒来索粥，是即白虎汤之粳米，向之饮露，亦犹加参汤之人参。看其啖梨啜露之顷，孰之已含圣法。呜呼，化仲圣方活而用之，其功效必无穷也！

按　此案实为医话，乃叙述自病中暑，良医诊治过程。如上所述，精于医的陈葆厚先生善师仲圣方，活用白虎加人参汤，疗效之神奇，不禁令人拍案叫绝！真乃神医良术也。其中活用经方之法，不可轻易读过，应细心领会。

2. 温疟　友人裴某某之第 3 女患疟，某医投以柴胡剂 2 帖，不愈。余诊其脉洪滑，询之月经正常，未怀孕。每日下午发作时，热多寒少，汗大出，恶风，烦渴喜饮。思此是"温疟"。脉洪滑，烦渴喜饮，是白虎汤证；汗出恶风是桂枝汤证，既书白虎加桂枝汤：生石膏 48g，知母 18g，炙甘草 6g，粳米 18g，桂枝 9g。清水 4 盅，煮米熟，汤成，温服。1 剂病愈大半，2 剂疟不复作。足见迷信柴胡或其他疟疾特效药而不知灵活以掌握之者，殊有失中医辨证施治之规律。（《岳美中医案集》130 页）

3. 小儿瘅疟 1974 年，刘永昌，男，4 岁。发热 20 余天，午后较热，热高时两颧微赤，饮食大小便正常，诊断为瘅疟病，邪在皮肤分肉之间。处方：生石膏 17g，知母 6g，甘草 3g，粳米 9g，桂枝 3g。服 2 剂，热略退，面仍赤，眼有些红筋，原方减粳米，去桂枝加葛根 9g，服 3 剂。热退大半，面赤红筋退，再将前方生石膏减为 9g，葛根 6g，加花旗参 6g，服 2 剂热全退。[卢宗强.《广东中医》1958，（12）：26]

按 瘅疟与温疟同类，皆记载于《金匮·疟病》。二者之鉴别：先热后寒，热重寒微者为温疟；但热不寒，少气烦冤，甚或消烁脱肉者为瘅疟。瘅疟初期热在分肉者，其治疗与温疟同。本例小儿瘅疟属邪在分肉，津伤未甚阶段，故初投白虎加桂枝汤热仅略退，尔后于上方去桂枝加葛根，以起阴气而生津液，热乃大减。三诊将上方石膏、葛根减量，加西洋参补气阴，2 剂而瘥。

四、竹叶石膏汤

【主治病证】伤寒解后，虚羸少气，气逆欲吐，竹叶石膏汤主之。（伤寒 397）

【方剂组成】竹叶二把　石膏一斤　半夏半升（洗）　麦门冬一升（去心）　人参二两　甘草二两（炙）　粳米半升

【方药用法】上七味，以水一斗，煮取六升，去滓，纳粳米，煮米熟汤成，去米，温服一升，日三服。

【方证释义】本方功能清热生津，益气和胃，为白虎汤去知母加味而成。方中竹叶、石膏清热；人参、麦冬补气养阴；半夏和胃降逆；甘草、粳米和中养胃。诸药合用，清热而不伤胃，补虚而不留邪。本方证是以热病后余热未清，气虚津伤，胃气失和为主要病机的病证。《伤寒论》叙述本证为伤寒解后，虚羸少气，气逆欲吐。就临床看来，本证可见久热不退、神倦心烦、不思饮食、恶心欲吐，或咽干唇燥、烦热口渴，或咽痛、咳嗽、口舌糜烂，或消渴善饥等，舌象多见舌红少苔，脉象多见细数，或数而少力。

【临床发挥】**竹叶石膏汤为热性病初愈清补方刍议** 裴永清对于竹叶石膏汤的适应证作了详细分析。他说：对于本条汤证的认识多无争议，通释为病后气阴两伤，余热未清，胃失和降之证。在理论上的认识尽管很清楚，然而在临床实践中能做到"有是证就用是方"是不容易的。仲景把竹叶石膏汤证写在六经病篇最后一条（除"可与不可"诸篇之外），这是有其用心的。在论述完了诸多病证治之后，医圣尚感到有一种情况需要交代后人，而这种情况又是常见的，那就是在病人患了伤寒（实指热病而言）后，大病初愈之际，身体虚弱，此时无论病人自己还是亲朋好友，都迫切希望病体迅速恢复健康，于是就要想尽办法在饮食以及药物上调补。然而，病人胃口不开，食欲不振，难以食补；欲从药补，又恐病人热病复发，因在此时病人大邪虽去而小邪未除，炉烟虽熄而灰中有火，所以药补亦令人踌躇难行。仲景特为此种情况论述了竹叶石膏汤证治，此方既可清其余热，又可补其体虚，同时和其胃气以开胃进食。笔者在临床中观察，举凡热性病初愈之际，如乳痈、肠痈、热痢、肺热喘咳、痈疽疔毒恶疮，以及西医学中的急性胆囊炎、肠梗阻、急性胰腺炎、丹毒等病，在初愈之际，常有余热未清而气阴两伤，胃气失和（包括口淡无味不思欲食）之证，投竹叶石膏汤恰到好处。此方补虚而不增热，清热而不伐正，兼可和胃进食。笔者将竹叶石膏汤视为热性病初愈时的常用方，视其病人的"虚""热"之多少而变化其方中药量，再随证加减用之。寒冬之季，石膏用量当减，临床实践中可收到满意的效果，迅可脉静身凉人安。热病初愈，多有余热未尽，气阴两伤，胃气失和之情，概可以此方此法加减治之，大抵这也是仲景将竹叶石膏汤证治写在最后的匠心之一吧。（《伤寒论临床应用五十论》176 页）

【医案举例】

1. 温病战汗后脉静身凉误为阳脱错用温补救治案 刘姓妇，40 岁，蒲老的同乡人。初夏患温热，战汗后，脉静身凉，状如尸厥。其夫问："是脱阳吗？"蒲老说："不，这是大热退后，身冷脉静，如天时酷热，骤然大雨，炎热顿息，风凉气爽。今脉息皆平静，颇能安睡，黏汗不息，余热续出之象，非脱勿惧。若汗后身冷脉躁，呼吸气促，烦躁不宁，珠汗发润，鼻煽膈动，即是脱证。任其熟睡，慎勿呼之，待睡醒后，只以西洋参 9g，大麦冬 18g。煎水频频与之，兼徐徐进清米汤，不可与食。"蒲老因远出巡诊，傍晚始归，而家人告之："刘姓已来四次，病有变。"急往视之，病人果然高热气促，烦躁不安，口渴无汗，脉象洪数。问其原因，其夫欲言不言，再追问之，乃说：中午亲戚宋某过访，说"汗出身冷，脉微欲绝，乃脱阳之征"，处以附子 9g、西洋参 9g，浓煎服之，服后 1 小时，而烦躁高热顿起，以致气促。蒲老再以竹叶石膏汤重用西洋参，佐以苇根、玄参，处方：西洋参 15g，大麦冬 15g，茯神 9g，法半夏 9g，生石膏 30g（先煎），粳米 15g，鲜苇根 15g，竹叶 9g，玄参 12g。煎成频频与之，以代茶饮，而汗再出，热退气平，仍须进清米汤复其胃气，再以和胃养阴法而愈。蒲老曰："上述所见病汗，与脱汗迥然不同，常须识此，勿致误也。"（《蒲辅周医

案》103 页）

按　此案为蒲辅周先生追忆式医案（实为医话性医案），门人高辉远等整理。案语蒲辅周先生对战汗后顺证与逆证（脱阳证候）的分析判断，以及对于顺证的调治与食疗法等，皆深得仲景心法，诚为可贵！后学者应牢记于心。

2. 小儿夏季热　胡某某，男，3 岁。1965 年 7 月 24 日初诊。母代诉：近 1个月来，经常发热，日晡时为甚，间或上午亦出现高热，口渴欲饮，食欲不振，大便有时溏薄，有时夹稀，小便清长而有时数。体检：体温 39.7℃（肛表）。营养发育欠佳，神志清爽，表情呆钝，皮肤干燥欠润，腹软，四肢欠温。口唇、舌质深红，苔微腻淡黄，脉来濡数。处方：生石膏 15g，党参 6g，麦冬 6g，半夏3g，甘草 2.4g，粳米 9g（荷叶包），麦芽、神曲各 9g，竹叶 12 片。1 剂。7 月 25日二诊：体温已降（38.3℃），渴饮已减，睡眠较安。原方去半夏，2 剂。7 月 28日三诊：体温继续下降（37.8℃），各种症状均见好转，惟食欲欠佳，原方加鸡内金 6g，2 剂。7 月 30 日四诊：体温基本正常（37.3℃），余无明显痛苦。拟气阴并补剂调理收功。［李进爵.《江苏中医》1966，（7）：33］

3. 乳腺炎术后发热　张某某，女，25 岁。住某县医院。因患乳腺炎手术，术后发热不退，体温 38.5℃～39.5℃。西医认为是手术后感染，注射各种抗生素效果不显，后又用"安乃近"发汗退热，然旋退旋升，不能控制。因为手术后几经发汗，病人疲惫不堪，又见呕吐而不欲饮食，心烦，口干，头晕，肢体颤动，舌质嫩红、苔薄黄，脉数而无力。此阳明气阴两伤，胃逆作呕使然，治当清热之时，又须两顾气阴，以培补其本，处竹叶石膏汤方：竹叶 10g，生石膏 30g，麦冬 24g，党参 10g，半夏 10g，炙甘草 10g，粳米 1 大撮。上方仅服 4 剂，即热退呕止，而胃开能食。（《刘渡舟临证验案精选》17 页）

原按　……刘老常将本方用于治疗阳明经所主的乳腺病变，凡见高热、烦呕、不食、神疲、舌红、脉数，疗效非凡。

类方串解

本章共 4 首方剂，4 方均以石膏为清热要药，以白虎汤为清热主方。仲景治疗热病与杂病里热炽盛而耗气伤阴者，以白虎加人参汤清气热而养气阴；治温疟，以白虎加桂枝汤清里热而解表邪；治伤寒解后，气阴受伤而余热未除的竹叶石膏汤，亦为白虎汤之变方。

后世医家师仲景心法，衍化出一系列的白虎汤类方，例如：《类证活人书》之白虎加苍术汤；《景岳全书》之玉女煎；《温病条辨》之化斑汤；《温热经纬》之羚羊白虎汤；《疫病篇》之清瘟败毒饮；《血证论》以白虎汤加大黄；《医学衷中参西录》以白虎汤加蜈蚣等。诸如此类，不断扩大了白虎汤的临床应用范围。

第八章
回阳温阳剂

凡是以温药为主组成，具有回阳救逆、温阳散寒、温通经脉的作用，用于治疗阳虚寒盛的方剂，统称为回阳温阳剂。属于"八法"中的"温法"。《素问·至真要大论》所谓"寒者热之""治寒以热"的原则是温法的理论依据。

由于阳虚有轻重、久暂、急缓之分，阴寒水湿之邪侵犯的病位有脏腑、经络、肢节之别，故温法的具体制方遣药有所不同。本类方剂可分为回阳剂与温阳剂两大类。

回阳救逆剂乃用于救治危急之病证。适用于心肾阳衰，阴寒内盛，或内外俱寒，甚至阴盛格阳或戴阳之证。肾阳为一身阳气之根，心为五脏六腑之大主，病至心肾阳衰，多为阴寒极盛，真阳将亡之重证，临床每表现为四肢厥逆，畏寒蜷卧，呕吐腹痛，下利清谷，精神萎靡，脉沉微细，或冷汗淋漓，脉微欲绝等全身性阴寒证候。甚至阴盛格阳于外，或虚阳浮越于上，反见身热，干呕，烦躁，两颧淡红如妆等真寒假热之象。此际，非大剂辛热不足以驱散阴寒，回阳复脉，挽救危亡。常用生附子、干姜等辛热药物为主组成方剂，代表方剂为四逆汤。阴寒太盛，服热药入口即吐者，可取热药冷服法，或酌配少量苦寒咸润之品如人尿、猪胆汁等反佐为用，既防拒药，又杜辛热伤阴，于格阳、戴阳之证，犹有滋阴除烦，潜纳浮阳之用。

温阳剂乃针对阳气虚衰，阴寒水湿之邪内侵外淫所致的水气病、痛证、胸痹等痼疾杂病。温阳剂与回阳剂一样，亦以附子（炮）为主，适当配伍桂枝、茯苓、白术、芍药等药。具体方剂详述如下。

一、四逆汤

【主治病证】伤寒，脉浮，自汗出，小便数，心烦，微恶寒，脚挛急，反与桂枝欲攻其表，此误也。……若重发汗，复加烧针者，四逆汤主之。（伤寒29）

伤寒，医下之，续得下利清谷不止，身疼痛者，急当救里；后身疼痛，清便

自调者，急当救表。救里宜四逆汤，……（伤寒 91）

病发热，头痛，脉反沉，若不瘥，身体疼痛，当救其里，宜四逆汤。（伤寒 92）

脉浮而迟，表热里寒，下利清谷者，四逆汤主之。（伤寒 225）

少阴病，脉沉者，急温之，宜四逆汤。（伤寒 323）

少阴病，……若膈上有寒饮，干呕者，不可吐也，当温之，宜四逆汤。（伤寒 324）

大汗出，热不去，内拘急，四肢疼，又下利厥逆而恶寒者，四逆汤主之。（伤寒 353）

大汗，若大下利而厥冷者，四逆汤主之。（伤寒 354）

吐利，汗出，发热，恶寒，四肢拘急，手足厥冷者，四逆汤主之。（伤寒 388）

既吐且利，小便复利而大汗出，下利清谷，内寒外热，脉微欲绝者，四逆汤主之。（伤寒 389）

下利腹胀满，身体疼痛者，先温其里，乃攻其表。温里宜四逆汤；……（伤寒 372，金匮十七·36）

呕而脉弱，小便复利，身有微热，见厥者，难治，四逆汤主之。（伤寒 377，金匮十七·14）

【方剂组成】甘草二两（炙）　干姜一两半　附子一枚（生用，去皮，破八片）

【方药用法】上三味，以水三升，煮取一升二合，去滓，分温再服。强人可大附子一枚，干姜三两。

【方证释义】本方功能回阳救逆。方中姜、附俱辛热，附子善走，回阳祛寒；干姜善守，温中散寒；更以甘草甘温益气和中，并解附子之毒。全方为温补脾肾，回阳救逆之剂。本方证是以阳气虚衰，阴寒内盛为主要病机的病证。《伤寒论》记载本证包括：①少阴病虚寒证。②霍乱吐利，阴阳暴脱证。③阳虚之体复感外邪，或伤寒误治伤阳，虽有身体疼痛等表证，而以里阳虚证为急者。④阳虚不化，寒饮内停证等。症见神疲欲寐，恶寒蜷卧，腹中冷痛，口鼻气冷，口淡不渴，甚则四肢厥冷，二便失禁，舌质淡、苔白滑，脉沉迟细微等。

【临床发挥】《伤寒六书》："回阳反本汤，此汤治阴盛格阳，阴急发燥，微渴面赤，欲坐于泥水井中，脉来无力，或脉全无欲绝者，宜用。即本方加人参、麦门冬、五味子、腊茶、陈皮。面戴阳者，下虚也，加葱七茎，黄连少许，用澄清泥浆水一钟煎之，临服入蜜五匙，顿冷服之，取汗为效。"

《伤寒蕴要》："凡阴证手足冷，脉沉细而咳嗽者，宜四逆汤加五味子一钱五分主之。"

四逆汤加减治休克　陈亦人指出：有人认为当前有了西医的急救药物与手段，中医回阳救逆等方剂已经不再需要，似颇有理，其实是片面的。通过中西医结合的实践证明，恰恰相反，不是不再需要，而是有所发展，例如治中毒性休克，已用过补液、升压药、激素以至输血，而血压仍不稳定（最严重的收缩压曾经降到零，时间最长 18 天撤不掉升压药），加服稳压汤（即四逆汤以黄精代干姜，黄精 30g，生甘草 30g，附子 9g），1～2 天内，就能撤去升压药，恢复了正常血压。认为该方对使用升压药后因人体调节能力欠佳而血压不稳定时起稳压作用，故名稳压汤。这方面的报道，虽然不是太多，但已经有了良好开端，必将有更多的进展。（《〈伤寒论〉求是》96 页）

四逆汤治杂病运用要点　范中林老中医擅长以四逆汤治疗急症与各科疑难杂病。他谈到阳虚寒盛证的诊断要点、四逆汤剂量的配伍要点及服药后反应的深刻认识等，都是十分宝贵的经验，引述如下：

《伤寒论》中的四逆汤，为回阳救逆的主方，但根据范老多年的临床经验，其作用不局限于此，除阳虚欲脱，脉微欲绝等典型四逆证以外，还可广泛用于一切阴盛之病人。从伤寒六经辨证来看，大凡三阳病中某些变证、坏证、三阴病中之虚寒证，皆可酌情用之。在临床上如何准确地、灵活地运用四逆汤，关键在于严格掌握阳虚阴盛疾病的基本要点。除上述典型的四逆证以外，这些要点大体上还包括：舌质淡、苔润有津，面色晦暗无泽，神疲，恶寒，四肢清冷，口不渴，或渴而不思饮，或喜热饮，大便不结，或虽大便难而腹无所苦，或先硬后溏，夜尿多，脉弱等。

在准确辨证的前提下，还必须严格掌握用药配伍和剂量轻重。附子用量应针对病情恰如其分，并须久煎一个半小时以上，附子无姜不热，干姜的用量须灵活掌握。在阳虚阴盛而未至四逆，舌质虽淡而不甚，苔虽白而不厚的情况下，干姜可酌情少用；反之可多加，直至与附子等量。甘草的用量不超过附子的一半，大体与干姜相等。必须指出，阳虚阴盛之人，初服辛温大热之品，常有心中烦躁，鼻出黑血，喉干，目涩或赤，咳嗽痰多，面目及周身浮肿，或腹痛泄泻，或更加困倦等，此并非药误，而是阳药运行，阴去阳升，邪消正长，从阴出阳之佳兆。服药后比较理想的反应，是周身暖和，舌质和面色均现红润。此时即用少量滋阴之品，以敛其所复之阳，阳得阴敛，则阳有所依，自然阴阳互根相济，邪去正安。（《范中林六经辨证医案选》145 页）

四逆汤方法可治百病　左季云论述了四逆汤方法所治疗的多种疑难杂病。

（1）脑冷　脑为元神之府，清阳聚会之处，如何得冷？其所以致冷者，由命门火衰，真气不能上充，四逆汤力能扶先天真阳，真阳旺而气自上充，故治之愈。

（2）气喘痰鸣　气喘之证，举世皆谓属肺寒，不知先天之真气衰，即不能镇纳浊阴之气，阴气上腾，上干清道，故见痰喘。四逆汤力能温下焦之阳，故治之愈。

（3）耳肿皮色如常　耳肿之证，每多肝胆风火，今见皮色如常，明是阴气逆于上也。四逆力能扶阳祛阴，故治之愈。

（4）唇焦舌黑，不渴少神　舌黑唇焦之证，多由阳明胃火而作。胃系阳明，胃火必现烦躁，口渴饮冷，二便闭塞等。此则舌黑唇焦，其人并不口渴，却反少神，明是真阳衰极，不能薰蒸津液于上，当知阳气缩一分，肌肉即枯一分，此舌黑唇焦所由来也。四逆汤力能回先天之阳，阳气一回，津液复升，枯焦立润，故治之愈。张某因误服寒凉攻伐药，致唇焦舌黑，危在旦夕。季云投理中四君加山药等药而愈，实师于此。

（5）喉痛畏寒脚冷　喉痛一证，原非一端，此则畏寒脚冷，明是少阴受寒，逼出真火，浮于喉间，故喉痛而脚冷。四逆汤力能温少阴之气，逐在里之寒，故治之愈。

（6）喉痛身大热，面赤，目瞑，舌冷　喉痛面赤身热，似是阳证，然又见目瞑、舌冷，却是阴盛格阳于外之证。四逆汤力能祛逐阴寒，迎阳归舍，故治之愈。

（7）吐血困倦　吐血一证，总缘地气上腾，升降失职。人体气为阳主升，血为阴主降，今当升者不升，不当升者而反升，明明阴血太盛，上干清道，古人益火之源，以消阴翳，是教人补火以治水也。又云壮水之主，以制阳光，是教人补水以治火也。四逆汤力能补火，故治之愈。

（8）齿缝出血　齿乃骨之余，本属肾，肾为水脏，先天之真阳寄焉，以统乎骨分之血液，真阳不足，不能统摄血液，故见血出。四逆汤能挽回水脏真阳，故治之愈。

（9）朝食暮吐，完谷不化　饮食入胃，固以胃为主，然运化之机，全在先天命门这一点真火，始能运化，真火一衰，即不能腐熟水谷，而成完谷不化。朝食暮吐者，暮为阴盛之候，阴气上潜，心肺之阳不能镇纳，故听其吐出也。四逆汤力能补命门火衰，故治之愈。

（10）足心热，不渴，尿多　足心发热如焚，人皆谓阴之虚也。夫阴虚由于火旺，火旺之人，尿必短赤，口必饮冷，理势然也。今则不渴而尿多（此句注重尿多，似应加益智为宜），明是下焦无阳，不能统束肾气，以致阴火沸腾，故见足心发热如焚也。四逆汤力能补火，火旺即能统束群阴，故治之愈。

（11）面赤发热，汗出抽掣　面赤发热，汗出抽掣，近似中风，其实不是。务必仔细斟酌，如其人本体有阳虚证，即不可当作风热。须知面赤发热者，阳越于外也；汗出抽掣者，阳亡于外不能支持四维也。四逆汤力能回阳，阳回则诸症自己。

（12）大便下血，气短少神　大便下血，固有虚实之分，此则气短少神，必是下焦之阳不足，不能统摄血液。四逆汤力能扶下焦之阳，阳旺则开阖有节，故治之愈。

（13）头摇，面白，少神　头摇之证，人皆曰为之风，予于此证，查其人面白少神，知其为清阳不升，元气虚极，不能镇定也。四逆汤力能扶阳，真阳一旺，即能镇定上下四旁，故治之愈。

（14）背冷，目瞑　背为阳中之阳，不宜寒冷，今又背冷而目瞑，明是先天真阳衰极，阴寒内生，阴盛则阳微，故目瞑而背冷也。四逆汤力能扶先天真阳，故治之愈。

（15）舌肿硬而青　舌肿一证，似乎阴火旺极，不知舌肿而青，此乃阴寒大盛，逼出真火欲从舌尖而出，故现肿硬青滑。四逆汤力能补火，祛逐阴寒，故治之愈。

（16）唇肿而赤，不渴　唇肿之证，近似胃火，胃火之肿，口必大渴。今见病人唇肿而口并不渴，可知阴火出于脾间。四逆汤功专补阳，阳旺则阴火自清，故治之愈。

（17）鼻涕如注，面白少神　鼻涕一证，原有外感内伤之别，此则面白无神，明是真阳衰于上，不能统摄在上之津液。四逆汤力能扶坎中真阳，阳旺自能统摄，故治之愈。

（18）尿多　尿之多，由于下焦之火弱不能收束故也。四逆汤力能补下焦之火，故治之愈。

（19）周身发起包块，皮色如常　周身发起包块，疑是风热阳邪，此则皮色如常，则是阴邪潜居阳位。四逆汤力能扶阳，阳旺则阴邪自伏，故治之愈。

（20）周身忽现红片如云，不热不渴　周身发现红云，孰不谓风火郁热于皮肤，但风火邪热之证，未有不发热而即作者，亦未有口不渴而即谓之火者，此处便是易认证要点。予每于此证认作阳衰，阴居阳位，以四逆汤治之愈。

（21）发热谵语，无神不渴　发热谵语，皆属热伏于心神无所主也，不知阳证热伏于心，精神不衰，口渴引冷，小便亦必短赤，此则无神不渴（全在"无神"二字上定案），明是真阳衰极。发热者，阳越于外也。谵语者，阴邪乘心，神无所主也。不渴无神，非邪火也。四逆汤力能回阳，阳回则神安，故治之愈。

（22）两目白睛黑色　白轮属肺金也。今见纯青无白色，是金气衰而肝木乘之也。妻乘于夫是干纲不振纯阳之候，多在死例。四逆汤力扶坎中之金，金气一旺，目睛自然转变，故治之愈。

（23）两目赤雾缕缕，微胀不痛　目窝乃五脏精华所聚之处，原着不得一豪客气，今见赤雾如缕，疑是阳火为殃，不知阳邪痛甚胀甚，此则微胀不痛，明是阳衰于上，不能镇纳下焦浊阴之气，地气上腾，故见此等目疾。四逆汤力能扶阳祛阴，阳光一照，阴火自灭，故治之愈。

（24）阴霍乱　其症汗出，四肢拘急，小便复利，脉微欲绝，无头痛口渴之状，宜四逆汤。

本汤功能颇多，得其要者，一方可治百种病，因病加减，其功更为无穷。本汤主治在厥逆，方名四逆，必以之治厥逆。论云：厥者，阴阳气不相顺接，手足逆冷是也。凡论中言脉沉微迟弱者，则厥冷不待言而可知，此方温中散寒，故附子用生者。（《伤寒论类方法案汇参》344 页）

四逆汤类方证治述要　笔者将四逆汤运用要点归纳如下：千般疢难，当病情发展到阳气衰微，阴寒内盛之垂危阶段时，则回阳救逆为施治大法，四逆汤为代表方剂。方中附子、干姜皆大辛大热，相须配合，则温脾肾、祛寒邪、回阳救逆之力益大；佐甘草和中益气，有补正安中之功。《素问·至真要大论》说"寒淫于内，治以甘热"即四逆汤的立方本旨。阳衰阴盛，变化多端，见症不一，处方亦当灵活变通以切合病情，故仲景以四逆汤为基本方，创制了一系列的类方。后世医家又在四逆汤类方的基础上，衍化出许多新方，以广其用。（《金匮杂病论治全书·附翼》666 页）

【医案举例】

1. **寒湿霍乱**　陈某，50 余岁，住大西门。陡然腹痛，吐泻大作。其子业医，投以藿香正气散，入口即吐，又进丁香、砂仁、柿蒂之属，亦无效。至黄昏时，四肢厥冷，两脚拘挛，冷汗淋漓，气息低微，人事昏沉，病势危急，举家怆惶，求治于予。及至，病人面色苍白，两目下陷，皮肤干瘪，气息微弱，观所泄之物如米泔水，无腐秽气，只带腥气，切其脉细微欲绝。余曰：此阴寒也。真阳欲脱，阴气霾漫，阳光将熄，势已危笃，宜回阳救急，以挽残阳。投大剂四逆汤，当晚连进 2 剂，冷服。次日复诊：吐利止，厥回，脉细，改用理中加附子而康。（《湖南省名老中医医案选·刘天鉴医案》24 页）

原按　是岁霍乱暴发流行，死者不计其数，时医投藿香正气散、六和汤之类罔效，以四逆、理中得救者数百人。霍乱一证，在新社会中，政府关怀人民疾苦，每年有预防注射，此病得到消灭。作者业医以来，目击霍乱流行二届，一为光绪 30 年乙巳岁，一为民国 24 年乙亥岁。该病所发，来势猛烈，发病急骤。有人上午还在做事，下午患此变为危笃致死，死者沿门皆是，真是千村遗尸，万户萧疏。目此惨景，毛骨寒悚。察其所因，均属阴寒为患，治宜照仲景师法。清·王孟英著《霍乱论》，分寒热二种，治此者，宜审慎辨证。今附此案，使后世业医者；如阴寒霍乱，与孟英之论暑热霍乱的辨证关系。

按　寒湿霍乱多由饮食不洁，贪凉饮冷，感受寒湿秽气所致。其辨证要点是：吐泻汗出，面青目黑，四肢微冷，厥逆或抽筋，脉沉微无力。

2. 太少两感证　唐某某，男，75 岁。冬月感寒，头痛发热，鼻流清涕，自服家存羚翘解毒丸，感觉精神甚疲，并且手足发凉。其子恳求刘老诊治。就诊时，见病人精神萎靡不振，懒于言语，切脉未久，即侧头欲睡，握其两手，凉而不温。视其舌则淡嫩而白，切其脉不浮而反沉。脉症所现，此为少阴伤寒之证候。肾阳已虚，老人体衰最怕伤寒，如再进凉药，必拔肾根，恐生叵测。法当急温少阴，与四逆汤。附子 12g，干姜 10g，炙甘草 10g。服 1 剂，精神转佳。再剂，手足转温而愈。(《刘渡舟临床验案精选》2 页)

原按　《伤寒论》第 281 条云："少阴之为病，脉微细，但欲寐也。"本案病人精神不振，出现"但欲寐"，为少阴阳光不振，阴寒用事的反映。《素问·生气通天论》说："阳气者，精则养神。"今阳虚神失所养，是以嗜睡而精神不振。手足发凉，脉不浮而沉，故用四逆汤以急回少阴之阳气，亦"脉沉者，急温之，宜四逆汤"之义。本方能兴奋心脏，升高血压，促进血液循环，并能增强胃肠消化功能。对大汗出，或大吐泻后的四肢厥逆，阳气虚衰垂危之证，极有功效。需要注意的是，本方宜用文火煎 50 分钟之久，以减低附子的毒性。

3. 厥证　苏某妻，30 余岁。月经期中不慎以水冲身，夜间忽发寒战，继即沉沉而睡，人事不省，脉微细欲绝，手足厥逆。当即针人中及十宣出血，血色紫暗难以挤出。针时能呼痛，并一度苏醒，但不久仍呼呼入睡。此因阴寒太盛，阳气大衰，气血凝滞之故。急当温经散寒挽扶阳气。拟大剂四逆汤。处方：炮附子 25g，干姜 12g，炙甘草 12g。水煎嘱分 4 次温服，每半小时灌服 1 次。病者家属问：此证如此严重，为何把药分作 4 次，而不一次服下使其速愈？我说："正因其症状严重，才取重药缓服办法，其目的为使药力相济，缓缓振奋阳气，而驱散阴寒，譬如春临大地，冰雪自然溶解，如果一剂顿服，恐有'脉暴出'之变，譬如突然烈日当空，冰雪骤解，反致弥漫成灾。"服全剂未完，果然四肢转温，脉回，清醒如初。(《伤寒论汇要分析》141 页)

按　肾为性命所司，元阴元阳寄寓其中。今病人经期冲水，致使阴寒直中少阴，而发神昏厥逆。予四逆汤重剂，分 4 次缓服，温暖少阴，渐驱寒邪，病遂愈。案中阐发热药重剂缓服之理，实有参考价值。

4. 寒疝　齐氏医案载：汪少宰妻，腹中急痛，恶寒厥逆，呕吐下利，脉见微涩。予以四逆汤投之无效，其夫次日来寓告曰：昨夜依然作泄无度，然多空坐，酢胀异常，尤可奇者，前阴酢出一物，大如柚子，想是尿脬。老妇尚可生乎？齐踌躇长久曰：是证不可温其下以逼迫其阴，当用灸法温其上以升其阳，而病自愈。用生姜一片贴头顶百会穴上，灸艾三壮，其脬自收，仍服四逆汤加黄芪、白术，2 剂而愈。(《伤寒论类方案汇参》349 页)

按 前阴脱出一物，"大如柚子"，疑为"子宫脱垂"。治用隔姜灸"百会穴"，颇有巧思。

二、四逆加人参汤

【**主治病证**】恶寒脉微而复利，利止亡血也，四逆加人参汤主之。（伤寒 385）

【**方剂组成**】甘草二两（炙）　附子一枚（生，去皮，破八片）　干姜一两半　人参一两

【**方药用法**】上四味，以水三升，煮取一升二合，去滓，分温再服。

【**方证释义**】本方功能回阳救逆，益气生津。即四逆汤加人参而成。张璐说："亡血本不宜用姜附以损阴……此以利后恶寒不止，阳气下脱已甚，故用四逆以复阳为急也。其所以用人参者，不特护持津液，兼阳药得之，愈加得力耳。"（《张氏医通》）本方证是以阳气欲亡，阴液欲竭为主要病机的病证。《伤寒论》叙其症为霍乱下利，忽而自止，恶寒脉微。就临床看来，还可见四肢厥逆，汗多，呼吸浅促，神疲嗜睡等症。本证的特点是不仅亡阳而且亡阴。临床上除了亡阳之证候外，还可见到皮肤干燥，口唇淡皱，口干，烦躁更甚等亡阴表现。四肢厥冷为本方证的主症之一，临证应与热厥、蛔厥、痰厥、气厥等诸厥证鉴别。

【**临床发挥**】《景岳全书》："四味回阳饮，治元阳虚脱，危在顷刻者。即本方。"

人参能加强四逆汤的功效 刘渡舟说：四逆汤治阳虚阴盛而见恶寒、脉微、下利为甚之症。若因下利津液内竭，无物可下，而下利自止的，则以四逆加人参汤治疗为宜。方用四逆汤补阳虚以胜阴寒，加人参生津益气，以补下后之虚。正如魏荔彤所云："于温中之中，佐以补虚生津之品，凡病后亡血津枯者，皆可用也，不止霍乱，不止伤寒吐下后也"。……1962 年，我曾就《伤寒论》中的理论和实践的有关问题，拜访过山西省中医研究所所长李汉卿先生，李老认为在临床用四逆汤时，不论是否"亡血"，都应加人参为好。因人参大补元气而能加强四逆汤的治疗功效，所以，比单纯用四逆汤为优。谨录其说以供参考。（《伤寒论十四讲》117 页）

【**医案举例**】

1. 挟阴伤寒 挟阴伤寒，先因欲事（指房事），后感寒邪，阳衰阴盛，六脉沉伏，小腹绞痛，四肢逆冷，呕吐清水，不假此药，无以回阳。人参、干姜（炮）各一两，生附子一枚（破作八片）。水四升半，煎一升，顿服，脉出身温即愈。（《纲目》第十二卷"人参"引吴绶《伤寒蕴要》）

按 挟阴伤寒，因房事伤及肾气，肾气骤虚，复感寒邪。寒为阴邪，其性收引，使肾虚寒凝，经脉拘挛，阳衰阴盛，症见小腹绞痛，呕吐清水，四肢逆冷，六脉沉伏。治宜助阳补气，温经散寒，方选附子辛热温肾阳助命火，配干姜温里

散寒止痛，人参甘温补虚益气。据《伤寒蕴要》载，原方为"加味四逆汤"，即四逆汤中加入人参。《纲目》引用去炙甘草，其益气"回阳"之力更强。

2. **下利清谷**　冯某，年已古稀，忽患下利清谷，请高姓医，诊治数日。高因负盛名，而熟读《伤寒论》者也，俱大补大温之剂，附子理中，更重加归芪之类。乃服药以来，下利不少减，且四肢厥逆，无脉——胃败。予诊毕，断曰：证诚重笃，但必利止后，脉渐出，始有生理。即用四逆汤，日夜连服，次日下利止，而脉仍未出。即于原方加参续进。次日诊之，脉渐可循，生气恢复也。复诊，据言昨夜不能成寐。盖由下后，心阴已虚，心肾未能相交。于是改用黄连阿胶汤，1剂即能熟睡。此证连用姜附，忽改芩连，所谓帆随风转也。由是调养数日，即告复原。[黎少庇.《新中医》1957，（7）：36]

按　病人年逾古稀而下利清谷，显系真阳虚衰，釜薪失焰之候。高医以理中为主，加归、芪、附子。盖理中乃温中之剂，当归滑利之弊，方证不合，故病不少减。改以四逆汤补火生土，利遂止。然四逆纯阳燥热，但有回阳之力，而无救液之功，故脉不出。即于四逆方中加人参回阳救液，脉始渐出。惟心阴仍虚，遂予黄连阿胶汤调理而安。

3. **痢疾**　杨氏，年过7旬。暑月患痢，痢下脓血，腹痛，里急后重等。病过3日，日益沉重，神识恍惚，脉微细，血压下降。西医经输液、用抗生素及升压药等抢救处理，病无转机。邀笔者会诊，脉症所见，乃痢下伤及气阴，且年迈元气已衰，惟大补气阴为上策。《伤寒论》第385条说："恶寒脉微而复利，利止亡血也，四逆加人参汤主之。"处以该方加山茱萸敛阴固脱。一日一夜频服2剂，病趋稳定，血压回升，守方少加黄连治痢"厚肠胃"，调治3日而病愈。（吕志杰治验）

三、茯苓四逆汤

【**主治病证**】发汗，若下之，病仍不解，烦躁者，茯苓四逆汤主之。（伤寒69）

【**方剂组成**】茯苓四两　人参一两　附子一枚（生用，去皮，破八片）　甘草二两（炙）　干姜一两半

【**方药用法**】上五味，以水五升，煮取三升，去滓，温服七合，日二服。

【**方证释义**】本方功能回阳益阴，兼伐水邪。方用四逆汤回阳救逆，加人参、茯苓补气益阴，宁心安神。"茯苓感太和之气化，伐水邪而不伤阳，故以为君；人参生气于乌有之乡，通血脉于欲绝之际，故以为佐；人参得姜、附，补气兼以益火；姜、附得茯苓，补阳兼以泻阴；调以甘草，比之四逆为稍缓和，其相格故宜缓也。"（吴谦，等《医宗金鉴·订正仲景全书·伤寒论注》）本方证是以阴阳两虚为主要病机的病证。《伤寒论》说这是误汗误下所致，后果病仍不解，

反增烦躁。症见四肢厥冷，恶寒，烦躁，心悸，惊惕，或小便不利，浮肿等，其脉沉微，苔白而润。

【临床发挥】《类聚方广义》："茯苓四逆汤，治诸久病，精气衰惫，干呕不食，腹痛溏泄恶寒，面部四肢微肿者，产后失调摄者，多有此症。又曰：治慢惊风，搐搦，上窜下利不止，烦躁怵惕，小便不利，脉微数者。"

【医案举例】

1. 亡阳竭阴烦躁证　段某某，素体衰弱，形体消瘦，患病年余，久治不愈。症见两目欲脱，烦躁欲死，以头冲墙，高声呼烦。家属诉：初起微烦头疼，屡经诊治，因其烦躁，均用寒凉清热之剂，多剂无效，病反增剧。面色青黑，精神极惫，气喘不足以息，急汗如雨而凉，四肢厥逆，脉沉细欲绝。拟方如下：茯苓 30g，高丽参 30g，炮附子 30g，炮干姜 30g，甘草 30g。急煎服之。服后，烦躁自止，后减其量，继服 10 余剂而愈。[周连三，等.《中医杂志》1965，（1）：28]

2. 疟疾误治虚脱证　马某某，82 岁。1956 年诊治。久患疟疾，触邪而发，六脉沉弦，寒热往来，发作有时。发则高热谵语，胸满闷而痛。曾用大柴胡汤治疗，服后下利虚脱，急请抢救。症见：虚脱，倒卧在地，面色苍白，下利黑屎满身，牙关紧闭，不能言语，仅有微息，六脉沉微欲绝，四肢厥逆。处方：茯苓 30g，炮附子 24g，炮干姜 15g，人参 15g，甘草 5g。急煎服之。1 剂泻止足温，能言气壮，六脉来复。继服 3 剂，其疟亦随之而愈。[周连三，等.《中医杂志》1965，（1）：28]

3. 虚寒喘促（肺源性心脏病）　1964 年，有一肺源性心脏病病人住院治疗，经中西药调治后，病情好转。某晚，适余值班，黎明前，护士来唤，云此肺心病病人突见张口呼吸，端坐床头而不能卧。余急给氧，气略平。但四肢渐冷，至天明，冷更甚，手逾肘、足过膝，端坐而张口呼吸更甚，痛苦异常，舌淡，脉数，余遂与其他中医共议，用茯苓四逆汤加减予服。经二三小时，冷势即减，气亦平，迨中午，已能平卧矣。（《老中医医案医话选·何志雄医案》292 页）

四、通脉四逆汤

【主治病证】少阴病，下利清谷，里寒外热，手足厥逆，脉微欲绝，身反不恶寒，其人面色赤，或腹痛，或干呕，或咽痛，或利止脉不出者，通脉四逆汤主之。（伤寒 317）

下利清谷，里寒外热，汗出而厥者，通脉四逆汤主之。（伤寒 370，金匮十七·45）

【方剂组成】甘草二两（炙）　附子大者一枚（生用，去皮，破八片）　干姜三两（强人可四

两）

【方药用法】上三味，以水三升，煮取一升二合，去滓，分温再服。其脉即出者愈。面色赤者，加葱九茎；腹中痛者，去葱，加芍药二两；呕者，加生姜二两；咽痛者，去芍药，加桔梗一两；利止脉不出者，去桔梗，加人参二两。病皆与方相应者，乃服之。

【方证释义】本方功能破阴回阳，通达内外。通脉四逆汤与四逆汤药味完全相同，只是干姜、附子的用量较大，温阳驱寒之力量更强，有回阳复脉之功。本方证是以阳气大衰，阴寒内盛，格阳于外为主要病机的病证。症见下利清谷，里寒外热，汗出，手足厥逆，脉微欲绝，身反不恶寒，其人面色赤，或腹痛，或咽痛，或利止脉不出。此外，还可见口鼻气冷，躁扰不宁，渴而得水不欲咽等症。除脉微欲绝外，尚可见洪大无伦、按之则无，舌质淡、苔白滑或黑滑。

关于本方与四逆汤的鉴别，汪苓友说："武陵陈氏云，通脉四逆，即四逆汤也，其异于四逆者，附子云大，甘草干姜之分量加重，然有何大异，而加通脉四逆以别之？曰四逆之汤者，治四肢逆也。论曰：阴阳之气不相顺接，便为厥，厥者阳气虚也。故以四逆益真阳，使其气相顺接，而厥逆愈矣。至于里寒之甚者，不独气不相顺接，并脉亦不相顺接，其证更剧，故用四逆汤而制大其剂，如是则能通脉矣。同一药耳，加重则其治不同，命名亦别，方亦灵，怪矣哉！"（《伤寒论证广注》）

关于本方与四逆汤、附子汤、白通汤的鉴别，以及本方之加减法，陈修园说："阳气不能运行，宜四逆汤；元阳虚甚，宜附子汤；阴盛于下，格阳于上，宜白通汤；阴盛于内，格阳于外，宜通脉四逆汤。盖以生气既离，亡在顷刻，若以柔缓之甘草为君，岂能疾呼散阳而使返耶！故倍用干姜，而仍不减甘草者，恐散涣之余，不能当姜、附之猛，还藉甘草以收全功也。若面赤者，虚阳上泛也，加葱白引阳气以下行；腹中痛者，脾络不和也，去葱，加芍药以通脾络；呕者，胃气逆也，加生姜以降逆气；咽痛者，少阴循经上逆也，去芍药之苦泄，加桔梗之升提；利止脉不出者，谷气内虚，脉无所禀而生，去桔梗，加人参以生脉。"（《长沙方歌括》）

【临床发挥】《伤寒摘绵》："凡初病便无热恶寒，四肢厥冷，头痛面青，身如被杖，小腹绞痛，囊缩，口吐涎沫，或下利小便清白，脉沉迟微弱，寻之似有，按之全无，此厥阴本经受寒之真阴证也，在经在脏，俱用通脉四逆汤治之。"

《伤寒大白》："不发热而手足厥冷，三阴经阴证寒厥恶寒也，仲景以此方治之。家秘加广皮和中州，助葱白以行阳气；加黄芪协姜、附而达表。"

通脉四逆汤应"凭脉下药"　刘渡舟说：通脉四逆汤，治少阴病阳虚寒证，下利清谷，手足厥逆，脉微欲绝等证。由于阴寒内盛，而拒阳于外，又可出现里寒外热的身反不恶寒，面色赤的"格阳""戴阳"证。凡少阴阴证，人皆可识，及至反常，则易混淆诊断。《伤寒六书》说："如身不发热，手足厥冷，好静沉默，不渴，泄利腹痛，脉沉细，人共知为阴证矣。至于发热面赤，烦躁不安，揭去衣被，饮冷脉大，人皆不识，认为阳证，误投寒药，死者多矣。必须凭脉下药至为切当，不问浮沉大小，但指下无力，按至筋骨全无者，必有伏阴，不可与凉药，脉虽洪大，按之无力者，重按全无，便是阴证。"以脉辨阴阳证之真伪，其说大可借鉴。通脉四逆汤的药物与四逆汤相同，惟剂量则比四逆汤为大。如生附子用大者一枚，干姜的剂量也增加了一倍。另外通脉四逆汤还附有加减之法，从其加减之法，可见本证之"面色赤"，则应加葱白，而"脉微欲绝"，则又应加人参。方中虽未涉及，据理而推，亦所必然矣。（《伤寒论十四讲》118 页）

【医案举例】

1. **阴（寒）盛格阳** 李东垣治冯氏子，年 16，病伤寒，目赤而烦渴，脉七八至。医欲以承气下之。已煮药，而李适从外来。冯告之故，李切脉，大骇曰：几杀此儿！《内经》有言，在脉诸数为热，诸迟为寒。今脉八九至，是热极也。殊不知《至真要大论》曰：病有脉从而病反者何也？歧伯曰：脉至而从，按之不鼓，诸阳皆然。王注云：言病热而脉数，按之不动，乃寒盛格阳而致之，非热也。此传而为阴证矣。令持姜、附来，吾当以热因寒用之法治之。药未就，而病者爪甲已青，顿服八两，汗渐出而愈。（《名医类案》28 页）

按 上案是阴盛格阳证。上热下寒，故目赤而烦渴；其烦渴一定是渴喜热饮，或不喜饮；脉七八至，按之不动，是寒极似阳之象，亦即西医学所谓心力衰竭而呈虚性兴奋之象；药未就而爪甲青，是寒证显露出来，也就是因心力衰竭而引起的静脉淤血现象。这种病，临床虽不多见，但不可不知，由此案可知古人认证之精确。案曰"顿服八两，汗渐出而愈"，可见姜、附用量之大。通脉四逆汤与四逆汤药味相同，惟姜、附用量较大，取此大辛大热之剂，以速破在内之阴寒，而除阴阳格拒之势。若面色赤，为阴盛格阳，虚阳浮越所致，可加葱白以通达之。原书将葱白列入加减法中，当系传抄之误，似应根据汪琥、钱潢诸氏意见，将葱白列入方中，这样才能起到宣通上下内外阳气，破阴救逆作用。

2. **真寒假热（重感冒）** 患儿男性，1 岁。于 1960 年 8 月 28 日因发热 7 天就诊。其母说：7 天前发热，经西医诊断为"重感冒"，用百尔定、青霉素、链霉素等，数天后热终未退。检查体温 39.5℃，心肺正常，腹部无异常。化验：白细胞 19.8×10^9/L，中性粒细胞 0.80，淋巴细胞 0.15。望诊：眼睛无神，想睡懒睁眼，符合少阴证的但欲寐。并有四肢逆冷，诊脉浮大无根。诊断为少阴格阳证，法宜温中回阳并兼散寒，方用通脉四逆汤。处方：干姜 2.4g，附子 1.5g，甘草 1.5g。开水煎，冷服。服药后，患儿熟睡 4 小时，醒后精神好，四肢不逆冷，眼睛大睁，不再发热。约 2 小时后，检查体温 37℃，化验白细胞 8.4×10⁹/L，前后 6 小时一切症状消失而愈痊。[许云斋.《中医杂志》1962，（2）：14]

按 此案患儿之脉症为阳虚证候，格阳于外而高热，以温阳法治之，立见功效。如此病情，当今之医有如此见识吗？敢于用如此方法吗？

3. 寒湿霍乱 田某儿媳患霍乱，吐泻无度，冷汗出，腹痛筋急，肢厥声小，皮瘪目陷，病来颇暴。予诊时，已服来苏散、藿香正气丸等药，虽无大讹，却不着痛痒，半日时刻，吐泻各在 30 次以外，消息停顿，六脉全无，病已濒危，势不及救。察证属寒多，欲与疠疫搏斗，拟通脉四逆汤加重其剂，方用：甘草 6g，干姜 18g，乌附 24g。并书简明医案于方首（霍乱寒多，渴不欲饮，饮亦喜热，舌苔白，吐泻多清水，不大臭，惟耽搁时间过久，救治较迟，肢厥筋挛，皮瘪目陷，六脉全无，病已造极。拟大剂温肾以启下焦生气，温脾以扶中宫颓阳，作最后挽救）。隔 3 时复诊，吐泻未止，厥逆未回，嘱照原方再进 1 剂。隔 2 时又再复诊，吐泻虽缓，厥逆仍未回，俨似正气与邪气同归于尽状，细审细察，探其手心，微有温意。曰：生机在此。盖正气过伤，迟迟其复，兆端已见，稍俟即当厥回向愈，嘱其续将三煎药服完，另用前方，姜、附各减为 9g，并加党参 12g，夜间作 2 次缓服。翌晨复诊，厥回脉出，已能起坐，特精力匮乏，为拟理中加知母、天花粉善后。（《冉雪峰医案》11 页）

按 此系阳亡液脱，格阳于外之候。阳亡则吐泻无度，肢厥声小，六脉全无；液脱则腹痛筋挛，皮瘪目陷；虚阳外越则冷汗不止。故先予通脉四逆汤重剂扶阳抑阴，通达内外，以消除格拒。2 剂后，生阳来复，手心微温，吐泻渐止，遂于上方加党参续服，回阳护阴。翌日厥回脉出。此曰"寒湿霍乱"，颇似急性胃肠炎病重阳虚者。冉氏为现代治伤寒名家，学验俱丰也。

4. 阳虚咽痛 王某，女，51 岁。1979 年 12 月 29 日诊。病人素体阳虚，近 10 天咽喉疼痛，曾求诊于某医院，诊为"咽炎"。曾用银翘及玄麦甘桔汤 6 剂未验。病人语声低弱，手指冰凉，喜近火炉取暖，脉沉细，舌质淡白、苔薄白。咽部没有充血肿胀，扁桃体不肿大，口中多津液。辨证属阳虚寒盛。治以四逆汤加桔梗。处方：炮附子 6g，干姜 3g，炙甘草 10g，桔梗 10g。每日 1 剂，水煎，分 3 次温服。服药 2 剂见效，咽痛减轻。续服 2 剂，咽痛消除。（《伤寒论通释》351 页）

按 通脉四逆汤加减法有"咽痛者……加桔梗一两"之明文。此案以治急性热病之方用治慢性杂病，扩大了经方的临床用途，应当效法。

五、通脉四逆加猪胆汁汤

【主治病证】吐已下断，汗出而厥，四肢拘急不解，脉微欲绝者，通脉四逆加猪胆汁汤主之。（伤寒390）

【方剂组成】甘草二两（炙）　干姜三两（强人可四两）　附子大者一枚（生，去皮，破八片）猪胆汁半合

【方药用法】上四味，用水三升，煮取一升二合，去滓，纳猪胆汁，分温再服，其脉即来。无猪胆，以羊胆代之。

【方证释义】本方功能回阳救逆，益阴和阳。系通脉四逆汤加猪胆汁组成。以通脉四逆汤破阴回阳而救逆，加猪胆汁之苦寒性滑，一则借其性寒，引姜、附大辛大热之药入阴，以防盛阴对辛热药物格拒不受，具有"甚者从之"之意；二则借其苦润以润燥滋液，既可补益吐下后之液竭，又可制约姜、附辛热伤阴劫液之弊，是谓益阴和阳之法。正如成无己所说："若纯与阳药，恐阴为格拒，或呕或躁，不得复入也；与通脉四逆汤加猪胆汁，胆苦入心而通脉，胆寒补肝而和阴，引置阳药不被格拒。《内经》曰：微者逆之，甚者从之，此之谓也"（《注解伤寒论》）。本方证是以阳亡阴竭为主要病机的病证。症见于霍乱吐利之后，吐已下断，汗出而厥，四肢厥逆，或拘急不解，脉微欲绝。就临床看来，还可见转筋，眼眶凹陷，肌肉枯削，干呕等。

需要鉴别的是：四逆汤证、通脉四逆汤证和通脉四逆加猪胆汁汤证等三方证均属阳虚阴盛证候，但在病情程度及临床表现等方面有所不同。四逆汤证属一般阳虚阴盛证，以肢厥，下利，脉沉多见；通脉四逆汤证为阳虚阴盛，虚阳外脱证，除有阳虚阴盛证外，还有汗出，反不恶寒，或面赤，咽痛等虚阳外脱之候；通脉四逆加猪胆汁汤证则是在通脉四逆汤证的基础上，更有吐利俱停，四肢拘急不解，脉不出等阴液涸竭之候，病变程度更为严重。此外，通脉四逆加猪胆汁汤证与四逆加人参汤证，皆为阳亡液竭之候，但本方证病情尤为危笃。

【临床发挥】**通脉四逆加猪胆汁汤中之胆汁不可忽视**　刘渡舟说：通脉四逆加猪胆汁汤，治疗"吐已下断，汗出而厥，四肢拘急不解，脉微欲绝"的阴阳两虚之证。此证原为少阴寒证，因吐利交作不止，最后反体液大伤，而至吐无可吐而自止，下无可下而自断，津液匮乏之情，已一目了然。故单用通脉四逆汤，则达不到既扶阳而又滋液之目的。仲景于此时，巧妙地于原方加上猪胆汁半合，于扶阳之中加入沃阴增液之品，妙在以有情之物，不假造作而直补人之体液，故能药后即效，而远非草木之药所能及。吴人驹说："汗出而厥，阳微欲绝，而四肢拘急，全然不解，又兼无血以柔其筋，脉微欲绝，固为阳之欲亡，亦兼阴气亏损，故用通脉四逆以回阳，而加猪胆汁以益阴，庶几将绝之阴，不致为阳药所劫

夺也。"吴氏之说，不但说出了"亡血"之治，又说出了"将绝之阴，不致为阳药所劫夺"的两层意义。据友人谈，程门雪先生治因食蟹为病而吐利交作，以致足胫筋脉拘急不伸者，先生每用通脉四逆加猪胆汁汤治疗。凡有猪胆汁者，则多可获救，如一时无胆汁而服通脉四逆汤者，则疗效很不理想。由此看来，猪胆汁这味药是决不能缺少的。如果没有猪胆汁，亦可用羊胆汁代替使用。(《伤寒论十四讲》119 页)

【医案举例】吐泻阳亡阴竭证　周某，年届弱冠，大吐大泻之后，汗出如珠，厥冷转筋，干呕频频，面如土色，肌肉削弱，眼眶凹陷，气息奄奄，脉象将绝，此败象毕露，许为不治矣！而病家苦苦哀求，姑尽最后手段。着其即觅大猪胆 2 个，处方用炮附子三两，干姜五两，炙甘草九钱。一边煎药一边灌猪胆汁，幸胆汁纳入不久，干呕渐止，药水频投，徐徐入胃矣。是晚再诊，手足略温，汗止，惟险证尚在，再处方：炮附子二两，川干姜一两五钱，炙甘草六钱，高丽参三钱。即煎继续投服。翌日巳时过后，其家人来说："昨晚服药后呻吟辗转，渴饮，请先生为之清热。"观其意嫌昨日用姜附太多也。讵至则见病人虽有烦躁，但能诉出所苦，神志渐佳，诊其脉亦渐显露，凡此皆阳气复振机转，其人口渴，心烦不耐，腓肌硬痛等症出现，原系大吐大泻之后，阴液耗伤过甚，无以濡养脏腑肌肉所致。阴病见阳证者生，且云今早有小便 1 次，俱佳兆也。照上方加茯苓五钱，并以好酒用力擦其痛处，如是 2 剂而烦躁去，诸症悉减，再 2 剂而神清气爽，能起床矣。后用健运脾胃，阴阳两补诸法，佐以食物调养数日复原。[许小逊，等.《广东医学·祖国医学版》1963，(2)：35]

　　按　本案以重剂通脉四逆汤速破在内之阴寒而回欲脱之阳气，灌服猪胆汁以益阴和阳兼能降逆。救命于九死一生之际，真良方也。其案中"对话"及后续诊治过程，颇显良医经验，应细心品味，以增见识。

六、干姜附子汤

【主治病证】下之后，复发汗，昼日烦躁不得眠，夜而安静，不呕，不渴，无表证，脉沉微，身无大热者，干姜附子汤主之。(伤寒 61)

【方剂组成】干姜一两　附子一枚（生用，去皮，破八片）

【方药用法】上二味，以水三升，煮取一升，去滓，顿服。

【方证释义】本方功能急救回阳。系四逆汤去甘草而成。方中生附子、干姜大辛大热，破阴回阳。因病情变化急剧，阴寒特甚，阳气欲脱，故不用甘草之缓，以免牵制姜、附回阳之力。本方有单刀直入之势，可使将散的阳气很快回复。浓煎一次顿服，俾药力集中，收效更速。"……不知此义者，加增药味，和合此汤，反牵制其雄入之势，必致迁缓无力。"(喻昌《尚论篇》)本方证是以阳气暴虚，阴寒独盛为主要病机的病证。《伤寒论》说到系误下误汗所致。症见昼日烦躁不得眠，夜而安静，不呕，不渴，无表证，脉沉微，身无大热。

按 笔者对《伤寒论》第 58～61 条联系起来认识，因而对第 61 条有自己的心悟，从而对干姜附子汤方义作"善后调理"解释。详见《伤寒杂病论研究大成》第 106 页。

【临床发挥】《伤寒准绳》："发狂而肌表虽或热，以手按之则冷透手，或肩背胸膈有斑十数点，脉极沉细，用干姜附子汤加人参冷进。"

《伤寒绪论》："少阴病下利，脉沉细干呕，干姜附子汤。"

【医案举例】**阴盛似阳证** 李东垣治一人，目赤，烦渴引饮，脉七八至，按之则散，此无根之脉。用姜附加人参，服之愈。（《名医类案·卷五·恶热》）

七、白通汤

【主治病证】少阴病，下利，白通汤主之。（伤寒 314）

少阴病，下利，脉微者，与白通汤。……（伤寒 315）

【方剂组成】葱白四茎 干姜一两 附子一枚（生，去皮，破八片）

【方药用法】上三味，以水三升，煮取一升，去滓，分温再服。

【方证释义】本方功能破阴回阳，宣通上下。由四逆汤去甘草之缓，加葱白破阴通阳而成。本方证是以阴盛阳虚，虚阳被格拒为主要病机的病证。《伤寒论》叙述本方证较略，以方测证，临床可见手足厥逆，畏寒背冷，咽喉痛而其色淡滞，下利清谷，舌苔白滑，脉微或沉伏等，若是虚阳上越，则可见面赤如妆，即所谓戴阳证。白通汤与通脉四逆汤证均属阳气虚衰，阴盛格阳之证。白通汤证为阴寒内盛，格阳于上，故称阴盛戴阳证；通脉四逆汤证为阴寒内盛，格阳于外，故称阴盛格阳证。两者同中有异，须加以鉴别。

【医案举例】

1. 妊娠厥逆戴阳证 谢某某，女，36 岁。起床后精神如常，忽然头晕眼花，跌倒灶后，即扶之床上静卧，昏迷不醒。延余往诊：脉伏不见，四肢厥冷，面色白，两颧微红，时有恶心欲吐之状。因肝肾阳气俱虚，眩晕发厥；阴气下盛，虚阳上浮，致有戴阳征象。问及怀孕日期已近 9 个月，白通汤加味主之。处方：黑附子 15g，干姜 9g，炒吴茱萸 6g，公丁香 2.4g，桂枝 9g，葱白 3 茎，炙甘草 6g。服药后觉胸腹漉漉作响，泻了很多水分。下午往诊，平复如常，次日仍有腹泻，以理中汤加味为治。[李筱圃.《云南中医学院学报》1979，（2）：40]

2. 阳虚头痛 刘某某，男，12 岁，学生。每晨起头痛绵绵，自汗，精神倦怠，畏寒喜热，舌淡苔白，脉沉细无力。至中午不治则自愈。请某中医诊治，按气虚头痛，屡治无效，严重影响学习。笔者按阳虚头痛，用白通汤加炙甘草，两剂而愈。处方：熟附子 6g，干姜 4.5g，炙甘草 4.5g，葱白 2 枚。[刘宇.《山东中医药大学学报》1977，（1）：30]

3. 阳虚便秘　余在临证当中遇阳虚寒凝而便闭不通者，用白通汤（附子 30g，干姜 10g，葱白 4 寸）治疗，其效甚捷。盖白通汤主少阴病下利，但临床实践亦确能温通泻下，此乃变法。[《中医杂志》1985，（1）：4]

原按　便秘虽属大肠传导功能失常，但与脾胃及肾脏的关系至为密切。就老年便秘而言，以阴虚血少肠燥最为多见，还多见于肾阳不足，肠失温润。其大便艰涩，尚见面色青淡，腹中气胀或有疼痛，口中和，小便清长，甚则四肢不温，喜热恶冷，舌淡白、苔白滑润，脉沉迟。治当补肾润肠。而阳虚寒凝所致者，白通汤温通泄下，确为对证之方法。

八、白通加猪胆汁汤

【主治病证】少阴病，下利，脉微者，与白通汤。利不止，厥逆无脉，干呕烦者，白通加猪胆汁汤主之。服汤，脉暴出者死，微续者生。(伤寒 315)

【方剂组成】葱白四茎　干姜一两　附子一枚(生，去皮，破八片)　人尿五合　猪胆汁一合

【方药用法】上五味，以水三升，煮取一升，去滓，纳胆汁、人尿，和令相得，分温再服。若无胆，亦可用。

【方证释义】本方功能破阴回阳，宣通上下，益阴和阳。即白通汤加人尿、猪胆汁而成。以白通汤破阴回阳，通达上下；加人尿之咸寒、猪胆汁之苦寒，引阳入阴，使热药不致格拒，亦取其滋阴补液之功。吴谦说："少阴病下利脉微者，与白通汤，下利当止。今利不止，而转见厥逆无脉，更增干呕而烦者，此阴寒盛极，格阳欲脱之候也。若专以热药治寒，寒既甚，必反格拒而不入，故于前方中加人尿、猪胆汁之阴，以引阳药入阴。经曰：逆者从之，此之谓也。无脉者，言诊之而欲绝也。服汤后，更诊其脉，若暴出者，如烛烬焰高，故主死；若其脉徐徐微续而出，则是真阳渐回，故可生也。"（《医宗金鉴·订正仲景全书·伤寒论注》）本方证是以阴寒内盛，阳亡阴竭，虚阳上越为主要病机的病证。症见下利不止，四肢厥逆，干呕而烦，面色赤，舌质淡、苔白滑润，脉微欲绝而甚则无脉。本方证是在白通汤证的基础上，更见干呕而烦、无脉等阳亡阴竭的危候。

【临床发挥】**白通汤加入胆汁、人尿有殊功**　刘渡舟、傅士垣等结合古今医家经验，谈了胆汁、人尿的功效。指出：关于方中猪胆汁的取舍问题，张仲景说"无胆亦可用"，似乎胆汁为可用可不用的药物。据程门雪老先生的治疗经验证明，方中的猪胆汁绝非可有可无之事。程老曾用白通加猪胆汁汤救治两例因食

"河蟹"而致病的病人，其一按方使用了猪胆汁，另一因未找到猪胆汁。治疗的结果是：加猪胆汁者获痊愈，而未用者竟抢救无效。此足以说明对方中猪胆汁一药的治疗作用，是绝不可忽视的。

关于加人尿、猪胆汁是否科学的问题：前面说过，人尿、猪胆汁乃生物体内的产物，容易吸收而直接为人所用，非草木之品所能比。且二药既不损阴，也不碍阳，实乃平和有效之药。现猪胆汁仍是一些药物的重要原料，而人尿，特别是童便，一直为历代医家所习用。《医宗金鉴》的"柴胡清骨饮"方中就有人尿和猪胆汁，此方对长期不愈的"低热"每能获得满意的疗效。另外，妇女产后或其他外伤所致之"失血性休克"，在输血条件不具备的情况下，急以人尿服之，即可收到某种抢救的效果。再如跌扑损伤后，由于体液的消耗，病人每感口渴，特别是在野外条件不备的情况下，切不可投以冷水，若以人尿代饮，则是有百利而无一害。对人尿治疗作用的研究，又开始引起医学家们的注意。我们应当用唯物主义的辩证观点加以对待，只有在实践中不断地检验，并运用科学方法进一步整理研究，才能确定它的实用价值和科学地位。(《伤寒论诠解》172 页）

【医案举例】

1. 久病脏寒中满 由夏季目黄神倦，渐至中焦胀满。延至霜降，上吐瘀血，下便污浊。按脉弱细不调，视色神采不振，兼以呼吸带喘，素有寒疾气逆，其宿饮之蓄，已非一日。当夏 3 月，脾胃主令，天气热，地气升，人身气泄，加以饥饱劳役，而遂减食胀满，是皆病于中，绵延上下矣。夫六腑以通为用，不但腑不用事，其间经脉络脉中，气血皆令不行。气壅血瘀，胀势愈加。古人治胀病专以宣通为法，而有阴阳之殊。后之攻劫宣通，如神祐、舟车、禹功等方，值此久病淹淹，何敢轻试？议以专通三焦之阳气，驱其锢蔽之浊阴，温补兼进，若不阳气渐，难以拟投。引用仲景白通汤：去须葱白，干姜，猪胆汁，淡附子。(《清代名医医案精华·叶天士医案》51 页）

2. 吐泻阴盛格阳 俞某某，男，6 个月。1972 年 12 月 19 日住院。家人代诉：患儿已腹泻 13 天，近日腹泻加重。住院检查：营养差，神疲，皮肤弹性差，前囟凹陷，口唇干燥。诊断：①单纯性消化不良并脱水；②营养不良 Ⅰ～Ⅱ度。前后用过乳酶生、氯霉素、新霉素、葛根芩连汤加味，补液等中西药治疗，仍泻下无度，烦躁不安，口渴，呕吐水样液。翌晨，患儿体温 38℃，弄舌，烦躁，口渴，小便不利，面色㿠白，目眶凹陷，睡卧露睛，即紧急会诊。诊见舌苔白腻，脉细数无力。此为患儿久泻，脾阳下陷，病邪已入少阴，有阴盛格阳之势。病已沉重。予白通加猪胆汁汤：川附子 15g（开水先煨），干姜 4.5g，葱白 2 寸（后下）。水煎 3 次，汤成，将童便 30ml，猪胆汁 6ml，炖温加入，分 6 次服。12 月 21 日复诊：体温降至正常，泄泻亦减。治以温中散寒，健脾止泻，用附桂理中汤

加味。［廖浚泉.《新中医》1975，（3）：24］

九、真武汤

【主治病证】太阳病，发汗，汗出不解，其人仍发热，心下悸，头眩，身瞤动，振振欲擗地者，真武汤主之。（伤寒82）

少阴病，二三日不已，至四五日，腹痛，小便不利，四肢沉重疼痛，自下利者，此为有水气，其人或咳，或小便利，或下利，或呕者，真武汤主之。（伤寒316）

【方剂组成】茯苓　芍药　生姜（切）各三两　白术二两　附子一枚（炮，去皮，破八片）

【方药用法】上五味，以水八升，煮取三升，去滓，温服七合，日三服。若咳者，加五味子半升，细辛、干姜各一两；若小便利者，去茯苓；若下利者，去芍药，加干姜二两；若呕者，去附子，加生姜足前成半斤。

【方证释义】本方功能温阳利水。方中炮附子辛热，温肾壮阳，使水有所主；茯苓、白术健脾利水；生姜温散水气；芍药和里益阴，《本经》谓其能"利小便"。汪苓友说："真武汤，专治少阴里寒停水，君主之药当是附子一味，为其能走肾温经而散寒也；水来侮土，则腹痛下利，故用苓、术、芍药，以渗停水，止腹痛；四肢沉重是湿，疼痛是寒，此略带表邪，故用生姜以散邪；或疑芍药酸寒，当减之，极是。然上证是里气虚寒，方中既有姜、附之辛，不妨用芍药之酸，以少敛中气。若咳者，水寒射肺，肺叶张举，既加细辛、干姜以散水寒，不妨加五味子以敛肺，但五味子酸味太厚，不须半升之多也；小便利者，不得云无伏水，乃下焦虚寒，不能约束水液，其色必白，去茯苓者，恐其泄肾气也；若下利者，里寒甚，故去芍药加干姜；呕者，水寒之气，上壅于胸中也，加生姜足前成半斤，以生姜为呕家圣药，若去附子，恐不成真武汤矣。"（《伤寒论辨证广注·中寒辨证》）本方证是以阳虚阴盛、水气内停为主要病机的病证。《伤寒论》记载本证见于两种情况：①少阴病阳虚水泛，症见腹痛，下利，小便不利或利，四肢沉重疼痛，或咳，或呕等。②太阳病发汗伤阳，导致阳虚水动，症见其人仍发热，心下悸，头眩，身瞤动，振振欲擗地等。此外，临床还常见浮肿，面白，畏寒，气短，头晕，手足冷，咯痰稀白等。其舌多淡嫩而胖、舌苔白或灰黑而滑，脉沉细微或浮大无根。

【临床发挥】《直指方》："治少阴肾证水饮与里寒合而作嗽，腹痛下利，于本方加干姜、细辛、五味子，凡年高气弱久嗽通用。"

《伤寒翼方》："真武合生脉汤，假热发燥，微渴，面赤，欲坐卧于泥水井中，脉来无力者。即本方加五味子、麦门冬、人参。"

真武汤证解析与广泛应用　陈亦人说：少阴阴盛阳虚兼水气证，论中原文有两组证候。注家对第 82 条证候的汗出不解，其人仍发热，有两种解释，大多解释发热为虚阳外浮，果然是虚阳外浮，则证属格阳，恐非真武汤所能胜任。另一种认为是汗不如法，表证仍在，但以里虚较甚，故用真武汤先治其里。此说比较合理。心下悸为水气凌心，头眩因清阳不升，注家的意见一致，惟对身𥆩动，振振欲擗地的机制，多数以阳虚而经脉失养解释，难免片面。尤在泾提出系水气所致，他论证说："经脉纲维一身，以行血气，故水入之，则振振动也。擗犹据也，眩动之极，心体不安，思欲据地以自固也。"并通过与四逆汤比较，得出"此与阳虚外亡有别，阳虚者，但须四逆以复阳，此兼水饮，故必真武以镇水"，极有见地。《金匮》有"其人振振身𥆩，必有伏饮"的记载，可作旁证。后一组证候，乃水寒浸渍内外所致，阳虚水停则小便不利，阳虚寒凝则腹痛，水寒浸渍于外则四肢沉重疼痛，水寒浸渍于内则下利。临床表现虽然不同，但病机都是阳虚兼水气，所以都可用真武汤温肾阳以散水气。

真武汤的适用范围广泛，诸如消化系统病之萎缩性胃炎、胃下垂、胃及十二指肠溃疡、腹泻（包括五更泻）、便秘、胃切除后引起的"倾倒症群"；循环系统病，如风湿性心瓣膜病并发心力衰竭、心衰浮肿、高血压性心脏病并发心力衰竭、心房纤颤、二尖瓣分离术后心衰；泌尿系统病，如慢性肾炎高度浮肿、慢性肾盂肾炎低热等，只要符合心肾阳虚水气泛溢病机，用之皆有良效。此外，还可用于寒饮上逆的肺气肿、支气管炎、阳虚挟水湿的白带等病证。充分体现了异病同治的优越性。(《〈伤寒论〉求是》96 页)

【医案举例】

1. **水肿** 魏某某，男，59 岁，城关水果店营业员。于 1963 年 7 月诊治。病人初病时，因头面及下肢午后浮肿，服西药治疗月余，未见疗效，改用中药治疗 2 个月左右，仍未见效，病日增重，而来就诊。现症：全身除胸部及手心未肿之外，均浮肿，按之凹陷不起，小便稀少，饮食不进，口虽渴但不饮，神倦体寒，着衣被而不暖，面色灰黯无华，舌苔黑而滑润、舌质红色娇艳，脉浮大无根。此乃真阳衰极，土不制水所致。拟方：炮附子 60g（先煎 50 分钟，下同），白术 24g，白芍 24g，茯苓 24g，潞党参 60g，玉桂 6g，炙甘草 24g，生姜 30g。水煎 3 次，头煎 1 次顿服，二、三煎不论次数，频频饮服，1 日尽 1 剂。上药连进 3 剂，浮肿已消退十之六七，查其苔已不黑，脉不浮而反沉，此乃虚焰渐衰，正气渐复之佳象。上方附子、党参、玉桂、生姜量减半，续服 4 剂而愈。[唐声庵.《中医杂志》1965，(7)：39]

按 益火生土，温阳化水实为治阴水要法。本案全身浮肿，神疲恶寒，小便不利，舌苔黑滑，乃阳衰寒水失制之象；舌质娇艳，脉浮大无根，乃阴盛阳浮之征。故用重剂真武汤加肉桂益火温阳，化气行水，服 3 剂浮肿大减，减量续服而愈。

2. 眩晕（高血压病） 马某某，女，70 岁。1964 年 4 月 17 日初诊。发现高血压病已 3 年。头晕，头痛，耳鸣不聪，劳累则加重，形体日渐发胖，小便有时失禁，晚间尿频，痰多，怕冷，手足偏凉。饮水则腹胀，饮食喜温，不能吃生冷。血压 230/118mmHg。六脉沉细、右甚，舌偏淡、苔滑。属阳虚水泛，治宜温阳化水，健脾化痰。处方：茯苓 9g，生白术 6g，白芍 6g，川附子 6g，生姜 45g，法半夏 9g，生龙骨、生牡蛎各 12g。4 月 25 日复诊：头晕减轻，睡眠好转，血压 210/110mmHg 左右，自觉症状明显减轻。（《蒲辅周医疗经验》214 页）

原按 此为阳虚寒湿盛的高血压病，年已 70 岁，尿频，小便失禁，四肢欠温，肾阳衰退，故用温阳镇水的真武汤加味。痰多用半夏，虽与附子相反，病情需要，却起相反而相成的作用。

3. 喘证 王某某，女，61 岁。病人有慢性咳喘病史，逢寒病作，时值秋末冬初，其病发作，喘急抬肩，动则喘息更甚，伴有咳嗽，吐痰色白，稀痰量多，形瘦神惫，时而汗出，观其面有微绛，舌苔薄白，脉沉弱无力。投二陈、青龙皆不收效，后服白果定喘汤，但只能缓解，不能根除，停药病仍作，百医不效。余诊之曰：此乃肾中真阳不足，水寒射肺也。痰生于饮，治痰必驱其饮。处方：真武汤重用茯苓 60g，加干姜 60g，细辛 2.4g。服 1 剂知，2 剂病大减。咳喘已平，吐白痰仍多，纳食不佳。用前方加五味子 6g，白术 9g，3 剂而痊愈。[夏洪生.《哈尔滨中医》1965，（2）：53]

4. 阳虚发热 某某，男，26 岁。主诉间断性发热，关节痛 5 年，伴周身浮肿半年，加重 7 天，以"狼疮性肾炎"收入院。住院半月后，发热复作，体温 39℃，时至初夏，虽发热而喜衣被，周身浮肿，阵阵肌肉瞤动，腹胀时痛，手足欠温，神疲头晕，口干不欲饮，大便溏，小便少，舌淡红体胖质润、苔腻而罩黄，脉滑数、沉取无力。血压 172/105mmHg。曾服清热解毒药如银翘散，肌内注射柴胡注射液、复方氨林巴比妥注射液等，发热不退。因思病人证候与《伤寒论》第 82 条与第 316 条所述真武汤证颇类似，而其发热特点则为第 11 条所述真寒假热证，即"病人身大热，反欲得近衣者，热在皮肤，寒在骨髓也；……"。此外，脉滑按之无力，此《濒湖脉学》所谓"滑脉为阳元气衰"之象；舌体胖、质润、苔腻均为阳虚寒湿，其舌苔罩黄可断为虚热之象。病机为阳虚水泛而发热，真武汤为对证之方。处方：炮附子 15g，白术、白芍、茯苓各 12g，生姜皮 18g，竹叶 6g。水煎分日 3 次温服。服药 1 剂，即汗出热退，体温渐趋正常，诸症遂减。[吕志杰，等.《浙江中医学院学报》1998，（1）：9]

5. 舌红无苔主阳虚案 一老妇，76 岁，右半身麻木，膝以下冷，脚肿不能穿鞋，渴不思饮，漱水即唾。睡醒一觉，舌干不能转动，心悸头眩，难再入睡，脉迟细，舌干红、无苔。予大剂人参真武汤，3 剂后肿退，寐安，舌上生出薄白苔，津液满口，又予大剂补阳还五汤加附子 30g，芥子 10g，全蝎 3g，蜈蚣 2 条。6 剂后麻木亦愈。（《李可老中医急危重症疑难病经验专辑》61 页）

原按　本案例涉及到中医舌诊中令人困扰的一则难题，即关于无苔舌的主病。凡舌面无苔而干，或中心剥蚀如地图，或舌红如柿，可见裂纹，各家皆主阴虚。但临床所见，不少气虚、阳虚甚至亡阳危证中，也出现这样的舌象，本案即是一则典型病例。我一生所遇此类舌证抵牾的病例，不下 200 例，全数按主症以相应的方药而愈。

按　中医学对临床上四诊不符时，有"舍脉从症""舍症从脉"之说。笔者曾撰写"四诊合参，舍舌从脉从症论"。刊载于《河北中医学院学报》1995 年第 2 期。四诊从舍，即由表及里，去伪存真，治病求本的分析过程。

十、附子汤

【**主治病证**】少阴病，得之一二日，口中和，其背恶寒者，当灸之，附子汤主之。（伤寒 304）

少阴病，身体痛，手足寒，骨节痛，脉沉者，附子汤主之。（伤寒 305）

妇人怀娠六七月，脉弦发热，其胎愈胀，腹痛恶寒者，少腹如扇，所以然者，子脏开故也，当以附子汤温其脏。（方未见）（金匮二十·3）

【**方剂组成**】附子二枚（炮，去皮，破八片）　茯苓三两　人参二两　白术四两　芍药三两

【**方药用法**】上五味，以水八升，煮取三升，去滓，温服一升，日三服。

【**方证释义**】本方功能温补脾肾，祛寒化湿，暖宫安胎。方中炮附子扶先天之阳气，温经止痛；人参补后天之根本，益气扶正；白术、茯苓助人参以补中培土，协附子以利水消阴；芍药和血通痹，既监制附子之燥热，又助附子散寒滞，疗身痛。本方系真武汤减生姜加人参而成，组成仅差一味，功用却有不同。真武汤用姜不用参，重在温散水气；本方用参，更倍术、附之用量，旨在温补元阳。本方证是以元阳虚衰，寒湿凝滞为主要病机的病证。《伤寒论》言其症为口中和，背恶寒，身体痛，手足寒，骨节痛，脉沉。《金匮》曰妊娠六七月，见有脉弦发热，其胎愈胀，腹痛恶寒，少腹如扇者，亦属本方所治范围。其舌淡苔白滑或灰黑而润，脉沉弦无力。

【**临床发挥**】《千金方》："附子汤，治湿缓风，身体疼痛如欲折，肉如锥刺刀割。本方加桂心、甘草。"

《类聚方广义》："附子汤治水病，遍身肿满，小便不利，心下痞硬，下利腹痛，身体痛，或麻痹，或恶风寒者。"

真武汤证之主症身痛辨 刘渡舟、傅士垣等分析说：身痛一症，《伤寒论》有多处论及，如太阳病的麻黄汤证、桂枝汤证、新加汤证以及本篇的附子汤证。麻黄汤与桂枝汤证，为风寒之邪闭塞肌表，用麻、桂发汗解表后，身痛自除；新加汤证为汗后身疼，脉见沉迟，属气血营卫虚损，体表失养，故用新加汤补益气血，疏通营卫，则身痛可止；本证属阳虚有寒，寒湿凝滞，故用附子汤扶阳抑阴，温化寒湿，则身痛可痊。（《伤寒论诠解》167页）

【医案举例】

1. 真心痛（心绞痛） 唐某，男，51岁。1980年6月24日入院治疗。平素伏案少动，经常熬夜，长期失眠，血压持续在170～190/100～120mmHg。1979年冬季以来，常阵发心前区刺痛。1980年5月20日，因劳累过度，情志不舒，骤发胸背剧痛，大汗淋漓，面色苍白，四肢厥冷，手足青紫，处于昏迷状态。急送某医院诊以"心肌梗死"，经吸氧、输液等抢救措施，3日后脱险。但仍神志模糊，稍一劳累，心绞痛即发作，于1980年6月24日，入我院住院用中药治疗。先后用活血化瘀，祛湿化痰，育阴潜阳等法治之，症状时轻时重。7月26日突发心绞痛，症见面色青黄，剧痛难忍，背冷恶寒，汗出不止，四肢发凉，指端青紫，舌淡、苔白、多津，脉沉细。证属阴寒内盛，胸阳不振。尤以背恶寒症状突出，思仲景"少阴病得之一二日，口中和，其背恶寒者……附子汤主之"。以附子汤加味。处方：红参、炮附子各10g，白术、川芎各15g，白芍、茯苓、薤白各30g。急煎顿服。服药须臾，汗止，精神好转，疼痛减轻。2剂后背冷减轻，疼痛消失。以上方继服40剂，心绞痛未再发作，背冷消失，血压稳定在140～150/90～100mmHg，能上班工作。［唐祖宣.《中医杂志》1981，（11）：39］

2. 妊娠腹痛 王某某，35岁，经产妇。怀孕7个月，忽腹部疼痛，绵绵不休。经多方治疗，痛益甚。诊时已病月余，病人畏寒，腹部更甚，口中和，喜热饮，泛清涎，脉弦而无力。先以逍遥散加味治之，无效。不得已用附子汤，处方：附子15g，茯苓15g，党参25g，白术25g，白芍15g。连服3剂而愈，至期产一男婴，甚壮。［《辽宁中医杂志》1980，（4）：15］

按 本案所述病情与原文相近，以附子汤治之而愈，佐证了本方的实用价值。古人认为附子有坠胎之弊，而阳虚又必须用此，应辨证准确，方可使用。关于如何正确运用附子，周连三先生［《中医杂志》1981，（11）：39］说得好："此方为温阳峻剂，附子又为有毒之品，妊娠三四月时要慎用。仲景在妊娠六七月时用附子是因为胎元已成，此时用附子则无坠胎之弊，何况胞宫虚寒，失于温煦，有是证则用是药，有故无殒也。其辨证须严格掌握，主要有腹痛发冷，入夜痛甚，喜按喜暖，小便清长，恶寒身倦，胎胀脉弦，舌淡苔白多津等症，方可以本方加减施治。附子乃扶阳止痛之佳品也。"

3. 防治滑胎 李某某，25 岁。过去 2 年内连续流产 3 次，最大者 3 个月，今乃第 4 次妊娠，4 个月零 7 天时以少腹寒凉而时痛，始用附子汤。每 4 剂间服少腹逐瘀汤 2 剂，共用附子汤加减 16 剂，少腹逐瘀汤 8 剂，至妊娠 6 个半月腹凉减退而停药，此后良好，足月产女婴 4500g。[王靖寰.《中医杂志》1964，（5）：10]

按 王清任《医林改错》云："……子官内先有瘀血占其地，胎至三月再长，其内无容身之地……或连伤三五胎……将此方（指少腹逐瘀汤）服三五剂或七八剂，将子官内瘀血化净，小儿身长有容身之地，断不致再小产。"本案把附子汤与少腹逐瘀汤间服，可知其多次流产的原因为宫寒兼瘀，故二方兼服有互助之妙。

4. 早产 李连仲老中医根据附子汤温补元阳，健脾除湿之力，加味治疗虚寒型早产。处方：炮附子、当归、人参（另炖）各 6g，茯苓、炙甘草、白芍各10g，黄芪 30g，丹参 15g。于妊娠 6 个月后每月中旬服药 5 剂，每日 1 剂。结果保胎成功。[李淑琴.《浙江中医杂志》1992，（11）：510]

原按 早产病人多表现下腹坠胀，腹痛畏寒，腰腿无力等下焦虚寒证，与《金匮》附子汤证颇相似，以本方加味治疗 31 例多保胎成功。

十一、桂枝附子汤

【**主治病证**】伤寒八九日，风湿相搏，身体疼烦，不能自转侧，不呕不渴，脉浮虚而涩者，桂枝附子汤主之。若其人大便硬，小便自利者，去桂加白术汤主之。（伤寒 174）

伤寒八九日，风湿相搏，身体疼烦，不能自转侧，不呕不渴，脉浮虚而涩者，桂枝附子汤主之。若大便坚，小便自利者，去桂加白术汤主之。（金匮二·23）

【**方剂组成**】桂枝四两（去皮） 附子三枚（炮，去皮，破） 生姜三两（切） 大枣十二枚（擘） 甘草二两（炙）

【**方药用法**】上五味，以水六升，煮取二升，去滓，分温三服。

【**方证释义**】本方功能温经散寒，祛风除湿。方中桂枝辛温，温通经络，祛风散寒；附子辛热，温经扶阳，驱逐寒湿；甘草、生姜、大枣调和营卫，扶正祛邪。诸药合用，可使风湿之邪从外而解。本方与桂枝去芍药加附子汤用药相同而用量有所不同。彼方附子量小，温经助阳，用于胸阳不振、表邪不解之脉促胸满恶寒；本方附子量大，散寒止痛，用于风湿相搏之身体疼烦。本方证是以风湿相搏，其病势偏于肌表为主要病机的病证。症见身体疼烦，不能自转侧，不呕不渴，或见小便不利，大便反快，脉浮虚而涩。桂枝附子汤证即《素问·痹论》

"风寒湿三气杂至，合而为痹也"之意。风寒湿痹证初起，有发热，恶寒，汗出，身体疼痛脉浮，与太阳表证有类似之处，但太阳病虽有身体疼痛，却无身重难以转侧，脉浮虚而涩之象。可见原文冠以"伤寒"二字，实非伤寒病。况且原文提到不呕不渴，此说明本证不仅非太阳病，而且与少阳、阳明无关。以此为辨。

【医案举例】

1. 痹证（风湿性关节炎、坐骨神经痛）

（1）黄某某，女，24岁。下肢关节疼痛已年余，曾经中西医治疗，效果不显。现病情仍重，关节疼痛，尤以右膝关节为甚，伸屈痛剧，行走困难，遇阴雨天则疼痛难忍，胃纳尚好，大便时硬时溏，面色发白，苔白滑润，脉弦紧、重按无力。诊为寒湿痹证。处方：桂枝尖30g，炮附子30g，生姜18g，炙甘草12g，大枣4枚。3剂。[程祖培，等.《广东医学·祖国医学版》1964，（6）：40]

原按 病人病历1年，疼痛缠绵不愈，查其服药存方，皆是通络祛风除湿之品，不明寒湿须温之理。根据脉象弦紧，重按无力，肌肤白嫩，考虑此乃腠理疏松，卫阳不固，寒湿乘虚而入，流注关节，闭塞隧道，以致气血凝滞而为痛痹，故用桂枝附子汤取效。

（2）王某某，男，25岁。病人右下肢疼痛，不能着地，屈伸时疼痛加剧，由臀部沿下肢后外侧放射性疼痛。疼痛时剧，与气候无关。舌淡红、苔薄白，脉浮弦。用桂枝加附子汤。处方：桂枝9g，生姜9g，炙甘草6g，附子3g，白芍9g，大枣4枚。水煎分2次服。二诊：服上方1剂后，疗效不明显，仍疼痛难忍，故改用桂枝附子汤：桂枝12g，生姜9g，炙甘草9g，附子9g，大枣4枚。水煎分2次服。三诊：病人服上药2剂痛止，下肢活动自如。停药观察数月，再未复发。（《古方新用》133页）

按 本案因风湿之邪留着肌肉关节，初用《伤寒论》桂枝加附子汤，病无改善。改用桂枝附子汤，即上方去芍药之阴凝，加大桂、附用量，2剂痛止。经方之精如此。编者（吕志杰）曾用桂枝附子汤加白术治阳虚痹证，确有灵验。

2. 阳虚感冒 梁某某，男，成年。素易外感。近日觉恶风，微汗出，周身筋骨酸痛，沉重，关节屈伸不利，二便调，口淡，舌苔白，脉浮虚。体温38.5℃。前医以三仁汤加减治疗未效而转诊。此证为阳虚之体感受风寒湿邪，为痹证之初，桂枝附子汤主之。处方：桂枝10g，熟附子12g，生姜3片，大枣6枚，炙甘草6g。服3剂，诸症消失而愈。[《新中医》1980，（2）：30]

十二、桂枝附子去桂加白术汤

【主治病证】……若其人大便硬，小便自利者，去桂加白术汤主之。（伤寒174）

……若大便坚，小便自利者，去桂加白术汤主之。（金匮二·23）

【方剂组成】附子三枚（炮，去皮，破）　白术四两　生姜三两（切）　甘草二两（炙）　大枣十二枚（擘）

【方药用法】上五味，以水六升，煮取二升，去滓，分温三服。初一服，其人身如痹，半日许复服之，三服都尽，其人如冒状，勿怪。此以附子、术并走皮内，逐水气未得除，故使之耳，法当加桂四两。此本一方二法：以大便硬，小便自利，去桂也；以大便不硬，小便不利，当加桂。附子三枚，恐多也，虚弱家及产妇，宜减服之。

【方证释义】本方又名白术附子汤，功能温经散寒，健脾燥湿。方中附子温经扶阳，散寒止痛；生白术健脾润肠（炒白术燥湿），术、附合用，以逐寒湿之邪；姜、枣调营卫；甘草和中。需要说明，服大量附子，往往产生中毒现象，即条文所谓"其人身如痹……如冒状"。但服后病势顿挫而迅速获愈。《尚书》曰"药弗瞑眩，厥疾勿瘳"，即指此类情况而言。本方证是以寒湿偏胜，痹着肌肉为主要病机的病证。症见身体疼烦，转侧不利，舌苔薄白腻或白滑。

【医案举例】习惯性便秘、老年便秘　1977 年 6 月，病人于某来诊。谓便秘六七年。多年来，服汤药数百剂，滋阴如麦冬、沙参、玉竹、石斛、知母有之；润下如火麻仁、郁李仁、柏子仁、桃仁有之；泻下如大黄、芒硝、番泻叶有之；补益如党参、黄芪、太子参、怀山药、肉苁蓉、狗脊、巴戟天有之；丸药如牛黄解毒丸、牛黄上清丸、更衣丸、槐角丸、麻仁滋脾丸；他如开塞露、甘油栓等，且常年蜜不离口。然便秘之苦不能解，颇为失望。余诊之，心烦易汗，失眠食少，脉细，舌苔薄滑。上症皆由便秘过久，脾胃功能失调所致。投：生白术90g，生地黄 60g，升麻 3g。病人半信半疑，以为药仅三味，又无一味通下药，默然持方而去，但并未服药。尔后终因便不能下，姑且试之，不期 4 小时后，一阵肠鸣，矢气频转，大便豁然而下，为数年所未有之痛快。此后，又继服 20 余剂，六七年之便秘竟获痊愈，病人喜出望外，称谢而去。高龄患便秘者实为不少，如一老人患偏枯，步履艰难，起坐不利，更兼便秘，查其舌质偏淡、苔灰黑而腻，脉见细弦。此乃命门火衰，脾失运转，阴结之象也。处方以生白术 60g 为主，加肉桂 3g，佐以厚朴 6g，遂大便自通，灰苔亦退。类似病人，亦多有效，勿庸一一例举。［魏龙骧.《中医杂志》1978，（4）：9］

原按　便秘者，非如常人之每日应时而下也。此证恒三五日、六七日难得一便，大便干结如羊屎，窘困肛门，努挣不下，甚则非假手导之不能出；亦有便不干结，间有状如笔管之细者，虽有便意，然临厕则便不出。便秘一证，孟浪者，但求一时之快，猛剂以攻之，以致洞泄不止，不但无益，反而有害。东垣所谓"治病必求其源，不可一概用牵牛、巴豆之类下之"。源者何在？在脾胃。脾胃之药，首推白术，尤须重用，始克有济。然后分辨阴阳，佐之他药。或曰："便秘一证，理应以通幽润燥为正途，今重用燥脾止泻之白术，岂非背道而驰，愈燥愈秘乎？"叶氏有言："脾宜升则健，胃宜降则和。"又云："太阴湿土得阳始运，阳明阳土得阴自安，以脾喜刚燥，胃喜柔润也，仲景急下存津，其治在胃，东垣大升阳气其治在脾。"便干结者，阴不足以濡之。然从事滋润，而脾不运化，不能为胃行其津液，终属治标。重用白术，运化脾阳，实为治本之图。故余治便秘，概以生白术为主，少则一二两，重则四五两，便干结者加生地黄以滋之，时或少佐升麻，乃升清降浊之意。若便难下而不干结，或稀软者，其苔多呈黑灰而质滑，脉亦多细弱，则属阴结脾约，又当增加肉桂、附子、厚朴、干姜等温化之味，不必通便而便自爽。

　　按　上述经验表明，善学仲景者，既要从正面去学，还要从反面、侧面去悟，方能融会贯通，应变无穷。魏老中医可谓善学仲景，博采诸家之长者。其它各位临床学者，皆善于学习，注重实践，或继承之，或发挥之，验证了白术治便秘的可靠疗效。

　　笔者效法上述经验，以生白术重用为主药治疗虚性便秘，亦取得良效。现代药理研究证实，白术"有促进肠胃分泌的作用"，"使胃肠分泌旺盛，蠕动增加"，这可能是白术通便的机制所在。但需要明确，白术并非通治一切便秘，而主要适用于虚性便秘，如习惯性便秘（久病多虚）、老年便秘、术后便秘等。并应结合辨证加用佐使药为佳，如阴血虚加生地黄，阳气虚加姜、附等。此外，上述经验还表明，服白术 40g 后不但通大便，而且小便增多。这为白术利小便祛水湿提供了依据。

十三、甘草附子汤

　　【主治病证】风湿相搏，骨节疼烦，掣痛不得屈伸，近之则痛剧，汗出短气，小便不利，恶风不欲去衣，或身微肿者，甘草附子汤主之。（伤寒 175，金匮二·24）

　　【方剂组成】甘草二两（炙）　附子二枚（炮，去皮，破）　白术二两　桂枝四两（去皮）

　　【方药用法】上四味，以水六升，煮取三升，去滓，温服一升，日三服。初服得微汗则解，能食，汗止复烦者，将服五合。恐一升多者，宜服六七合为始。

　　【方证释义】本方功能温经散寒，祛风除湿，通痹止痛。方中附子温经散寒；白术健脾运湿；桂枝通阳祛风；方名冠以甘草，取其益气和中，缓和诸药，使峻烈之剂缓缓发挥作用，以祛尽风寒湿之邪。本方证是以表里阳虚，风寒湿邪留着关节为主要病机的病证。《伤寒论》叙其症为风湿相搏，骨节疼烦，掣痛不得屈伸，近之则痛剧，汗出短气，小便不利，恶风不欲去衣，或身微肿。其舌苔多为白腻或白滑，脉象或缓或涩。"桂枝附子汤、桂枝附子去桂加白术汤、甘草附子汤，三方俱用附子者，以伤卫而表阳已虚，加寒湿而里阴更胜。凡所见证，皆阳气不充，故经络关节着湿，而卫阳愈虚耳。"（汪苓友《伤寒论辨证广注·辨太阳阳明病中寒脉证并治法》）"此证较前条更重，且里已受伤，曷为反减去附子耶？前条风湿尚在外，在外者利其速去。此条风湿入里，入里者，妙在缓攻。仲景正恐附子多，则性猛且急，筋节之窍，未必骤开，风湿之邪，岂能托出？徒使汗大出，而邪不尽耳。君甘草也，欲其缓也，和中之力短，恋药之用长也。此仲景所以前条用附子三枚者，分三服，此条止二枚，初服五合，恐一升为多，宜服六七合，全是不欲尽剂之意。"（周扬俊《伤寒论三注·太阳下篇》）由于体质强弱的不同，对附子汤的耐受量有别，故体较弱、病较重者反减少附子用量。

【医案举例】风湿病　高某某，得风湿病，遍身骨节疼痛，手不可触，近之则痛甚，微汗自出，小便不利。时当初夏，自武汉返舟求治，见其身面手足俱有微肿，且天气颇热，尚重袭不脱，脉象颇大，而气不相续。其戚友满座，问是何症？予曰：此风湿为病。渠曰：凡驱风利湿之药，服之多矣，不惟无益，而反增重。答曰：夫风本外邪，当从表治，但尊体表虚，何敢发汗！又湿本内邪，须从里治，而尊体里虚，岂敢利水乎！当遵仲景法处甘草附子汤。1 剂如神，服至 3 剂，诸款悉愈。可见古人之法，用之得当，灵应若此，学者可不求诸古哉？（《谢映庐医案·卷一》）

按　上述验案，为风湿病阳虚者，以甘草附子汤治之，疗效称奇。临床还有许多验案证实，风湿性关节炎、坐骨神经痛等病属于阳虚者，以甘草附子汤为主治疗皆有效果。

十四、芍药甘草附子汤

【主治病证】发汗，病不解，反恶寒者，虚故也，芍药甘草附子汤主之。（伤寒 68）

【方剂组成】芍药　甘草（炙）各三两　附子一枚（炮，去皮，破八片）

【方药用法】上三味，以水五升，煮取一升五合，去滓，分温三服。

【方证释义】本方功能扶阳益阴。方中附子辛热，温经复阳以实卫气；芍药、甘草酸甘化阴以养营血。三药配合，成阴阳双补之剂。本方证是以虚人误发其汗，汗后阴阳营卫两虚为主要病机的病证。症见发汗后病不解，恶寒反加剧，脚挛急，脉弦细。

【临床发挥】《方机》："治汗后恶寒者，又治脚挛急疼痛者。"

【医案举例】脚挛急　余之学生李鸿烈电话代述：某男性病人，年近 60 岁。小腿肚痉挛，多在夜半后发作，轻则十几分钟、半小时缓解，重则发作达数小时，苦不堪言。据说脉沉迟少力，舌淡偏胖。此阴血虚不能濡润之，阳气虚不能温煦之。治宜挟阳益阴，温养筋脉。告之用芍药甘草附子汤。果然一二剂见轻，三四剂不再"脚挛急"也。（吕志杰治验）

十五、薏苡附子散

【主治病证】胸痹缓急者，薏苡附子散主之。（金匮九·7）

【方剂组成】薏苡仁十五两　大附子十枚（炮）

【方药用法】上二味，杵为散，服方寸匕，日三服。

【方证释义】本方功能温阳除湿。方中重用炮附子温里祛寒，通阳止痛；薏苡仁除湿宣痹，缓解"筋急拘挛"（《本经》）。二药合为散剂，便于服用以应急。使寒湿去，阳气通，痹痛自解。本方证是以上焦阳虚，寒湿阻痹为主要病机的病证。症见胸痹心痛急性发作，胸背痛势急剧，甚者口唇发紫，手足不温，汗出等，舌淡暗、苔白滑，脉弦。

【医案举例】胸痹心痛（心绞痛）　吴某某，女，49 岁，干部。患冠心病心绞痛已近 2 年，常感胸膺痞闷，憋气，甚则不能平卧，服瓜蒌薤白半夏汤加丹参、鸡血藤、降香等多剂，证情已趋和缓，但今日突然心胸疼痛，痛连脊背，呻吟不已，口唇青紫，手足冰冷，额汗如珠，家属急来邀诊，舌暗水滑，脉弦迟极沉。询其原因系以洗头劳累受凉所致。此属寒甚而阳衰，痹甚而血阻，若疼痛不解，阳将脱散，生命难保，故急以大剂薏苡附子散合独参汤救治：薏苡仁 90g，熟附子 30g，人参 30g，三七 24g。先煎参、附，后纳薏苡仁、三七，浓煎频呷。只 2 剂，疼痛即缓解，厥回肢温，额汗顿止。（《中医自学丛书·金匮》207 页）

按　此案为王云凯教授医案。王老师主讲《金匮》，他教学、临床、著述都擅长。详情见《仲景方药古今应用》第 2 版之"附翼"。

十六、附子粳米汤

【主治病证】腹中寒气，雷鸣切痛，胸胁逆满，呕吐，附子粳米汤主之。（金匮十·10）

【方剂组成】附子一枚（炮）　半夏半升　甘草一两　大枣十枚　粳米半升

【方药用法】上五味，以水八升，煮米熟，汤成去滓，温服一升，日三服。

【方证释义】本方功能温阳散寒，化饮降浊。方中"附子温通三焦以散阴寒，半夏降逆以止呕吐，粳米、甘草（大枣）以扶持胃气，犹大建中之意也。然寒气充塞，治贵温通，无取人参、胶饴之守，且脾为稼穑之区，胃为仓廪之腑，腹痛呕逆，脾胃极伤，用粳米所以承土德培元气也"（朱光被《金匮要略正义》）。本方证是以脾胃虚寒，水湿内停为主要病机的病证。症见腹痛势甚，喜热喜按，肠鸣漉漉，胸胁逆满，呕吐清涎，脉弦无力，舌苔白滑。

【医案举例】

1. 老年阴盛阳衰腹痛 彭君德初夜半来谓："家母晚餐后腹内痛，呕吐不止。煎服姜艾汤，呕痛未少减，且加剧焉，请处方治之。"吾思年老腹痛而呕，多属虚寒所致，处以砂半理中汤。黎明，彭君仓卒入，谓服药痛呕如故，四肢且厥，势甚危迫，恳速往。同诣其家，见伊母呻吟床第，辗转不宁，呕吐时作，痰涎遍地，按脉沉而紧。伊谓"腹中雷鸣剧痛，胸膈逆满，呕吐不止，尿清长"。凭证而论，则为腹中寒气奔迫，上攻胸胁，胃中停水，逆而作呕，阴盛阳衰之候。……彭母之证恰切附子粳米汤，可以无疑矣！但尚恐该汤力过薄弱，再加干姜、苓之温中利水以宏其用。服两帖痛呕均减，再两帖痊愈。改投姜附六君子汤从事温补脾肾，调养十余日，即健复如初。（《治验回忆录》48页）

按 本案处方耐人寻味。药用"砂半理中汤"，何以无效？盖理中汤者理中焦，此证为"下焦浊阴之气"（《心典》）上逆，"所谓肾虚则寒动于中也"，（《论注》）故非用附子温肾散寒不可，附子粳米汤为恰切之用。然"附子无干姜不热"，以附子走而不守，干姜守而不走，二药配合，温阳散寒之力倍增，故四逆汤缺一不可。本案次用附子粳米汤加干姜、茯苓之温中利水以宏其用，最后以姜附六君子汤善后调补，皆恰到好处。读者当于此着眼，心领神会，学以致用，必有长进。

2. 小儿寒饮腹痛 刘某，男，7岁。患儿腹痛5日，时作时止，曾口服、肌内注射镇痛剂，并服安蛔止痛中药2剂，均未见效。触其四肢欠温，腹中咕咕响水声，口吐清涎，察舌淡、苔白中部稍厚，脉弦缓。证属寒饮腹痛，投附子粳米汤，药用：附子、大枣各10g，法半夏12g，甘草6g，粳米30g。嘱其急煎频服。当日病势缓解，遂用原方再进1剂。次日上午复诊，疼痛消失，后以理中汤善后痊愈。[《中医药研究》1986，（11）：505]

按 小儿中土本弱，又恣食生冷，致寒滞中官，邪气横逆，故发腹中暴痛肠鸣清涎等。附子粳米汤温散通降并行，扶正祛邪兼顾，故对寒饮腹痛有卓效。

3. 腹痛（肠功能紊乱） 周某某，女，65岁。1994年3月28日初诊。病腹中绞痛，气窜胁胀，肠鸣漉漉，恶心呕吐，痛则欲便，泻下急迫，便质清稀。某医院诊断为"肠功能紊乱"，服中、西药，效果不显。病延二十余日，经人介绍，转请刘老诊治。其人身凉肢冷，畏寒喜暖，腹痛时则冷汗淋漓，心慌气短，舌淡而胖、苔腻而白，脉沉而缓。综观脉症，辨为脾胃阳气虚衰，寒邪内盛。《灵枢·五邪》云："邪在脾胃，……阳气不足，阴气有余，则中寒肠鸣腹痛。"

治用《金匮要略》附子粳米汤温中止痛，散寒降逆。附子 12g，半夏 15g，粳米 20g，炙甘草 10g，大枣 12 枚。服 3 剂，痛与呕减轻，又服 2 剂病基本痊愈。改投附子理中汤以温中暖寒，调养十余日，即康复如初。(《刘渡舟临证验案精选》92 页）

类方串解

本章共 16 首方剂。这 16 首方均用附子，其中 8 首方用生附子，皆为阳气欲亡之急证，取其回阳救逆之功；8 首方用炮附子，均为阳虚之杂病，或取其温阳利水，或取其温阳化湿，或取其温阳止痛等。上述可知，古人治阳气虚衰之急证皆用生附子，治杂病则用炮附子。从这 18 首方剂之主治功效、方药配伍来分析，本类方剂可有如下规律：

1. 四逆汤类方　本类方有 5 首。①四逆汤：本方由生附子、干姜、炙甘草三味药组成，主治阳衰寒盛证候，为回阳救逆之主方。②四逆加人参汤：本方为四逆汤原方原量加人参而成，主治阳衰阴竭证候，为回阳益阴之剂。③茯苓四逆汤：为四逆加人参汤原方原量加茯苓而成，主治阴阳两虚，或兼有水气内停证候，为回阳益阴，兼伐水邪之剂。④通脉四逆汤：本方为四逆汤原方加重附子、干姜剂量而成，则回阳救逆之功更强，主治证候为阳衰寒盛更甚，且表现格阳于外，虚阳浮越之危候，为回阳救逆之重剂。⑤通脉四逆加猪胆汁汤：本方为通脉四逆汤原方原量加猪胆汁而成，主治证候是在通脉四逆汤证的基础上，更有阴液涸竭之证，为回阳济液之良方。上述可知，以上 5 方均是以四逆汤为主方，结合具体病情，加味或加量而成。

2. 干姜附子汤类方　本类方有 3 首。①干姜附子汤：本方即姜、附两味药组成，亦即四逆汤去甘草，主治阳气暴虚证候，为回阳救脱之单捷小方。②白通汤：即干姜附子汤原方原量加葱白而成，主治阳衰寒盛，虚阳上越之"戴阳证"，为破阴回阳，宣通上下之方。③白通加猪胆汁汤：即白通汤原方原量加猪胆汁、人尿而成，主治证候是在白通汤证的基础上，更有阴液衰竭之危证，为回阳补液，宣通上下之方。上述 3 方均以姜、附回阳为主，或加葱白以通阳，或再加胆汁、人尿以济阴。

3. 以炮附子为主的类方　本类方有 8 首。①真武汤：本方由附子一枚合茯苓、白术、生姜、芍药组成，主治阳虚水停证候，为温阳利水之方。②附子汤：本方即真武汤减生姜加人参倍用附子、白术而成，主治元阳虚衰，寒湿凝滞证候，为温补脾肾，祛寒化湿之方。③桂枝附子汤、去桂加白术汤、甘草附子汤：这 3 方俱用附子（二枚或三枚）、炙甘草，或配伍桂枝、生姜、大枣；或去桂加术；或桂、术并用而不用姜、枣，均主治阳虚而风寒湿邪阻痹于肌肉关节之证候，皆为温经散寒，祛风除湿，通痹止痛之方。④芍药甘草附子汤：本方三药合剂，主治阴阳营卫并虚证候，为阴阳双补之方。⑤薏苡附子散：本方二药合剂，杵为散，以救治胸痹急证，为温阳除湿止痛之方。⑥附子粳米汤：本方为附子、半夏、甘草、大枣、粳米组成，主治中阳虚寒，水湿内停证候，为温通降浊之方。综合上述 8 方可知，附子辛热之功，既可温通三焦脏腑，又可温通肢节肌腠，针对阳虚水停、阳虚湿阻、阳虚寒盛及阴阳两虚等不同，适当配伍，以加强疗效。

第九章
温中补虚剂

凡以温热药物为主组成，具有温中祛寒作用，以治疗脾胃虚寒为主的方剂，称为温中剂，属于八法中的"温法"。凡以补益药物为主组成，具有补益人体气血阴阳及脏腑虚损作用，以治疗各种虚证的方剂，称为补益剂，属于八法中的"补法"。本章方剂多是针对具体证候，把温法与补法结合起来运用。

本章类方主治证候以阳气虚损为主，里虚、里寒是其主要病机。根据《素问·三部九候论》"虚者补之"；《素问·至真要大论》"损者益之""寒者热之""治寒以热"；《素问·阴阳应象大论》"形不足者，温之以气"等治疗原则而立法处方。根据本章方剂的主治功效，可分为温中祛寒、建中补虚、补虚降逆三类。

1. **温中祛寒剂**　适用于中焦虚寒证。脾胃为后天之本，主受纳运化，中阳不足，阴寒内盛，可见脘腹冷痛，喜温喜按，手足不温，呕吐下利，吞酸吐涎，不思饮食，口淡不渴，舌苔白滑，脉沉细或沉迟等。本类方剂的配伍特点是温中散寒与健脾益气药相结合。代表方剂如理中汤。

2. **建中补虚剂**　适用于脾虚营弱，甚则脾气虚衰所致的阴阳气血虚损证。脾胃为后天之本，气血生化之源，气属阳，血属阴；阳根于阴，阴根于阳；无阳则阴无以生，无阴则阳无以化。故脾胃虚弱初起以脾胃病变为主，病深日久则见阴阳气血诸不足及"五脏不安"病变。症见腹中时痛，喜温喜按，食欲不振，以及心悸，虚烦不宁，睡眠不安，面色无华，或四肢酸楚，咽干口燥，手足烦热等。当以建中补虚法为治，代表方剂如小建中汤、黄芪建中汤等。

3. **补虚降逆剂**　适用于肝寒脾弱，胃气上逆证。症见恶心呕吐，吞酸嘈杂，心下痞闷，形体瘦弱，神疲乏力，舌苔滑腻，脉虚缓。治当温肝补脾，和胃降逆，代表方如吴茱萸汤、大半夏汤等。

一、理中汤（丸）（人参汤）

【主治病证】自利不渴者，属太阴，以其脏有寒故也，当温之，宜服四逆辈。

（伤寒 277）

霍乱，头痛，发热，身疼痛，热多欲饮水者，五苓散主之；寒多不用水者，理中丸主之。（伤寒 386）

大病瘥后，喜唾，久不了了，胸上有寒，当以丸药温之，宜理中丸。（伤寒 396）

胸痹，心中痞，气结在胸，胸满，胁下逆抢心，枳实薤白桂枝汤主之；人参汤亦主之。（金匮九·5）

【方剂组成】 人参　干姜　甘草（炙）　白术各三两

【方药用法】 上四味，捣筛，蜜和为丸，如鸡子黄许大。以沸汤数合，和一丸，研碎，温服之，日三四、夜二服。腹中未热，益至三四丸，然不及汤。汤法：以四物依两数切，用水八升，煮取三升，去滓，温服一升，日三服。若脐上筑者，肾气动也，去术，加桂四两；吐多者，去术，加生姜三两；下多者，还用术；悸者，加茯苓二两；渴欲得水者，加术，足前成四两半；腹中痛者，加人参，足前成四两半；寒者，加干姜，足前成四两半；腹满者，去术，加附子一枚。服汤后，如食顷，饮热粥一升许，微自温，勿发揭衣被。

【方证释义】 本方功能温中祛寒，健脾益气。方中干姜温中祛寒；人参补中益气，气充则阳旺；白术健脾燥湿，助运化水湿；炙甘草甘缓补中，调和诸药。四药合用，共奏温运脾阳之功。本方有丸、汤二法，一般病缓用丸，病急用汤。《金匮》称本方为人参汤，其中甘草不炙，四味药用量亦为各三两。本方证是以中焦虚寒为主要病机的病证。据《伤寒论》和《金匮》，本方证包括：①中寒霍乱，症见吐利，头痛，发热，身疼痛，寒多不用水。②大病瘥后，胸上有寒，喜唾，久不了了。③胸痹属中焦虚寒，寒气上冲者，症见心中痞气，胸满，胁下逆抢心。④太阴病，腹满而吐，食不下，自利益甚，时腹自痛，不渴。本证特点是腹痛，喜温喜按，腹虽满而不坚，常兼见倦怠乏力，手足欠温，舌淡、苔白，脉迟弱。

按　人参汤与理中汤用药、剂量、煎服法等皆相同，惟前方用甘草，后方用炙甘草。

【临床发挥】《伤寒集验》："理中石膏汤，治霍乱烦渴，有热转筋，即理中汤加石膏。又曰：理中加茵陈汤，治伤冷中寒，脉弱气虚变为阴黄，即理中汤加茵陈。又曰：增损理中汤，治太阴病下之胸满硬，即理中汤加黄芩、枳壳。研为末，蜜丸如弹大，沸汤熔化。渴者，加天花汤；汗出者加牡蛎。"

《医心方》："小品扶老理中汤，治羸老冷气恶心，食饮不化，腹虚满拘急短气，及霍乱呕逆，四肢冷，心烦满，气闷流汗，理中汤加麦门冬、附子、茯苓。"

理中汤证及其加减法解析　刘渡舟说：理中汤是治疗太阴脾气虚寒证的主

方。脾居中州，依赖脾阳的运化功能而升清降浊，运化水谷精微而为后天之本。若中阳虚衰，脾阳不运，则寒湿不化，升降不利，即形成了太阴为病。其症状表现为：腹泻益甚，腹胀不减，时腹自痛，不欲饮食，脉沉迟无力，舌淡苔白。治用理中汤温中暖寒，健脾运湿，使腹泻止则病愈。服理中汤后，要经一食顷的时间，须饮热稀粥一升许，避寒保温，勿揭衣被。

理中汤有随症加减之法，录之以供参考：若兼见脐上筑的（即脐上悸动之意），为肾气发动之兆，应去白术而加桂枝降逆平冲；若呕吐频繁的，为胃气上逆之候，则应去白术而加生姜和胃止呕；若腹泻为甚的，虽然有吐，还得用白术补脾以止泻；若心下悸而小便少者，则为挟有蓄饮之征，可加茯苓以利小便；若口渴而欲饮水的，则属脾虚而津液不布，则应增加白术的剂量，补脾以行津液；若中寒甚而腹痛者，则应增加干姜的剂量以暖脾寒；若腹不疼而胀满为甚的，则应去掉白术，而加附子以助阳消阴寒之凝结。至于理中丸，它的药物同理中汤一样，只是改汤剂为蜜丸如鸡子黄大。以沸汤和丸，研碎，温服，日 3 丸，夜 2 丸为准。若服药后腹中未热者，亦可增加到三四丸，量病情轻重而定。

理中丸的适应证有二：一是治吐泻而不饮水的寒性霍乱。二是治大病瘥后，胸上有寒的"喜唾"之证。余在青年时期，一次因食生冷而致脾寒作泻，乃就医于某老中医。诊毕授以理中丸，嘱曰：白天服 3 丸，夜间服 2 丸。余服药 1 日，下利依旧，腹中仍疼胀。乃问于老医，胡不效耶？曰：腹犹未热？答：未觉。曰：第服之，俟腹热则病愈矣。后果然腹中发热而病愈。当时颇奇其术之神，后学《伤寒论》理中丸的方后注，方知出自仲景之手，而更叹老医学识之博。（《伤寒论十四讲》112 页）

理中汤的加味应用 理中汤为治太阴虚寒证的主方，因其作用在于温运中阳，调理中焦，故取名"理中汤"。本方又名人参汤，治虚寒性的胸痹证。关于理中汤的临床应用，刘渡舟、傅士垣等指出：若是中焦虚寒下利，又挟热见大便粘黏不爽者，可加黄连，为连理汤；兼胃寒吐逆不止，可加丁香、吴茱萸，为丁萸理中汤；兼吐蛔者，可加乌梅、花椒，为椒梅理中汤。随症加减，临床均有较好疗效。（《伤寒论诠解》199 页）

理中汤的广泛临床应用 关于理中汤的广泛临床应用，将左季云之论述归纳如下：

（1）霍乱 寒霍乱，口不渴者。

（2）吐血 吐血之证，多由中州失运，阴血遂不归经，瘀阻闭塞清道，以致清阳不升，阴血僭上，便成血逆。理中汤力能调中州之气，中州健运，血自归经，其病自已。

（3）四肢浮肿 四肢属土，土虚则元气发泄，不能潜藏，故见四肢浮肿。理中汤力能温暖脾胃，脾胃有权，元气不致漫散，故治之而愈。

（4）心下嘈杂吐水　胃主纳，而脾主运，脾气衰而不运，津液上逆于胃口，以致心气不宁，故嘈杂吐水，即是明验。理中汤力能温暖中宫，脾土健运，水气下行，嘈杂吐水自已。

（5）咳嗽吐清水　咳嗽之病，属于肺经，理应从肺而治，今用理中汤者，原由中州失运，水聚于上，肺气欲下降而不能，故咳唾清水。理中汤力能健脾，脾土健而水湿下趋，肺气降而咳唾自已。

（6）唾水不休　唾水之病，多属胃冷。理中汤力能温暖中宫，土暖而水湿自消，唾病立愈。

（7）呃逆不休　呃逆之病，原有寒热之分，果属胃寒而呃逆不休者，理中汤能暖中寒，中寒去而呃逆自已。

（8）手足微冷少神　四肢逆冷之证，原有四逆之法，此乃微冷少神，明系中宫气衰，不能充周四肢。理中汤大能温暖中宫，中州气旺，肢冷自愈。

（9）虚寒脏燥　此脾寒而津液少，法取理中汤甘温补益脾土，助化精血而治虚寒，与阴虚火乘之津血枯竭之脏燥证有别。

（10）久病大便难　此乃脾气素虚，遂生阴寒，秽菌之不能去者，以中寒凝聚故也。与阳明热结之大便难而用承气者迥异。

（11）久患腹泻，遂成佝偻　此佝偻由于久泻，久泻由于脾肾，与堕伤无关也。法宜理中加附子汤治之。补脾温肾，病可自愈。

（12）遗精　脾虚不能摄精，法当温补脾土，故以理中汤治之愈。

（13）安胎　此因中焦虚弱，故用理中汤益脾胃而胎自安。

（14）反胃　此中焦虚寒，病成反胃，故以理中汤补脾津以和其胃，助消化以止其逆。

（15）口中流涎　此中寒则津上逆于口，溢而为液。理中汤力能温补脾藏，驱除虚寒，俾水津四布，液自不流。

（16）口渴　脾土虚弱，灌溉失职，不能为胃转输津液上升于口，而遂作渴。理中汤温补脾土，津液得升，口渴乃解。

（17）上热下寒之喉痹大泄证　既患大泄，又患喉痹，两证互见，治此不碍彼，张锐治产后有此证为理中丸裹紫雪。盖以喉痹非寒药不可，泄泻非理中不可，紫雪下咽，则消释无余。（紫雪裹理中法，本于吕元膺以紫雪治喉口之热，理中治中焦之寒。盖谓药入中焦即化耳。）

（18）伏阴发斑　阴斑者，因内有伏寒，或误进寒凉，逼其虚阳，浮散于外，其斑点隐隐而微，脉虽洪大，按之无力，或六脉沉微，手足逆冷，舌苔白滑，或黑苔胖滑，此阴斑无疑也。先用炮姜理中汤以复其阳，次随症治。若内伤生冷，外感寒邪而发斑调中汤最捷。

（19）小儿慢惊　慢惊风者，病之寒病之虚也。即补也，此证理中加附子，或六君子汤加炮姜亦可。

（20）口疮　丹溪曰：口疮服凉药不愈者，此中焦气不足，虚火泛上无制，用理中汤。甚者加附子，或噙官桂亦可。（《伤寒论类方法案汇参》396 页）

【临证指要】理中汤（丸）是"温调脾土之剂，为温中第一方也"（文通《百十三方解》），凡脾胃虚寒所致的各科病证，皆可以该方主治，或适当加减治之。

【医案举例】

1. **虚寒泄泻**　王某某，男，39 岁，缝纫工。初诊于 1949 年 2 月 11 日。病者腹泻已逾 1 年，经常肠鸣，大便稀溏。日下八九次，食欲欠佳，完谷不化，曾经数十医诊治而少效。予诊时，病人面色惨白无华，精神疲乏，腹部稍胀而喜按，舌苔浮有一层黄色厚腻，脉细迟。此是脾虚泄泻，法宜补中益土，方用仲景理中汤。处方：人参 9g，炒白术 9g，黑干姜 7.5g，炙甘草 6g。连服 6 剂后复诊，病情大有好转，继进前方 6 剂，药尽即瘥。［袁文斐，等.《江西医药》1964，（3）：149］

按　本案四诊合参，显系脾虚中寒、寒湿下注之候，不可被浮黄苔所惑。

2. **胸痹**　宋某，患胸膺痛数年，延余诊治。六脉沉弱，两尺尤甚，予曰：此为虚痛，胸中为阳气所居，经云上焦如雾，然上天之源，在于地下，今下焦虚寒，两尺沉弱而迟，在若有若无之间，生阳不振，不能化水为气，是以上焦失其如雾之常，虚滞作痛。治此病宜摆脱气病套方，破气之药，固在所禁，顺导之品，亦非所宜。盖导气始服似效，久服愈导愈虚，多服 1 剂，即多加虚痛。胸膺为阳位，胸痛多属心阳不宣，阴邪上犯，脉弦，气上抢心，胸中痛，仲景用瓜蒌薤白汤泄其痞满，降其喘逆，以治阴邪有余之证。此证六脉沉弱，无阴邪盛之弦脉，胸膺作痛即非气上撞心，胸中痛之剧烈，与寻常膺痛迥别。病在上焦，病源在下焦，治法宜求之中焦。盖执中可以运两头，且得谷者为后天之谷气充，斯先天之精气足，而化源有所资生。拟理中汤加附子，一启下焦生气；加吴茱萸，一振东土颓阳。服 10 剂后，脉渐敦厚，痛渐止，去吴茱萸，减附子，又服 20 余剂痊愈，数月不发。次春赴乡扫墓，因外感牵动又作，体质素弱，真气未能内充，而况加以外邪，嗣后再发，再治再愈。治如前法，与时消息，或温下以启化源，或温上以宣化机，或温中以生生之本，又或申引宣发，合上下而进退之，究之时仍微发，未能除根。盖年逾八八，肾气就衰，未能直养无害，经进一步筹划，觉理中加附子虽曰对证，而参、术呆钝，徒滞中焦，桂、附刚烈，反伤阴液，因借镜虚劳而悟到仲景小建中汤刚中之柔，孙处士复脉汤柔中之刚，纯在凌空处斡旋，不以阳求阳，而以阴求阳，直于阴中生出阳来。丸剂常饵，带病延年。克享

遐龄，于此盖不无帮助。(《冉雪峰医案》30 页)

按 《金匮》论胸痹有属虚属实的不同，属实者，宜用枳实薤白桂枝汤通阳宣痹；属虚者，宜用人参汤（即理中汤）补助阳气。此例胸痛数年，六脉沉弱，属脾肾阳衰无疑。故予理中汤加附子、吴茱萸鼓舞阳气、驱散阴霾而获效。但年迈而"未能除根"，由此反复思索，悟到小建中汤、复脉汤"以阴求阳"法，改"大剂常饵，带病延年"。如此治法，彰显了中医之仁心医术也。

3. **哮喘（左心衰竭、心源性哮喘）** 贾某某，男，60 岁。1998 年 5 月 4 日诊。有"肺源性心脏病"病史十几年。近 1 年多来，有时发生阵发性夜间呼吸困难，多在夜半前后熟睡时发病，病人因胸部憋闷，呼吸急迫而突然惊醒，被迫立即坐起，伴有阵咳、喉中哮鸣、咳泡沫样痰，发作持续时间，轻则十几分钟，重则约 1 小时，可自行缓解，又能平卧入睡。白天动则喘息。脉弦无力，舌质紫暗、苔薄黄而润。根据病人劳力性喘促和阵发性夜间呼吸困难等特点，西医诊断为"左心衰竭，心源性哮喘"。分析病情，其年已六旬，病程日久，必正气虚衰，但夜间发作则为肺气壅实证候。治法当标本兼顾，治本宜人参汤补中助阳，使心肺资生之源充足；治标宜葶苈大枣泻肺汤。处方：人参、白术、干姜、甘草各 30g，葶苈子 24g，大枣 12 枚。服药 1 剂，当夜未发生呼吸困难。连服 14 剂，病情稳定，夜卧平安。白天动则喘促亦明显好转，慢步缓行已不感呼吸困难。改为守方隔日服 1 剂，以巩固疗效。[吕志杰，等.《中医杂志》1998，增刊：104]

按 人参汤与理中汤药味及用量相同，惟理中汤用炙甘草，人参汤用生甘草。人参汤补中助阳，有振奋阳气之功用。上述 3 例治验可知，本方不但对中焦脾胃虚寒有良效，而且对心脏病阳气虚衰的病变亦有捷效。

二、桂枝人参汤

【主治病证】太阳病，外证未除，而数下之，遂协热而利，利下不止，心下痞硬，表里不解者，桂枝人参汤主之。(伤寒 163)

【方剂组成】桂枝四两（别切） 甘草四两（炙） 白术三两 人参三两 干姜三两

【方药用法】上五味，以水九升，先煮四味，取五升，纳桂，更煮取三升，去滓，温服一升，日再夜一服。

【方证释义】本方功能温中解表。本方是理中汤加桂枝而成。以理中汤温中散寒止利；桂枝后下以解太阳之表，为表里兼治之法。"理中加桂枝，不曰理中，而曰桂枝人参者，言桂枝与理中分头建功也。故桂枝加一两，甘草加二两，其治外发热而里虚寒，则所重仍在理中，故先煮四味，后纳桂枝，非但人参不佐桂枝实表，并不与桂枝相忤，故直名桂枝人参汤。"（王晋三《绛雪园古方选注》）本方证是以脾胃虚寒而表邪不解为主要病机的病证。症见下利不止，心下痞闷，恶寒，发热，头痛，汗出，或见腹痛绵绵，四肢倦怠，肢冷，舌质淡、苔白滑，脉浮弱。

【临床发挥】《类聚方广义》："头痛发热汗出恶风，肢体倦怠，心下支撑，水泻如倾者，夏秋之间多有之，宜此方。"

桂枝人参汤煎法分析 刘渡舟、傅士恒等份析本方煎法说：桂枝人参汤煎服法要求，先煎人参汤四味，使其发挥温中散寒、补脾益气的效用；后下桂枝，使其先越出表邪，而不受人参、干姜的羁绊。否则五药同煎，会使桂枝芳香走表之力变为温里之用，而达不到表里两解的目的。(《伤寒论诠解》105 页)

【医案举例】

1. 小儿麻疹下利 1959 年，余带领学生到揭阳县防治麻疹，设简易病床数十张，收治病情较重之病孩。内有一女孩，3 岁许，疹子已收，身热不退，体温39℃，头痛恶寒与否不得而知，下利日十余次，俱为黄色粪水。脉数无歇止，舌质尚正常。遂诊断为麻疹后热毒不净作利。与葛根芩连汤加石榴皮。服后体温反升至 39.5℃，仍下利不止。嗅其粪味并无恶臭气，沉思再三，观病孩颇有倦容，乃毅然改用桂枝人参汤，仍加石榴皮，一服热利俱减，再服热退利止。[沈炎南.《新中医》1963，(3)：40]

2. 脾阳素虚，感寒下利 霍某，女，63 岁。素有脾胃衰弱之证，因感寒而身冷发热，头痛无汗，心下痞满，医者用辛温解表之剂，而佐以苦寒消痞之法。服药后，汗未出，表不解，而溏泻数次，痞闷加剧，渐至不欲进食，腹痛肢厥，脉象沉微，舌苔滑润。此乃脾阳素虚，因误用苦寒，而邪转内陷。由于脾阳不运，故痞益甚，下利不止。为今之治，宜疏散表邪，温健中州，因疏桂枝人参汤与之。处方：桂枝 10g，炒白术 10g，野党参 10g，干姜 10g，甘草 6g。服药后，啜稀粥 1 杯，以助药力。服药 2 剂，身见小汗，而冷热消，痞轻，下利已减。连服 5 剂，痞消泻止，诸症痊愈。(《伤寒论临床实验录》156 页)

按 此案为脾虚之人，复感外寒，表里同病。其病机、证候颇似条文所述，方证相对，即用原方。服药后啜粥，为桂枝汤法，借用此，确能增效。

三、甘姜苓术汤

【主治病证】肾著之病，其人身体重，腰中冷，如坐水中，形如水状，反不渴，小便自利，饮食如故，病属下焦，身劳汗出，衣里冷湿，久久得之，腰以下冷痛，腹重如带五千钱，甘姜苓术汤主之。(金匮十一·16)

校勘："肾著"，程、尤、《金鉴》注本作"肾着"。"腹重"，《脉经》《千金》为"腰重"。

【方剂组成】甘草 白术各二两 干姜 茯苓各四两

【方药用法】上四味，以水五升，煮取三升，分温三服，腰中即温。

【方证释义】本方功能温中散寒除湿。方中重用干姜配甘草以温中散寒；茯苓配白术以健脾除湿。本方所治，其"……病不在肾之中脏，而在肾之外府。故其治法，不在温肾以散寒，而在燠土以胜水。甘、姜、苓、术，辛温甘淡，本非肾药，名肾着者，原其病也"（尤在泾《金匮要略心典》）。本方证是以寒湿痹着于腰部为主要病机的病证。症见腰部冷痛沉重，小便自利，饮食如故，舌淡苔白，脉沉缓。

【医案举例】

1. 肾著、食少便溏　冯某某，男，54 岁。患腰部冷痛，如坐水中，饮食少思，大便稀溏，舌苔白，脉象濡缓。此寒湿着于腰部肌肉之分，即《金匮》所谓"肾著"之病。治宜温中散寒，健脾燥湿，用甘姜苓术汤：干姜 6g，甘草 3g，茯苓 10g，白术 10g。服 5 剂，并配合温灸治疗，食欲好转，大便成条。仍用原方加党参 12g，再服 5 剂，腰痛亦止。（《金匮要略浅述》193 页）

按　古今医家多认为肾著病与肾之本脏无关，其实必脾肾阳气相对不足。若阳气充实，即使偶感外邪，亦难以留着不去。

2. 腰腿痛　迟某，男，50 岁。其病为腰腿、两足酸痛，恶寒怕冷，行路则觉两腿发沉。切其脉沉缓无力，视其舌硕大，苔则白滑。沉为阴脉，属少阴阳气虚也；缓为湿脉，属太阴脾阳不振也。本证为《金匮》所述"肾著"之病，为疏：茯苓 30g，白术 15g，干姜 14g，炙甘草 10g。此方服至 12 剂，则两足变热，恶寒怕冷与行路酸沉、疼痛之症皆愈。（《刘渡舟临证验案精选》145 页）

3. 带下　白某某，女，38 岁。体肥而白带反多，且有秽浊气味。久治不愈。视之皆为治湿热之药。切其脉沉缓，视其苔白滑不燥。疏方：白术 30g，干姜 14g，茯苓 30g，炙甘草 10g。服至 5 剂，白带减少大半，至 10 剂则痊愈。进修学生张君不解，问曰：带为湿浊之邪，味臭秽自是"湿热"所变。先生竟用"肾着汤"之温燥而又反加重干姜之剂量，不知其理为何也？刘老曰：其人脉沉缓是为阴，是为寒湿，寒湿带下味秽，乃湿郁阳气而使之然。今方祛其寒湿，则使下焦阳气不为湿邪所着，是以带止而味亦自除也。（《刘渡舟临证验案精选》167 页）

原按　妇人带下，属热属寒，当据证而断。本案带下见舌苔白滑不燥，脉象沉缓，更无口渴、溲赤、便结之症，则为阴寒之证，故不可只据带下秽浊味臭而断为有热。前医不识，率用寒药治之，必然久治不愈。本证为脾阳不运，寒湿下注所致，故以《金匮》甘姜苓术汤（又名"肾着汤"）燠土以制水。土健则湿去，脾温则寒除，带下自能痊愈。

四、甘草干姜汤

【主治病证】伤寒，脉浮，自汗出，小便数，心烦，微恶寒，脚挛急，反与桂枝汤欲攻其表，此误也。得之便厥，咽中干，烦躁吐逆者，作甘草干姜汤与之，以复其阳；若厥愈足温者，更作芍药甘草汤与之，其脚即伸；若胃气不和，谵语者，少与调胃承气汤；若重发汗，复加烧针者，四逆汤主之。（伤寒29）

肺痿，吐涎沫，而不咳者，其人不渴，必遗尿，小便数，所以然者，以上虚不能制下故也。此为肺中冷，必眩，多涎唾，甘草干姜汤以温之。若服汤已渴者，属消渴。（金匮七·5）

【方剂组成】甘草四两（炙）　干姜二两

【方药用法】上二味，以水三升，煮取一升五合，去滓，分温再服。

【方证释义】本方功能振奋中阳，温肺益气。方中甘草益气和中；干姜温中复阳，二药合用，辛甘化阳。中阳得复，则厥回足温；肺中虚冷而痿，也可因中焦阳复，促使气化，津液得摄而愈。本方证是以中焦阳虚，脾弱肺寒为主要病机的病证。《伤寒论》说到伤寒挟虚而误汗可导致本证，症见四肢厥冷，咽中干，烦躁，吐逆。《金匮》指出，肺痿而症见吐涎沫，其人不渴，必遗尿，小便数，头眩者，系肺中冷，上虚不能制下所致，当属本证范畴。此外，就临床看来，本方证还包括脾胃虚寒之脘腹疼痛、喜温喜按、吐酸、腹泻；脾阳虚衰，失于统摄所致吐血、衄血、便血；脾虚肺寒之咳嗽，其特点是痰多稀白，咳则遗尿等。舌象多见舌质淡、苔白而润，脉象多为沉弱迟涩。"甘草干姜汤、桂枝甘草汤，同为辛甘化阳，而有分头异治之道。桂枝走表，治太阳表虚；干姜守中，治少阴里虚。病虽在太阳，而见少阴里虚证，当温中土，制水寒以复其阳。至于二方分两，亦各有别。彼用桂枝四两，甘草二两，是辛胜于甘；此用甘草四两，干姜二两，为甘胜于辛。辛胜则能走表护阳，甘胜则能守中复阳，分两之间，其义精切如此。"（王晋三《绛雪园古方选注》）

【临床发挥】《直指方》："甘草干姜汤治男女诸处出血，胃寒不能引气归元，无以收约其血。"

《朱氏集验方》："二神汤治吐血绝妙。治男子妇人吐红之疾，盖是久病或作急，劳损其荣卫，壅滞气上，血之妄行所致。带热呷，空心。日午进之，和其气血，荣卫自然安痊，不可不知。即本方。"

甘草干姜汤功效与主治　刘渡舟说：甘草干姜汤就是甘草和干姜组成的方子。但甘草必须蜜炙，干姜必须炮黑（按：甘草干姜汤，《伤寒论》为干姜；《金匮》为炮干姜），甘草的剂量应大于干姜一倍之上。此方在《伤寒论》治疗误发少阴之汗，而手足厥冷之证；在《金匮要略》则治疗肺痿吐涎沫，不渴，遗尿，小便频数，头目眩晕，而多涎唾之证。总的来说，此方温肺、脾两太阴之寒，达阳气、行津液为其所专，临床疗效较佳。据余所知，经方中用两味药组方治病的，有桂枝甘草汤之治悸，芍药甘草汤之治挛，甘草干姜汤之治寒，赤石脂禹余粮汤之治利，皆是药简效专，用之令人称奇。（《伤寒论十四讲》114 页）

甘草干姜汤用于回阳之要点　　左季云分析说：仲景回阳，每用附子，此用干姜、甘草者，正以见阳明之治法。夫太阳、少阴所谓亡阳者，先天之元阳也，故必用附子之下行者回之，从阴引阳也。阳明所谓亡阳者，后天胃脘之阳也，取甘草、干姜以回之，从乎中也。盖桂枝之性辛散，走而不守，即佐以芍药，尚能亡阳；干姜之味苦辛，守而不走，故君以甘草，便能回阳。（《伤寒论类方法案汇参》476 页）

【医案举例】

1. 肺痿　　聂某某，女性，45 岁。1951 年春，产后失调，体渐瘦羸，面色苍白，头眩晕，时唾白沫，咽干口淡，夜不安卧，舌无苔、少津液。前医误认为血亏阴伤，曾以大剂养血滋阴，佐以化痰之剂，治疗经旬而病不减，唾沫增剧，神疲体乏。余诊其两脉细缓、右寸且弱。证属肺痿，遵仲景法，投以甘草干姜汤，暖中摄液，处方：干姜 6g，甘草 15g。晨进 1 剂，日方午唾大减。再进 1 剂，唾沫停止，安然入睡，翌日方醒，续进滋肺补气之剂，调养数日而愈。[张应瑞.《江西中医药》1960，（4）：47]

按　　肺痿有虚寒、虚热之别，属虚热者，症见咳嗽，吐涎沫，口干作渴，脉细数；属虚寒者，症见频吐涎沫，不咳不渴，头眩，尿频或遗尿。此例肺痿时吐白沫，面苍白，头眩晕，口淡，脉细缓、右寸弱。已进大剂滋阴，病反剧，故知其必属肺中虚冷，予甘草干姜汤 1 剂症减，2 剂全止。

2. 遗尿　　刘君，30 岁，小学教师。患遗尿证甚久，日则时有遗出，夜则数遗无间，良以为苦。医咸认为肾气虚损，或温肾滋水而用桂附地黄汤；或补肾温涩而用固阴煎；或以脾胃虚寒而用黄芪建中汤、补中益气汤，其他鹿茸、紫河车、天生黄之类，均曾尝试，有效有不效，久则依然而无法治。吾见前服诸方，于证未尝不合，何以投之罔效？细诊其脉，右部寸关皆弱，舌白润、无苔，口淡，咳唾涎，口纳略减，小便清长而不时遗，夜为甚，大便溏薄，审系肺脾肾三脏之病。但补肾温脾之药，服之屡矣。所未服者，肺经药耳。复思消渴一证，肺为水之高源，水不从于气化，下注于肾；肺虚不能制约，则关门洞开，是以治肺为首要，而本证亦何独不然。景岳有说："小水虽利于肾，而肾上连肺，若肺气无权，则肾水终不能摄，故治水者，必先治气，治肾者必先治肺。"本证病缘于肾，因知有温肺以化水之治法。又甘草干姜汤证原有治遗尿之说，更为借用有力之依据。遂疏予甘草干姜汤。处方：炙甘草 24g，干姜（炮透）9g。日 2 帖。3

日后，尿遗大减，涎沫亦稀，再服 5 日，而诸症尽除。然以 8 日服药 16 帖，竟愈此难治之证，诚非始料所及。[赵守真.《新中医》1962,（9）:13]

　　按　病人遗尿夜重，唾涎，舌白润，右脉寸关皆弱。曾杂投补肾温脾剂未效。因知当属肺中虚冷，不能制下之候，治用温肺摄尿，予甘草干姜汤而愈。

　　3. 衄血　阎某某，男性，21 岁。素患鼻衄，初未介意，某日，因长途出车，车生故障，修理 3 日始归家，当晚 6 时许开始衄血，势如涌泉，历 5 个多小时不止，家属惶急无策，深夜叩诊，往视之，见病人头倾枕侧，鼻血仍滴沥不止，炕下盛以铜盆，血盈其半，病人面如白纸，近之则冷气袭人，抚之不温，问之不语，脉若有若无，神志已失，急疏甘草干姜汤：甘草 9g，炮干姜 9g。即煎令服，2 小时后手足转温，神志渐清，脉渐起，能出语，衄亦遂止，翌晨更与阿胶 12g，水煎日服 2 次，后追访，未复发。(《岳美中医案集》150 页)

　　原按　病人素有衄血，阳络已伤，今因事不如意，肝气大升，遂至血出如涌。《灵枢·寒热病》所谓"暴瘅内逆，肝肺相搏，血溢鼻口"即其病因病机。然此例出血过多，阴液骤失，阳无所附，又值夜半，阴自旺于阳时，阳气暴亡之象毕现，如执补血、止血之法，阴或可挽而阳终难复，变生顷刻，此际，惟冀速回其阳，待厥愈足温，脉续出，神识清醒之后，方可缓图徐治；甘草干姜汤之施，意即在此，然甘草干姜汤非止血之剂，而血竟得止，是因为"阳者，卫外而为固也"(《素问·生气通天论》)，阳固则阴自安于内守，即堤防既固，水流则无泛滥之虞。

五、小建中汤

　　【主治病证】伤寒，阳脉涩，阴脉弦，法当腹中急痛，先与小建中汤；不瘥者，小柴胡汤主之。(伤寒 100)

　　伤寒二三日，心中悸而烦者，小建中汤主之。(伤寒 102)

　　虚劳里急，悸，衄，腹中痛，梦失精，四肢酸疼，手足烦热，咽干口燥，小建中汤主之。(金匮六·13)

　　男子黄，小便自利，当与虚劳小建中汤 (金匮十五·22)

　　妇人腹中痛，小建中汤主之。(金匮二十二·18)

　　【方剂组成】桂枝三两（去皮）　甘草二两（炙）　大枣十二枚（擘）　芍药六两　生姜三两（切）　胶饴一升

　　【方药用法】上六味，以水七升，煮取三升，去滓，纳饴，更上微火消解，温服一升，日三服。(呕家不可用建中汤，以甜故也。)

　　【方证释义】本方功能建中补虚，和里缓急。该方系桂枝汤倍芍药加胶饴而成。不以桂枝加味名方，是因其重点不在于解表，而在于建中。方中胶饴甘温补虚，缓急止痛，为主药；配桂枝、甘草能补虚温中；合芍药、甘草可缓急止痛；又以生姜、大枣健脾胃而和营卫。六药相配，使中气得复，气血得充，营卫得和，共奏建中养营，缓急止痛之效。"……细按此方，乃健胃滋脾，以阳生阴之法。归脾汤从此方重浊处套出，补中汤从此方轻清处套出。"（唐容川《血证论·卷七》）本方证是以中气虚馁，气血化源不足，营卫阴阳失调为主要病机的病证。《伤寒论》提到两种情况：一是伤寒里虚邪乘，土衰木横，症见腹中急痛，阳脉涩，阴脉弦；一是平素气血不足之人感寒之后，出现心中烦悸。《金匮要略》提到三种情况：一是虚劳里急，症见悸、衄，腹中痛，梦失精，四肢酸疼，手足烦热，咽干口燥；二是虚劳萎黄，小便自利；三是妇人里虚，腹中痛。从临床看来，本方证还可见神疲乏力，虚怯少气，面色无华，饮食无味等症状。脉象可见弦、缓弱、细沉等。

【临床发挥】《千金方》："凡男女因积劳虚损，或大病后不复常，苦四肢沉滞，骨肉疼酸，吸吸少气，行动喘或小腹拘急，腰背强痛，心中虚悸，咽干唇燥，面体少色或饮食无味，阴阳废弱，悲忧惨戚，多卧少起，久者积年，轻者百日，渐至瘦削，五脏气竭，则难可复振，治之以小建中汤方。"

又曰："建中汤治虚劳内伤，寒热呕逆，吐血方。即本方加半夏三两。""治肺与大肠俱不足，虚寒乏气，小腹拘急，腰痛羸瘠百病，小建中汤方。"

《三因方》："加味小建中汤治心腹切痛不可忍，按轻却痛，按重则愈，皆虚寒证，服热药并针灸，不瘥，此药主之。即本方加远志肉。"

《金镜内台方议》："小建中汤加减法：建中汤治虚痛者加黄芪；治心痛者加延胡索；治血虚者加当归、川芎；治盗汗者加小麦、茯神；治虚中生热加北柴胡、地骨皮。"

《证治准绳》："建中汤治利，不分赤白、久新，但腹中大痛者，神效，其脉弦急或涩，浮大按之空虚，或举按皆无力者是也。即本方。"

《伤寒蕴要全书》："凡阳虚自汗加黄芪二钱，名黄芪建中汤；若脉沉，腹痛，足冷者加熟附子二钱，名附子建中汤；若血虚腹痛加当归身二钱，名当归建中汤。"

《张氏医通》："形寒饮，咳嗽兼腹痛，脉弦者，小建中汤加桔梗，以提肺气之陷。寒热自汗加黄芪。"

《经方阐奥》："此方为虚劳第一方，加黄芪补气，为黄芪建中汤；加当归补血，为当归建中汤。凡久虚不治，垂亡待毙者，有起死回生之妙。"

小建中汤证为脾虚营弱辨　笔者对小建中汤证经过深思熟虑，悟出了如下见解：小建中汤为调补中焦的平和之剂。《金匮要略·血痹虚劳病》第 13 条所述"五脏不安"证候，实为脾虚营弱所致。《灵枢·本神》曰："脾藏营，营舍意，脾气虚则四肢不用，五脏不安。"《灵枢·决气》曰："中焦受气取汁，变化而赤，是谓血。"上述表明，脾气虚弱，不能消化水谷，精微不足，营血乏源，五脏失养则病矣。本条所述症状以里急、腹中痛等脾虚证为主。脾气虚乏，不能营养脉络，则脘腹拘急空虚感，甚则腹中痛，饥不得食尤易发作；脾虚营弱，心失所养则心悸；脾不统血可致鼻衄等血证；脾虚及肾，肾关不固则梦失精；脾虚不能营养肢体则四肢酸疼，手足烦热；脾虚阴津不能上承则咽干口燥也。小建中汤为治病求本之方法。本方以桂枝汤为主，辛以开胃，甘以健脾，辛与甘合，调和脾胃，增进饮食；倍用芍药滋养脾营，缓急止痛；加入胶饴之甘润以建中。全方辛甘温润，变解表之方为建中之剂。(《金匮杂病论治全书》110页)

【医案举例】

1. **腹痛**　王右。腹痛，喜按，痛时自觉有寒气自上下迫，脉虚弦，微恶寒，此为肝乘脾，小建中汤主之。川桂枝三钱，大白芍六钱，生甘草二钱，生姜五片，大枣十二枚，饴糖一两。(《经方实验录》61页)

原按　……吾师以本汤治此寒气下迫之证，而兼腹痛者，其效如神。……今之医者每不用饴糖，闲尝与一药铺中之老伙友攀谈，问其历来所见方中，有用饴糖者乎？笑曰：未也。可见一斑。先贤汪讱庵曰："今人用小建中者，绝不用饴糖，失仲景遗意矣。"然则近古已然，曷胜叹息。夫小建中汤之不用饴糖，犹桂枝汤之不用桂枝，有是理乎？

按　目前一般药店均无饴糖，可用蜂蜜代之。综合分析《伤寒论》与《金匮》所述小建中汤证，可知本方所治以"腹中痛"为主，但凡由脾虚营弱所致多种证候，皆可以小建中汤化裁治之。

2. **虚黄**　彭某，年二十余，身面俱黄，目珠不黄，小便自利，手足烦热，诸医治疗无功。予诊其脉细弱，默思黄疸虽有阴阳之不同，未有目珠不黄，小便自利者。脉症合参，脾属土为荣之源，而主肌肉，此为脾虚荣血虚馁，不能荣于肌肉，土之本色外越也。《金匮》云："男子黄，小便自利，当与虚劳小建中汤。"仲师明训"虚劳"也能发黄，与寒湿、湿热诸黄不同，当从虚劳治例，与小建中汤加参、归以益气养荣。十余服，热止黄退。[万健臣，等.《中医杂志》1963，(9)：25]

3. **失音**　陈某，男，35岁。初患咳嗽，恶寒，头痛，前医以外感风寒治疗，表证虽除而咳嗽未愈，渐至失音。脉两尺重按无力，面色黧黑，腰部酸痛无力，此系肾阳虚损之候。盖肾为肺之子，久咳之后，则母子俱病，应滋水而补母，与六味地黄丸加减。连服6剂，咳嗽顿减，但食量不增，面色无华，失音犹在。病人经X线透视，肺部并无病征，不久又来求诊。初用清肺金之药，未见生效，后察其食量不增，面色无华，知为土衰，无以生金，乃用小建中汤治之。经

服数剂，食量增多，咳嗽亦止，声音响亮。(《福建中医医案》第一辑，124页)

按 失音一证有虚实之别，所谓"金实不鸣，金碎亦不鸣"。观《张氏医通》治失音案，亦是因脾胃虚衰而"声喑无闻"，且亦是采用补养脾肺而收功。

六、黄芪建中汤

【主治病证】虚劳里急，诸不足，黄芪建中汤主之。(金匮六·14)

【方剂组成】桂枝三两（去皮） 甘草二两（炙） 大枣十二枚（擘） 芍药六两 生姜三两（切） 胶饴一升 黄芪一两半

【方药用法】上七味，以水七升，煮取三升，去滓，纳胶饴，更上微火消解，温服一升，日三服。气短胸满者加生姜；腹满者去枣，加茯苓一两半；及疗肺虚损不足，补气加半夏三两。

【方证释义】本方功能益气建中，调补阴阳。方用小建中汤建中补虚，和里缓急；加甘温益气升阳之黄芪，增强益气建中之力。尤在泾："里急者，里虚脉急，腹中当引痛也。诸不足者，阴阳诸脉并俱不足，而眩、悸、喘喝、失精、亡血等证，相因而至也。急者缓之必以甘，不足者补之必以温，而充虚塞空，则黄芪尤有专长也。"(《金匮要略心典》)本方证是以阴阳气血诸不足为主要病机的病证。症见如前条小建中汤所述，而阳气偏虚者。

【临床发挥】《类方准绳》："黄芪建中汤治血气不足、体常自汗。"

《济阳纲目》："黄芪建中汤治脉弦气弱，毛枯槁发脱落。"

《张氏医通》："劳倦所伤，寒温不适，身热头痛，自汗恶寒，脉微而弱，黄芪建中汤。"

《医醇义》："黄芪建中汤，治气血虚弱，四肢倦怠，气短懒言。"

《类聚方广义》："此方加当归名芪归建中汤，治诸疡，脓溃后，荏苒不愈，虚羸烦热，自汗盗汗，稀脓不止，新肉不长者。若恶寒下利，四肢冷者，要加附子。"

黄芪建中汤治胃脘痛（胃、十二指肠溃疡） 秦伯未先生是一位知识渊博，善写、善讲、善于临证的已故现代名医。他在"溃疡病之我见"一文中，比较系统地谈到自己诊治溃疡病的经验，很值得临证借鉴，摘录整理如下：溃疡病或称胃及十二指肠溃疡病，是西医诊断的病名。溃疡病的主要症状为上腹疼痛，中医把这部位的疼痛称为胃脘痛。根据中医经验，胃痛的原因很多，总的原则和规律是：暴痛属实，久痛属虚，喜冷属热，喜温属寒等。胃及十二指肠溃疡病的疼痛多为久痛，发作在空腹，得食痛减（按：十二指肠溃疡的特点为空腹痛，进食减缓），并有喜按喜温等特点，倘然把这些特点联系起来，可以初步得到一个概念：溃疡病的疼痛多属于胃痛中虚寒一类。溃疡病人脉象多弦。前人指出弦脉有三个主症：肝病、痛证、阴寒证。溃疡病既然为一个虚寒阴证，当然也能出现弦脉，似可不用木乘土来解释。从治疗的几批病例来看，经过辨证分析，绝大多数溃疡病是脾胃虚寒证。虚寒着重在脾，是指脾阳虚弱，即在阳虚的基础上所产生的内寒，不同于外来因素的寒邪。基本治法是温养中焦，选择了"黄芪建中汤"为主方，根据兼症不同有所加减，其经验如下：黄芪建中汤内生姜辛辣，刺激性较大，可改用炮姜炭，取其温中不暴并止虚寒出血。饴糖本为主药，对反酸有影响，有痰湿症状的更不相宜，可少用或暂时不用。甘草补中亦能壅气，如遇胀满饱嗳，亦当少用或停用。在这基础上，如血虚可加当归；出血可加阿胶，亦能补血；气短疲乏明显可加党参；足冷或全身特别怕冷可加熟附子。此外，因感寒或食生冷引起复发可加重桂枝或加紫苏梗、乌药；因脾虚生湿生痰可加姜半夏、陈皮；湿重亦可加制苍术；因恼怒痛剧或胁痛可加青皮、郁金；因多食伤食可加神曲等。需要明确的是，溃疡病很容易因生气、受凉和饮食不适引起复发，从溃疡病本身来看，这些因素都是诱因而不是主因，既然是诱因，只要兼顾而不需要专治标，当然，标症严重的也应先治其标，但毕竟是暂时的措施，不能作为常法。

（《秦伯未医文集》248～252 页）

【医案举例】

1. 腹中痛　罗谦甫治真定路总管刘仲美，年逾 6 旬，宿有脾胃虚寒之证。至元辛巳闰 8 月初，天气阴寒，因官事劳役，渴而饮冷，夜半自利两行，平旦罗往诊视，其脉弦细而微，四肢冷，手足心寒，唇舌皆有褐色（青），腹中微痛，气短，不思饮食。罗曰：内经云，色青者，肝也，肝属木；唇者，脾也，脾属土，木来克土，故青色见于唇也。舌者心之官，水挟木势，制火凌脾，故色青见于舌也。《难经》云，见肝之病，则知肝当传之脾，故先实脾土。今脾已受肝之邪矣。洁古先师云，假令五脏胜，各刑己胜，补不胜而泻其胜，重实其不胜，微泻其胜，而以黄芪建中汤加芍药、附子主之。芍药味酸，泻其肝木，微泻其胜；黄芪、甘草甘温补其脾土，是重实其不胜；桂、附辛热，泻其寒水，又助阳退阴；饴糖甘温，补脾之不足，肝苦急，急食甘以缓之；生姜、大枣辛甘大温，生发脾胃升腾之气，行其营卫，又能缓其急。每服一两，依法水煎服，再服即愈。（《名医类案》）

按　罗天益，字谦甫，元代真定藁城人（今河北藁城市），为李东垣的得意门生。本案辨证论治精细，对内、难、仲景之学融会贯通，不愧为良医！

2. 胃脘痛（十二指肠溃疡）　蔡某，女，30 岁。患胃脘痛反复发作 6 年，时伴间断性黑便。经 X 线钡透发现十二指肠球后部有一黄豆大小的龛影。诊为"十二指肠球部溃疡"。经中西药物治疗效果欠佳。来诊时上腹部疼痛，常于半夜后痛醒，饥饿时痛甚，食后则舒，按之痛减，喜温，喜屈身蜷卧，疲乏无力，面黄肌瘦，舌质淡、苔薄白，脉沉细弱。辨证：虚寒型胃脘痛。投以黄芪建中汤减饴糖治之。3 剂后其痛大减，继服 3 剂疼痛完全消失。嘱其按原方连续服药 3 个月后，再进行复查。连续服药 105 剂后，X 线钡透：十二指肠球部龛影消失。体重增加，面色转红润，行动起来轻劲有力，随访 12 年未再复发。[陈汝润，等.《山东中医杂志》1991，(3)：20]

按 本案为典型十二指肠球部溃疡的表现。时而黑便，必溃疡并发出血所致。许多文献资料表明，黄芪建中汤治疗消化性溃疡有确切效果。

3. 产后胃脘痛 李某，女，28 岁。1991 年 5 月 29 日初诊。产后失血，形体虚羸，饮食衰退，脾气先伤。近日又因气恼发生胃脘拘急疼痛，喜温喜按，泛吐清水，自汗而面色青黄，后背酸痛，并有带下，大便溏又有虚寒证情，舌淡、苔薄白，脉弦按之无力。证属产后脾虚肝逆，阴阳失调。治当温中补虚，和里缓急。为疏黄芪建中汤：黄芪 15g，桂枝 10g，白芍 30g，炙甘草 6g，生姜 10g，大枣 12 枚，饴糖 30g。服 5 剂而痊愈。（《刘渡舟临证验案精选》173 页）

七、大建中汤

【主治病证】心胸中大寒痛，呕不能饮食，腹中寒，上冲皮起，出见有头足，上下痛而不可触近，大建中汤主之。（金匮十·14）

【方剂组成】蜀椒二合（炒去汗） 干姜四两 人参二两

【方药用法】上三味，以水四升，煮取二升，去滓，纳胶饴一升，微火煮取一升半，分温再服；如一炊顷，可饮粥二升，后更服，当一日食糜粥，温覆之。

【方证释义】本方功能大建中阳，温中散寒。方中蜀椒、干姜大辛大热，温中散寒，杀虫止痛；人参、胶饴甘缓益气，补虚助阳。四药合用，使中阳建立，阴寒散去，阳气复生，痛呕自止。本方证是以中阳衰弱，阴寒内盛为主要病机的病证。症见脘腹痛势剧烈，或腹部可见头足状物，上下攻冲作痛，呕吐剧烈，不能饮食，手足逆冷，舌质淡、苔白滑，脉沉迟。

【临床发挥】《张氏医通》："三物大建中汤（即本方）治胸中大寒，呕吐不能食，及少腹冷积作痛。"

《类聚方广义》："心腹剧痛而呕，疝瘕兼夹蛔虫、腹中痛等证。"

大建中汤证为"虫动"辨 《金匮》本条方证的病机为脾阳衰微，中焦寒盛，这历代注家认识一致。具体"上冲皮起，出见有头足"一句则有不同见解，有的注家解释为寒气冲逆所致。笔者赞成《心典》虫动之说，理由有四：①古今以大建中汤治疗蛔虫病脏气虚寒者，多有效验。②既然大建中汤证为脏气虚寒，必腹部喜按，却"上下痛而不可触近"者，以腹中虫物因触扰而动甚也。③西医学所谓的"蛔虫性肠梗阻"与本条表述类似，其临床表现为脐周围阵发性腹痛和呕吐,腹部常可扪及可以变形、变位的条索状团块。④笔者曾听一位"蛔虫性肠梗阻"病人病后口述,其发病时腹内阵阵剧痛,腹部触摸如有头足,服驱虫药后排下蛔虫数十条。据上述四点,把本条所述诊断为虫证不无道理。当然,只要是中焦阳微寒盛证,大建中汤便可选用。还有,条文所述"心胸中大寒痛,呕不能饮食",则类似胆道蛔虫病之病位与主症特点。(吕志杰)

【医案举例】

1. 寒疝　韦某,男,40 岁,农民。1964 年 10 月 15 日诊。病人下午在农田劳动,当时天气较寒冷,又在地里吃煮熟的凉红薯,傍晚即发腹痛,以致未干完活儿即被迫回家,但腹痛仍未停止。自用热敷及喝姜糖水,痛曾稍减,但至夜间 21 点,腹痛更甚,遂急召余至其家诊治。见病人正在炕上来回翻滚,呻吟不止,地上并有呕吐物。余遂令其解衣,检查腹部,见其胃脘部及脐周时有条状凸起及蠕动,触之痛更甚,病人以手护其腹,拒绝再按。诊其脉弦紧而迟大,舌淡润、苔白腻。当时因距医院较远,且正在夜间,病人又要求迅速止痛,来不及取药,因思《金匮》云:"心胸中大寒痛,呕不能饮食,腹中寒,上冲皮起,出见有头足,上下痛而不可触近,大建中汤主之"。盖此方恰与本证相应,且病人为体壮农民,方中人参可以不用,余药均可就地取材,遂拟:花椒 10g,干姜 10g。水煎取汁 200ml,冲入红糖 30g,顿服。病人服药后 20 分钟,腹痛见轻,凸起于腹皮的条索状物消失,又过 10 分钟,腹痛完全消失。病人喝热稀粥一碗,痛未再发。(刘保和教授治验)

按　刘氏为笔者继续教育老师,刘老师详情见《仲景方药古今应用》第 2 版之"附翼"。此案以家备之药(干姜取生姜干者即可)治愈受寒腹痛重证,真乃善于活用经方者也。

2. 蛔虫性肠梗阻

(1)杨某某,男,6 岁。患蛔虫性肠梗阻,脐腹绞痛,呕吐不能食,吐出蛔虫 1 条。其父正拟护送进城就医,适我自省城归里,转而邀我诊视。患儿面色萎黄而有虫斑,身体瘦弱,手足清冷,按其腹部有一肿块如绳团状,舌苔薄白,脉象沉细。此中气虚寒,蛔虫内阻。治以温中散寒,驱蛔止痛,用大建中汤加味:党参 10g,花椒 3g,干姜 3g,饴糖 30g,槟榔 10g,使君子 10g。嘱服 2剂。因患儿哭闹不休,进城买药,缓不济急,乃先用青葱、老姜切碎捣烂,加胡椒末拌匀,白酒炒热,布包揉熨腹部,冷则加热再熨,肠鸣转气,腹痛渐减。此时药已买到,急煎成汤,分小量多次服 1 剂,呕吐已止,再剂腹痛消失,并排出蛔虫一百多条,后用当归生姜羊肉汤,加盐少许佐餐,治其贫血。(《金匮要略浅述》164 页)

按　本案先用葱、姜、花椒末及酒外敷,此等药物皆家庭常备之品,仓卒之时可以救急，切实可行。

（2）聂某某，女，14 岁。体质娇嫩，最喜杂食，初患腹痛，其父以为蛔虫，自购宝塔糖 2 粒，服后病情恶化，遂抬来就诊，症见腹中绞痛，时轻时重，痛剧时腹内肠鸣，时见突起如头足攻动，剧烈呕吐，时吐蛔虫，大便不通，矢气全无，腹部膨满，不耐触按，外无表证，内无热象，脉沉细而迟，舌苔淡白中有花点，口唇淡白，面色淡黄，饮啖俱废，病势甚急。经西医诊断为蛔虫阻塞。嘱转县医院手术治疗，因经济无力，不肯转院，乃请中医治疗。余思此证属蛔虫阻塞本有可能，原因服宝塔糖剂量不足，反致蛔虫骚扰，互相扭结于肠道，故大便不通；然必中气虚寒，升降无力，致寒气攻冲，故肠鸣腹中如头足而发绞痛。法当温中散寒，大建中气。用大建中汤去饴糖加伏龙肝投之。处方：炒花椒 6g，干姜 4.5g，党参 15g，伏龙肝 30g。煎服。服后约 4 小时许，肠鸣切痛又剧，旋即泻下蛔虫百数十条，腹痛顿减。翌日复诊，腹满痛、呕吐、肠鸣等症全部消失，改以六君子汤调理而愈。（《湖北中医医案选集》第一集，65 页）

3. 蛔厥（胆道蛔虫病） 陈某某，女，37 岁。素体虚寒，常喜热饮。一日食后不慎着凉，脘腹急痛如刀割，向肩胛部放射，痛楚甚剧，时而前俯后仰，或弯腰按腹，时而辗转反侧，又合眼甩头，伴有恶心，呕吐胆汁，并吐出蛔虫 1 条。上腹近心窝处剧痛拒按，四肢发冷，舌淡、苔薄白，脉象沉弦。诊断为蛔厥，即胆道蛔虫病。治拟温中散寒，安蛔止痛，予大建中汤：花椒 3g，干姜 6g，党参 9g，红糖 1 匙。先煎前 3 味，去滓，纳红糖，微火调烊，趁热小口顿服。服后随即痛止，安然入寐，熟睡一夜。次日下床，一如常态，嘱其节饮食，慎生冷，善自调理，追访未再发。［王锦槐.《浙江中医杂志》1981，（5）：210］

按 上述经验可知，大建中汤对中气虚寒所致的虫证及寒疝确有疗效。方中花椒温中、止痛、杀虫，一药三用。

需要说明，过去生活在农村不注意卫生，感染蛔虫的机会多，故蛔虫病也多，因此，仲景书有治之专方乌梅丸与此方。当今蛔虫病很少了。但根据异病同治之大法，这"两方"仍有广泛的用途。

八、大半夏汤

【**主治病证**】趺阳脉浮而涩，浮则为虚，涩则伤脾，脾伤则不磨，朝食暮吐，暮食朝吐，宿谷不化，名曰胃反。脉紧而涩，其病难治。（金匮十七·5）

胃反呕吐者，大半夏汤主之。（金匮十七·16）

【**方剂组成**】半夏二升（洗完用） 人参三两 白蜜一升

【**方药用法**】上三味，以水一斗二升，和蜜扬之二百四十遍，煮药，取二升半，温服一升，余分再服。

【方证释义】本方功能补虚安中，降逆润燥。方中"半夏止呕逆，人参扶正气，而以极甘润之白蜜与水扬之二百四十遍，去其黏腻之质，而独取其甘润之性，使枯槁之胃得润则苏，逆上之气得甘自缓也，立法最神"（朱光被《金匮要略正义》）。本方证是以脾阴胃阳两虚，脾胃运化升降失职，胃气上逆为主要病机的病证。症见朝食暮吐，暮食朝吐，宿谷不化，呕吐不消化饮食或涎沫，心下痞闷，大便燥结如羊粪状，形体瘦弱，神疲乏力，脉象虚缓。

【医案举例】

1. 噎膈 邑宰张孟端夫人，忧怒之余，得食辄噎，胸中隐隐痛。余诊之曰："脉紧且滑，痰在上脘，用二陈加姜汁、竹沥。"长公伯元曰："半夏燥乎？"余曰："湿痰满中，非此不治。"遂用 4 剂，病尚大减。改大半夏汤，服 4 帖，胸痛乃止。又 4 帖而噎亦减，服 20 剂而安。若泥半夏为燥，而以他药代之，其能愈乎？惟痰不盛，形不肥者，不宜与也。（《医宗必读》21 页）

按 以方测证，病人必正虚为本，湿痰为标，忧怒则为诱因，故用二陈汤加味只能治标而病不减，改用大半夏汤补虚燥湿，标本兼治而安。

2. 呕吐 兵尊高云圃，久患呕吐，阅医颇众，病竟不减。余诊之：气口大而软，此谷气少而药气多也，且多犯辛剂，可以治表实，不可以治中虚；可以理气壅，不可以理气弱。投以熟半夏五钱，人参三钱，陈仓米一两，白蜜五匙，甘澜水煎服。2 剂减，10 剂安。（《医宗必读》338 页）

3. 食已即吐（贲门失弛缓症） 唐某某，女，54 岁。食入呕吐反复发作 10 年，加重 1 个月。病人于 10 年前春患呕吐，X 线钡餐检查诊为"贲门失弛缓症"，当时经治疗一度好转。尔后，每因劳累或情绪不畅则发作。各大医院中西医辗转治疗，收效甚微。近 1 个月来病情加重，食入即吐，甚时茶水难入，脘痞，气短，无力，形体消瘦，面白无华，舌质淡、苔薄白，脉虚细。纤维胃镜检查："贲门痉挛"。入院诊断："顽固性贲门失弛缓症"。治用大半夏汤，处方：制半夏 30g，人参 10g （另炖），白蜜 10ml。服 3 剂后，呕吐好转，能进少量流质饮食。效不更方，继进 3 剂，呕吐渐止，饮食大增，精神好转。继以六君子丸善后，巩固疗效。1 年后随访始终未复发。[黄福斌.《江苏中医》1986，（11）：16]

按 此例食已即吐，不符合大半夏汤证"朝食暮吐"的特点，而是下条大黄甘草汤证主症。中医学的精华是辨证论治，不论西医学诊断为何病证，只要主症与病机符合大半夏汤方证，以本方治之皆有疗效。

九、吴茱萸汤（茱萸汤）

【主治病证】食谷欲呕，属阳明也，吴茱萸汤主之；得汤反剧者，属上焦也。

（伤寒 243）

少阴病，吐利，手足逆冷，烦躁欲死者，吴茱萸汤主之。（伤寒 309）

干呕，吐涎沫，头痛者，吴茱萸汤主之。（伤寒 378）

呕而胸满者，茱萸汤主之。（金匮十七·8）

干呕，吐涎沫，头痛者，茱萸汤主之。（金匮十七·9）

【方剂组成】吴茱萸一升（洗） 人参三两 生姜六两（切） 大枣十二枚（擘）

【方药用法】上四味，以水七升，煮取二升，去滓，温服七合，日三服。

【方证释义】本方功能暖肝和胃，降逆止呕。方中吴茱萸温肝暖胃，散寒降逆；重用生姜温胃散寒，长于止呕；人参补气健脾；大枣甘缓和中。本方证是以肝胃虚寒，浊阴上逆为主要病机的病证。据《伤寒论》和《金匮》记载，本证包括：①阳明胃寒，食谷欲呕。②少阴吐利，手足逆冷，烦躁欲死。③厥阴头痛，干呕，吐涎沫。④胸阳不足，阴寒上逆，呕而胸满。就临床看来，本证头痛系巅顶痛，还常见胃脘冷痛，嘈杂吞酸，吐清涎不止，目眩，口淡，面色苍白等症，往往夜间症状较甚，其舌苔白滑，脉多沉弦。

【临床发挥】《医方考》："吴茱萸加附子治寒疝腰痛，牵引睾丸，屈而不伸，尺内脉来沉迟者。即本方加附子。"

少阴病篇中的吴茱萸汤证辨 裴永清对于理解存在争议之少阴病篇的吴茱萸汤证作了深刻剖析，他指出：如果说此证（"少阴病，吐利，手足逆冷，烦躁欲死者，吴茱萸汤主之"）是少阴病的阴寒四逆证，仲景就绝不会另出吴茱萸汤来治疗，而以四逆汤治之最切。观少阴病篇第 296 条云："少阴病，吐利躁烦，四逆者死"，这与少阴病篇的吴茱萸汤证情从文字上颇相类似，但一为"死"证，一为吴茱萸汤治之，可见两证在本质上有区别。以药测证，凡少阴阳虚寒化证的吐利四逆者，仲景皆以干姜与生附子相伍，急救回阳（见四逆汤类方）。少阴病篇中的吴茱萸汤，其方中只有温胃散寒，下气降浊，疗肝寒犯胃的吴茱萸，温胃散寒止呕的生姜，补中气之人参和大枣。全方之治重在中焦，温中祛寒补虚，因而第五版《方剂学》将其列入温中祛寒剂中，其治在中，丝毫无治下焦肾阳虚之义。仲景用桂枝温助心阳，干姜温补脾阳，生附子急救肾阳虚衰，此定法也。吴茱萸汤中既无生附子、又无干姜，何谈治少阴阳虚阴寒之证。更须提及，吴茱萸汤中重用生姜，此亦为该方之治重在于中，而不在于下之明证。问题随之而来，既然仲景曾用吴茱萸汤治胃虚寒呕吐证和肝寒犯胃浊阴上逆证，此又用其治中温中，何必在条文句首冠以"少阴病"三字呢？称谓"少阴病"，实际不是名符其实的少阴病，而是本证胃寒则呕吐，阴寒之邪下迫于肠则下利，上逆而呕，下迫而利，吐利并作，气机逆乱于中，病人难忍，故称为"烦躁欲死"，非病危病重之"死证"，而是病人被邪气内扰难于忍受之状。又因寒邪阻于中，气机逆乱上下，则中阳不达四末，故出现"四逆"。这样一来，在症状表现上就酷似少阴病阳虚的吐利四逆证，而实质上天壤之别，应详加以辨认，因而仲景才将其写在少阴病篇中，并以"少阴病"三字冠首论之，以与真正的四逆汤证加以鉴别，是辨证的需要。(《伤寒论临床应用五十论》171 页)

吴茱萸汤证舌诊与该方主治病证 左季云说：舌现淡紫带青。青紫无苔，多津液滑润瘦小者，宜吴茱萸汤。此伤寒直中肾肝阴经也，故主温。四逆证舌，亦准此。关于吴茱萸汤主治病证，左季云归纳如下：

（1）吴茱萸汤治头痛如破 仲景治头痛如破，用吴茱萸者，以此物速降，性不上头，且能降肝胃之寒，使不上冲于头，此为治脏腑而经脉自治也。(唐容川)厥阴之脉，循喉咙之后，上入颃颡，连目系，上出额，与督脉会于巅顶，亦有头痛，经曰：干呕吐涎沫，吴茱萸汤主之是矣。据此而观，则巅顶痛与额痛，皆可从吴茱萸汤法治之矣。

（2）脑髓寒痛 肝脉入脑，故仲景用吴茱萸汤治脑髓寒痛。(唐容川)

（3）寒霍乱 此汤治少阴吐利厥逆，烦躁，亦治厥阴寒犯阳明，食谷即呕之症。故王孟英选治寒霍乱篇中。

（4）咳呕兼见 或曰吴茱萸治呕，见于本篇矣。治手足厥，见于少阴篇。治干呕吐涎沫与头痛，见于厥阴篇。而治咳则仲景未言，似与本条不当。抑知吴茱萸能治咳逆，神农本草载有明文，每药功效，原有数端，仲景著书何能悉举。(《伤寒论类方法案汇参》504 页)

【医案举例】

1. **呕吐** 杨某某，男，42 岁。偶尔食不适时即呕吐，吐出未经消化之物及黏沫，吐出量并不多，为此未引起足够的重视，如此延续了将近 10 年。近 1 年多以来病情加重，发展为每日饭后隔 1～2 小时，即频频呕吐不休，天气寒冷时尤其严重。曾用过不少止呕和胃健脾药，未曾获效。现手足厥逆，消化迟滞，脉沉而迟。治以吴茱萸汤。处方：吴茱萸 12g，人参 6g，生姜 30g，大枣 5 枚。服 3 剂后，呕吐减十分之五六。继服 3 剂呕吐又复发到原来的程度，经询问才知道因当时未找到生姜，而以腌姜代替，不仅无效反而使病情反复。后配以生姜再进 4 剂，呕吐减十分之七八，饮食增加，手足厥逆好转。宗此方化裁，共服 20 余剂，呕吐停止。观察 1 年来，未见复发。(《经方发挥》144 页)

按 本案之要在于说明用吴茱萸汤必须用生姜，而且要重用，否则会影响温胃止呕效果，甚至无效。

2. **头痛** 陈某某，女，28 岁，教师。病起于 1958 年秋，因工作夜以继日，思索费神，致一度数日未能入睡，当时尚能支持，至工作告毕，便觉头晕眼花，继而巅顶刺痛难忍，旋即呕吐清涎甚多，历 3 小时之久，方慢慢缓解。阅 1 月，病证复发，其后经常失眠，精神疲惫，平均每月必作头痛一次，症状大致如前。曾就诊于省人民医院及精神医院，内服西药及电疗未效，渐渐发作更为频繁，至1962 年初平均每 2～3 天发作一次，经期前后尤为剧烈，严重影响工作，诊其脉细弱，舌质淡、苔薄白而润。巅顶痛者，阳气不足，寒从厥阴经脉而上攻也；呕吐涎沫者，胃中虚冷，寒浊上逆也；胃虚之人，谷气不运，无以生化气血，故脉现细弱而舌色淡也。遵仲景法，主以吴茱萸汤：吴茱萸 9g，党参 9g，生姜 18g，大枣去核 4 枚。服 3 剂后，眩晕减轻，睡眠稍佳。二诊照前方加重分量：吴茱萸 15g，党参 15g，生姜 30g，大枣（去核）6 枚。上方共服 6 剂，经水来潮，头痛亦未复发，余症续减。但其面色无华，眼睑苍白，触之手足冷，乃转用当归四逆合吴茱萸汤，以补中降浊，温通血脉。服后又配 6 剂，并嘱用当归 9g，生姜适量煲羊肉常服，以善后调理。半年后欣喜相告：头痛未发。[刘赤选.《广东医学·祖国医学版》1964，（4）：36]

按 此案三诊时证见既有吴茱萸汤证（肺胃虚寒，浊阴上逆），又有当归四逆汤证（血虚寒凝），故合方治之更切合病情。后以当归生姜羊肉汤食疗法巩固疗效。

3. 头晕（高血压病） 万某某，男，51 岁。患高血压病数年不愈，血压240/140mmHg，头晕甚而巅顶时痛，并有沉重感，头皮麻木，切以指甲，不知痛痒，两目迎风流泪，四肢麻痹无力，精神疲倦，怯寒甚（遇天寒风大时，即不敢外出），如果受寒则胸脘隐痛，口淡出水，饮食减少而喜热恶冷，时或嗳气吐酸，大便时闭时通，或硬或溏，但溏粪时多而色淡黄，小便有时不利，色多清白，声重而不扬，面色晦黯而浮肿，唇舌之色亦然，脉弦甚而迟。辨证为厥阴阴盛阳虚，木邪侮土，土虚不能制水，浊阴或随阴风冲逆而上泛，或随木郁气滞而内结。治以温降法，方用吴茱萸五钱，生姜五钱，红枣五钱，党参三钱，另吞黑锡丹一钱。4 剂后血压下降，头晕渐减。原方加青木香五钱，5 剂后头晕续减，巅顶痛除，头皮不甚麻木，血压降至 180/110mmHg。改用阴阳兼顾法，济生肾气汤化裁，服后症状又重，大便 3 日未行，复用吴茱萸汤加旋覆花、代赭石，药后便通神爽，原方加重分量，吴茱萸八钱，生姜六钱，红枣二两，党参五钱，旋覆花八钱，代赭石八钱。连进 12 剂，头晕消除，头皮麻木痊愈，面色转明润，浮肿甚微，二便正常，惟血压未降，因此加重代赭石为二两，又进十余剂，诸症全除，血压恢复至 140/80mmHg。[万友生.《江西医药》1963，（7）：19]

按 此案以吴茱萸汤化裁治疗高血压病，抓住厥阴阴盛阳虚，浊阴上逆之病机，所以才取得良效。在治疗过程中改用阴阳兼顾法，以济生肾气汤化裁，随症转方，似乎不错，可是服后症状又重，复用吴茱萸汤加味，又获效果。通过总结正反两方面的经验，坚持使用本方加味并加重剂量，终于得到完全治愈，于此可见辨证准确并不十分容易，至于案中药物剂量重用，乃是根据病情需要，不能视为常规。

4. 尸厥 周某室，38 岁。体质素弱，曾患血崩，平日常至余处治疗。此次腹部不舒，就近请某医诊治，服药后腹泻，病即陡变，昏厥瞑若已死，如是者半日许，其家已备后事，因族人以其身尚微温，拒入殓，且争执不休，周不获已，托其邻居来我处请往视以解纠纷，当偕往。病人目瞑齿露，死气沉沉，但以手触体，身冷未僵，扪其胸膈，心下微温，恍惚有跳动意，按其寸口，在若有若无间，此为心体未全静止，脉息未全绝之证。族人苦求处方，姑拟参附汤：人参3g，附子 3g，煎浓汁，以小匙微微灌之，而嘱就榻上加被。越二时许，复来邀诊，见其眼半睁，扪其体微温，按其心部，跳跃较明晰，诊其寸口，脉虽极弱极微，亦较先时明晰。予曰：真怪事，此病可救乎？及予扶其手自肩部向上诊察时，见其欲以手扪头而不能，因问："病人未昏厥时曾云头痛否？"家人曰："痛甚。"因思仲景头痛欲绝者，吴茱萸汤主之。又思前曾患血崩，此次又腹泻，气血不能上达巅顶，宜温宣冲动，因拟吴茱萸汤一方：吴茱萸三钱，人参钱半，生姜三钱，大枣四枚。越日复诊，神识渐清，于前方减吴萸之半，加人参至三钱。1 周后病大减，用内补当归建中汤、炙甘草汤等收功。（《冉雪峰医案》16 页）

按 厥阴乃阴尽阳生之地。此例前患血崩，继病腹泄，以致阳随液脱，根本动摇，头失温养则痛剧，生阳欲绝则昏厥。病人病情垂危，幸遇起死回生之良医，先予参附汤回阳救逆，待病有转机后，及时投以吴茱萸温扶生阳，一剂神志渐清，转用扶助正气方法以收功。

以上四则医案之医师赵明锐、刘赤选、万友生、冉雪峰，皆现代善用经方之良医，读者应珍惜其宝贵的诊治经验。

综合文献资料可知，吴茱萸汤可用于治疗肝胃虚寒，浊阴上逆所致的各科病证，具有良好的止痛、止呕等效果。方证相对，即用原方，并应采用原方剂量比例，必要时可适当加味，变通应用。少数病人服用本方后有的症状反而加重之反应，应告之病人不必惊慌，安心静养数小时自然逐渐消失，病情自愈。

十、甘麦大枣汤

【主治病证】 妇人脏躁，喜悲伤欲哭，象如神灵所作，数欠伸，甘麦大枣汤主之。（金匮二十二·6）

【方剂组成】 甘草三两 小麦一升 大枣十枚

【方药用法】 上三味，以水六升，煮取三升，温分三服。亦补脾气。

【方证释义】 本方功能补脾养心，润燥缓急。方中以甘平性缓之甘草，养心脾，缓肝急；小麦养心宁神，《灵枢·五味》载"心病者宜食麦"，《千金》中记有小麦养心气；大枣性温味甘，补益脾气。本方证是以情志郁结，化火伤阴，脏阴不足，心肝脾气失和为主要病机的病证。症见喜怒不节，无故悲伤欲哭，频频打呵欠，或神疲乏力，心烦失眠或多梦，坐卧不安，甚至癫痫样抽搐发作，舌略红、少苔，脉虚。

【临床发挥】《产科心法》："孕妇无故悲泣，为脏躁也，大枣汤治之妙。"

《方极》："甘麦大枣汤，治急迫而狂惊者。"

《类聚方广义》："孀妇室女，平素抑郁无聊，夜夜不眠等人，多发此证，发则恶寒发热，战栗错语，心神恍惚，居不安席，酸泣不已，服此方立效。又痫证、狂证，仿佛前证者，亦有奇验。"

脏躁辨 何任指出：妇女情志不宁，变幻不定，无故悲伤哭泣，或喜笑无常，不能自制，频作呵欠，谓之"脏躁"。发生于妊娠期者，则称"孕悲"；发生于产后者，则名"产后脏躁"，其证大致相同。其病机主要为阴血亏耗，五脏失于濡养，五志之火内动，尤以心肝火旺为主。心肝之阴不足，则神不守也。其因多为情志内伤引发。(《中国百年百名中医临床家丛书·何任》88页)

【医案举例】

1. 脏躁（癔病）

（1）一妇无故悲泣不止，或谓之有祟，祈禳请祷不应。许学士曰：《金匮》云："妇人脏躁，喜悲伤欲哭，象如神灵所作，数欠伸，甘麦大枣汤主之。"用其方十四帖而愈。盖悲属肺，经云：在脏为肺，在志为悲。又曰：精气并于肺则悲是也。此方补脾而能治肺者，虚则补母之义也。(《古今医案按·卷五》)

（2）孙文垣表嫂孀居 20 年矣，右瘫不能举动，不出户者 3 年，今则神情恍惚，口乱言，常悲泣，诘之答曰，自亦不知。为何故也？两寸脉短涩，以石菖蒲、远志、当归、茯苓、人参、黄芪、白术、附子、晚蚕沙、陈皮、甘草，服四帖稍愈。但悲泣如旧，夜更泣。因思仲景大枣小麦汤，正与此对，两帖而瘳。方用大枣十二枚，小麦一合，大甘草炙三寸，水煎饮。……(《续名医类案》528页)

（3）某女，22 岁，未婚。因被继母虐待，生活环境不佳，常有厌世之念。现虽离家在某某机械厂学习机工，但因平素刺激过深，郁闷难解，初则自觉胸闷嗳气，头痛健忘，心悸肉瞤，性躁易怒。数日之后，渐见日夜不寐，哭笑非常，默默不欲食，言语错乱，首尾不相应，以服西药苯巴比妥、氯丙嗪、三溴剂等效果不显。诊见其神情如痴，言语不整，时作太息，时而欢笑，时又流泪，诊脉弦劲，舌红、苔薄黄，津少口干，有阴虚液少之象，乃断为"癔病"。即用：生甘草 15g，小麦 120g，大枣 250g。浓煎，去甘草啖食。2 剂后，即感精神清爽，5 剂恢复正常，10 剂痊愈，照常工作。2 个月后复诊，因工作紧张，睡眠减少，略感头痛，健忘，心悸肉瞤，仍处原方轻剂量（甘草 12g，小麦 90g，大枣 120g）

10剂。服后痊愈，迄今未再复发。[刘景辉.《浙江中医杂志》1960，（4）：174]

按 此案对甘麦大枣汤的用量比例及用法与《金匮》不同，具有新义，值得参考。

（4）①1936年于山东荷泽县医院，诊一男子，年30余，中等身材，黄白面色，因患精神病，曾两次去济南精神病院治疗无效而来求诊。查其具有典型的悲伤欲哭，喜笑无常，不时欠伸，状似"巫婆拟神灵"的脏躁病。遂投以甘麦大枣汤：甘草9g，小麦9g，大枣6枚。药尽7剂而愈，追踪3年未发。②1940年于滦县，诊治一女性徐某，19岁，欠伸不安，哭笑无常，得脏躁病，亦投以上方，其父曰："方中之药，系经常之食品。"归后，取仓中之小麦约500g，大枣约500g，购甘草一大把，用锅煎熬之，令其女恣饱饮之，药后病人感头晕颇重，继之昏睡一昼夜始醒，翌日其父来述服药经过，嘱按原方服之。进数剂，经久未发。（《岳美中医案集》96页）

原按 甘麦大枣汤治妇人脏躁，是方是病，医籍屡载。惟男子患此，且以本方治愈，则罕见。……本病悲伤欲哭，时出妄言，与癫狂相近，然癫狂的妄言特点为前后相失，出口即忘；本病则近似情理，移时犹记。表现不同，机制有异，方药亦殊。

按 通过上述古今医案说明，以甘麦大枣汤原方或适当加味治疗脏躁，疗效确实显著，不可因此为平淡之剂而忽视之。本方用量用法，医家或用数两之大剂，或用数钱之小剂；多为水煎饮药汁；有的"浓煎，去甘草啖食"；临床之时，可斟酌应用。如用小量效果不好，可加大剂量，用原方效果不好可适当加味。

2. 梦游症 陈某某，男，38岁，会计。1956年12月29日就诊。病人自1953年下半年起，头晕失眠，多梦心悸，健忘，寐必呓语，从未间断，近来发展至半夜不由自主下床乱走，当时神志模糊，观者劝阻，亦不能清醒，必强行挟持上床睡眠，翌日自觉精神疲倦，四肢无力，询忆昨宵情景，茫然无知。饮食较少，口干味苦，心烦，大便结，舌净，脉弦软，诊为梦游症。属心肝营虚，心火内扰，以致神志不安。治则：养血安神。处方：甘麦大枣汤加味：甘草12g，小麦24g，大枣10枚，酸枣仁15g，草河车9g，柏子仁9g，生地黄15g。上方计服24剂，诸症消失。于1964年1月31日因胃病来我院就诊，询其梦游症，迄今7年未再发作。（《老中医医案医话选》137页）

按 心主血而藏神，肝藏血而舍魂，若阴血充足则神逸魂安，寤寐如常。今阴血不足，心肝火盛，致使神魂飞荡而梦游不知。用甘麦大枣汤加生地黄、酸枣仁、柏子仁、草河车等滋养阴血，安神定志，连服数10剂，其症乃止。此案有两点值得效法：一是结合辨证，灵活使用经方加味治疗；二是临证有主见，守方守法以获效。

3. 产后盗汗 袁某，女，35 岁。1984 年 5 月 24 日诊。产后失血过多（出血量达 1500ml）而致盗汗，心慌诸症。他医投止盗汗片、钙剂、多种维生素等治之罔效，后又用桂枝甘草龙骨牡蛎汤 10 余剂亦不见好转，迁延至今 2 个月有余。症见：面色㿠白，心悸少寐，气短神疲，肢体倦怠，纳差，入夜即盗汗淋漓，湿透衣被，醒后汗止肢体湿凉，舌淡、苔薄白，脉虚弱。症属产后血虚，心神失养。投甘麦大枣汤加味。处方：炙甘草 15g，淮小麦 100g，黑豆 100g，大枣 10 枚，桂枝 10g。每日 1 剂，分 3 次于饭前服。服 8 剂后，其症大减，盗汗明显减少，继服 10 剂病瘥。［史宪莹，等.《江苏中医》1998，（1）：29］

原按 汗乃心之液，汗血同源。心血不足则血不养心，心神浮越，心血不藏而外泄则睡中汗出。气血不足则面色㿠白，气短神疲，肢体倦怠。舌淡，脉虚弱均为血不能营舌鼓脉故尔。前医用药只能调达营卫而不能生血，故盗汗不愈；桂枝甘草龙骨牡蛎汤虽能止汗但生血增阴液力较差，盗汗亦不能速去。甘麦大枣汤方中甘草、大枣甘润缓急而补中气，小麦养心阴安心神以生血，加桂枝开发胃气，调达营卫和阴阳，黑豆补肾气滋肾阴达水火共济，阴阳相交，荣卫偕和，阴血得充，盗汗自止。

按 甘麦大枣汤虽为平淡之方，而用之得当，却疗效称奇！前述治脏躁五例以及治疗梦游症、产后盗汗案例，皆为佐证。其剂量之轻重悬殊之大及服法（啖食或恣饱饮之）之灵活，皆为取效的宝贵经验。

类方串解

本章共 10 首方剂，是以温中补虚为主的类方。其主治功效，用药规律，可归纳如下。

1. 理中汤类 本类有 4 首方剂：①理中汤：本方由人参、干姜、白术、炙甘草各三两组成。主治脾胃虚寒所致的多种病证，本方温中健脾，使中阳温运，中气旺盛，以恢复脾胃清阳上升，浊阴下降，阴阳顺接之功能。②桂枝人参汤：本方是以理中汤原方，加桂枝四两，并加重炙甘草用量至四两而成。用治脾胃虚寒，兼有表证未解，取温中解表，内外兼治之功。③甘姜苓术汤：本方是以理中汤去人参加茯苓而成。主治寒湿之邪留着于腰部之病证。④甘草干姜汤：为理中之半，本方用炙甘草四两，干姜二两，重甘微辛，辛甘合化为阳，温补脾肺之气以"复阳"。如此单捷小剂，不可轻视之。上述四方，皆用干姜、炙甘草温中健脾，或配人参以补气，或合白术、茯苓以除湿，或用桂枝以解表，全在临证变通。

2. 建中汤类 本类有 3 首方剂：①小建中汤：本方由桂枝汤倍芍药加胶饴组

成。是针对虚劳病脾虚营弱的证治。本方以桂枝汤为主，辛以开胃，甘以健脾，辛与甘合，调和脾胃，增进饮食；倍用芍药滋养脾营，缓急止痛；加入胶饴之甘润以建中。全方辛甘温润，变解表之方为建中之剂。②黄芪建中汤：本方是于小建中汤内加黄芪一两半而成。是针对小建中汤证（脾虚营弱）发展成脾气虚衰者而设。黄芪入脾、肺，为纯阳之品，善补阳气。若脾气虚弱，精微乏源，阳无以生，阴无以长，阴阳并虚"诸不足"者，则黄芪建中汤方法，为尽善尽美之良策也。③大建中汤：本方主治中阳衰弱，阴寒内盛之病证。方取干姜、蜀椒温中逐寒，人参、胶饴甘缓益气。本方证与上述两方证相较，不仅脾营虚、脾气虚，并且脾阳虚，大寒痛，故以大建中气之方药治之。本方温中补虚之力，既胜于建中汤，也胜于理中汤。

3. 其他 上述之外，还有与脾胃病变有关的三个方证：①大半夏汤：本方主治"朝食暮吐，暮食朝吐，宿食不化"等症状，为脾阴胃阳两虚所致。故以半夏为君燥湿止呕，人参、胶饴甘润补虚。②吴茱萸汤：本方主治"干呕，吐涎沫，头痛"等症状，为肝胃虚寒，浊阴上逆所致。故以吴茱萸为君温肝暖胃，重用生姜止呕，人参、大枣补脾气。③甘麦大枣汤：主治"妇人脏躁"病。为甘味缓急止躁之剂，方后曰本方"亦补脾气"。

第十章
养阴清热剂

凡以养阴清热药为主组成，具有养阴清热、宁心安神或补虚降逆等作用，用以治疗阴虚内热所引起的虚热扰心、心神不宁及虚火上炎、肺胃气逆等病证的方剂，统称为养阴清热剂。属"八法"中"补法"和"清法"的范畴。

阴虚内热之证当以养阴清热为法，阴津充足，虚热自平。并应根据所治病证的不同，辅佐适当药物。

一、百合地黄汤

【主治病证】百合病，不经吐、下、发汗，病形如初者，百合地黄汤主之。（金匮三·5）

【方剂组成】百合七枚（擘）　生地黄汁一升

【方药用法】上以水洗百合，渍一宿，当白沫出，去其水，更以泉水二升，煎取一升，去滓，纳地黄汁，煎取一升五合，分温再服。中病，勿更服。大便当如漆。

【方证释义】本方功能养阴清热，补益心肺。方中百合色白入肺，养肺阴而清气热；生地黄色黑入肾，益心营而清血热；泉水清热利小便，诸药合用，心肺同治，阴复热退，百脉因之调和，病自可愈。服药后"大便当如漆"，即大便呈漆黑色，为地黄汁本色。百合地黄汤是治疗百合病之主方。本方证是以心肺阴虚内热，百脉失和为主要病机的病证。百合病的临床表现可归纳为：①消化功能的异常：意欲食复不能食，饮食或有美时，或有不用闻食臭时，得药则剧吐利。②感觉异常：如寒无寒，如热无热。③神志异常：常默默，欲卧不能卧，欲行不能行，如有神灵者。上述症状的共同特点是变化不定，"全是恍惚去来，不可为凭之象。惟口苦，小便赤，脉微数，则其常也"（尤在泾《金匮要略心典》）。本病的成因，或因热病后余热未清，心肺阴虚；或气郁化火伤阴而致，总属虚多邪少，阴血不足之证。本方为甘润之法，使阴足热平，心神得安。

【医案举例】

1. 外感热病转属百合病　一人病昏昏默默，如热无热，如寒无寒，欲卧不能卧，欲行不能行，虚烦不耐，若有神灵，莫可名状，此病名百合。虽在脉，实在心肺两经，以心合血脉，肺朝百脉故也。盖心藏神，肺藏魄，神魄失守，故见此证。良由伤寒邪热，失于汗下和解，致热伏血脉而成。用百合一两，生地黄汁半盏，煎成两次服，必俟大便如漆乃瘥。（《续名医类案》14页）

2. 内伤七情转属百合病　石顽治内翰孟端士尊堂太夫人。因端士职任阑台，久疏定省，兼闻稍有违和，虚火不时上升，自汗不止，心神恍惚，欲食不能食，欲卧不能卧，口苦，小便难，溺则洒淅头晕，自去岁至今，历更诸医，每月一药辄增一病。用白术则窒塞胀满；用橘皮则喘息怔忡；用远志则烦扰烘热；用木香则腹热咽干；用黄芪则迷闷不食；用枳壳则喘咳气乏；用门冬则小便不禁；用肉桂则颅胀咳逆；用补骨脂则后重燥结；用知柏则小腹枯瘪；用芩栀则脐下引急；用香薷则耳鸣目眩，时时欲人扶掖而走；用大黄则脐下筑筑，少腹愈觉收引。遂致畏药如蝎，惟日用人参钱许，入粥饮和服，聊籍支撑。交春，虚火倍剧，火气一升，则周身大汗，神气骎骎欲脱，惟倦极少寐，则汗不出而神思稍宁，觉后少顷，火气复升，汗亦随至，较之盗汗迥殊。直至仲春中浣（huàn 音患。旧称每月的上、中、下旬为上、中、下浣），邀石顽诊之。其脉微数，而左尺与左寸倍于他部，气口按之似有似无。诊后，款述前所患，并用药转剧之由，曾遍询吴下诸名医，无一能识其为何病者。石顽曰：此本平时思虑伤脾，脾阴受困，而厥阳之火，尽归于心，扰其百脉致病，病名百合，此证惟仲景《金匮要略》言之甚详。本文原云诸药不能治，所以每服一药辄增一病，惟百合地黄汤为之专药。奈病久中气亏乏殆尽，复经药误而成坏病，姑先用生脉散加百合、茯神、龙齿以安其神，稍兼萸连以折其势，数剂稍安。即令勿药，以养胃气，但令日用鲜百合煮汤服之，交秋天气下降，火气渐伏，可保无虞。迨后中秋，端士请假归省，欣然勿药而康。后因劳心思虑，其火复有升动之意，或令服左金丸而安。嗣后，稍觉火炎，即服前丸，第苦燥之性，苦先入心，兼之辛臊入肝，久服不无反从火化之虞，平治权衡之要，可不预为顾虑乎。（《张氏医通》274页）

按　上述医案说明，热病之后或情志郁火伤阴，病机以心肺阴虚内热为主，病情为功能性疾病者，百合为的对之药，百合地黄汤为的对良方，再辨证适当加味或结合思想开导，效果更好。

二、百合知母汤

【主治病证】百合病，发汗后者，百合知母汤主之。（金匮三·2）

【方剂组成】百合七枚（擘）　知母三两（切）

【方药用法】上先以水洗百合，渍一宿，当白沫出，去其水，更以泉水二升，煎取一升，去滓；别以泉水二升煎知母，取一升，去滓；后合和，煎取一升五合，分温再服。

【方证释义】本方功能养阴清热，补虚润燥。方中以百合润肺清心，敛气安神；知母滋阴清热，除烦润燥；泉水煎药清热利尿。百合病不应发汗，若医者误认为"如寒无寒，如热无热"为表实证而误用汗法，汗后津液更伤，肺阴更为不足，虚热加重，则用百合知母汤。本方证是以心肺阴虚内热，百脉失和，虚热加重为主要病机的病证。具体表现在百合病本证（百合地黄汤证）的基础上，更见心烦少寐，口燥口渴等症者，即燥热尤甚，可用本方治之。

三、滑石代赭汤

【主治病证】百合病，下之后者，滑石代赭汤主之。（金匮三·3）

【方剂组成】百合七枚（擘） 滑石三两（碎，绵裹） 代赭石如弹丸大一枚（碎，绵裹）

【方药用法】上先以水洗百合，渍一宿，当白沫出，去其水，更以泉水二升，煎取一升，去滓；别以泉水二升煎滑石、代赭，取一升，去滓；后合和重煎，取一升五合，分温服。

【方证释义】本方功能养阴清热，降逆利尿。方中百合清润心肺而养阴；滑石清热而利小便；代赭石重镇而降逆气；以泉水煎药下热利尿。百合病不应用下法，若误认为"意欲食，复不能食"为里实证而使用下法，下后部分阴液从大便排出，故小便反而减少，表现为小便短涩；同时又因泻下之药每为苦寒之品，用后伤其胃气，则出现胃气上逆之证。本方证是以耗津热重，胃失和降为主要病机的病证。具体表现为在百合病基本症状的基础上，又出现小便短涩，呕吐，呃逆之症。

【临床发挥】**百合滑石代赭汤治溺后眩厥** 李俊龙回忆说：1973 年我和夫人刘宝玲由甘肃返京探亲，其间有小记一则：

6 月 29 日，二人去吕炳奎司长家赴宴。吕且邀魏老、胡（熙明）、张（志坤）及医政司张科长等人。因人俱饮酒，故格外笑谈风生。食后，魏老询问刘宝玲："看病有何收获？"刘即答曾治一便秘且屎细之人，用"苓桂术甘汤"愈。魏老点头称许，并告此病名曰"笔管屎"，采自《何廉臣医案》。刘并叙一解放军团长，年四旬以上，病小溲后眩厥，用补法及升提法均未获效，魏则兴奋非常，言其也曾治斯病也，用药即愈，且可引经据典。故引我二人至其家，旋即翻其医案及治愈病人之感谢信，令观之，并令刘宝玲翻阅《金匮》查"百合病篇"条下，念其语云：其人头痛，小便后渐然，头眩者，用百合滑石代赭石汤。其记载与今人所患之证，丝毫没有两样，故用百合汤投之，无不中的。我们惊讶不已，然惊定思之，深怪自己经典学习中，大欠学问矣！

以后我们凡遇这样的病人，疏方 2 副，药仅 3 味，皆能获效，已成袖中之秘。

溺后眩厥，详细说是平常人小便排空后，当站起或者抬头时，突然感到头部眩晕，一片空白，身体失去控制，猛然栽倒，随即清醒，爬起后一如常人。这种症状如果偶尔发生，也许病人不太在意，但数日内连续发生，则会引起恐惧和留意，也担心栽倒后头部碰伤酿成大祸。这样的"阴阳气不相顺接"的一时性眩厥，在《金匮要略·百合狐蟊阴阳毒第三》中并没有明确记载，但其病机却是阴虚阳燥、动静乖违的"百合病"病机的继续演化。因为仲景叙述了"百合病"有"每溺时头痛""若溺时头不痛，淅然者"和"若溺快然，但头眩者"等较轻浅的症状，以仲景所述"微数"之脉来测证，是虚而有热，水不济火所致，而小便时头部或疼或眩，都是由于水阴下夺，头部阳气失去滋济而浮动上升使然。如果小便排尽之际，在膀胱"气化"交替的瞬间，人体气血下注而头部之阳虚浮，即可发生短暂的厥逆，待人的体位平伸，阴阳气接，则可恢复常态。因此在治疗上用主药百合，润燥安神；用滑石利尿泄热，通下窍之阳以复阴气；用代赭石镇敛上逆，下潜浮动之气，以助百合完成滋阴镇逆通神之功，眩厥即可停止发作而向愈。

用"百合滑石代赭汤"治溺后眩厥（按西医学讲，这种小疾系体位性低血压导致的一过性脑缺血），是魏老熟谙仲景著作而用于临证实践的一个创新。（《中国百年百名中医临床家丛书·魏龙骧》71 页）

四、百合鸡子黄汤

【主治病证】百合病，吐之后者，百合鸡子黄汤主之。（金匮三·4）

【方剂组成】百合七枚（擘） 鸡子黄一枚

【方药用法】上先以水洗百合，渍一宿，当白沫出，去其水，更以泉水二升，煎取一升，去滓，纳鸡子黄，搅匀，煎五分，温服。

按 "煎五分"之"分"，在此应理解为"成数"，所曰"五分"即五成，意为将鸡子黄煎五成熟即可，不可煎熟。

【方证释义】本方功能养阴除烦和胃。方中百合补益肺气，清肺养阴；鸡子黄滋润胃阴，和胃止吐。百合病本属阴液不足之病，本不应用吐法，若误认为痰涎壅滞而使用吐法，吐后肺胃阴伤，失于和降，故用百合鸡子黄汤。本方证是以津伤燥热，肺胃气逆为主要病机的病证。具体表现为百合病本证未愈，又见虚烦不寐，胸中烦扰不安，胃气不和之证。本方滋养肺胃，生津降逆，可令阴复胃和，虚烦之证自愈。百合鸡子汤证、百合知母汤证与滑石代赭汤证均属百合病误治后产生的一些变证，其中百合知母汤证为误汗后伤津化燥，见口渴心烦；滑石代赭汤证为误下后小便不利，兼有呕逆；百合鸡子汤证为误吐后虚烦不眠，呕吐不止。兼症虽不同，而百合病本证及病机则一。

五、百合洗方

【主治病证】百合病，一月不解，变成渴者，百合洗方主之。（金匮三·6）

【方剂组成】百合一升

【方药用法】以水一斗，渍之一宿，以洗身。洗已，食煮饼，勿以盐豉也。

【方证释义】本方功能养阴清热润燥。百合病日久不愈，症见口渴，说明虚热较甚，津伤较重，此时仅用百合地黄汤则恐药力不及，故采用内服、外洗并用之法，即在内服百合地黄汤的基础上，再用百合渍水洗身，可收良效。"病久不解而变成渴，邪热留聚在肺也。单用百合渍水洗身，以皮毛为肺之合，其气相通故也。"（尤在泾《金匮要略心典》）"皮毛为肺之合，洗其外，亦所以通其内也；又食煮饼者，假麦气谷气以输津；勿以咸豉者，恐咸味耗水以增渴也。"（陈修园《金匮方歌括》）本方证是以阴津益损，虚热更甚为主要病机的病证。具体表现为，在百合病本证的基础上，更见口渴症状，内外兼治，常可获效。

六、栝楼牡蛎散

【主治病证】百合病，渴不瘥者，栝楼牡蛎散主之。（金匮三·7）

【方剂组成】栝楼根　牡蛎（熬）等份

【方药用法】上为细末，饮服方寸匕，日三服。

【方证释义】本方功能清热坚阴，润燥止渴。百合病口渴，用百合地黄汤、百合洗方内服与外洗并用仍不解，是热盛津耗，病重药轻，药不胜病，故再服本方。方中栝楼根（即天花粉）清解肺胃之热，生津止渴；牡蛎咸寒坚阴，引热下行，使热不致炎上而消灼津液。本方证是以阴虚热重，伤津灼液为主要病机的病证。具体表现为在百合病本证的基础上，更见口渴口干，舌质红、少苔，脉微数。

七、百合滑石散

【主治病证】百合病，变发热者，百合滑石散主之。（金匮三·8）

【方剂组成】百合一两（炙）　滑石三两

【方药用法】上为散，饮服方寸匕，日三服。当微利者，止服，热则除。

【方证释义】本方功能滋养肺阴，清热利尿。方中百合滋养肺阴，清其上源，使其不燥；滑石清气分之热而利小便，使热从小便排出。本方证是以心肺阴虚，内热较盛为主要病机的病证。具体表现是在百合病本证之外，又见发热、小便不利等。

八、防己地黄汤

【主治病证】防己地黄汤：治病如狂状，妄行，独语不休，无寒热，其脉浮。（金匮五·附文）

【方剂组成】防己一分　桂枝三分　防风三分　甘草一分

【方药用法】上四味，以酒一杯，浸之一宿，绞取汁；生地黄二斤，哎咀，蒸之如斗米饭久，以铜器盛其汁；更绞地黄汁，和，分再服。

【方证释义】本方功能养血清热，祛风和络。方中重用生地黄二斤之多，又蒸绞浓汁，侧重养血以清热；其余四味，分量极轻，又渍取清汁，是轻而又轻，其中防己、防风、桂枝疏风祛邪，甘草补虚和中。徐彬曰："二防、桂、甘去其邪，而以生地最多，清心火，凉血热。谓如狂妄行，独语不休，皆心火炽盛之证也，况无寒热，则知病不在表，不在表而脉浮，其为火盛血虚无疑尔。"（《金匮要略论注》）本方证是以血虚生热，热扰心神为主要病机的病证。症见烦躁不安，如狂妄行，独语不休，无寒热，脉浮。

【医案举例】

1. **癫证**　曾遇一张姓男孩，18 岁，精神失常。据其父云，半年前因与邻里吵闹，遂精神失常，心神不定，常坐室内独语不休，入夜不寐，或信步外游，时喊头痛，多忧善虑，曾延医诊治，屡施导痰、涌吐、攻下之剂，治之罔效。故邀余为诊，诊见舌红少津，脉浮大如弦。余认为，此系《金匮》防己地黄汤证也。本证主要是因为阴血亏虚，心神失养，虚火干扰，故见多言善惊，出室外游。阳越于外则狂，阴亏于内则癫。治之屡用涌吐、攻下，致使阴血津液更伤，血流不畅，脉络瘀阻，以致病发如狂。治用防己地黄汤，处方：生地黄 90g，防己、防风、桂枝、生甘草各 10g。10 剂。病人服药 3 剂，心神稍定，夜能入眠，未见出走，后又以此方在剂量上略加变通，并加生赭石 40g，生龙牡各 30g，桃仁 15g。服 15 剂后，精神转佳，好如常人，已能参加劳动。7 年后路遇其父，谓病人至今未犯病，并已结婚。［刘强.《黑龙江中医药》1985，（4）：30］

2. **癫痫性精神障碍**　张某，男，38 岁。1 年前在劳动时发病，双目直视，重复咀嚼，微作哼哼之声，且盲目走动，片刻后恢复正常，对病中情况一无所忆。以后发作渐频，且持续时间渐长。发作后，如醉如痴，独语喃喃，外出走动约 2 里许方醒转。来诊时，发作已 11 天，昼夜游荡，妄行不休，服数剂化痰息风类药无效。诊其脉浮数无力，舌质红略干、无苔。治以养血清热，祛风散邪，予防己地黄汤 5 剂。复诊：神志清，妄行止，夜眠好。再以上方 5 剂巩固。嘱常服磁

朱丸及配合服少量苯妥英纳片等药。随访迄今，未再复发。[丁德正.《河南中医》1984,（5）：31]

原按 防己地黄汤方中生地黄量为"二斤"，"蒸之如斗米饭久"。据丁浮艇先生临床经验，以"甘重于苦"之干地黄 150g 为妥，多则服后心烦，少则难收滋阴养血之效。本方常用剂量为防己 3g，桂枝 9g，防风 9g，甘草 3g，干地黄 150g。改蒸法以浓煎，煎法虽简便而其效相同。本方于重剂益阴清热、养血固本之同时，佐以少量祛风之品，借其轻清升散之性，可使郁热得泄，不安神而神自安，不治狂而狂自愈。

按 上述医案与文献资料表明，防己地黄汤治疗神志失常性（癫、狂、郁证等）疾患辨证为血虚者有确切的疗效，这是对原文的佐证。原文指出"治病如狂状，妄行，独语不休"，这显然是神志失常的表现。原文接着说"无寒热，其脉浮"，此句绝非赘言，实有深义存焉！因外感热病，热扰神明，可见上述症状。点明"无寒热"，也就排除了热病病因，而又说"其脉浮"，此脉浮非表证之象，以方测脉，乃血虚生热之脉象，必浮而无力。总之，防己地黄汤所主，为真阴不足，营血郁热，热扰于心，心神错乱之病证。"此方他药轻，而生地独重，乃治血中之风也，此等法最宜细玩。凡风胜则燥，又风能发火，故治风药中无纯用燥热之理。"（《徐大椿医书全集·上册》346 页）全方重用甘寒益阴清热之生地黄以治本，少用苦辛祛风散邪之品以治标。标本兼治，"血脉和利，精神乃居"（《灵枢·本神》）。

3. **盗汗** 于 2014 年在海南省中医院治一女性病人，约 50 岁，正处于更年期，盗汗如洗，前医与笔者多种方法效果不佳。记得其舌红少苔，脉细。证属阴虚盗汗。想到防己地黄汤以重用生地黄为主，遂处方：生地黄 50g，防己 10g，防风 10g，桂枝 10g，生甘草 10g。7 剂，日 1 剂，水煎服。7 天后病人欣然告之：服药后盗汗明显减轻，这个方子效果太好了！（吕志杰验案）

九、麦门冬汤

【**主治病证**】火逆上气，咽喉不利，止逆下气，麦门冬汤主之。（金匮七·10）

【**方剂组成**】麦门冬七升　半夏一升　人参三两　甘草二两　粳米三合　大枣十二枚

【**方药用法**】上六味，以水一斗二升，煮取六升，温服一升，日三夜一服。

【**方证释义**】本方功能清养肺胃，止逆下气。方中重用麦冬为君，润肺养胃，并清虚火；半夏下气化痰，用量很轻，且与大量清润之药配伍，则不嫌其燥；人参、甘草、大枣、粳米养胃益气，使胃得养而气能生津，即所谓"培土生金"法。喻嘉言说："此胃中津液枯燥，虚火上炎之证，麦冬汤乃治本之良法也。"（《医门法律·肺痈肺痿门》）本方证是以肺胃津伤，虚火上炎为主要病机的病证。症见咳喘气逆，咽喉不利，咯痰不爽，或久咳口咽干燥，喜得凉润，舌光无苔，脉虚数等。

【临床发挥】《金匮玉函经》："病后劳复发热者，麦门冬汤主之。"

《肘后》："麦门冬汤治肺痿咳唾，涎沫不止，咽燥而渴。"

胃脘痛（胃、十二指肠溃疡）用麦门冬汤治疗辨证要点 牛元起氏（天津名医）用麦门冬汤治疗胃、十二指肠溃疡 19 例。本组病人的临床表现具有下列特点：①胃脘疼痛多持续发作，隐隐作痛，入暮为甚，痛而喜按；②多无明显吞酸或吐酸症；③大多兼有口干，口渴，大便干燥不畅（3～5 日一行），个别病人有心烦，肛热等症；④病人舌质呈红色，或嫩红或紫红，且有裂隙，舌苔薄白或无苔，少数呈薄黄苔；⑤脉象多见弦细或沉细。治疗方法：以麦门冬汤原方，或临证根据具体辨证酌情加味。结果：17 例在服药 7～10 剂后疼痛消失或显著减轻，其他口渴，便燥，舌苔脉象等，也都随之好转或恢复正常。X 线胃肠造影复查都有较显著的疗效。体会：根据各地文献报道，溃疡病的辨证分型，似以虚寒或血瘀气滞、肝胃不和等型为多，当用甘温建中或疏肝和胃、理气化瘀之剂。如辨证属于胃阴虚型的溃疡病，用滋养胃阴之麦门冬汤加减，确有良好的效果。本方甘平濡润，通降和调，补而不滞，滋而不腻，较之一贯煎、养胃汤等方，尤为中肯。[牛元起，等.《中医杂志》1964，（11）：11]

【医案举例】

1. 咽喉不利（慢性咽炎） 杨某某，女，44 岁。素患"慢性咽炎"。近 2 个月来，咽中堵闷，干燥不利，咯痰不爽，口干欲得凉润，尿黄便秘，脉细略滑数，舌质嫩红有裂纹、苔薄黄、中心无苔，曾服养阴清热剂如玉女煎、增液汤而效不佳。证属肺胃阴伤，虚火上炎。宜麦门冬汤。处方：麦冬 70g，清半夏 10g，党参 12g，山药 15g，生甘草 10g，大枣 12 枚。服 3 剂，诸症悉减，再 3 剂缓解。以麦冬泡水代茶饮，巩固疗效。[吕志杰.《中医杂志·日文版》1989，（5）：51]

按 经方的灵验，用量是一个重要环节。《本草新编》说："但世人未知麦冬之妙用，往往少用之而不能成功为可惜也。不知麦冬必须多用，力量始大，盖火伏于肺中，炼干内液，不用麦冬之多，则火不能制矣；热炽于胃中，熬尽其阴，不用麦冬之多，则火不能息矣。"可见麦门冬汤必须重用麦冬，方收良效。

2. 胃脘痛（萎缩性胃炎，胃、十二指肠溃疡） 成某，女，48 岁。1984 年 2 月 5 日初诊。胃脘痛 10 年，有肺结核病史。症见咳而咯痰不爽，咽喉不利，上腹饱胀，胃脘隐隐作痛，脘部烧灼，纳食不佳，口渴欲得凉润但不多饮，嗳气，大便干结。查面色苍黄，形体消瘦，舌质红、苔光剥，脉虚数。X 线钡餐检查：胃窦部有激惹现象，胃窦大小呈锯齿状，痉挛性收缩，胃黏膜皱襞粗乱。胃镜检查：胃黏膜红白相间，以白为主，色泽变淡，黏膜变薄，皱襞变细，可透见黏膜下血管。诊断为"萎缩性胃炎"。证属胃阴不足，方用麦门冬汤：麦冬 20g，党参 15g，粳米 10g，姜半夏，甘草各 5g，大枣 10 枚。嘱其戒烟酒，调饮食。煎服 5 剂后，胃脘灼痛减轻，纳食增加。守方加减又服 50 剂，症状消失，食欲正常，胃镜复查提示：胃黏膜组织学改变有好转。[肖美珍.《国医论坛》1990,（2）：17]

十、炙甘草汤

【主治病证】伤寒，脉结代，心动悸，炙甘草汤主之。（伤寒 177）

《千金翼》炙甘草汤：治虚劳不足，汗出而闷，脉结悸，行动如常，不出百日，危急者十一日死。（金匮六·附方）

按 《千金翼》炙甘草汤之方药用法与《伤寒论》炙甘草汤完全相同，故实为仲景方。用治虚劳病，为善师仲景心法之良医也。

《外台》炙甘草汤：治肺痿涎唾多，心中温温液液者。（金匮七·附方）

【方剂组成】甘草四两（炙） 生姜三两（切） 人参二两 生地黄一斤 桂枝三两（去皮） 阿胶二两 麦门冬半升（去心） 麻仁半升 大枣三十枚（擘）

【方药用法】上九味，以清酒七升，水八升，先煮八味，取三升，去滓，纳胶烊消尽，温服一升，日三服。一名复脉汤。

【方证释义】本方功能滋阴养血，通阳复脉。方中炙甘草补中益气，使气血生化有源，以复脉之本，为方中主药；生地黄、麦冬、阿胶、麻仁益阴养血；人参、大枣补气滋液；桂枝振奋心阳，配生姜更能温通血脉；药用清酒煎煮以"行药势"（《名医别录》），可增强疏通经络，利血脉的作用。本方证是以阴虚血少，心阳不足为主要病机的病证。症见脉象或结或代，心中动悸，或胸闷，气短，汗出，头晕，失眠等。本方补中焦，益心气，扶化源，以复脉之本，滋心阴以充脉之体，使心血充盈，脉道畅行，则"脉结代，心动悸"自然消失，故一云复脉汤。另据《外台》所载，本方生津润燥，益气滋阴之功，亦可用于虚热肺痿之候。

【临床发挥】《千金翼》："复脉汤主虚劳不足，汗出而闷，脉结心悸，行动如常，不出百日，危急者二十一日死。即本方。㕮咀以水一斗，煮取六升，去滓分六服，日三夜三，若脉未复，隔日又服一剂，力弱者三日一剂，乃至五剂十剂，以脉复为度，宜取汗。越公杨素因患失脉，七日服五剂而复。"

《伤寒绪论》："汗后舌干微黄黑而无积胎，心烦动悸不宁，小便难，炙甘草汤。"

《张氏医通》："虚劳不足，汗出而闷，脉结心悸，行动如常，不出百日危，炙甘草汤主之。又治酒色过度，虚劳少血液，液内耗心火自炎，致令燥热乘肺，咯唾肺血，上气涎潮，其咳连续不已者。"

复脉汤类方证治与心病探源 任继学说：复脉汤类方是临床常用方，尤其可用于急、危、重、险之患。此类方剂的作用是救逆固脱，开闭醒神，益气养阴，护精保津。可收敛散乱之气，温阳通络，上通脑髓，下达涌泉。对外可除经络、血络、孙络、毛脉之瘀滞痰毒，于内能消脏腑之大经、小络、横络、结络、血道、液道、水道、气道逆变之瘀结，以及因水津流滞而成的痰水之毒，从而达到扶正祛邪之效。复脉汤及后世类方：①炙甘草汤（《伤寒论》）功效：滋阴和阳，扶正祛邪，调补之方。主治：伤寒（寒者，邪之名）心动悸，脉结、代之象。笔者曰：气虚血不足，心神失养，心动悸，脉见叁伍不调之象。②加减复脉汤（《温病条辨》）……③一甲复脉汤（《温病条辨》）……④二甲复脉汤（《温病条辨》）……⑤三甲复脉汤（《温病条辨》）……⑥复脉汤（《通俗伤寒论》）……⑦叶氏加减复脉汤（俞根初加减之方《通俗伤寒论》）……⑧龙牡复脉汤（《通俗伤寒论》）……⑨叶氏加减复脉汤（《重订广温热论》）……⑩增损复脉汤（《湿温时疫治疗法》）……从以上 10 张复脉汤类方剂中可以悟出，治疗心动悸（心律失常）不是炙甘草汤一方所能为，必须辨证处方用药才能奏效。

关于心病之源，任继学分析说：心脏有病之源有二：一是心脏直受六淫病毒或时疫病毒之侵害，由于失治误药致使邪毒不去，留而为患。亦有因情志失调，饮食失节，劳逸失度所致者。二是发源于肝胆、肾与膀胱、脾胃、肺与大肠病变，脏腑有病，必有毒自内生，故脏腑病气邪毒通过经络、气道、血道、液道侵扰于心，故病心痛、心悸、怔忡、心动悸。因此，医者在临床诊治心脏之疾，要进行全面诊察，经过由表及里、去伪存真、去粗取精的分析过程，得出正确诊断，定出标本，则施方用药，可望收效。绝不要见心治心而束缚我们整体治疗方法的实施，戒之戒之。（《任继学经验集》334～339 页）

炙甘草汤证治面面观 左季云对本方运用的诸多方面都进行了分析、归纳，分述如下：

（1）甘草汤煮服法 本汤用酒之意义：用酒以通血脉，甘草不使速下，清酒引之上行。且生地黄、麦冬，得酒力而更优，内外调和，悸可宁而脉可复矣。本汤久煮之法义：酒七升，水八升，煮取只三升，久煮则气不峻，此虚家用酒之法也。

（2）炙甘草汤补阴与小建中汤补阳辨 观小建中汤，而后知伤寒有补阳之方；观炙甘草汤，而后知伤寒有补阴之法，是在临证者酌而用之可也。

（3）炙甘草汤注重地黄之意义 地黄分量，独甲于炙甘草汤者，盖地黄之用，在其脂液能营养筋骸，经脉中干者枯者，皆能使之润泽也。故沈亮宸曰：此汤为千古养阴之主方也。

（4）炙甘草汤用治温病名加减复脉汤　①温病脉虚大，手足心热，甚于手足背者，本汤去参、桂、姜、枣之补阳，加白芍收三阴之阴，故名加减复脉汤。以复脉复其津液，阴复则阳留，庶不至于死也。在仲景治伤于寒者之结代，自取参、桂、姜、枣，复脉中之阳，若治伤于温者之阳亢阳竭，即不得再补其阳也。②温病耳聋，病系少阴，与柴胡汤者必死。六七日以后，宜复脉辈，复其精。肾开窍于耳，脱精者耳聋，不用柴胡者，以此药劫肝阴故也。③劳倦内伤，复感温病，六七日以外不解者，宜复脉法。身不热而倦甚，仍加人参。④温病已汗而不得下，已下而热不退，六七日以外，脉尚燥盛者，重与复脉汤。⑤温病误用升散，脉结代，甚则脉两至者，重与复脉。虽有他证，后治之。⑥汗下后，口燥咽干，神倦欲眠，舌赤苔老，与复脉汤。⑦热邪深入，或在少阴，或在厥阴，均宜复脉。二经均宜复脉者，以乙癸同源故也。

（5）验舌参症宜炙甘草汤者　①舌淡红无神，或干而色不荣者更衣后，舌苔去而见淡红有神者，佳兆也。淡红无神，或干而色不荣者，为胃津伤而气不化液也。不可用寒凉药，故宜炙甘草汤。叶天士外感温热篇云：此乃胃津伤而气化无液也。王士雄曰：淡红无色，心脾气血素虚也。更加干而色不荣，胃中津液亦亡也，故宜炙甘草汤，以通经脉，其邪自去。②舌绛光亮者，法宜去姜、桂，加蔗浆、石斛、饴糖，此胃阴伤也，故宜急用甘凉濡润之品。③胃肝肾阴枯极无神，色现猪腰者，舌绛而光亮，绛而不鲜，甚至干晦萎枯者，或淡而无色，如猪腰样者，此胃肝肾阴枯极而无神气者，宜本方加沙参、玉竹、鸡子黄、生龟甲等类甘平濡润以救之。

（6）本方麻仁传误之疑点　麻仁一味，当是枣仁。手厥阴心主伤寒，寒伤心主，相火内郁，则血液枯涸，而心动悸脉结代，故炙甘草汤以开后学滋阴之路。枣仁者，养心宁神，益血荣肝；麻仁润肠以通虚闭，岂能入心主以操养血安神之任乎？故疑为传写之误。（《伤寒论类方法案汇参》468～471页）

【医案举例】

1. 脉结代　律师姚建现住小西门外大兴街，尝来请诊，眠食无恙，按其脉结代，十余至一停，或二三十至一停不等，又以事繁，心常跳跃不宁，此仲师所谓心动悸，脉结代，炙甘草汤之主症也，因书经方与之，服 10 余剂而瘳。炙甘草四钱，生姜三钱，桂枝三钱，潞党参二钱，生地黄一两，真阿胶二钱（烊冲），麦冬四钱，麻仁四钱，大枣四枚。（《经方实验录》59页）

原按　大论原文煎法，用清酒七升，水八升，合煎，吾师生之用本汤，每不用酒，亦效。惟阿胶当另烊冲入，或后纳烊消尽，以免胶质为他药黏去。余用阿胶至少六钱，分 2 次冲，因其质重故也。

曹颖甫曰　阳气结涩不舒，故谓之结；阴气缺乏不续，故谓之代。代之为言，贷也，恒产告罄，而称贷以为主，其能久乎？固知《伤寒论·太阳篇》所谓难治者，乃专指代脉言，并非指结脉言也。

按　据笔者临床体会，用本方加不加酒，都有疗效。但近十几年依据原文煎法加入黄酒 100ml，能防止重用生地黄所导致的便溏之弊，且有增效之功。

2. 心悸（病毒性心肌炎）　高某某，女，24 岁，学生。1989 年 10 月 7 日诊。病人感冒发热 5 天后感觉心悸、胸闷、气短、乏力等，心电图检查：频发室性早搏呈短阵二联律。以"病毒性心肌炎"收住某院。住院采用中西药治疗 1 个多月，虽有好转，但心悸时发时止，病情时轻时重。自动出院，转由笔者治疗。症见心悸，胸闷，气短，乏力，头晕，少寐，食少，脉缓无力、时结时代，舌淡、红嫩少苔。治以炙甘草汤加减，处方：炙甘草 15g，党参 18g，桂枝 12g，生地黄 50g，麦冬 15g，阿胶（烊化）9g，生姜 12g，大枣 15 枚，桑寄生 24g，炒枣仁 15g。服药 3 剂后心悸等症状减轻；守方服用 15 剂，心悸等症状明显好转，脉和缓偶有结象，舌淡红、苔薄白，查心电图：窦性心律，偶发室性早搏。前方略加减化裁，服药近 1 个月，病情缓解，症状消除。复查心电图正常。随访半年，在学业劳心过度或感冒时偶发心悸。（吕志杰，等.《国际中医心病学术会议论文集》北京，1992：189）

按　《伤寒论》原文于"脉结代，心动悸"之前冠以"伤寒"，可知与感受外邪有关。孙思邈等医家扩大了炙甘草汤的应用范围，不论有无外感因素，凡因虚所致的心脏病心律失常均以炙甘草汤加减治之。本方以炙甘草命名，取其味至甘以补中，中气充足，则能变化水谷之精气而为血，心血充盈，脉道自然通利，故《别录》谓其能"通经脉，利血气"。方中重用生地黄，取其峻补真阴，补养充足，自然流动洋溢，痹着自行，此即《本经》所谓"逐血痹"和《别录》所谓"通血脉"之义。总之，本方以阴润药为主，温通药为助，共同起到滋阴补血，通阳复脉之功效，故又名"复脉汤"。临证体会到，炙甘草汤去麻仁，加酸枣仁、桑寄生（本药对房性、室性早搏以及房颤都有较好疗效）对心律失常表现为阴血亏虚或气阴两虚者效果较好，其他证型疗效较差。因此，使用本方要明辨病机，抓住主症，随证加减，灵活变通，以适应病情。只要方证相对，无不取效。

3. 两目干涩（视力疲劳症）　王某，女，23 岁。1996 年 5 月 20 日诊。素体消瘦，两目干涩酸胀 4 年余，看书疲劳后尤甚，眼科诊断为"视力疲劳症"。自述 2 个多月前患"病毒性心肌炎"。现心悸，脉结，气短，乏力，舌嫩红、少苔。心电图检查：窦性心律，室性早搏。拟炙甘草汤加减治之，处方：炙甘草 15g，党参 12g，桂枝、阿胶（烊化）各 10g，麦冬 18g，生地黄 45g，五味子 9g，大枣 12 枚。服药 5 剂见效，15 剂显效，心悸等症状基本消失，而久治不愈的目干涩亦缓解。[吕志杰，等.《实用中医药杂志》1997，（5）：33]

按 用炙甘草汤治疗病毒性心肌炎屡有报道，疗效确切，不足为奇。而本案疗心悸却对目涩亦有此神效，则在意料之外。究其缘由，以肝藏血，开窍于目，肝血不足，势必目涩，方中重用生地黄滋补肝血，木荣则目润，故目涩遂愈。近年以炙甘草为主方专治两目干涩症，亦取得疗效。

特别说明，笔者近几十年来效法大医孙思邈，变通以炙甘草汤治"虚劳不足"为主的多种心脏病，多能取得理想疗效。详见《伤寒杂病论研究大成》。

十一、酸枣仁汤

【主治病证】虚劳虚烦不得眠，酸枣仁汤主之。（金匮六·17）

【方剂组成】酸枣仁二升　甘草一两　知母二两　茯苓二两　川芎二两

【方药用法】上五味，以水八升，煮酸枣仁，得六升，纳诸药，煮取三升，分温三服。

【方证释义】本方功能养阴清热，宁心安神。方中酸枣仁酸甘补养肝脾，安心神；川芎味辛调血疏肝气；茯苓、甘草味甘以健脾宁心；知母性寒以清热除烦。本方证是以心肝阴血亏虚为主要病机的病证。症见虚烦不眠，心悸眩晕，口干，脉弦细，舌红少苔等。

【临床发挥】**酸枣仁性味、功效论** 笔者对酸枣汤与酸枣仁汤进行了考究，节录如下：李时珍认为酸枣仁为"足厥阴、少阳药也"。而朱丹溪则说："血不归脾而睡卧不宁者，宜用此（酸枣仁）大补心脾，则血归脾而五脏安和，睡卧自宁。"《本草经疏》分析的比较全面，指出："酸枣仁，实酸平，仁则兼甘。专补肝胆，亦复醒脾。熟则芳香，香气入脾，故能归脾。能补胆气，故可温胆。母子之气相通，故亦主虚烦、烦心不得眠。其主心腹寒热，邪结气聚，及四肢酸疼湿痹者，皆脾虚受邪之病，脾主四肢故也。胆为诸脏之首，十一脏皆取决于胆，五脏之精气，皆禀于脾，故久服之，功能安五脏。"

总之，酸枣（实，即果肉）味酸，酸入肝而敛肝利胆，补肝胆之虚；酸枣仁味甘补脾，炒熟之后，其芳香之气亦能醒脾。由此可以推论，酸枣汤以酸枣仁之甘为主药补脾之虚，脾气充实，营血化生之源生生不息，才能滋养"四旁"（心肺肝肾），则"虚劳"可复，"虚烦"可止，"不得眠"者安然入睡矣。若需要以酸补肝，则应用酸枣（肉）类酸味之药也。

【医案举例】

1. 杂病失眠 何某某，女，32 岁。1936 年仲冬，久患失眠，诸药不效。形容消瘦，神气衰减，心烦不寐，多梦纷纭，神魂不安，忽忽如有所失，头晕目眩，食欲不振，舌绛，脉象弦细，两颧微赤，此乃素禀阴虚，营血不足，营虚无以养心，血虚无以养肝，心虚神不内守，肝虚魂失依附，更加虚阳上升，热扰清宫所致。议用养心宁神法，以酸枣仁汤加入人参、珍珠母、百合花、白芍、夜交藤，水煎；另用老虎目睛五分研末冲服。连服 13 剂，便能酣卧，精神内守，诸症豁然。(《蒲园医案》)

按 失眠为内科常见症状，临床辨证，一要分辨虚实，二要分辨标本。因病痛而致失眠者，治其本病，自然安眠；因失眠而致诸症者，治其失眠，诸症自愈。上述医案，审因治本，用酸枣仁汤加味而取效。

2. 时病后失眠 邱某，时病后，阴液必伤，因劳复，入夜仍是烦躁多言，神志不静，且阴液内耗，厥阳外越，化风化火，燔燥煽动，致阴不敛阳，寐不成寐，此属阴损之证，最不宜治，宗仲景酸枣仁汤意。酸枣仁、茯神、知母、白芍、麦冬、生牡蛎、生甘草。[《二续名医类案〈医案偶存〉(李铎)》1520 页]

十二、竹皮大丸

【主治病证】妇人乳中虚，烦乱呕逆，安中益气，竹皮大丸主之。(金匮二十一·10)

【方剂组成】生竹茹二分　石膏二分　桂枝一分　甘草七分　白薇一分

【方药用法】上五味，末之，枣肉和丸弹子大，以饮服一丸，日三夜二服。有热者倍白薇，烦喘者加柏实一分。

【方证释义】本方功能清热降逆，安中益气。方中甘草、桂枝合用，重甘微辛，枣肉和丸，意在补中"益气"；竹茹、石膏、白薇取小量清泄虚热以"安中"。诸药相伍，标本兼治，以达"安中益气"之功。虚热甚者，倍用白薇；烦乱甚而喘者，加柏子仁以宁心。本方证是以中焦气阴不足，虚热扰心，胃失和降为主要病机的病证。症见哺乳期，心中烦乱，时时呕吐，或见口干，脉虚数等。妇人在哺乳期，乳汁去多，阴血不足，中气亦虚，中虚气逆，虚热扰心而致本证。

【临床发挥】**"胎前宜凉，产后宜温"辨** 关于妇人胎前产后病的治法，俗有"胎前宜凉，产后宜温"之说。这种说法虽有一定道理，但临证之时，仍应以辨证论治为主。古今不少名医学者根据本条方药，对"产后宜温"提出异议。有的医家结合临床治验认为，产后感染温邪而高热不退者，可放胆使用生石膏、白虎汤之类方药甘寒清热。否则，认定"产后宜温"，误用温补，则犹如救火添薪，必致"一逆尚引日，再逆促命期"(《伤寒论》第 6 条)。编著《续名医类案》的魏之琇感叹说："近时专家及庸手，遇产后，一以燥热温补为事，杀人如麻！"此等沉痛教训，发人深醒。

【医案举例】

1. 产后风热 西濠陆炳若夫人，产后感风热，瘀血未尽，医者执产后属虚寒之说，用干姜、熟地治之，且云必无生理。汗出而身热如炭，唇燥舌紫，仍用前药。余是日偶步田间看菜花，近炳若之居，趋迎求诊。余曰：生产血枯火炽，又兼风热，复加以刚燥滋腻之品，益火塞窍，以此死者，我见甚多。非石膏则阳明之盛火不解，遵仲景法，用竹皮、石膏等药。余归而他医至，笑且非之，谓自古无产后用石膏之理。盖生平未见仲景方也。其母素信余，立主服之，一剂而瘥。明日炳若复求诊，余曰：更服一剂，病已去矣，无庸易方。如言而愈。医者群以为怪，不知此乃古人定法，惟服姜、桂则必死。(《洄溪医案·产后风热》)

2. 产后中风，烦乱呕逆 华某，女，31 岁。产后 3 个月，哺乳。身热38.5℃，已七八日，偶有寒栗，头晕乏力，心烦恚躁，呕逆不已，但吐不出，脉虚数，舌质红、苔薄，治以益气安胃。处方：淡竹茹 9g，生石膏 9g，川桂枝5g，白薇 6g，生甘草 12g，制半夏 9g，红枣 5 枚。2 剂药后热除，寒栗解，烦乱平，呕逆止，惟略头晕，复予调治痊愈。[何任.《北京中医学院学报》1983，(3)：19]

十三、黄连阿胶汤

【**主治病证**】少阴病，得之二三日以上，心中烦，不得卧，黄连阿胶汤主之。(伤寒 303)

【**方剂组成**】黄连四两　黄芩二两　芍药二两　鸡子黄二枚　阿胶三两 (一云三挺)

【**方药用法**】上五味，以水六升，先煮三物，取二升，去滓，纳胶烊尽，小冷，纳鸡子黄，搅令相得，温服七合，日三服。

【**方证释义**】本方功能滋阴清火。方中黄芩、黄连苦以除热；鸡子黄、阿胶甘以补血；芍药之酸敛阴气而泄邪热。正如柯韵伯所说："病在少阴而心中烦不得卧者，既不得用参、甘以助阳，亦不得用大黄以伤胃矣。用芩、连直折心火，用阿胶以补肾阴，鸡子黄佐芩、连于泻心火补心血，芍药佐阿胶于补阴中敛阴气，斯则心肾交合，水升火降。是以扶阴泻阳之方，变而为滋阴和阳之剂也"(《医宗金鉴·删补名医方论·卷八》)。本方证是以肾阴亏虚，心火亢盛，心肾不得相交为主要病机的病证。症见心烦不眠，口燥咽干，手足心热，舌红或红绛少津、少苔或薄黄，脉细数等。

【**医案举例**】

1. 阴虚苔剥 舌乃心之苗。舌上之苔剥落不生者久矣，是心阴不足、心阳有余也。黄连阿胶汤去芩，加大生地。(《增评柳选四家医案·曹仁伯医案》93 页)

诒按 胃阴枯涸者，每有此病。心阴不足之说，亦可备一法也。

邓评 苔之剥落，不归咎胃阴，而独责心阴，想其舌必绛色。

2. 少阴温病 吴某某，昆明人，住昆明市绣衣街，有长子年 15 岁。于 1921年 3 月患病延余诊视，发热不退已 11 日，面红唇赤而焦，舌红、苔黄而无津，虚烦不得卧。食物不进，渴喜冷饮，小便短赤，大便不解，脉来沉细而数。查其先前所服之方，始而九味羌活汤，继则服以黄连、栀子、连翘、黄芩、金银花、桑叶、薄荷等未效。此系春温病误以辛温发散，又复苦燥清热，耗伤真阴，邪热内蕴，转为少阴阴虚热化证。拟黄连阿胶汤治之。黄连 10g，黄芩 12g，白芍 24g，阿胶 10g（烊化兑入），鸡子黄 2 枚。先煎芩、连、芍药为汤，稍凉，兑入已烊化之阿胶，再搅入生鸡子黄 2 枚和匀而服。服 1 剂后即得安静，烦渴已止，唇舌转润，脉静身凉。继以生脉散加生地黄、玄参、黄连。上方连进 2 剂而愈。（《吴佩衡医案》19 页）

按　《温病条辨》下焦篇曰："少阴温病，真阴欲竭，壮火复炽、心中烦，不得卧者，黄连阿胶汤主之。"此例初病春温，反治以辛温、苦燥之剂，以致邪热愈炽，真阴大伤，遂成少阴温病。此时，甘寒滋润，苦寒直折皆非所宜。只有滋阴泻热并举，方属合拍，故选用黄连阿胶汤与之，1 剂而愈。

3. 暑温（脑炎高热）　田姓儿，方 1 岁，患脑炎高热不退，神昏痉厥，病儿床下置巨冰一块，另以冰囊敷其头部，复以冬眠灵，使其沉睡，但儿醒时痉厥即作，高热如故，邀余会诊，凡安宫牛黄、局方至宝、紫雪、白虎及清热解毒、滋阴增液等剂均用之不效，查其舌赤，烦躁，遂以黄连阿胶汤治之，服后热退病愈。（《赵锡武医疗经验》43 页）

按　此例脑炎重证，经用中、西多种疗法俱不效。其后医者据其舌赤烦躁，断为邪入少阴，阴伤热炽，予黄连阿胶汤育阴清热，药到病除。可见临证之际既应辨证论治，又要选用的对之专方，方证相对，疗效始著。

4. 失眠（神经衰弱）　李某某，男，49 岁，编辑。患失眠已 2 年，西医按神经衰弱治疗，曾服多种镇静安眠药物，收效不显。自诉：入夜则心烦神乱，辗转反侧，不能成寐。烦甚时必须立即跑到空旷无人之地大声喊叫，方觉舒畅。询问其病由，素喜深夜工作，疲劳至极时，为提神醒脑起见，常饮浓厚咖啡，习惯成自然，致入夜则精神兴奋不能成寐，昼则头目昏沉，萎靡不振。视其舌光红无苔，舌尖宛如草莓之状红艳，格外醒目，切其脉弦细而数。脉症合参，此乃火旺水亏，心肾不交所致。治法当以下滋肾水，上清心火，令其坎离交济，心肾交通。黄连 12g，黄芩 6g，阿胶 10g（烊化），白芍 12g，鸡子黄 2 枚。此方服至 3 剂，便能安然入睡，心神烦乱不发，续服 3 剂，不寐之疾，从此而愈。（《刘渡舟临证验案精选》40 页）

原按　失眠，《内经》谓之"不寐""不得卧"。成因有痰火上扰者；有营卫阴阳不调者；有心脾气血两虚者；有心肾水火不交者。本案至夜则心神烦乱，难以入寐，乃心火不下交于肾而独炎于上。黄连阿胶汤方用黄连、黄芩上清心火；阿胶、鸡子黄滋养阴血。至于芍药一味，既能上协芩连酸苦为阴以清火，又能酸甘化阴以助阴血，且下通于肾，使水生木也；上通于心，而木生火也。诸药配伍，以奏滋阴降火，交通心肾之效，又体现了《难经》的"泻南补北"的精神。使用本方还须注意两点：①舌脉特点：本证是舌质红绛，或光绛无苔，甚则舌尖赤如草莓，脉多细数或弦细数；②注意煎服方法：方中阿胶、鸡子黄两味，俱不能与他药混煎，阿胶烊化后兑入药汁中，待去渣之药汁稍冷后再加入鸡子黄，搅拌均匀后服用。

类方串解

本类方剂共 13 首，按照其方中主药和功用特点，大体可分三部分：一是以百合为主药的方剂；二是以地黄为主药的方剂；三是具有养阴清热的方剂。

1. 以百合为主药的方剂　此类方剂为百合地黄汤等 6 首方剂，主方百合地黄汤用治百合病的本证；百合知母汤、滑石代赭汤、百合鸡子黄汤等 3 方分别用于百合病误用汗、下、吐后；百合洗方、百合滑石散用于百合病迁延失治，病久不愈出现变证者。以上 5 个方证，虽有变证出现，但本证仍在，故均以百合为主药。

2. 重用地黄的方剂　此类方剂为防己地黄汤、炙甘草汤 2 方。防己地黄汤重用生地黄二斤，绞取汁，以养血清热，治疗虚热所致病如狂状等症；炙甘草汤重用生地黄一斤，滋阴复脉，用治"伤寒，脉结代，心动悸"。

3. 具有养阴清热的方剂　本类方剂是从其功效而言，包括 5 首方剂：麦门冬汤、栝楼牡蛎散、酸枣仁汤、竹皮大丸、黄连阿胶汤等，主药、主治病证虽不同，但均能滋阴液，清虚火。

第十一章
补肾剂

凡以补肾药物为主组成，具有补肾阴、助肾阳作用的方剂，称之为补肾剂。属"八法"中的"补法"范畴。

肾虚证可表现为肾阴虚、肾阳虚、阴阳两虚、肾虚水停等不同病证与肾虚累及其他四脏证候。本节主要讨论补肾祖方肾气丸。

肾气丸是针对肾阴不足，阴损及阳，阴阳俱虚，水湿内停的病机而设。症见腰膝冷痛，酸软无力，四肢不温，少腹拘急冷痛，小便不利或小便频数，阳痿，早泄，舌淡苔白，脉沉弱等。后世医家在肾气丸的基础上，针对肾虚的具体病机，衍化出许多补肾名方，如《小儿药证直诀》中的六味地黄丸；《景岳全书》中的左归丸、右归丸、左归饮、右归饮等。还有，肾与其他脏腑的关系非常密切，如肾阴不足，可导致水不涵木，肝阳上亢；肾阳亏虚又易形成火不生土，脾阳虚衰。这些病证，则需要在补肾的同时兼治他脏。

一、肾气丸

【主治病证】虚劳腰痛，少腹拘急，小便不利者，八味肾气丸主之。（金匮六·15）

夫短气有微饮，当从小便去之，苓桂术甘汤主之；肾气丸亦主之。（金匮十二·17）

男子消渴，小便反多，以饮一斗，小便一斗，肾气丸主之。（金匮十三·3）

问曰：妇人病饮食如故，烦热不得卧，而反倚息者，何也？师曰：此名转胞不得溺也，以胞系了戾，故致此病，但利小便则愈，宜肾气丸主之。（金匮二十二·19）

崔氏八味丸：治脚气上入，少腹不仁。（金匮五·附方）

【方剂组成】干地黄八两　山茱萸四两　薯蓣四两　泽泻三两　茯苓三两　牡丹皮三两　桂枝一两　附子一两（炮）

【方药用法】上八味，末之，炼蜜和丸，梧桐子大。酒下十五丸，日再服。

【方证释义】本方功能补肾阴，助肾阳，利水邪。方中重用干地黄大补肾精之亏，薯蓣（即山药）味甘以补脾，山茱萸味酸以补肝，三味相合，君一臣二，补阴之力悉备，乃本方之大体，求本之治法；正常时水能克火生木，若肾水不足，则心火易亢，肝火易炽，故佐牡丹皮以制虚火；用茯苓、泽泻者，功在利水而通小便；肾精亏损，阴损及阳，故略佐附子以助肾阳之弱，少用取"少火生气"之义；桂枝之用，意在通阳以助附子，利水以助苓、泽。八味肾气丸如此配伍，补阴之虚以生气，助阳之弱以化水，渗利水湿以护正，为扶正祛邪，祛邪安正之剂。本方证是以肾阴亏损，阴损及阳，气化不利，开阖失司为主要病机的病证。症见虚劳腰痛，少腹拘急，小便不利，脉大无力或弱，舌淡、苔白润。另据《金匮要略》载，本方还用于：①痰饮病，短气有微饮；②消渴病，男子消渴，小便反多，以饮一斗，小便一斗；③妇人转胞不得溺，饮食如故，烦热不得卧而反倚息；④脚气上入，少腹不仁。本方所治病证颇多，关键在于抓住肾阴阳两虚并水湿内停的病机。各科疾病，凡方证相对者，皆可用之。

【临床发挥】从肾气丸证治探讨其制方本义　笔者从《金匮要略》有关肾气丸的脉症、治法及肾气丸的方药组成探讨了肾气丸制方本义。分析如下：

（1）**从肾气丸脉证并治探讨肾气丸本义**　肾气丸首见于《金匮要略》，该书正文中凡四见。所治虚劳，属于肾虚外府失荣，膀胱失煦所致；所治痰饮，乃肾虚不能化气行水，水泛于心下，气为饮抑而成；所治转胞，乃因肾虚气化不利，胞系不顺之故。此三种证候，虽然表现不同，言其要者，肾虚而膀胱气化不利则一。因而三种证候，均见水邪停蓄，小便不利之证。

肾虚而水邪停蓄，何以治之？痰饮病篇谓"当从小便去之"，妇人杂病篇也说"但利小便则愈"。由此可见，肾气丸是为利小便而设。但利小便之法，有虚实之异，证属实者，纯利无妨，若为虚者，须补中寓利。肾气丸即属补中寓利之法。

需要进一步指出，若痰饮短气小便少，虚劳腰痛小便不利，胞系了戾不得溺，治以补肾利水，则于理可通。若肾虚消渴而小便反多，何以利水？其原因在于肾气虚衰，既不能蒸腾津液以上润，又不能气化膀胱以摄水，以致形成"小便反多"的下消证。治之之法，当补肾之虚，温养其阳，渗利水湿，恢复其蒸津化气之功，则津液输布，小便自调，消渴亦解。

（2）**由肾气丸配伍谈肾气丸方义**　剖析肾气丸的配伍，亦可见其利水之功。《素问·上古天真论》曰："肾者主水，受五脏六腑之精而藏之，故五脏盛乃能泻。"《灵枢·本神》又曰："是故五脏主藏精者也，不可伤，伤则失守而阴虚，阴虚则无气，无气则死矣。"故肾气丸中重用干地黄，《本经》谓"填骨髓"，可大补肾精之亏；山药甘以补脾，《本经》言其"补中益气力"；山茱萸味酸以补肝，《雷公炮炙论》谓其能"壮元气，秘精"。三味相合，君一臣二，补阴之力悉备，乃本方之大体，求本之治法。又正常时水能克火生木，若肾水不足，则心火易亢，肝火易炽，《素问·逆调论》曰此为"一水不能制二火"，故佐牡丹皮以制之；肾精亏损，阴损及阳，故略佐附子以助肾阳之弱，少用取"少火生气"之义，张元素说，附子可"益火之原，以消阴翳"，因而使"便溺有节"；至于桂枝之用，意在通阳以助附子，利水以助苓、泽；盖阴阳之质，阳以动为顺，以静为逆，故助阳不在温，而在得其通，阳气得通，阴霾自散，气化水行，故用泽泻、茯苓者，功在利水而通小便。正如《本经》所说，泽泻"消水"，茯苓"利小便"。《别录》言泽泻"逐膀胱三焦停水"，茯苓"伐肾邪"。肾气丸如此配伍，其功在补肾阴、助肾阳、利水邪，而成扶正祛邪，祛邪以安正之剂。

明代张景岳在肾气丸的基础上灵活变通，创左归丸、右归丸、左归饮、右归饮，则为肾虚无邪而设。张氏认为："元气大伤，而药兼渗利，未免减去补力，元气不复，病必不除。"此可谓深得仲景制方之活法，打破"有补而必有泻"之成见，发人深省。《金匮》肾气丸与张景岳所制四方的区别，就在于察其有无水邪而分别选用。近代医家张山雷指出："抑知仲师八味，全为肾气不充，不能鼓舞真阳而小水不利者而设。故以桂、附温煦肾阳，地黄滋养阴液，萸肉收摄耗散，而即以丹皮泄导湿热，茯苓、泽泻渗利膀胱，其用山药者，实脾以堤水也。立方大旨，无一味不从利水着想。……"两位名医均明确论证了肾气丸的利水作用，笔者赞同这种见解，认为这符合仲景制方本义。

总之，肾气丸证为肾阴（精）亏损，阴损及阳，气化不利，开阖失司。肾气丸法为补肾阴，助肾阳，利水邪。如此，则补阴之虚，可以生气；助阳之弱，可以化水；利水祛邪，可以护正，"乃补下治下之良剂也"（《心典》）。后世医家师此方法，灵活变通，衍化出很多补肾名方。（《金匮杂病论治全书·附翼》702～704 页）

【医案举例】

1. **虚劳病** 肾气虚逆，非滋不纳；脾弱运迟，滋则呆滞，然则如何而可？曰补肾之阳，即可以转运脾气。从仲景肾气丸化裁：熟地附子三分炒、五味子、茯苓、山药、肉桂心、麦冬元米炒、牛膝盐水炒、山萸肉、陈皮、紫石英、补骨脂盐水炒、胡桃肉。（《增评柳选四家医案·王旭高医案》182 页）

诒按 补肾即可补脾，益火以生土也，用肾气丸恰合。

邓评 若肝肾无亢火者，惟以此法为上策。经是加减，较原方更觉切实。

2. **牙痛** 肾虚齿痛，入暮则发，非风非火，清散无益。加减八味丸，每服三钱，盐花汤下。（《增评柳选四家医案·尤在泾医案》65 页）

诒按 立方精到。

邓评 识见高超，直如老吏断狱。

孙评 齿痛属肾虚者，每挟肝阳上升，宜参入清肝之品，如天冬、石斛之类。

3. 高血压病、单纯性肥胖 葛某某，女，45 岁。1984 年 4 月 18 日收入院。眩晕 10 余年，体质发胖 6 年，二便不利 2 年。北京某医院诊断为"高血压病 Ⅱ 期，单纯性肥胖"。现腰部酸痛，周身乏力，体形肥胖，头晕眼花，动则胸闷，气短，喘息，小便频数，淋漓不尽，甚则失禁，大便不固，黎明即泄，舌质淡暗、苔薄白而润，脉弦尺弱。分析病机，以肾虚为本，肾气丸主之，处方：生熟地黄各 15g，山茱萸 15g，山药 15g，牡丹皮 9g，泽泻 9g，茯苓 9g，炮附子 5g，桂枝 5g，生龙骨 15g，生牡蛎 15g。服药 5 剂，二便好转，诸症改善，更可喜的是，血压下降，体重减轻。遂去西药（原经常服复方降压胶囊等），守方服药 1个月，体重减轻 5kg；血压由入院时的 170/110mmHg 下降至 150/90mmHg。[吕志杰，等.《北京中医药大学学报》1991，（4）：26]

按 《金匮》虚劳病篇说："虚劳腰痛，少腹拘急，小便不利者，八味肾气丸主之。"本方属寓利于补之法。再加生龙牡以潜镇虚浮之阳，固涩二便，标本兼治，故而效著。

肾气丸为补肾的祖方、主剂，临床应用极其广泛，凡虚劳病肾阴阳两虚或肾虚水湿为患者，皆可以本方化裁治之。肾气丸用之得当，疗效确切，故历代医家都十分重视本方的研究和应用。

二、栝楼瞿麦丸

【主治病证】小便不利者，有水气，其人苦渴，栝楼瞿麦丸主之。（金匮十三·10）

【方剂组成】栝楼根二两　茯苓三两　薯蓣三两　附子一枚（炮）　瞿麦一两

【方药用法】上五味，末之，炼蜜丸，梧子大，饮服三丸，日三服；不知，增至七八丸，以小便利，腹中温为知。

【方证释义】本方功能润燥生津，化气利水。方中栝楼根（即天花粉）、薯蓣生津润燥，以治其渴；瞿麦、茯苓渗湿行水，以利小便；炮附子一味，温阳化气，使津液上蒸，水气下行。"本方的配伍特点，是寒凉温燥、淡渗补益相互并用，使寒凉滋燥不伤阳气，温阳暖寒不损阴津，淡渗伐水助阳救阴不伤津气，诸药相伍攻补兼施，阴阳并调，寒热杂投，各达病所，所谓并行而不悖。"（李克光，等《高等中医院校教学参考丛书·金匮要略》）本方证是以肾阳不足，下寒上燥为主要病机的病证。症见小便不利，口渴，腹中冷等。本证与肾气丸证均有口渴症状，其病机同为肾阳不足，气化无权，但本证下寒上燥，因于寒水积结于下，肾虚不能蒸津行水，津液不能上承，燥气盛于上所致，口渴与小便不利并见。后者口渴欲饮，小便反多，饮一斗，溲一斗，是肾虚，不能蒸津摄水所致。栝楼瞿麦丸方实为肾气丸之变制，方后注云："以小便利，腹中温为知"，说明服药前当有小腹冷，小便不利；水气内停，外溢肌肤，必见水肿、脉沉等。

【医案举例】

1. **水肿（慢性肾炎）** 刘某某，女，40岁。水肿，小便不利1年许。口渴增剧，水肿加重2个月。现症：全身水肿，口渴引饮，腰冷腿软，精神萎靡不振，纳少，小便不利，短少而淡黄，大便2～3天一次，面色白，舌质淡、无苔乏津，脉沉细。诊断为"慢性肾小球肾炎"。经中西药治疗一年左右，疗效不显。近2个月来，病情加剧，其人苦于渴饮，水肿愈增。方用栝楼瞿麦汤（丸剂改为汤剂）加鹿角胶以填补精血。方药：天花粉30g，怀山药30g，茯苓15g，瞿麦15g，制附子15g（另包先煎2小时），鹿角胶12g（另包煎化兑服）。服2剂，口渴大减，饮水量减少一半，水肿亦大减，小便量增多而畅利，舌脉同上。效不更方，再进4剂。渴饮、水肿消失，饮食正常。［王廷富.《成都中医学院学报》1981，（1）：59］

2. **癃闭（尿潴留）** 余某，72岁。病人小便点滴不通，曾用八正散、五苓散及西药利尿、导尿诸法均不效。病人拒绝手术。经友人介绍余诊。诊见：口渴而不欲饮，小便点滴不通，少腹胀急难忍，手足微凉，舌质淡胖有齿痕、苔黄腻偏干，脉沉细而数。诊为高年癃闭。投栝楼瞿麦丸加车前、牛膝。处方：天花粉12g，瞿麦10g，茯苓12g，山药12g，牛膝12g，车前子12g（包），熟附子10g。药服1剂，小便渐通，胀急略减，再3剂病去若失。［程昭寰.《山东中医杂志》1983，（2）：8］

按 上述2例，虽有水肿、癃闭之不同，然舌、脉、症所见，皆属上燥下寒的栝楼瞿麦丸证，故均以本方加味治之而显效。

三、天雄散

【**主治病证**】据《方药考》云："此为补阳摄阴之方，治男子失精，腰膝冷痛。"

【**方剂组成**】天雄三两（炮） 白术八两 桂枝六两 龙骨三两

【**方药用法**】上四味，杵为散，酒服半钱匕，日三服。不知，稍增之。

【**方证释义**】本方功能补阳摄阴。方中天雄（为附子之形长而细者，可以附子代之）、桂枝、白术温补脾肾阳气；龙骨收敛摄精。本方证是以脾肾阳虚，精关不固为主要病机的病证。症见男子遗精，腰膝冷痛，脉弱，舌淡苔白润。

【**医案举例**】**男子不育** 孙某某，男。结婚4年无嗣。精子计数为16～

$21×10^9$/L，活动率 30%～50%，用过甲基睾丸素，无效。症见头晕疲乏，腰痛怕冷，阳痿，早泄，脉象沉细、两尺无力，苔薄。乃肾阳不足，精关失固。拟温阳填精益气之法。处方：天雄 12g，白术 18g，肉桂 6g，生龙骨 18g，生牡蛎 18g，韭菜子 15g，当归 12g，肉苁蓉 18g，枸杞子 9g，巴戟天 12g，党参 30g，淫羊藿 18g，冬虫夏草 6g。服上方 30 剂后，阳痿、早泄已愈，腰痛、头晕悉减，余症尽消。复查精液常规，精子计数 $108.80×10^9$/L，活动率 80%，后其爱人生育一胎。

[《当代名医临证精华·男科专辑（赵锡武经验）》108 页]

原按 男子不育常缘于二途：一则精气清冷，症若精子不健，活率低下；一则性事障碍，例如阳物不举，难以交媾。所谓精气清冷，清者，精虚不足；冷者，阳虚、命门火衰，乃身体虚损所致，并非他病继发而来。病位在肾，与脾、肝、心诸脏相关，尤以肾、脾为切。要之，肾为先天之本，藏精化气，司生殖之职；脾为后天之根，采水谷之灵气，充填于肾，以免元精枯竭之虞。肾、脾两亏，先天不足，后天乏源，精虚而冷，故种子育嗣不能。治当益损补虚，方从天雄散增味。

类方串解

本章方剂只 3 首。肾气丸是补肾祖方，对后世补肾学说和方法的丰富和完善影响深远。历代医家在此方的基础上，衍变出了许多补肾的著名方剂。肾气丸的衍化发展，主要有以下五个方面：①用肾气丸加味，如《济生》中的肾气丸、十补丸等。②以肾气丸去桂、附之温燥，如钱乙之六味地黄丸。③以肾气丸去牡丹皮、泽泻之清利，再酌情加补益药，如朱丹溪之滋阴大补丸，张景岳的左、右归丸，左、右归饮。④以六味地黄丸为主方再加味，如七味都气丸、知柏地黄丸、杞菊地黄丸、八仙长寿丸。⑤对肾气丸、六味地黄丸治疗范围的扩大应用，如薛己善用肾气丸、六味地黄丸和十补丸治疗杂证。赵献可对六味地黄丸、肾气丸，在治血、治痰、治喘、治消渴、治疟疾等证中，无不应用。以上的变通应用，都是以肾气丸的补肾大法为宗旨，针对具体病情，或以补肾阴为主，或肾阴肾阳并补，或补肾为主并酌情调补其他四脏。而栝楼瞿麦丸、天雄散 2 方实为肾气丸之变通方，开肾气丸变通应用之先河。

第十二章

消痞剂

凡具有开结降逆、和中消痞等作用，用于治疗邪气内陷，气机痞塞，升降失常所致的痞证及腹满、结胸等病证的方剂，统称为消痞剂。属"八法"中"和法"的范畴。

邪气内陷，气机升降失常可致多种疾病。本章主要讨论正虚邪陷，寒热错杂，中焦气机痞塞之痞证，主治之方如半夏泻心汤、生姜泻心汤、甘草泻心汤。因具体病机不同，又有不同治方，如痰气交阻，噫气不除之旋覆代赭汤证；上热下寒，腹痛欲吐之黄连汤证；寒热格拒，食入口即吐之干姜黄芩黄连人参汤证；脾虚气滞，腹胀满之厚朴生姜半夏甘草人参汤证；痰热互结于心下之小陷胸汤证；邪热结于心下之大黄黄连泻心汤证；内热表寒之附子泻心汤证等。分述如下。

一、半夏泻心汤

【主治病证】伤寒五六日，呕而发热者，柴胡汤证具，而以他药下之，柴胡证仍在者，复与柴胡汤。此虽已下之，不为逆，必蒸蒸而振，却发热汗出而解。若心下满而硬痛者，此为结胸也，大陷胸汤主之。但满而不痛者，此为痞，柴胡不中与之，宜半夏泻心汤。（伤寒149）

呕而肠鸣，心下痞者，半夏泻心汤主之。（金匮十七·10）

【方剂组成】半夏半升（洗）　黄芩　干姜　人参　甘草（炙）各三两　黄连一两　大枣十二枚（擘）

【方药用法】上七味，以水一斗，煮取六升，去滓，再煎取三升。温服一升，日三服。

【方证释义】本方功能和中降逆，开结消痞。方中用半夏为主药以降逆止呕；芩、连苦寒以泄热；姜、夏辛温以散寒；人参、甘草、大枣甘温，补脾胃之虚，复升降之职。诸药配合，辛开苦降，寒温并用，阴阳并调，从而达到恢复中焦升降，消除痞满之目的。本方证是以寒热互结中焦，脾胃升降失职为主要病机的病证。症见心下痞满而不痛或按之痛，恶心呕吐，肠鸣下利，舌色稍淡、苔白腻或微黄，脉弦，有的注家认为"呕利痞"是本方证之主症特点。半夏泻心汤与下列生姜泻心汤、甘草泻心汤三个方证均以心下痞满为主症，但具体病因病机及症状有所不同，故三方主药不同。

【临床发挥】《千金方》："半夏泻心汤，治老小下利，水谷不消，肠中雷鸣，心下痞满，干呕不安。即本方。煎服法后云：并治霍乱，若寒加附子一枚；渴加栝楼根二两；呕加橘皮一两；痛加当归一两；客热以生姜代干姜。"

半夏泻心汤证治　刘渡舟说：半夏泻心汤是寒药、热药杂用的方子。它属于和解脾胃寒热之邪的代表方。……本方清上温下、苦降辛开、寒热并用，以和脾胃，为治心下痞的主方。心下为半表半里部位（在胸之下、腹之上），故其为病，则用泻心汤和解为宜。然小柴胡汤治在肝胆，而泻心汤则治在脾胃。两证的气机皆有出入升降不利的特点，又皆系阴阳的乖戾不和所致，若不用和解而用它法治疗，则病不能愈。尤以"心下"位于胸腹之间，乃气之上下要道，故阴阳交通不利则作痞。痞者塞也，气滞而不行，非血非水，中实无物，故按之则濡，而但气痞耳。(《伤寒论十四讲》125页）

半夏泻心汤所主治的病证特点　刘渡舟、傅士垣等认为：半夏泻心汤与后面要介绍的生姜泻心汤、甘草泻心汤，均可谓是小柴胡汤的变方，属和解之法而主治心下痞。但三方之中，又以本方为代表方。因本证以呕吐、心下痞、大便不调为特点，而《神农本草经》言半夏"主伤寒寒热，心下坚，下气……，胸胀，咳逆肠鸣"，既能化痰降逆，又能消痞散结，故本方以半夏为君，而定名为半夏泻心汤。本方由七味药组成，实系小柴胡汤去柴胡，加黄连，以干姜易生姜。半夏、干姜辛开而温，以散脾气之寒；黄芩、黄连苦泄而寒，以降胃气之热；人参、甘草、大枣甘温调补，和脾胃，补中气，以复中焦升降功能，此即所谓"辛开苦降甘调"之法。总之，本方寒温并用，苦辛相投，攻补同施，具有和阴阳，顺升降，调虚实之功，故为和解治痞之良方。

本方治痞，早已公认无疑。但古人认为本方证是属痰气痞，其内是否有痰，昔常疑之，不甚信服。后经治某司机，因其素嗜饮酒，患心下痞，并见时时恶心呕吐，大便不调，脉弦滑，舌苔白等症，遂辨为酒湿生痰，痰浊成痞。服本方 1 剂后，大便泻下白色黏液甚多，心下痞塞之症即十去其七，凡 4 剂而痊愈。由此方信痞证多挟痰，痰去痞则消之说。

张仲景所立以半夏泻心汤为首的诸泻心汤方，实为内科治疗胃病开辟了法门。临床所见单纯胃寒或胃热证，均不难治，若遇寒热错杂证则较棘手，但善用诸泻心汤者，则有方可施，随手拈来。西医学所谓急慢性胃炎、胃肠炎、溃疡

病，以及肝、胆病等疾患，常可出现这类证候，运用此法，化裁得当，多能收效。(《伤寒论诠解》96页）

叶天士对泻心法的运用 陈亦人说：泻心法系指以五泻心汤化裁运用的治疗法则，它是寒热并用补泻兼施的常用方剂之一。按其性味，除大黄黄连泻心汤纯属苦寒以外，余均为苦寒、辛温同用，能泄降、又能开通，因此，泻心汤可称辛开苦降法的代表方，应用范围较广。历代医家对该方的研究，多未跳出《伤寒论》《金匮》原文圈子，在实际运用时不免带有一定的局限性。历史上能师古而不泥古，善于继承发挥前人经验的，首推叶氏天士，他不仅是一代著名的温热学家，有完整的理论体系，同样对经方研究，也取得重要的成就。以运用泻心法为例，他从不生搬硬套、照抄原方，而是灵活地相互协同运用，如用半夏泻心汤，有时加附子；用附子泻心汤有时减去大黄，却加人参、干姜、半夏。指出"辛可通阳，苦能清降""苦寒能清热除湿，辛通能开气宣浊"。认为泻心方，并不限于痞证，在戴元礼"诸泻心方取治湿热最当"的启示下，得出"湿热非苦辛寒不解"的临床体会，从而扩大了对湿热病通治的范围。不墨守"寒热互结""上热下寒"之说，揭示要掌握"清邪之中，必佐扶正""热邪宜清，胃阳亦须扶护"的治疗规律，这都是在中医临床医学方面所取得的进一步成就。兹仅就叶氏《临证指南医案》用泻心法主治的 60 个案例，初步综合探讨如下：①用于痰湿热痹阻的痞证。……②用于湿热内结、肝风犯胃等导致的呕吐。……③用于湿热阻滞的反胃。……④用于上不能食，下不得便的"关格"。……⑤用于酒热郁伤与暑秽外侵的胃痛。……⑥用于湿热疟疾或疟病的某一阶段。……⑦用于湿热痢疾。……⑧用于情志所伤，肝胃不和。……⑨用于厥阴热证吐蛔。……⑩用于湿热内陷，神识如蒙。……用于湿热困脾的脾瘅。……用于湿热郁阻中焦的肢厥。……《临证指南医案》是叶天士临床治案的一部分，可以看出他的辨证用药，深得经方精髓，泻心法仅是其中的一个侧面而已，这给我们获得有益的借鉴：首先认识到扩大使用泻心汤的范围，除痞证之外，不论内伤外感，凡属肠胃系统湿热阻滞的病证，都可用以加减主治。其次，加深了对方剂配伍与药物变化在临床作用上的理解。从而纠正对经方与时方的界限偏见。(《〈伤寒论〉求是》184～190页）

【医案举例】

1. **泄泻** 梁某某，女，31 岁。因出勤时渴甚，遂在河里饮生水，抵家，觉肠鸣腹痛，继之腹泻日十余行。曾先后经中、西医药治疗，腹泻无好转，腹中肠鸣更甚，痞满不舒，所下为黄色水液，奔波下注，转请中医治疗，其下利更多，病情急剧发展。症状：六脉小数，心下痞，肠鸣，持脉未毕，病者则须大便，口干欲引饮，喜凉，舌苔边白、中现微黄，肠鸣漉漉可闻，腹部疼痛，体温

38.6℃。处方：半夏泻心汤。果 1 剂而泻愈病痊。(《伤寒论选读》59 页）

按 此例暴饮生水伤胃致腹泻重证，曾服中、西药未效。辨证属寒热错杂，故予半夏泻心汤辛开苦降，寒热并举，一战成功。据本文作者报道，用本方治疗腹泻 173 例，全部治愈，1 剂收效者在 90% 以上。

2. 不寐 李某某，女性，年约六旬，山东大学干部家属。1970 年春，失眠复发，屡治不愈，日渐严重，竟至烦躁不食，昼夜不眠，每日只得服安眠药片，才能勉强略睡一时。当时我院在曲阜开门办学，应邀往诊。按其脉涩而不流利，舌苔黄厚黏腻，显系内蕴湿热。因问其胃脘满闷否？答曰，非常满闷。并云大便数日未行，腹部并无胀痛。我认为，这就是"胃不和则卧不安"。要使安眠，先要和胃。处方：半夏泻心汤原方加枳实。傍晚服下，当晚就酣睡了一整夜，满闷烦躁，都大见好转。接着又服了几剂，终至食欲恢复，大便畅行，一切基本正常。(《伤寒解惑论》144 页）

按 中焦为四运之轴，升降之机。今湿热积滞壅遏胃脘，上扰神明则失眠。用半夏泻心汤加枳实泄热导滞，舒畅气机，俾湿热去，气机畅，胃气和，则卧寐安。

3. 痞证（慢性胃炎） 笔者素体健壮，消化功能良好。在大学毕业后的十来年在学院附院内科工作，因过度劳心，加之饮食失常而致心下痞闷。1987 年作胃镜检查报告："浅表性胃炎"。曾请原《伤寒论》教研室主任岳伟德教授（已于1992 年病故）诊治，处半夏泻心汤，服之显效。(《金匮杂病论治全书》381 页）

按 据报道[《山东中医学院学报》1989,（6）: 31] 对 75 例心下痞病人进行胃镜分析，除 1 例正常，1 例胃癌外，余 73 例均为胃炎。由此推论，心下痞多为胃部炎症引起，其中以浅表性胃炎居多。心下痞偏寒者，多为局部贫血、缺血、微循环障碍的慢性炎症；偏热者为组织充血、水肿、局部代谢增强之急性炎症，或慢性炎症的急性发作。

4. 呕吐 陈某某，女，59 岁。有高血压病、鼻癌病史。眩晕十几年，时轻时重。近十天来不能食，食则必吐，靠输液维持生机，胃脘痞闷，喜温喜按，脉弦细略数，舌偏红、少苔、有裂纹。舌脉乃胃阴不足之象，治以半夏泻心汤加沙参、麦冬、石斛等养阴药。日 1 剂，小量多次频服，服 4 剂则呕吐渐止而进食。（吕志杰验案）

二、生姜泻心汤

【**主治病证**】伤寒汗出，解之后，胃中不和，心下痞硬，干噫食臭，胁下有水气，腹中雷鸣，下利者，生姜泻心汤主之。(伤寒 157)

【**方剂组成**】生姜四两（切） 甘草三两（炙） 人参三两 干姜一两 黄芩三两 半夏

半升（洗）　黄连一两　大枣十二枚（擘）

【方药用法】上八味，以水一斗，煮取六升，去滓，再煎取三升。温服一升，日三服。

【方证释义】本方功能和胃降逆，散水消痞。本方为半夏泻心汤加生姜、减少干姜用量而成。方"名生姜泻心汤者，其义重在散水气之痞也。生姜、半夏散胁下之水气；人参、大枣补中州之土虚；干姜、甘草以温里寒；黄芩、黄连以泻痞热。备乎虚、水、寒、热之治"（吴谦，等《医宗金鉴·订正仲景全书·伤寒论注》）。本方证是以脾胃气虚，水气内停，寒热错杂，气机痞塞为主要病机的病证。症见心下痞硬，噫气带有食臭味，肠鸣有声，泄泻，或见下肢浮肿，小便不利等。

【医案举例】痞证（慢性胃炎）

（1）胡某某，男，患慢性胃炎。自觉心下有膨闷感，经年累月当饱食后嗳生食气，所谓"干噫食臭"；腹中常有走注之雷鸣声。体形瘦削，面少光泽。认为是胃肠功能衰弱，食物停滞，腐败成气，增大容积，所谓"心下痞硬"；胃中停水不去，有时下走肠间，所谓"腹中雷鸣"。以上种种见症，都符合仲景生姜泻心汤证，因疏方予之：生姜12g，炙甘草9g，党参9g，干姜9g，黄芩9g，黄连3g（忌用大量），半夏9g，大枣4枚（擘）。以水8盅，煎至4盅，去滓再煎，取2盅，分2次温服。服1周后，所有症状基本消失，惟食欲不振，投以加味六君子汤，胃纳见佳。（《岳美中医案集》43页）

按　本案具有生姜泻心汤所主治的典型证候，故原方用之取得良效。此外，运用本方应注意"去滓再煎"，以协调药味、和解胃气。

（2）潘某某，女，49岁，湖北潜江人。主诉心下痞满，噫气频作，呕吐酸苦，小便少而大便稀溏，每日三四次，肠鸣漉漉，饮食少思。望其人体质肥胖，面部浮肿，色青黄而不泽。视其心下隆起一包，按之不痛，抬手即起。舌苔带水，脉滑无力。辨为脾胃之气不和，以致升降失序，中挟水饮，而成水气之痞。气聚不散则心下隆起，然按之柔软无物，但气痞耳。遵仲景之法为疏生姜泻心汤加茯苓。生姜12g，干姜3g，黄连6g，黄芩6g，党参9g，半夏10g，炙甘草6g，大枣12枚，茯苓20g。连服8剂，则痞消，大便成形而愈。（《刘渡舟临证验案精选》97页）

原按　本案为胃不和而水气痞塞心下。其病机在于脾胃气虚不运，水气内生波及胁下，或走于肠间。《伤寒论》概括为："胃中不和，……胁下有水气"，故用生姜泻心汤治疗。本方为半夏泻心汤减干姜用量加生姜而成，重用生姜之理，借助其辛散之力，健胃消水散饮。临床凡见有心下痞塞，噫气，肠鸣便溏，胁下疼痛，或见面部、下肢浮肿，小便不利者，用本方治疗，效果甚佳。如水气明显，浮肿、小便不利为甚，宜加茯苓利水为要。

三、甘草泻心汤

【主治病证】伤寒中风，医反下之，其人下利日数十行，谷不化，腹中雷鸣，心下痞硬而满，干呕，心烦不得安。医见心下痞，谓病不尽，复下之，其痞益甚。此非结热，但以胃中虚，客气上逆，故使硬也。甘草泻心汤主之。（伤寒158）

狐𧉧之为病，状如伤寒，默默欲眠，目不得闭，卧起不安，蚀于喉为𧉧，蚀于阴为狐，不欲饮食，恶闻食臭，其面目乍赤、乍黑、乍白。蚀于上部则声嗄（一作嘎），甘草泻心汤主之。（金匮三·10）

【方剂组成】甘草四两（炙）　黄芩三两　干姜三两　半夏半升（洗）　大枣十二枚（擘）　黄连一两

【方药用法】上六味，以水一斗，煮取六升，去滓，再煎取三升。温服一升，日三服。（按：《伤寒论》载本方无人参；《金匮要略》用本方有人参三两。）

【方证释义】本方功能补中和胃，消痞止利。本方即半夏泻心汤重用甘草。"方以甘草命名者，取和缓之意也。用甘草、大枣之甘，补中之虚，缓中之急；半夏之辛，降逆止呕；芩、连之寒，泻阳陷之痞热；干姜之热，散阴凝之痞寒。缓中降逆，泻痞除烦，寒热并用也。"（吴谦，等《医宗金鉴·订正仲景全书·伤寒论注》）用人参者，以本方治下后胃气更虚，痞利俱甚之证，故用之以和中补虚。本方证是以脾胃气虚，邪气内陷，气机痞塞，寒热错杂为主要病机的病证。症见心下痞满而硬，心烦呕逆，肠鸣，下利频作，完谷不化，舌苔白或微黄滑腻，脉濡或弦缓。

【临床发挥】《张氏医通》："痢不纳食，俗名噤口，如因邪留胃中，胃气伏而不宣，脾气因而涩滞者，香连枳朴橘红茯苓之属。热毒冲心，头疼心烦，呕而不食，手足温暖者，甘草泻心汤去大枣易生姜，此证胃口有热，不可用温药。"

【医案举例】

1. 呕吐、下利、心下痞（急性胃肠炎）　于某，女，36 岁。1983 年 9 月 15 日初诊。病人素体强健，1 个月前，因夜间睡眠着凉，翌晨 6 时许突然感到腹痛，肠鸣，随即腹泻呈水样便，40～50 分钟泻下一次，泻如暴注下迫状，频频呕吐水样物，住院诊为"急性胃肠炎"。治疗 3 天，病情好转出院。出院后 2 日，复吐泻不止，吐出为黄绿样水，泻下不化之物，又第二次住院治疗 6 天，呕吐、腹泻止。出院后复因食冷，吐泻复作，呕吐食物，有时夹有血样物，泄下水粪夹杂，时有完谷不化，伴胃脘胀闷，食则甚，形体消瘦，面色萎黄，脱水貌。舌尖红、边有齿印、苔白厚微黄，脉沉、关上弦滑。脉症合参，为中气虚，寒热不调，脾胃升降失职所致。治当缓急补中，和胃消痞止泻。以甘草泻心汤治疗。处方：甘草 60g，干姜 45g，大枣 30 枚（去核），黄连 15g（捣），半夏 100g，黄芩 45g。上药加水 2000ml，煎至 1000ml，去滓再浓缩至 500ml，分 3 次服，日服 3 次。服 1 剂后，呕吐即止，胀满即轻，又继服 2 剂，大便成形，日行 3 次，再服 2 剂而诸症皆除，未再复发。（《伤寒论通释》215 页）

按　本案特点是处方剂量大，遵原方煎法。由此启示：临床辨证论治而疗效不著，可酌情加大剂量，并注重煎法。本案半夏用量特大，若不去滓再煎久煮，则难免中毒。

2. **西药"药疹"**　蔡某某，男性，10 岁，学生。2000 年 10 月 7 日初诊。1 周前因腹泻、腹痛、恶心及发热，当地医生诊断为"胃肠型感冒"，给予静脉滴注氨苄青霉素 3.0g，次日出现四肢皮肤瘙痒，起红色斑丘疹，渐及周身，面部燉红灼热，奇痒难忍，微热，溲便正常，经口服泼尼松、苯海拉明等激素和抗过敏药及静脉滴注葡萄糖酸钙等治疗 5 日效果不佳，遂求服中药。刻诊：全身皮肤大片红色斑丘疹，面部燉红灼热、浮肿，瘙痒无度，心中烦杂无奈，进食不香，舌质红绛、苔薄白，脉细数。体温 37.4℃。证属：药毒内中，热入营血。治宜：清热凉血，解毒消肿。治宜：甘草泻心汤加味，处方：甘草 20g，黄芩、黄连、赤芍药各 9g，干姜、党参、大枣、清半夏各 6g，生地黄、蝉蜕各 10g，生石膏 24g。日 1 剂，水煎两遍合汁约 400ml，日 3 次饭后温服。服药 1 剂，瘙痒大减，颜面潮红水肿消退，纳增，舌红、苔薄白，脉弦细，体温 36.7℃。药中病所，继服 2 剂，诸症消失而病蠲。（《仲景方药古今应用》第 2 版，860 页）

四、大黄黄连泻心汤

【**主治病证**】心下痞，按之濡，其脉关上浮者，大黄黄连泻心汤主之。（伤寒 154）

伤寒大下后，复发汗，心下痞，恶寒者，表未解也。不可攻痞，当先解表，表解乃可攻痞。解表宜桂枝汤，攻痞宜大黄黄连泻心汤。（伤寒 164）

【**方剂组成**】大黄二两　黄连一两

【**方药用法**】上二味，以麻沸汤二升渍之须臾，绞去滓，分温再服。（宋·林亿等校正云：臣亿等详看大黄黄连泻心汤，诸本皆二味；又后附子泻心汤，用大黄、黄连、黄芩、附子，恐是前方中亦有黄芩，后但加附子也。故后云附子泻心汤，本云：加附子也。）

【**方证释义**】本方功能泄热消痞。方中大黄苦寒，泻热和胃开结；黄连、黄芩苦寒以清心胃之火。本方用法不取煎煮，而以麻沸汤浸泡，少顷，取汁待温即饮，以取其气，薄其味，使之利于清泄中焦无形邪热，热去结开，则痞塞自消。本方证是以邪热结于心下，中焦气机痞塞为主要病机的病证。症见心下痞满，按之柔软，伴心烦口渴，小便黄赤，大便不爽或秘结，舌红、苔薄黄，关脉浮数。

【临床发挥】《肘后》："徐玉疗乳中瘰疬起痛方，大黄、黄连各三两，水五升，煮取一升二合，分三服，得下即愈。"

《活人书》："妇人伤寒六七日，胃中有燥屎，大便难，烦躁谵语，目赤，毒气闭塞不得流通，宜三黄泻心汤。"

《张氏医通》："治噤口痢有积秽太多，恶气熏蒸者，大黄黄连泻心汤加木香。"

《类聚方广义》："此方加甘草，名甘连大黄汤，小儿生下，可与之，以吐下胸腹污秽，若血色黯浊者，更加红花，若至酷毒壅闭，不得吐下者，可与紫园。又惊风直视上窜，口噤撺搦，虚里跳动者，及疳疾，胸满心下痞不食，或吐食，或好食生米炭土等，痞癖作痛者，又治鹅口白烂，重舌、木舌、弄舌，并加栀子、柏皮。又治疳眼生云翳，或赤脉纵横，或白眼见青色，羞明怕日者。又痫家郁郁多顾忌，每夜不睡，膻中跳动，心下痞，急迫者，以上皆宜甘连大黄汤。"

大黄黄连泻心汤功效、煎法剖析　陈亦人分析说：治疗热痞证，何以不用辛寒、甘寒，却用苦寒的大黄黄连泻心汤？这是因为，辛主散，辛寒药物能达热向外，适用于无形散漫之热，而痞证乃邪热内聚，所以不用。甘主滋，甘寒药清热养阴，适用于胃阴虚且余热未尽，而痞证热壅气滞，胃阴不虚，所以不用。苦寒能直折壮火，清泄内聚之热，所以治疗热痞宜用之。据此使用芩连已能胜任，何以又用大黄？痞非有形热邪内结，而且病位偏上（肠腑未实），岂不虑诛伐无过？论中已有"阳明病，心下硬满者，不可攻之"的禁例（第 205 条），岂不是自相矛盾？要知本方之用大黄，不同于承气汤。吴又可曾将大黄与黄连比较，得出"黄连苦而性滞，寒而气燥，与大黄均为寒药，大黄走而不守，黄连守而不走，一燥一润，一通一塞，相去甚远"。大黄与黄连、黄芩配伍，目的在于增强清泄痞热作用，而不是泻下有形之结。

如何才能收泄痞之功，避免泻下之弊呢？其不用煎剂，改用浸剂，有着重要意义。法以麻沸汤二升渍之，须臾绞去滓，分温再服。这样就变苦寒沉降为轻扬清淡，取其气而不取其味，既可避免药过病所，又可提高泄痞效力，从而达到扬长避短，受功免弊。徐灵胎称赞："此又法之最奇者，不取煎而取泡，欲其轻扬清淡以涤上焦之邪。"这里有一个值得注意的问题，必须掌握浸泡的时间，所谓"须臾"即片刻的意思，假使泡的时间略长，就达不到轻扬清淡的要求。至于原文方中药仅大黄、黄连两味，林亿校定时提出"恐是前方中亦有黄芩"，可是后世注家的意见不一，根据庞安常《伤寒总病论》载大黄黄连泻心汤方中有黄芩，应当以有黄芩为是。

由于本方有轻清泄降之功，所以临床上用以治疗吐血、衄血、眼目赤肿、口腔生疮，以及湿热黄疸等，都有一定疗效。本人曾治肺结核大咯血数例。皆是咯血反复发作，多次注射脑垂体注射液，咯血均暂止复作，颇感棘手。根据病人咯血鲜红，咳嗽头汗，时时火升面红，胸脘痞闷，不欲进食，大便干结不畅，舌红、苔酱黄而腻，脉数有力，诊断为肺胃蕴热，气火上逆，遂用大黄 9g，黄连 3g，黄芩 9g，开水渍泡须臾，去滓分多次频服，服药后咯血之势渐缓，由鲜血转为暗红色血，大便依然不畅，续方增入全瓜蒌 12g，海浮石 12g，黛蛤散 15g，茜草炭 9g。连进 3 剂，痞除便畅，火升面赤消失，咯血全止，继续观察 2 周，咯血未再发。按大黄黄连泻心汤止血不如脑垂体注射液快速，但效果持久，又非垂体注射液所能及。该方所治为热实证，若气阴已伤，则不可使用，治宜补气摄血，或兼敛阴止血。必须辨证用药，方能避免虚虚实实之弊。(《〈伤寒论〉求是》29 页)

【医案举例】

1. 热痞

（1）自主神经功能紊乱 王某某，女，42 岁。病人心下痞满，按之不痛，不欲饮食，小便短赤，大便偏干，心烦，口干，头晕耳鸣。西医诊为"自主神经功能紊乱"。其舌质红、苔白滑，脉来沉弦小数，此乃无形邪热痞于心下之证。治当泄热消痞，当法《伤寒论》"大黄黄连泻心汤"之法。大黄 3g，黄连 10g。沸水浸泡片刻，去滓而饮。服 3 次后，则心下痞满诸症爽然而愈。(《刘渡舟临床验案精选》96 页)

（2）胃神经官能症 樊某，女，56 岁。病人 2 个月前患感冒，治愈后出现胃脘痞满胀闷，膨隆，食后更甚，经 X 线钡餐及胃、B 超肝胆检查，均无异常发现，西医诊断为"胃神经官能症"。服药 2 个月无效，就诊于笔者。见胃脘部膨隆，按之濡软，食欲差，大便不畅，舌质红、苔黄厚，脉滑数。处以大黄黄连泻心汤：大黄 5g，黄连 5g，黄芩 5g。沸水浸渍，作茶频服，每日 1 剂。3 天后膨隆胀满消失，又处原方 3 剂善后。本方妙在服法，水煎服则泻肠道有形之热实，沸水浸渍则清胃脘无形之邪热。[梁风云，等.《39》1995，(2)：13]

2. 心下痞、心痛（冠心病、心绞痛、心力衰竭） 孙某某，女，67 岁。1983 年 10 月 11 日初诊。嗜烟几十年。阵发性心下痞，甚则胸骨后憋闷而痛 2 年，加重半个月，以冠心病、心绞痛、左心衰入院。住院半月以来，用温胆汤合冠心Ⅱ号（丹参、川芎、红花、赤芍、降香）加减治之无效，病日甚。心痛发作时，口含硝酸甘油、消心痛、心痛定等不能很快缓解。肌内注射哌替啶、罂粟碱亦不能控制发作。服普萘洛尔，心率仍快。现频发心下痞，甚则胸骨后及心前区憋闷而痛，向左肩、臂、背、颈部传导，20～30 分钟方能缓解，伴恶心，呕吐，大汗出，面苍白，血压 180/80mmHg，心率加快至 124 次/分，心律不齐。心电图检查：窦性心动过速，室性早搏。且口干口苦，食则呕恶，诱发心痛，小便不利，大便不爽，带下色黄腥臭，舌暗红、苔薄黄腻、水滑、龟裂，脉促无力。诊断：

心肌梗死先兆。辨证：痰热中阻，升降悖逆，浊气攻心，心脉痹阻。治拟心病调中法。处方：大黄10g，黄连、黄芩各6g。用滚开水渍之须臾，分3次温服。服药1剂，大便4次，质溏，而心痛发作明显减少。连服7剂，心痛发作控制。饮食可，二便调，带下少，诸症缓解，出院调养。1个月后随访，偶发心下痞，能自行缓解。[吕志杰.《中医杂志·日文版》1989，（5）：51]

按 中医治疗冠心病，常常根据其本虚标实的基本病机，补心气、助心阳、补益肝肾以治本，宣痹通阳、清热化痰、活血化瘀以治标。方法得当，常可取效。而取大黄通腑法，历来罕见。上述治例，虽属个案，却体现了辨证论治，属心胃同治法，方药对证，大黄可治冠心病重证。立方之意，是受到《伤寒论》启发，煎煮亦遵仲景法。临证有这样的情况，冠心病便秘者，由于排便困难而诱发心绞痛甚至心肌梗死。由此可见，大黄通腑法不可废。

3. 血证

（1）衄血 孙某某，男，60岁。鼻衄而心烦，心下痞满，小便色黄，大便不爽，舌苔黄，脉寸关皆数。辨为心胃之火，上犯阳络，胃气有余，搏而成痞。用大黄9g，黄连6g，黄芩6g。以麻沸汤浸药，只饮一碗，其病应手而愈。（《通俗伤寒论讲话》55页）

按 阳明胃脉起于鼻。今邪热壅胃则心下痞满，溲黄便滞，苔黄脉数；胃热循经上犯阳络则鼻衄。故用泻心汤泻热消痞，凉血止衄，1剂而愈。本方以麻沸汤浸渍取汁，其义尤深。三黄泡服气薄清肠而泻心胃之火；三黄煎煮则味厚重浊下降而荡胃肠燥实。此例乃胃中无形邪热循经迫络所致，故治用三黄则应以开水浸泡绞汁，取其气而舍其味。这样既可收清热止衄之功，又可远荡下败胃之弊，诚属最佳最妙之法。

（2）吐血、便血（上消化道出血） 刘某，55岁。病人突然吐血、便血，昏迷5天。西医诊断："上消化道出血"，共输鲜血8000ml，病势无减。编者急诊：测血压为60/0mmHg，体温38℃，面如白纸，昏睡呼之可应，仰卧位，身体上趋，头抵床栏，腹部叩鼓音，肠鸣音减弱，脉细有力。知其元气犹存，料其可治。予大黄片50g（炒成外焦中黄），黄连80g，煎汤2碗，嘱：先服1/3，若半日无排便余药尽服。服药2小时腹中肠鸣，矢气频转，4小时后解稀黑便约两痰盂，病人顿时昏迷加重，面色更白，大汗出，诊其脉加快，但沉取仍有力，知其腹压降低所致。令加快液体滴速，继给鲜血300ml。1小时后清醒，示意口渴欲饮，予稀米汤频服，半日喝下7碗，更将余药作2日频服，次日泻下即无血色，知其血止，再调治1周出院。（刘文汉治验）

按 刘文汉医师为笔者大学同学，临证胆大心细。详见《仲景方药古今应用》第2版"附翼"部分。

五、附子泻心汤

【主治病证】心下痞，而复恶寒汗出者，附子泻心汤主之。（伤寒155）

【方剂组成】大黄二两　黄连一两　黄芩一两　附子一枚（炮，去皮，破，别煮取汁）

【方药用法】上四味，切三味，以麻沸汤二升渍之，须臾，绞去滓，纳附子汁。分温再服。

【方证释义】本方功能泄热消痞，扶阳固表。方中大黄、黄连、黄芩之苦寒，以麻沸汤浸渍，少顷，绞去滓，取其味轻气薄，以清泄邪热，达到消痞之目的；附子别煮取汁，使辛热之药发挥温经扶阳固表的作用。陈尧道说："心下痞，故用三黄以泻痞；恶寒汗出，故用附子以回阳。无三黄则不能去痞热，无附子恐三黄益损其阳。热有附子，寒有三黄，寒热互用，斯为有制之兵矣。"（《伤寒辨证·卷四》）本方证是以邪热壅滞心下，兼有表阳虚为主要病机的病证。症见心下痞满，按之柔软不痛，同时又见恶寒汗出，舌苔白或舌淡红、苔微黄等。本方与大黄黄连泻心汤，同治无形邪热壅滞心下所致之热痞证，但本证则不仅无形邪热壅滞心下，且兼表阳虚，卫外不固，是二者的主要区别点。

【临床发挥】《此事难知》："其人病身热而烦躁不宁，大小便自利，其脉浮洪而无力，按之全无者，附子泻心汤主之。"

《类聚方广义》："老人停食瞀闷昏倒，不省人事，心下满，四肢厥冷，面无血色，额上冷汗，脉伏如绝，其状仿佛中风者，谓之饮郁食厥，宜附子泻心汤。"

【医案举例】

1. 内热外寒　张某，男，27岁。每天诵账目至深夜，心劳体倦，胃脘渐次不适，痞满胀闷，食谷不化，飧泄，每日登厕七八次。恶寒肢冷，汗出气短，病及两年，屡治罔效。诊见羸弱瘦削，面色无华，舌淡脉细，处以建中、理中、四神诸方，调治半月，寸功未得。细审此证，虽羸弱气短，但语音不低，双目有神，脉虽细，但重按有力。详询病史，胃脘痞满，心中烦热先于腹泻。姑且投附子泻心汤，以温阳泻痞：大黄10g，黄连19g，附子15g。大黄、黄连沸水渍过，浸一夜取汁，附子煎汁，合而服之。服药一时许，脘胀作痛，继之下血紫暗，约两小碗。胃脘部即觉凉爽舒适。翌日腹痛即止。方悟及此证乃胃脘血瘀，以致胃失和降，脾失胃气之济，辄而下陷，因之痞满下利。嘱以糜粥调理，面色渐红润。（《伤寒论通释》211页）

2. 上热下寒证

（1）宁乡学生某，得外感数月，屡治不愈。延诊时，自云："胸满、上身热而汗出，腰以下恶风"，时夏历 6 月，以被围绕。取视前所服方，皆时俗清利，搔不着痒之品。舌苔淡黄，脉弦。与附子泻心汤，阅 2 日复诊，云药完 2 剂，疾如失矣。为疏善后方而归。（《遁园医案》）

（2）韩某某，男，28 岁，未婚，宁夏回族自治区人。患背热如焚，上身多汗，齿衄，烦躁不安。但自小腹以下发凉，如浴水中，阴缩囊抽，大便溏薄，尿急尿频，每周梦遗 2～3 次。在当地易数医治疗无效，专程来京请刘老诊治。视其舌质偏红、舌苔根部白腻，切其脉滑而缓。刘老曰：此上热下寒之证，治当清上温下。然观病人所服之方，率皆补肾固涩之品，故难取效。刘老处以附子泻心汤：黄芩 6g，黄连 6g，大黄 3g（沸水浸泡 10 分钟去渣），炮附子 12g（文火煎 40 分钟，然后兑"三黄"药汤，加温后合服）。药服 3 剂，大便即已成形，背热减轻，汗出止，小腹转暖，阴囊上抽消失。又续服 3 剂而病愈。（《刘渡舟临证验案精选》7 页）

原按 人体的水火阴阳藉赖脏腑气机运动的升降出入，周济于表里上下，维持着一个相对的平衡。一般而言，火在上而下行以温水寒，水在下而上升以济火热；阳卫外以守阴，阴守内以助阳。从本案的脉症分析，显为上热下寒，水火不能上下交济所致。病变的焦点则在于上焦热盛，盛则亢，亢则不下行，则下寒无火以温，故呈现上热下寒的病理局面。徒用补肾固涩之法，则隔鞋搔痒，定难取效，治当清上热而温下寒，而用附子泻心汤。黄芩、黄连、大黄用沸水浸渍，在于薄其味而取其轻清之气，治上达下，以泄在上之热；附子熟用，文火久煎，取其醇厚之味，则力大气雄，以温下焦之寒。诸药合之，则"寒热异其气，生熟异其性，药虽同行，而功则各奏"（尤在泾《伤寒贯珠集》）。服此方则热得三黄而清，寒得附子而温，阴阳调和，水火既济，其寒热错综复杂之证自愈。

六、黄连汤

【**主治病证**】伤寒，胸中有热，胃中有邪气，腹中痛，欲呕吐者，黄连汤主之。（伤寒 173）

【**方剂组成**】黄连三两　甘草三两（炙）　干姜三两　桂枝三两（去皮）　人参二两　半夏半升（洗）　大枣十二枚（擘）

【**方药用法**】上七味，以水一斗，煮取六升，去滓。温服，昼三夜二。

【**方证释义**】本方功能清上温中，和胃降逆。方中黄连苦寒，以清在上之热；干姜辛热，以温在中之寒；桂枝辛温，既可散寒、又能交通上下阳气；人参、甘草、大枣益胃和中，以复中焦升降之职；半夏降逆和胃，以止呕吐。本方证是以上热中寒，胃失和降为主要病机的病证。症见胸中烦热，恶心欲吐，腹痛，舌尖红、苔白腻等。黄连汤即半夏泻心汤去黄芩加桂枝，二方药物仅一味之差，但主治各有不同。半夏泻心汤治寒热错杂，痞结心下，挟有痰气而以呕吐为主；黄连汤治寒热之邪分踞上下，以腹中痛，欲呕吐为主。

【医案举例】

1. 呕吐　陈某某，男，25 岁。久泻愈后，又复呕吐，医者以为虚也，进以参、术、砂、半；又以为热也，复进竹茹、麦冬、芦根，诸药杂投，终属无效。其症身微热，呕吐清水，水入则不纳，时有冲气上逆，胸略痞闷，口不知味，舌尖红燥、苔腻，不渴，脉阴沉而阳则浮数，乃上热中虚之证。治之以黄连汤。此用姜、桂、参、草温脾胃而降冲逆，黄连清胸热，半夏以止呕吐，为一寒热错综之良方。服药呕吐渐止，再剂，症全除，能进稀糜，后用五味异功散加生姜温胃益气而安。（《治验回忆录》41 页）

按　此例呕吐、胸痞、舌尖红燥，系上焦有热；不渴、冲气上逆，系中虚有寒。予本方清上温下、补虚和中，2 剂而瘳。

2. 下利（非特异性溃疡性结肠炎）　林某某，男，52 岁。1994 年 4 月 18 日初诊。患腹痛下利数年，某医院诊为"非特异性溃疡性结肠炎"。选用抗生素及中药治疗，收效不显。刻下：腹中冷痛，下利日数行，带少许黏液。两胁疼痛，口渴，欲呕吐。舌边尖红、苔白腻，脉沉弦。辨为上热下寒证，治以清上温下，升降阴阳，为疏加味黄连汤：黄连 10g，桂枝 10g，半夏 15g，干姜 10g，党参 12g，炙甘草 10g，大枣 12 枚，柴胡 10g。服药 7 剂，腹痛、下利、呕吐明显减轻，但仍口苦、口渴、胁痛，又用柴胡桂枝干姜汤清胆热温脾寒，服 7 剂而病愈。（《刘渡舟临证验案精选》104 页）

3. 产后胸痛　马元仪治卜氏外家，产后胸中作痛，痛甚则迫切不能支，至欲求死，诸治不效。延至五月，病转危急。诊其脉，两手弦涩少神，不能转侧，不得言语，曰："胸中者，阳气所治之部，今为阴邪所入，阴与阳搏，所以作痛。前医破气不应，转而和血，又转而温补，又转而镇逆，不知阴阳相结，补之则无益，攻之则愈结。若镇堕之，益足以抑遏生阳，而阻滞邪气。惟交通一法，足尽开阳入阴，通上彻下之妙，使阴治于下，阳治于上，太虚之府旷然，何胸痛之有哉？"用人参三钱，肉桂一钱，合仲景黄连汤，一剂痛减，二三剂顿释。次进加桂理中汤，数剂痊愈。（《续名医类案·卷二十五·产后·痛痹》）

按　此案以黄连汤加味，治疗产后胸痛取得捷效。案语说理透彻，令人信服。"交通"之功，为黄连取效的关键。

七、干姜黄芩黄连人参汤

【主治病证】伤寒本自寒下，医复吐下之，寒格，更逆吐下，若食入口即吐，干姜黄芩黄连人参汤主之。（伤寒 359）

【方剂组成】干姜　黄芩　黄连　人参各三两

【方药用法】上四味，以水六升，煮取二升，去滓，分温再服。

【方证释义】本方功能苦寒泄降，辛温通阳。方中芩、连苦寒以清热；干姜辛温以祛寒；人参补益中气。全方意在辛开苦降，调补脾胃。本方证是以误治伤胃，寒热格拒为主要病机的病证。症见呕吐频作，或食入口即吐，下利，舌质淡、苔薄黄，脉缓弱或虚数等。

【临床发挥】《伤寒绪论》："屡经汗下，食入即吐，干姜黄芩黄连人参汤。"《医学从众录》："昔张石顽借治脾胃虚寒，肠有积热之泄甚效。"

【医案举例】

1. 呕吐、泄泻　林某，50 岁，患胃病已久。近来时常呕吐，胸间痞闷，一见食物便产生恶心感，有时勉强进食少许，有时食下即呕，口微燥，大便溏泄，1 日 2～3 次，脉虚数。与干姜黄芩黄连人参汤。处方：潞党参 15g，北干姜 9g，黄芩 6g，黄连 4.5g。水煎分 4 次服。本案属上热下寒，如单用苦寒，必致下泄更甚；单用辛热，必致口燥、呕吐增剧。因此只宜寒热苦辛并用，调和其上下阴阳。又因素来胃虚，且脉虚弱，故以潞党参甘温为君，扶其中气。药液不冷不热分 4 次服，是含"少少与微和之"之意。因胸间痞闷热格，如果顿服，虑药被拒不入。服 1 剂后，呕吐泄泻均愈。因病者中寒为本，上热为标；现标已愈，应扶其本，乃仿内经"寒淫于内，治以甘热"之旨，嘱病者购生姜、红枣各 1 斤，切碎和捣，于每日 3 餐蒸饭时，量取一酒盏，置米上蒸熟，饭后服食。取生姜辛热散寒和胃气，大枣甘温健脾补中，置米上蒸熟，是取得谷气而养中土。服 1 个疗程后，胃病几瘥大半，食欲大振。后病者又照法服用 1 个疗程，胃病因而获愈。（《伤寒汇要分析》173 页）

按　病人因胃病已久，中虚不运，脾气当升不升，胃气当降不降，上下阻格，遂发呕吐，胸闷，便泻，脉虚数。此与《伤寒论》"寒格吐利证"病机相同，故投干姜黄芩黄连人参汤可效。此外，本案善后调治之方尤妙，补中健胃、药简力专，切勿忽之。

2. 妊娠呕吐不止　孙某，女，29 岁。怀第二胎 50 多天，先见恶心呕吐，口渴纳少，自感发热，而体温不高。认为此乃正常现象，不以为然，继则剧烈呕吐，水浆不入，甚至吐出血水，中西药物无效，半月多来只靠输液维持生命。查：舌红、苔黄、少津，小便短少，脉虚细而数，10 多天大便未解。揆诸病情，乃气虚热盛，胃失和降所致，再施香、砂、橘、半，仍重蹈覆辙，拟辛开苦降法，予：灶心土 250g（开水泡透澄清，取水煎药），干姜 9g，黄连 9g，党参 18g，黄芩 12g。水煎两次，分多次服，呕吐渐轻，饮食渐进。连进 9 剂，苔退脉和，胎儿亦获保全。（《伤寒论通释》385 页）

按　古人有"胎前多热，产后多寒"之说。此例病人四诊所见，为虚热扰胃致呕，故以该方辛开苦降补虚而收功。

此案以灶心土（伏龙肝）水煎药法应特别重视，如此方法，古人有之，如《医事小言》说："治恶阻不能受药者，可用小半夏加茯苓汤，若仍不受可用伏龙肝一两，置器中，用水二盏搅之，后静置使澄，取一盏，用此水煎服小半夏加茯苓汤，无不受者，不但治恶阻呕吐，用于诸病呕逆，诸医所束手者，皆得奇验。"

八、旋覆代赭汤

【**主治病证**】伤寒发汗，若吐，若下，解后，心下痞硬，噫气不除者，旋覆代赭汤主之。（伤寒 161）

【**方剂组成**】旋覆花三两　人参二两　生姜五两　代赭一两　甘草三两（炙）　半夏半升（洗）　大枣十二枚（擘）

【**方药用法**】上七味，以水一斗，煮取六升，去滓，再煎取三升，温服一升，日三服。

【**方证释义**】本方功能和胃降逆，化痰下气。方中"旋覆花能消痰理气；代赭石镇肝降逆，同旋覆花协作平肝降逆以治噫气；半夏、生姜辛温而散，涤痰饮而消心下痞满；人参、甘草、大枣补脾胃扶正虚，俾中气健则津液布，痰饮除而气道通，诸症自可痊愈"（刘渡舟《伤寒挈要》）。本方证是以胃虚气逆，痰气交阻，升降失和为主要病机的病证。症见心下痞硬，噫气不除，或见纳差，恶心或呕吐，舌苔白或厚腻，脉缓或滑。

【**临床发挥**】《伤寒论集注》："引录'汉药神效方'北山友松曰：呕逆诸治无效者，及不能服诸呕吐药者，投以旋覆代赭石汤有效。"

旋覆代赭汤的临床应用注意事项　刘渡舟、傅士垣等对于本方的煎服、剂量、适应证及禁忌证提出了应当注意的问题。指出：使用本方时，应注意以下几点：①因本方属和解之剂，故在煎服时，要去滓重煎，取以健胃祛痰消痞。②用药剂量要注意生姜与代赭石的比例，病变重在于胃，因此要重用生姜以健胃祛痰消痞；而代赭石剂量宜小不宜大，以免其质重直走下焦，而影响疗效。③妇女妊娠呕吐者，不可用本方，以免代赭石之重镇，有害胎气。以上几点值得注意，但在临床上对具体问题还要作具体分析，辨其证而施其用。比如食道疾患者，主要表现为噎膈反胃呕吐的，用本方时就应重用代赭石以加强其重镇的作用。本方临床上应用范围很广，特别是用于妇女因情绪波动而引起的肝胃不和之证疗效甚佳。临床实践证明，用于治疗嗳气不除，不兼有心下痞硬的病证同样有较理想的效果，也可用于治疗呕吐等证。（《伤寒论诠解》104 页）

【医案举例】

1. 痰饮 谷之不入，非胃之不纳，有痰饮以阻之耳。是当以下气降痰为法。代赭之用，先得我心矣。旋覆代赭汤。(《增评柳选四家医案·尤在泾医案》40页)

诒按 识既老当，笔亦爽健。

邓评 功夫纯熟，自能意到笔随。

2. 痰凝气滞 因气生痰，痰凝气滞，而中焦之道路塞矣。由是饮食不得下行，津液不得四布，不饥不食，口燥便坚，心悸头晕，经 2 个月不愈。以法通调中气，庶无噎膈、腹满之虑。旋覆代赭汤加石菖蒲、枳实、陈皮。(《增评柳选四家医案·尤在泾医案》40页)

诒按 论病则源流俱澈，用药则标本兼到，细腻熨贴，传作何疑。

邓评 此等识见，超出寻常，好在不因以下数证而误用滋补。

3. 妊娠呕吐（早期妊娠） 李某某，女，29 岁。1976 年夏初诊。月经 3 个月未潮，1 个月前出现恶心呕吐，喜酸择食等，经妇科检查诊为"早期妊娠"。近几天症状逐渐加重，呕吐痰涎，饮食不进，头晕眼花，神疲肢倦，今晨早饭后突然昏倒，大便干燥，小便黄，口干，苔白腻，脉滑。证属胃气虚弱，痰浊内阻。治宜益气和胃，降逆化痰。处方：党参 9g，生半夏 9g，旋覆花 9g（包煎），代赭石 12g，竹茹 6g，芦根 15g，麦冬 9g，生姜 9g，灶心土 30g。先煎灶心土，取其澄清液再煎余药，每日 1 剂。服上方 2 剂，呕吐渐止，大便通畅，唯食量仍少。原方加焦山楂 9g。又进 2 剂，诸症皆消。[王法德.《山东医药》1978，(5)：21]

九、厚朴生姜半夏甘草人参汤

【主治病证】发汗后，腹胀满者，厚朴生姜半夏甘草人参汤主之。(伤寒66)

【方剂组成】厚朴半斤（炙，去皮） 生姜半斤（切） 半夏半升（洗） 甘草二两（炙） 人参一两

【方药用法】上五味，以水一斗，煮取三升，去滓。温服一升，日三服。

【方证释义】本方功能行气除满，健脾温运。方中厚朴苦温，下气除湿，宽中消满；生姜辛温，散饮和胃；半夏辛温，降逆开结涤痰；人参、甘草甘温，补益脾气而助运化。诸药配伍，补而不滞，消而无伤，为消补兼施之剂。本方证是以脾虚气滞为主要病机的病证。症见腹部胀满，按之虚软，喜温喜按，舌淡苔薄，脉虚弱无力。

【临床发挥】《张氏医通》："厚朴生姜半夏甘草人参汤治胃虚呕逆，痞满不食。"

《类聚方广义》："厚朴生姜半夏甘草人参汤治霍乱吐泻之后，腹犹满痛，有呕气者，所谓腹满者非实满也。"

【医案举例】

1. **术后胃肠功能紊乱** 侯某，男，43岁。1981年5月29日初诊。病人有消化性溃疡病史4年，于1980年9月因急性穿孔住某医院行十二指肠修补术，术中胃迷走神经被切断，术后引起胃肠功能紊乱证候群。症见经常胃脘不适，胀痛，纳呆，便溏，每日1～3次，形体日见消瘦，经钡餐透视，胃呈弛张状态，硫酸钡在胃内3小时不能排出。准备第2次手术治疗，因体质弱，病人有顾虑，特来北京诊治。余观病人精神极度疲乏，四肢无力，行动依赖他人扶持，并诉纳谷不香，肠鸣，脐周隐痛，每日勉强进食150～250g，厌油，尤其不能吃冷食，大便完谷不化伴有少量黏液，手足不温，脉沉细弱而关微弦，舌质淡、苔薄。证属手术后脾胃受损，脾虚气滞，胃失和降，清气不升，浊气不降。治宜健脾开胃，柔肝和中，方用厚朴生姜半夏甘草人参汤加味，处方：党参10g，厚朴6g，法半夏12g，乌梅12g，花椒6g，干姜5g，甘草6g，广木香4g，砂仁3g。

6月2日复诊：服上药5剂后，胃脘不适明显减轻，进食渐增，大便已恢复正常，1日1次，手已转温，但仍有阵阵脐周疼痛，肠鸣，脉沉缓，苔薄白，药中病机，守前方加白芍9g以柔肝扶脾，解痉止痛。

6月7日三诊：纳谷转香，食量大增，肠鸣，腹胀基本消失，腹痛亦止，面转红润。过去懒于行动，动则气短乏力，近日去颐和园玩1周，犹未觉累，体重增加1.5kg，脉缓有力，舌正无苔。守方服10余剂，诸症基本消失，既往不受冷饮，现吃冰棍亦无不适感。遂以6月2日方10倍量，炼蜜为丸，每丸重10g，每次1丸，1日3次，以善后巩固疗效。病人6月底来信云："病已经基本痊愈。经钡餐检查胃蠕动功能明显恢复。"（《蒲辅周学术医疗经验——继承心悟》253页）

原按 先师善用厚朴生姜半夏甘草人参汤，以调治外感病后期脾虚失运，胃失和降之证。而内伤杂病，病机相同者亦常应用，其疗效甚速。故该病人取为主方。《金匮要略》有"夫治未病者，见肝之病，知肝传脾"之说，此例虽属脾胃病，亦不可忽略治肝。其方加白芍、甘草、乌梅，乃遵《内经》"肝苦急，急食甘以缓之，以酸泻之"之意。白芍、乌梅又能兼顾胃阴之虚，再加砂仁、广木香则有醒脾助运之功，去生姜用干姜佐以花椒，取温而守中，以增强建中止泻作用。终使该病人化险为夷，免除第2次手术之苦。

2. **脘腹胀满（慢性胃炎）** 尹某某，男性。患腹胀证，自述心下胀满，日夜有不适感，是属虚胀证。投以厚朴生姜半夏甘草人参汤（厚朴12g，生姜9g，半夏9g，炙甘草6g，党参4.5g）。经复诊1次，未易方而愈。（《岳美中医案》41页）

原按 腹胀一证，有实有虚，实者腹坚硬，拒按而痛，舌苔黄厚或滑腻，是食积或秽滞，宜小陷胸汤或消导、攻下剂。虚者腹虽胀而按之柔软，且喜按压，按下去也不作痛，即痛也很轻微，舌无苔或稍有薄白苔，是胃功能衰弱，致食物有所残留、分解、产气，壅塞于胃中而作胀。这个病例，既主诉腹胀满，且为按之不痛，是属虚胀，故投以此汤即迅速收到效果。"胀非苦不泄"，厚朴味苦性温，通泄脾胃之气分，用作主药；"满非辛不散"，半夏辛温和胃，生姜辛通滞气，用作辅药；人参鼓舞胃气，主治心下虚痞胀满；佐以甘草滋胃生津。通补兼施，法颇完密。适应证："慢性胃炎"等病腹胀满者；发汗后或下后腹胀者，均验。

十、小陷胸汤

【主治病证】小结胸病，正在心下，按之则痛，脉浮滑者，小陷胸汤主之。（伤寒138）

【方剂组成】黄连一两　半夏半升（洗）　瓜蒌实大者一枚

【方药用法】上三味，以水六升，先煮瓜蒌，取三升，去滓，纳诸药，煮取二升，去滓，分温三服。

【方证释义】本方功能清热涤痰开结。方中黄连苦寒，以清泄心下之热；半夏辛温，涤痰化饮而散结；瓜蒌实甘寒，清热涤痰开结而兼润下。本方证是以痰热结于心下为主要病机的病证。本方证与大陷胸汤证皆属热实结胸，但小陷胸汤证属痰热互结，其势轻浅，病位局限；大结胸证邪结深重，病位广泛。

【临床发挥】《医学入门》："小调中汤治一切痰火，及百般怪病，善调脾胃，神效，于本方加甘草、生姜。"

《证治大还》："加味小陷胸汤秘方，治火动其痰嘈杂，于本方加枳实、栀子。"

《医方论》："小陷胸汤，非但治小结胸，并可通治挟滞时邪，不重不轻，最为适用。"

小陷胸汤中瓜蒌化瘀止痛之功效不可忽视　刘渡舟、傅士垣等探讨本方功效说：小陷胸汤用"瓜蒌实大者一个"，约合今之60g。当剪成条而先煮，然后再纳诸药入煎。因本证属痰热凝结，方用黄连以清之，半夏以散之，瓜蒌以利之，故服汤后，热除痰去，多见大便排出黄色黏液，其病往往随之而愈。

瓜蒌一药，不仅能清热涤痰，而且还有活血化瘀、通痹止痛的作用。《伤寒论》与《金匮要略》二书中所用瓜蒌之方，都含有止痛之效应。除本方治心下按之则痛外，尚有瓜蒌薤白半夏汤类诸方，主治胸痹疼痛，不用桃仁、红花活血化瘀，而仅用瓜蒌等药便可止痛，可见其确有化瘀止痛之效。近年有用小陷胸汤治疗证属痰热凝结、脉络瘀滞的心血管病，每每可收到满意的疗效。然而今医之治，一见心胸疼痛疾患，开手便用红花、桃仁、丹参、赤芍之类，对瓜蒌弃而不用，可算是临床一大损失，实不知仲景昔日用瓜蒌治胸痹胜过红花之奥义。有一经验方，主治乳痈而红肿热痛、寒热阵作者，即以瓜蒌重用，疗效甚佳。方为：大瓜蒌 1 枚，酒当归 15g，萱草、甘草各 10g，白芷 6g，乳香、没药各 3g，黄酒与水各半煎服。（《伤寒论诠解》89 页）

【医案举例】

1. 胃痛 一老年妇人，50 余岁，正在心下胃脘部疼痛，且痛时有包块鼓起，形如馒头之半，心疑为癌患而甚畏惧，即往医院欲作钡透。在等待做钡透期间，因疼痛加剧不可忍耐，而请中医诊治。脉见弦滑，舌质偏红、苔黄不甚厚，胃脘虽痛但按之不硬，大便不爽，遂辨为小结胸证。服小陷胸汤 2 剂后，大便泻下黄涎甚多，痛止而包块消失。后做 X 线钡餐透视，查无异常。（《伤寒论诠解》89 页）

2. 痞证 贾某某，女，19 岁，河北医大中医学院学生。2008 年 10 月 26 日初诊。主诉：时有胃脘胀满，大便不畅 3 年，加重 1 个月。病人 3 年前，因饮食不节而出现胃脘胀满，严重则胃痛，纳食不佳，厌食生冷，时有呃逆。胃镜示："浅表性胃炎"。调理月余而基本缓解，尔后时有复发。近 1 个月来，由于情志因素而复加重，故来就诊。自诉胃脘胀满，食后尤甚，感觉食物积留胃中而不化，大便不干，但排便不畅。舌质略暗红、苔薄黄腻，脉弦细略滑。触诊其胃脘部轻微压痛，余无异常。先后四诊，首用半夏泻心汤，再用厚朴生姜半夏甘草人参汤，三用平胃散等为主方，加减治疗四周近 1 个月，疗效始终不佳。在最后一周期间，笔者修改本书之书稿至第 138 条小陷胸汤证，参考了《刘渡舟伤寒论讲稿》，联系到上述病人，若有所悟，故五诊时以小陷胸汤加味，处方：瓜蒌 60g，清半夏 10g，黄连 10g，佛手 10g，香橼 5g。7 剂。六诊：服上方 3 剂后，胃脘胀满逐渐减轻，大便较前畅快；服完 7 剂，感觉食后胃中已不胀满，大便畅快。笔者暗自感叹，经方用之得当，真是疗效如神！守方再用 7 剂，以巩固疗效。（吕志杰验案）

按 据刘渡舟先生《讲稿》所述：该方主药瓜蒌实大者一枚约 60g 之重。临床该用此大量而用小剂量，则疗效不佳。还有，瓜蒌不仅祛痰，并且润下，若联系到《金匮》治胸痹以瓜蒌为主药，便可领悟，该药还有点活血通滞止痛之功。

3. 头痛、眩晕（高血压病） 孙某，男，45 岁，工人。1986 年 7 月 20 日诊。病人平日身体健壮，今日来诊诉，1 周来头痛且胀，眩晕欲吐，胸闷，心烦，夜间难以入睡，面色发红。乍观此症，颇似肝阳上亢所致。遂测其血压为 188/109mmHg，而询其平日血压高否，却答曰：一直血压正常。余颇为不解。继诊其脉滑数有力，尤以右关浮滑而数；再视其舌苔，见舌红、苔中根黄厚而腻。综合脉舌所见，乃胃热挟痰湿交阻之象。于是，询其近来饮食、二便情况，方知近 1 个月来经常进食大量酒肉，大便偏干，常 2 日一次，小便尚正常。可见，此病乃饮食积滞化生痰热，郁阻中焦，令阳气不降所致。令其解衣，再按其中脘处，果然压痛明显。此恰为《伤寒论》所云："小陷胸病，正在心下，按之则痛，脉浮滑者，小陷胸汤主之"。遂拟：半夏 15g，黄连 10g，瓜蒌 30g。3 剂，每日 1 剂，水煎服。3 日后病人来诊，诉服药后大便下黄色痰涎状物甚多，头痛、头晕随之逐渐减轻以至消失。再测其血压为 128/86mmHg。嘱其续服 4 剂，血压恢复正常，以后未再复发。（刘保和教授治验）

4. **呕吐（抗癌药胃肠反应）**　张某，男，56 岁。因反复呕吐 3 天于 1993 年 7 月 16 日就诊。病人因晚期食道癌，使用丝裂霉素、长春新碱、呋喃氟尿嘧啶等抗癌药物治疗，用药后反复出现恶心呕吐，上中腹胀痛不适，3 天来进食则呕，滴水未进，迭经西药镇静、止呕、消炎等无效，邀请中医会诊。症见呕吐清水痰涎，胸腹满闷，按之疼痛，舌暗红、边有瘀斑、苔黄滑。此属水结于胸。拟小陷胸汤加枳实主之。处方：黄连 6g，瓜蒌 15g，法半夏、枳实各 10g。服 3 剂呕减，能进米汤，效不更方，又进 3 剂诸症悉平。［林少东.《新中医》1995，（2）：50］

类方串解

本章共 10 首方剂，所治病证多以正虚邪陷、脾胃病变为主要病机，以心下痞满为主要症状，以调中消痞为大法。由于具体病因病机、临床表现有所不同，故具体治法、处方有别。归纳如下：

1. **辛开苦降补中消痞法**　此为调补中焦脾胃之大法。脾气当升不升，宜用辛开升运之品，如干姜、半夏；胃气当降不降，宜用苦降泄下之药，如黄芩、黄连；中焦脾胃之虚，宜用甘味药物补之；阳气虚者宜用人参、炙甘草、大枣等甘温之类；阴血亏者宜用麦冬、百合等甘寒之类。半夏泻心汤乃针对脾胃气虚、寒热互结之"心下痞"而设；若"水气"较重者，当以生姜为君散之，故曰生姜泻心汤；若"胃中虚"为甚者，当重用炙甘草为君补之，故曰甘草泻心汤。还有，如上热中寒的黄连汤证、寒热格拒的干姜黄芩黄连人参汤证、脾虚气滞的厚朴生姜半夏甘草人参汤证等，皆不外辛开苦降补中法，惟病情有所不同，故方药有所出入。

2. **辛开苦降涤痰消痞法**　方如小陷胸汤证。

3. **降逆补中消痞法**　方如旋覆代赭汤。

4. **苦寒泄热消痞法**　方如大黄黄连泻心汤。

5. **苦寒泄热消痞与辛热助阳固表并用法**　方如附子泻心汤。

《医宗金鉴·凡例》说："方者一定之法，法者不定之方也。古人之方，即古人之法寓焉。"上述消痞诸方，亦即消痞诸法也。

第十三章

利水剂

凡以甘淡渗利药物为主组成，具有通利小便、利水渗湿作用，用以治疗津气不化，水湿内停所导致的水肿、小便不利及痰饮等病证的一类方剂，统称为利水剂。属"八法"中"消"法的范畴。

《素问·汤液醪醴论》指出："平治于权衡，去宛陈莝，……开鬼门，洁净府。"利水属"洁净府"之法，常用茯苓、泽泻、猪苓等利水渗湿药物组成方剂，代表方剂如五苓散、苓桂术甘汤等。

津液不化，水湿内停，可由外邪不解，内传膀胱，膀胱气化不利所致，或因内伤，肺脾肾功能失调，水液停蓄而成，故本节病证可见于外感病及内伤杂病，包括膀胱蓄水证、水气病、痰饮病、小便不利及泄泻等。

本类病证的形成，多肺脾肾功能失调，膀胱气化不利所致，故治疗上须联系有关脏腑，辨证施治，注意温运阳气，使"气化则湿亦化"。由于本类方多由甘淡渗利之品组成，易于耗伤阴津，故对素体阴虚津亏及病后体弱者慎用；滑利之品，有碍胎气，故孕妇亦当慎用。

一、五苓散

【主治病证】太阳病，发汗后，大汗出，胃中干，烦躁不得眠，欲得饮水者，少少与饮之，令胃气和则愈；若脉浮，小便不利，微热消渴者，五苓散主之。（伤寒71）

发汗已，脉浮数，烦渴者，五苓散主之。（伤寒72）

伤寒，汗出而渴者，五苓散主之；不渴者，茯苓甘草汤主之。（伤寒73）

中风发热，六七日不解而烦，有表里证，渴欲饮水，水入则吐者，名曰水逆，五苓散主之。（伤寒74）

病在阳，应以汗解之，反以冷水潠之，若灌之，其热被劫不得去，弥更益烦，肉上粟起，意欲饮水，反不渴者，服文蛤散；若不瘥者，与五苓散……（伤

寒 141）

本以下之，故心下痞，与泻心汤，痞不解，其人渴而口燥，烦，小便不利者，五苓散主之。（伤寒 156）

太阳病，寸缓，关浮，尺弱，其人发热汗出，复恶寒，不呕，但心下痞者，此以医下之也。如其不下者，病人不恶寒而渴者，此转属阳明也。小便数者，大便必硬，不更衣十日，无所苦也。渴欲饮水，少少与之，但以法救之。渴者，宜五苓散。（伤寒 244）

霍乱，头痛，发热，身疼痛，热多欲饮水者，五苓散主之；寒多不用水者，理中丸主之。（伤寒 386）

假令瘦人脐下有悸，吐涎沫而癫眩，此水也，五苓散主之。（金匮十二·31）

脉浮，小便不利，微热消渴者，宜利小便发汗，五苓散主之。（金匮十三·4）

渴欲饮水，水入则吐者，名曰水逆，五苓散主之。（金匮十三·5）

【方剂组成】猪苓十八铢（去皮）　泽泻一两六铢　白术十八铢　茯苓十八铢　桂枝半两（去皮）

【方药用法】上五味，捣为散，以白饮和服方寸匕，日三服。多饮暖水，汗出愈。如法将息。

【方证释义】本方功能化气利水，兼以解表。方中猪苓、泽泻渗湿利水；茯苓、白术健脾利湿；桂枝通阳化气，兼以解表。五药共为散剂。"使膀胱津液得以通调，外则输津于皮毛，内则通行于上下，自然小便利，口渴除。观方后云'多饮暖水，汗出愈'，则本方不但有利水之功，且具有发汗之用，又可知五苓散为太阳经腑两解之剂"（《伤寒论译释》）。本方证是以水蓄下焦，气化不利，兼有表证为主要病机的病证。症见发热，烦渴或渴欲饮水，水入则吐，小便不利，苔白，脉浮或浮数。《伤寒论》以本方治太阳蓄水证、水逆证等。据《金匮》载，本方还用于痰饮病头目眩晕，吐涎沫，脐下悸动，小腹胀满者。本方表里同治，通里达表，但重在化气行水，故临床以水停下焦为病机要点，而不拘于有无表证。

【临床发挥】《济生方》："加味五苓汤，治伏暑热二气及冒湿泄泻注下，或烦，或渴，或小便不利。即本方加车前子。"

《博闻类纂》："春夏之交，或夏秋之交，霖雨乍歇，地气蒸郁，令人骤病头疼壮热，呕逆，有举家皆病者，谓之风湿气，不知服药，渐成温疫，宜用五苓散半贴，入姜三片，大枣一枚，同煎，服一碗，立效。"

《证治要诀》："春泽汤治伤暑泻定仍渴。即本方加人参。"

《医方集论》："泄泻若伤暑，则脉沉微，烦渴引饮，其下如水，当以五苓散，分利之。"

《济阳纲目》:"五苓散治湿泻水多者,分利阴阳。"

《张氏医通》:"身体疼痛及重者,湿也,五苓散汗之,如风湿相搏,一身尽痛,加羌、防、升、柴、藁本、苍术,风能胜湿故也。"

《类聚方广义》:"五苓散,治小儿阴头水肿及阴囊赤肿,而小便短涩者,有奇效。"

《观聚方要补》:"五苓散用薏苡仁煎汤调下(治幼心书),治外肾肤囊赤肿通明,及女儿阴户肿胀,乃心热所传。"

五苓散随证加减变通法　刘渡舟、傅士垣等指出:临床经验证明,五苓散略加化裁变通,或与他方合用,即可治疗多种水湿蕴郁的病证。如湿郁兼热,症见小便不利,烦热而渴者,可用桂苓甘露饮,即五苓散加三石(寒水石、滑石、生石膏)而成;高年体弱,正气不足,中气虚衰,心功能不全而小便不利者,可用本方去桂枝加肉桂、人参,名春泽煎,有强心利尿,补虚益气之效;对素喜厚味酒醴,久而生湿,湿浊内蕴,以致胃脘胀满,气闷不畅,小便不利,舌苔厚腻,脉弦滑者,可以本方与平胃散合用,名胃苓汤,有渗湿和胃,消导宽中之功;若素体阳虚,寒湿内生,症见腰眼发凉,两足发冷,腰腿酸重,小便不利,可用本方加苍术、附子,名苍附五苓散,有温阳祛湿与利水之功。随证化裁,每多奏效。

五苓散治疗水癫、水眩、水泻、水痞、水逆之经验　裴永清探索仲景本义,论述了五苓散的临床应用。他说:五苓散始出于《伤寒论》第71条,用以治疗太阳表邪不解而随经入腑,阻碍膀胱气化,致发水饮内停的太阳蓄水证。五苓散的这种化气利水兼解表的功用已被世人普遍认识,但因此而使五苓散的其他诸多功用得不到医者的应有的重视,实为一大损失。鉴于此,现仅据仲景运用五苓散的经验,谈谈该方的临床应用。

(1)五苓散治疗癫痫病　这是医圣仲景的宝贵经验,见于《金匮要略·痰饮病》。仲景言:"假令瘦人,脐下有悸,吐涎沫而癫眩者,此水也,五苓散主之。"究其文意,至少要明了三层含意:一是仲景在这里所言的"癫眩"是两个病,"癫"指癫痫而言;"眩"指眩晕。二是癫痫病不独为痰或风所致,水饮内蓄并上扰于头者亦可引发癫痫(可称为"水癫"),并用五苓散治疗水癫。三是水饮内蓄尚可引起眩晕病(又可称为"水眩"),亦用五苓散治之。在仲景这一经验的指导下,余曾用五苓散治愈癫痫病数人。……

(2)五苓散治眩晕　这也是仲景之经验。不过,五苓散所治的眩晕亦是水饮上泛所致,故又可称为"水眩"。余于1989年冬治疗1例因一氧化碳中毒的女病人张某,年59岁,北京前门大街人。因一氧化碳中毒住院治疗周余,出院后自觉头目眩晕,难以站立,不能行走,医院认为是中毒后遗症,待慢慢恢复,亦可能无法恢复。邀余诊之，查其小便不利，舌苔滑，脉沉弦有力，投以五苓散治之，重用泽泻，少用桂枝：茯苓 30g，猪苓 15g，泽泻 30g，白术 10g，桂枝 6g。连服 7 剂，眩晕消失，步态仍不稳，继投 7 剂病愈。此案明系一氧化碳中毒后遗症，但中医诊视则属"水眩"，故投五苓散而愈。其方重用泽泻者，乃取仲景用泽泻汤治痰饮病苦冒眩之意。

（3）五苓散治疗腹泻　《伤寒论》第 159 条云："伤寒，服汤药，下利不止，心下痞硬，服泻心汤已。复以他药下之，利不止。医以理中与之，利益甚。理中者，理中焦，此利在下焦，赤石脂禹余粮汤主之。复不止者，当利其小便。"本条在学习时可以认为是伤寒误治后出现下利的病人，又经医生一误再误致下利的治疗记述，同时亦可以把它活看成是仲景对一个下利证的辨证论治：脾虚兼寒热错杂心下痞的下利，用甘草泻心汤治疗；中焦脾阳虚寒下利，用理中汤（丸）治之；下焦滑脱不固的下利，用赤石脂禹余粮汤治之；非寒非热，非虚非实，用上述方法均不可治愈的水泻，用利小便的药来治疗，仲景未明言其方药，余体会可选用五苓散治之。换言之，对于一个腹泻病人，和之不愈、温之不止、固之不瘥的腹泻，即当考虑是否是水饮犯于胃肠之腹泻，是以腹泻之物以水为主，又称水泻，兼小便不利是该种腹泻的特点。……

（4）五苓散治心下痞　心下痞病人自觉胃脘部痞塞不通，满而不痛，按之柔软。这类病证常出现于西医学所说的慢性胃炎之人。五苓散所治的心下痞是"水痞"，因水饮内停使中焦气机痞塞不通所成，故其症必见小便不利，舌滑体润，脉弦等。《伤寒论》第 156 条云："本以下之，故心下痞，与泻心汤，痞不解，其人渴而口燥烦，小便不利者，五苓散主之。"即是此义。余师其意，用五苓散治疗此类病人，收效满意。

（5）五苓散治"水逆"　《伤寒论》第 74 条云："中风发热六七日……渴欲饮水，水入则吐，名曰水逆，五苓散主之。"可见水逆证是以病人口干欲饮，饮水则呕吐，先渴后呕，但不吐饮食的证情，此证亦多见于慢性胃炎病人中。如病人何某某，男，27 岁，北京某大饭店汽车司机，临床表现为每早晨起床后呕哕难忍，但无吐物，涕泪俱下，平时胃脘部满闷不适，口渴饮后易呕哕，食后胃脘不适加重，曾在某医院做胃镜检查，诊为"慢性胃炎"，服用西药无效，改用中药香砂养胃丸、疏肝和胃丸均罔效。余诊之，询知小便不利，查其舌淡苔滑，脉沉弦，呕哕之物以水为主。投以五苓散加生姜、半夏。7 剂后症若失，调理十余剂停药。

概而言之，五苓散仅在《伤寒论》中就有五见，是知仲景所用之广，所言其重，不可不晓，非治太阳蓄水证之一功。五苓散以化气利水而建功，凡病小便不利，水饮内停，寒热之象不明显，大可选用之。如水癫、水眩、水泻、水痞、水逆等证，上可至头，中可至胃，下可及于二便。充分体现了水饮为患，变动不居的特点。其临床辨证要点，全然在于小便不利，舌滑，脉弦，非寒非热，非虚非实，总以气化不利而水停为其病宿。现时临床中常用的效方，如春泽煎（五苓散加人参）、桂苓甘露饮（五苓散加石膏、滑石、寒水石、甘草）、茵陈五苓散、胃苓汤等诸方，均为五苓散的加减变化之方，亦在反映其用广，非治蓄水一证。（《伤寒论临床应用五十论》78～81 页）

五苓散的临床应用 左季云综合医家的经验，论述了五苓散的临床应用。分述如下。

（1）大便泻水，小便全无者 此病夏月居多，由暑邪拂郁扰乱正气，以致关门失职，津液不行于膀胱，而直趋大肠。五苓散功能散膀胱之气，故治之而愈。

（2）头晕咳嗽，呕吐腹胀，小便短者 病形虽现头晕、咳嗽、呕吐，总缘膀胱气化不运，水湿之气不得下降，气机必返于上，上干清道，故现以上病形。五苓散功专利水，水气下降，气机自顺，故病自愈。

（3）霍乱吐泻，思饮冷水者 此病上吐下泻，理应着重太阴，其所用五苓者，盖以吐泻之病，无小便也，又见渴而思水，正是太阳腑证提纲，故五苓为要药。其所以致吐泻者，皆由太阳气化失运，中宫失职，此刻先治太阳，然后理中，庶为正治，亦经权之道也。

（4）湿伤脾阳，腹膨胀者。

（5）寒湿内盛之霍乱 王孟英曰：霍乱之寒湿内盛，水饮阻闭三焦者，虽外无风寒之表邪，未尝不可用也。

（6）瘦人脐下悸，吐涎沫，兼癫眩之水证 此乃散方，近人用作汤，往往鲜效。伤寒以此治太阳表里未清之证，所谓表里者，经与腑也，故此散为利膀胱水道之主方。

（7）水蓄之疝。

（8）湿聚之肿 王孟英曰：气滞者加厚朴，气虚者加人参。

（9）小儿吐泻，发搐，有痰者 韶州医者刘从周，论小儿吐泻发搐觉有痰者，但服五苓散入生姜、半夏煎服，吐出痰，泻亦止，惊自退。

（10）湿泻久泻 如此时水谷混下，小便少而大便多者，此湿泻也；有溏泻无度者，此久泻也。盖治湿不利小便，非其治也，五苓散主之。（《伤寒论类方法案汇参》318 页）

【医案举例】

1. **蓄水证** 何某某，男，54 岁，农民。春季，复修江堤，气候甚暖，上午劳动口渴，肆饮凉水；下午天气骤变，又冒风雨，旋即发热汗出，口微渴，肢软神疲。延医诊治，与银翘散加减，表热稍减，渴反转增，口不离杯，犹难解渴。

医又与白虎汤加生津等药，非惟口渴不减，且见饮水即吐，胸闭气喘。遂更他医，与行气宽胸、清热止吐之剂，仍无寸效。如期六七日，乃邀余治。脉微浮有力，舌苔微黄而润，身热不扬，面容黯淡，气促胸闭，随饮随吐。询其二便，小便短赤，大便如常；询其饮食，稍进干食，尚不作呕。细推此证，虽似实热，实为蓄水，否则干食何由能纳？《伤寒论》云："渴欲饮水，水入则吐者，名曰水逆。"正属斯病。且《内经》云："劳则气耗，热则气散。"其始劳动口渴，大饮凉水，体内气化，先已有亏；继而保护失宜，更冒风雨，体表欠和，致使元真之气不能化水成津，故渴欲饮水，饮不解渴；更以旧水不行，新水难入，故水入即吐而干食能纳。前服银翘疏解，辛凉散热，有伤体气；白虎生津，甘寒腻滞，抑遏胸阳；行气清热，苦辛开泄，耗损中气，俱非中的之方，无怪愈医愈变。此际化气行水，自为正法，然身热不扬，犹有表湿，拟五苓散改白术为苍术，表里兼顾，处方：桂枝 6g，炒苍术 9g，猪苓 6g，泽泻 9g，茯苓 9g。一服即瘥。(《湖北中医医案选集》第一辑，17 页)

按 案语叙述病情、诊治经过如行云流水，言语简洁。读之畅快矣。病人初因劳作伤阳，暴饮留中，继又触冒风雨，新凉外加，使体热不得泄越，水热相搏，影响膀胱气化，形成蓄水重证。银翘、白虎俱与病机不合，故药效难期。五苓化气行水，"改白术为苍术"，更切合病机，故其应如响。

2. 水肿 金某某，女，52 岁。1992 年 1 月 15 日就诊。主诉下肢浮肿，按之凹陷不起，时轻时重，小便不利，色如浓茶，排尿时足跟麻木，口渴，胸闷，气上冲咽，腰酸，困倦无力，时发头晕等。舌体胖大、苔白，脉弦无力。刘老辨为气虚受湿，膀胱气化不利，水湿内蓄之证。治应补气通阳，化湿利水。拟春泽汤：茯苓 30g，猪苓 20g，白术 10g，泽泻 20g，桂枝 12g，党参 12g。服 3 剂，小便畅利，下肢之浮肿随之消退，口渴与上冲之症皆愈。转方党参加至 15g，又服 5 剂，肿消溲利，诸症若失。(《刘渡舟临证验案精选》113 页)

原按 《素问·灵兰秘典论》曰："膀胱者，州都之官，津液藏焉，气化则能出矣。"气化不及，水蓄于州都，则上不能润而口渴，下不能通而小便不利。水气内蓄，代谢不利，导致下肢浮肿。春泽汤转载于《医方集解》，为"气虚伤湿，渴而小便不利"设。方用五苓散洁净府以通足太阳之气，渗利水湿从小便而出；加党参者，补益脾肺之气，复振气化之机，则水能化气，输布津液于周身。

按 五苓散证在《消渴小便不利淋病》篇与《伤寒论》诸条均有论及，本方主要为治疗蓄水证、水逆证而设。古今医家扩大了五苓散的应用范围，用于治疗内、妇、儿、五官等各科病证水液代谢失常者。五苓散之所以能够治疗水液代谢失常所致的诸病，主要在于本方的利水作用。现代实验研究已证实，五苓散的利尿作用缓和而持久，并有整体调节作用。

3. **癫痫** 河北晋县一王姓男青年，患癫痫，虽屡用苯妥英钠等抗癫痫药物，不能控制发作。自述发病前感觉有一股气从下往上冲逆，至胃则呕，至心胸则烦乱不堪，至头则昏绝，人事不知，少倾则醒。小便频数，但排尿不畅，尿量甚少。脉沉滑，舌质淡嫩、苔白。遂辨为太阳膀胱蓄水，水气上逆，冒蔽清阳之证。拟利水通阳、温养心肾之法。方用泽泻 18g，茯苓 12g，猪苓 10g，白术 10g，肉桂 3g，桂枝 10g。连服 9 剂，癫痫发作竟得以控制。临床实践证明，对于阳虚水泛型的癫痫病，有时亦可用真武汤治疗，或五苓散与真武汤合方使用，皆有良好的疗效。(《伤寒论诠解》51 页)

原按 水性润下，火性炎上，这是事物的普遍性。但当膀胱蓄水，小便不利，下窍不通之时，水邪也可犯于上而发生种种上逆的病证，这又是事物的特殊性。水邪上逆，不但可形成水逆证；若影响肺气下降，也可见胸闷而喘；影响头目清阳之气不利，还可见到眩晕。证候虽异，而原因却同。《金匮要略》用五苓散所治之癫眩，就是水邪上逆，冒蔽清阳所致。

按 前已述及，裴永清氏师法仲圣与导师刘渡舟上述经验，以"五苓散治愈癫痫病数人"。这表明，五苓散治"水癫"疗效确切。如此简便之方，读者应注重应用。

二、猪苓汤

【主治病证】若脉浮，发热，渴欲饮水，小便不利者，猪苓汤主之。(伤寒 223，金匮十三·13)

阳明病，汗出多而渴者，不可与猪苓汤，以汗多胃中燥，猪苓汤复利其小便故也。(伤寒 224)

少阴病，下利六七日，咳而呕渴，心烦不得眠者，猪苓汤主之。(伤寒 319)

【方剂组成】猪苓（去皮） 茯苓 泽泻 阿胶 滑石（碎）各一两

【方药用法】上五味，以水四升，先煮四味，取二升，去滓，纳阿胶烊消。温服七合，日三服。

【方证释义】本方功能养阴清热利水。方中猪苓、茯苓、泽泻甘淡渗湿以利水；阿胶甘平育阴以润燥；滑石清热祛湿通窍以利小便。本方证是以水热互结于下焦，兼有阴伤为主要病机的病证。症见发热，渴欲饮水，小便不利，或兼有心烦不眠，或兼咳嗽，呕吐，下利，脉浮等。本方与五苓散皆用于小便不利，五苓散证为表邪入腑，膀胱气化失职，水蓄下焦，故烦渴，小便不利外，尚可兼有表证，或见渴欲饮水，水入即吐的水逆证；本方证为阴伤有热，水与热结之候。

【临床发挥】《伤寒论集注》："'东郭医谈'男子下血，大小便不通，腹满欲死，与猪苓汤加大黄，小便始渐通。"

猪苓汤加味治验 刘渡舟、傅士垣等指出：临床经验证明，用猪苓汤治疗以下疾病，多能收到满意的疗效。①急性肾盂肾炎：症见发热、溺血、心烦不眠、腰中疼痛，脉弦细，舌红少苔者，以本方加旱莲草 20～30g，女贞子 10g，三七粉 1g（冲服）。每多获效。②肾结核：症见尿血，腰痛，五心烦热或伴有低热，脉弦细数，舌红少苔者，可用本方加一些滋阴药如生地黄、天冬等。③妇人泌尿系感染：症见尿频、尿急、尿痛，小便灼热，发热，心烦，脉细数，舌红者为宜。（《伤寒论诠解》133 页）

119 例猪苓汤证统计分析

（1）**病史** 119 例病案中有病史记载者 84 例，发病时间从 2 天到 30 年不等。在占全部病例近 70% 的泌尿系统疾病中，以病史超过半年的慢性病病人为多。这与病邪久稽化热伤阴有关。

（2）**诱因** 从诱发原因看，发病或引致疾病复发的原因有外感、产后、术后、过度疲劳、体质衰弱、慢性炎症等。

（3）**症状、舌、脉统计结果** 119 例病案中常见症状依次为：尿频急涩痛，小便短少，渴欲饮水，血尿，腰痛，发热等。常见舌脉为：舌红少苔或黄苔或白腻苔，脉沉细数。

（4）**主要疾病** 在 119 例病案中，有 80 例属泌尿系统疾病，占 67%，其中尿路感染性疾病尤为多见。［谷言芳，等.《实用中医内科》1991,（1）: 14］

【医案举例】

1. 淋病（慢性肾盂肾炎） 高某某，女性，干部。患慢性肾盂肾炎，因体质较弱，抗病抗能减退，长期反复发作，久治不愈。发作时有高热，头痛，腰酸、腰痛，食欲不振，尿意窘迫，排尿少、有不快与疼痛感。尿检查：混有脓球，上皮细胞，红、白细胞等；尿培养：有大肠埃希菌。中医诊断属"淋病"范畴。此为湿热侵及下焦。法宜清利下焦湿热。选张仲景《伤寒论》猪苓汤。因本方为治下焦蓄热之专剂。即书原方予服。处方：猪苓 12g，茯苓 12g，滑石 12g，泽泻 18g，阿胶 9g（烊化兑服）。水煎服 6 剂后，诸症即消失。（《岳美中医案集》16 页）

原按 猪苓汤能疏泄湿浊之气而不留其郁滞，亦能滋润其真阴而不虑其枯燥，虽与五苓散同为利水之剂，一则用术、桂暖肾以行水，一则用滑石、阿胶滋阴以利水。日本医生更具体指出治"淋病脓血"加车前子、大黄，更治尿血之重证。

2. 腰痛（肾盂结石） 潘某某，男，36 岁，业商兼农。性嗜酒肉，1955 年夏在田间操作，突然左腰疼痛，顺输尿管向膀胱尿道等处放散，尿意频数，呕恶冷汗，延及休克，不省人事，历半小时始苏，痛止仅感疲乏。此后常觉左腰酸痛，亦未发现其他症状，至 11 月间因疲劳又剧发一次，自觉症状悉如首次，但较首次略轻，历 1 小时后自愈。以后患侧时感酸痛不舒，虽经服药亦无变化，饮食工作如常。1956 年 4 月 13 日下午又复剧发，邀余诊治，当处猪苓汤嘱服 2 剂，服后排下黄豆大状结石 1 枚，续服 2 剂痊愈，迄未复发。[陈玉林.《浙江中医杂志》1958，（2）：34]

　　按　本案服药 2 剂即排出结石之特效，临床少见。笔者曾治肾结石 1 例，服药 1 剂即排出结石，更属罕见，附录如下：孟某某，女，21 岁，学生。1986 年 3月 21 日诊。2 个月前发生阵发性左侧肾区绞痛，并向左少腹部放射，伴有恶心，呕吐，汗出，腰痛后出现血尿。经省二院摄腹部平片提示：左肾区可见结石阴影。昨天腰痛复发，半小时方缓解。现症：左腰酸胀、隐痛，小便黄赤，月经 2个月未至，左肾区有叩击痛，舌红、苔薄黄，脉滑略数。查 B 超：左肾盂处可见0.4cm×0.6cm 的强光斑，其后方有声影，提示左肾结石。尿检：红细胞 10～15个。诊断："左肾结石"。治法：利水通淋排石，活血调经。处方：石韦、滑石、白茅根、生地黄、牛膝各 15g，木通、瞿麦、王不留行、红花各 10g，萹蓄、香附各 12g，金钱草 24g，海金沙 20g。日 1 剂，并嘱多饮水。服药 1 剂，次日小便时感到痛窘迫难忍，小腹下坠，随之排出如大米粒大小的结石一块，呈菱形，深褐色，质坚硬，结石排出后疼痛渐消。复查 B 超：结石消失。尔后继服调经药，腰痛无复发。[吕志杰.《四川中医》1986，（10）：25]

　　3. 产后癃闭　阚某某，23 岁，业医。新产未久，小便癃闭，小腹胀痛拘急，心烦渴饮，但以尿闭故，不敢稍饮。病急投诊，先是西医利尿剂，无显著效果，惟导尿方可缓解一二。越 3 日，又因导尿所致尿道口肿大，痛苦难当，乃邀余会诊。视其舌质红而无苔，脉来洪数无伦。据悉，初由失利而胀急，继转胀急而拘痛。病系产后血虚，阴阳失调，膀胱气化不利，水热搏结使然。取育阴利水法，宗仲景"猪苓汤"意，加乌药、小茴以行气，俾使阴阳互根，小便自然通利无阻。顿服 1 剂溲利；再剂，尿溲如注，胀痛除；3 剂病乃瘥。（《湖南省老中医医案选》第一集，81 页）

三、猪苓散

　　【主治病证】呕吐而病在膈上，后思水者，解，急与之。思水者，猪苓散主之。（金匮十七·13）

　　【方剂组成】猪苓　茯苓　白术各等份

　　【方药用法】上三味，杵为散，饮服方寸匕，日三服。

　　【方证释义】本方功能健脾利水。方中猪苓利水化饮；白术健脾燥湿；茯苓渗湿利小便。本条是说"膈间饮邪阻碍津液而作渴，因渴而多饮，可是旧饮未去，而新饮又增，旧饮新饮合而上泛，则易成为呕吐之病证。所以应乘其尚未呕吐之时，用猪苓散驱其膈间之饮邪，使脾精能够升布，脾精升布，则思水之证可除，而呕吐不生"（李今庸《金匮要略讲解》）。本方证是以胃中停饮，脾虚饮逆为主要病机的病证。症见口干多饮，饮后呕吐，吐后又渴而饮，苔白，脉弦等。

四、苓桂术甘汤

【主治病证】伤寒，若吐若下后，心下逆满，气上冲胸，起则头眩，脉沉紧，发汗则动经，身为振振摇者，茯苓桂枝白术甘草汤主之。（伤寒 67）

心下有痰饮，胸胁支满，目眩，苓桂术甘汤主之。（金匮十二·16）

夫短气有微饮，当从小便去之，苓桂术甘汤主之；肾气丸亦主之。（金匮十二·17）

【方剂组成】茯苓 四两　桂枝 三两（去皮）　白术　甘草（炙）各二两

【方药用法】上四味，以水六升，煮取三升，去滓，分温三服。（编者注：《金匮》有"小便则利"四字）

【方证释义】本方功能通阳健脾，利水降冲。方中茯苓淡渗利水；桂枝通阳降冲，助气化以行水；白术、甘草补脾和中以制水。本方证是以脾阳不振，水停心下为主要病机的病证。症见心下逆满，气上冲胸，头晕目眩，甚则身为振振摇等。另据《金匮》载，本方还主治心下有痰饮，胸胁支满，目眩，以及短气有微饮，咳嗽，痰多稀白，小便不利者。《金匮》云："病痰饮者，当以温药和之。"苓桂术甘汤方温而不燥，利而不峻，为痰饮之和剂，可令饮去脾健。

【临床发挥】苓桂术甘汤治心病述要　傅延龄总结了导师刘渡舟先生用苓桂剂治疗心脏病的经验，引述如下：

（1）在辨证方面　刘氏经常强调，临床辨证要着眼主症，把握关键。心脏病之属于水气上冲者，其临床表现有以下一些特征：

一是水舌，即舌质淡嫩，舌苔水滑。这是由于阳气虚弱，水饮从下而上，津液不化所致。

二是水色，即面色黧黑或面呈水斑，多见于天庭、鼻柱两侧、两颧、两颐、颏部的棕褐色或黑褐色斑点，其色暗滞，由于水之色黑，水邪为患，故面色黧黑，且水寒久客，荣卫凝泣，故面生水斑。这种色象在临床上往往被认为是瘀血征象。

三是脉沉弦，沉脉主病在里，为阳气不振，弦脉主饮，二者皆属于阴脉，反映水寒为病。自觉症状如水气凌心则悸，阻闭心胸之阳则胸闷、短气、喘息。又，水为阴邪，阳虚为阴病，夜晚阴气当令而阳气减退，故胸闷等症有入夜加重之倾向。另外，水气上冲则头晕目眩、咽噎耳鸣、面目虚浮，这是常见表现，故亦可作为辨证的重要指征。

（2）在施治方面　刘氏主张，水气上冲型心脏病的治疗应以苓桂剂为主方。所谓苓桂剂，是指经方中以茯苓、桂枝配伍为主药的方剂，苓桂术甘汤为其基本方，为苓桂诸剂之冠。无论是冠心病，风心病，还是肺心病或心肌炎，只要其表现具备水气上冲之特征，皆可以苓桂剂化裁使用。[傅延龄.《中国医药学报》1990，（4）：55]

【医案举例】

1. 眩晕　郭某某，女，48 岁。患头晕 1 年多，每于饮食不适，或者受风寒时即发作。头晕时目眩，耳鸣，脘闷，恶心，欲吐不得，食欲减退，不喜饮水，甚时不能起床，脉缓，舌淡、苔白。证属脾胃阳虚，中气虚衰，致水气内停，清阳不得上升，浊阴不得下降所致。治以苓桂术甘汤 2 剂后，头晕及烦满，恶心，皆有好转。后宗此方制成散剂，日服四钱，服 1 个月痊愈，以后未复发。(《经方发挥》97 页)

原按　眩晕为临床常见症状之一，病因多端，病机复杂，本例因痰饮停于中焦，致升降失司，清阳不升，浊气不降，痰浊上蒙清阳，遂致"起则头眩"而晕，故用苓桂术甘汤治疗获效。此外，本方还可以治疗痰厥头痛、头晕。这种头痛头晕的特点是：痛时目眩、耳鸣、烦闷、恶心、甚则呕吐，得吐则头痛能稍微缓解。从表现的这一系列现象看来，颇似西医学的梅尼埃病。以苓桂术甘汤为主，酌加半夏、天麻之类治之，常获捷效。

2. 便秘　陈某某，女，52 岁。大便秘结，五六日一行，坚如羊屎，伴有口干渴，但又不能饮，自觉有气上冲，头晕，心悸，胸满。每到夜间则上冲之势明显，头目晕眩更甚，周身轻度浮肿，小便短少不利，面部虚浮，目下色青，舌胖质淡，舌苔水滑。此证为心脾阳虚，水气上乘阳位，水气不化，津液不行，则大便秘结而小便不利；水气上冲，阴来阳搏而心悸，眩晕，胸满；水饮流溢，浩浩莫御，则身面浮肿。治法：温通阳气，伐水降冲。方药：茯苓 30g，桂枝 9g，白术 9g，炙甘草 6g。服 2 剂头晕、心悸与冲气均减，此为水饮得温药之运化而减轻。乃于上方更加桂枝 3g，助阳以消阴，泽泻 12g，利水以行津。服 2 剂，口干去，大便自下，精神转佳，冲气又进一步好转。转方：桂枝 9g，茯苓 24g，猪苓 9g，生姜 9g，附子 9g，白芍 9g。服至 3 剂，诸症皆除，面色转红，从此痊愈。[周凤梧.《山东中医药大学学报》1977，（1）：22]

按　本案辨证论治，堪称巧思。仲景在第十七篇有利小便以实大便之法，本案则是利小便以通大便。可见中医治法，奥妙无穷。而立法依据应以辨证为准。

3. 咳喘　赵某某，女，76 岁。患心脏病多年，最近续发咳喘，日轻夜重，面目浮肿，小便短少。迭经医治，服药无算，病终无起色。视其舌体胖、苔少滑，切其脉弦，辨为水寒射肺之证，以通阳去阴，利肺消肿法治之。处方：茯苓

30g，桂枝 12g，杏仁 10g，炙甘草 6g。病人见药仅四味，面露疑色，然服至 5 剂，即小便畅利，咳喘大减；又服 5 剂，则咳喘平，面目浮肿消退而病愈。(《刘渡舟临证验案精选》24 页)

原按 本方由《伤寒论》苓桂术甘汤演变而来，为苓桂术甘汤去白术加杏仁而成，名为"苓桂杏甘汤"，有通降水气，疏利肺气之功能。临床用于治疗"水气上冲"，水寒射肺，肺气不利，不能通畅、疏利三焦而出现的咳喘，面目浮肿，小便不利等症，效果堪优。

五、茯苓桂枝甘草大枣汤

【主治病证】发汗后，其人脐下悸者，欲作奔豚，茯苓桂枝甘草大枣汤主之。(伤寒 65)

发汗后，脐下悸者，欲作奔豚，茯苓桂枝甘草大枣汤主之。(金匮八·4)

【方剂组成】茯苓半斤　桂枝四两（去皮）　甘草二两（炙）　大枣十五枚（擘）

【方药用法】上四味，以甘澜水一斗，先煮茯苓，减二升，纳诸药，煮取二升，去滓。温服一升，日三服。作甘澜水法：取水二升，置大盆内，以杓扬之，水上有珠子五六千颗相逐，取用之。

【方证释义】本方功能温阳化气，培土制水。方中重用茯苓以利水，先煮则其力更专；"桂枝能伐肾邪，茯苓能泄水气，然欲治其水，必益其土，故又以甘草、大枣补其脾气"(尤在泾《金匮要略心典》)；用甘澜水者，取其性柔而势缓不助肾邪。本方证是以心阳不振，下焦寒水之气欲作奔豚为主要病机的病证。症见脐下悸动，欲作奔豚，小便不利，或心悸等。

【医案举例】**脐下悸**　任某某，女，26 岁。于 2007 年 11 月 4 日应诊。主诉：阵发性小腹悸动 1 周。病人 7 天前，无明显诱因出现阵发性小腹跳动（诉说如眼皮跳动），发作历时 3～5 分钟。3 天前在某诊所就诊，医生怀疑欲发生阑尾炎，病人服左氧氟沙星、替硝唑，无效。其纳可，寐安，二便正常，月经正常。腹诊：无异常。舌淡红、少苔，脉和缓。诊断："欲作奔豚"。处方以茯苓桂枝甘草大枣汤：茯苓 40g，桂枝 30g，炙甘草 15g，大枣 12 枚。6 剂，每日 1 剂，分 3 次温服。服上方 2 剂后即"脐下悸"消失，继服 4 剂停药，随访 1 周未复发。(吕志杰验案)

六、茯苓甘草汤

【主治病证】伤寒，汗出而渴者，五苓散主之；不渴者，茯苓甘草汤主之。(伤寒 73)

伤寒，厥而心下悸，宜先治水，当服茯苓甘草汤，却治其厥。不尔，水渍于

胃，必作利也。（伤寒356）

【方剂组成】茯苓二两　桂枝二两（去皮）　甘草一两（炙）　生姜三两（切）

【方药用法】上四味，以水四升，煮取二升，去滓。分温三服。

【方证释义】本方功能温胃化饮，通阳利水。方中茯苓健脾利水；桂枝通阳化气；生姜温中散饮；炙甘草补虚和中，兼调诸药。本方证是以胃阳不足，水停心下为主要病机的病证。症见心下悸，口不渴，四肢不温，或小便不利等。

【临床发挥】厥证论　第337条曰："凡厥者，阴阳气不相顺接，便为厥。厥者，手足逆冷是也。"这一条指出了厥证的主症特点和基本病机。厥证的具体病因病机及治疗方法，大论所述，可归纳为以下八个方面。

一是寒厥。由于阳气大虚，阴寒内盛，阳气不能温养四肢所致。治宜回阳救逆，如第353、354条四逆汤证。

二是热厥。由于热盛于内，阻遏了阳气，阳气不能达于四末所致。第335条曰"厥深者热亦深，厥微者热亦微"，并指出"厥应下之"。具体来说，无形邪热致厥，治宜清之，如第350条白虎汤证；有形燥屎致厥，治宜下之，承气汤为主方。

三是阳厥。阳厥既非阳虚，又非热盛，而是阳气郁结，气郁不伸，阳气不能达于四末之故。治宜行气解郁，如第318条四逆散证。

四是血厥。由于血虚及气，气虚生寒，血气虚寒，不能温养四末之故。治宜养血温经，如第351条当归四逆汤证。

五是痰厥。由于痰实于心胸，阻隔了阳气，阳气不能达于四末之故。治宜涌吐痰涎，如第355条瓜蒂散证。

六是水厥。由于水饮停聚，阻碍了气血的周流，阳气不能达于四末，治宜利水通阳，如本条茯苓甘草汤证。

七是蛔厥。由于蛔虫扰动，疼痛剧烈，血气逆乱而不能达于四末。治宜安蛔止痛，如第338条乌梅丸证。

八是脏厥。脏厥是在第338条附带论及的证候，这是一种最危之病，不仅四肢厥冷，并且周身肤冷，危在旦夕，阳光欲熄矣！治以独参汤大补元气，或可抢救。

以上所述八种厥证，只有阳厥在少阴病篇，其余七种皆在厥阴病篇。总而言之，厥之证候，轻者手足厥寒，重者四肢厥冷，甚则周身肤冷。厥之病因，凡阳虚、阳郁、热盛、燥屎、血气不足、痰浊、水饮、蛔虫及食积等众多因素，皆可致厥。厥之病机，以"阴阳气不相顺接"，血气不能温养为基本病机。由于厥证具体病因病机不同，其兼症及舌象、脉诊必然不同。总之，辨厥证要四诊合参，

治厥证既要求因，又要求本。(《伤寒杂病论研究大成》417 页)

【医案举例】

1. 心下悸 农民陈某某，男，26 岁。夏天抗旱，担水浇地，过劳之余，汗出甚多，口中干渴殊甚，乃俯首水桶而暴饮。当时甚快，未几发现心下悸动殊甚，以致影响睡眠。屡次就医，服药无算，然病不得除。经友人介绍，请余诊治。令其仰卧床上，以手打其心下，则跳动应手，如是用手振颤其上腹部，则水在胃中漉漉作响，声闻于外。余曰：此振水音也，为胃中有水之征。问其小便尚利，脉弦而苔水滑。处方：茯苓 12g，桂枝 10g，生姜汁 1 大杯，炙甘草 6g。嘱用煎好药汤兑姜汁服。服后便觉热辣气味直抵于胃，而胃中响动更甚。不多时觉腹痛欲泻，登厕泻出水液甚多，因而病减。照方又服 1 剂，而悸不发矣。(《伤寒论十四讲》74 页)

原按 此方即苓桂术甘汤减白术、加生姜而成。其治疗水饮潴留于胃，迫使气与饮搏，而症见心下悸动不安。若胃中水饮上逆，则可出现"水吐"；若胃中水饮下流于肠，则可出现"水泻"；若胃中水饮阻遏清阳不达四肢，则见手足厥冷，名叫"水厥"。

2. 心悸（阵发性室上性心动过速）、晨泄 某某，女，50 岁。诉心悸阵作十余年，近来发作频繁，发则心悸不宁，胸闷如窒，气短不续，四肢无力，甚则昏厥不知，片时方苏。西医诊断为"阵发性室上性心动过速"，常需药物终止其发作。见其体胖腹大，面呈黑晕，是有水气之征。细询病史，知其晨起即泄亦十余年，腹胀满，心悸发作前常觉心下悸动。脉沉弦，舌苔淡白而滑。思《伤寒论》有云："伤寒，厥而心下悸，宜先治水，当服茯苓甘草汤，却治其厥。不尔，水渍入胃，必作利也。"此例虽非水饮阻遏，阳气不达四末之厥，却是水气凌心，浊阴上冒清阳之厥，而其水气凌犯心脾阳气之病机则一，故予原方：茯苓 45g，桂枝 30g，生姜 45g，甘草 15g。6 剂。病人见药仅四味，且不过生姜、甘草之辈，心存疑虑。不意药后，腹中觉温，矢气尿畅，腹胀大减，晨泄竟愈。且 1 周来未发作过心悸。二诊时见其神色焕然，腹围缩小近 20cm。继以上方小其剂，嘱服两周以善后。2 个月后来告，诸症大安，2 个月来仅发作 1 次室上速，且持续时间较前缩短，屏气后自行终止。(高飞.《陕西中医学院学报》2003，专辑：24)

按 本案取得良效的要点有三：辨证识病、中西汇通，一也；理论实践密切结合，二也；处方遣药，善师古法，三也。

七、茯苓泽泻汤

【主治病证】胃反，吐而渴欲饮水者，茯苓泽泻汤主之。（金匮十七·18）

【方剂组成】茯苓半斤　泽泻四两　甘草二两　桂枝二两　白术三两　生姜四两

【方药用法】上六味，以水一斗，煮取三升，纳泽泻，再煮取二升半，温服八合，日三服。

【方药释义】本方功能健脾利水，化饮止呕。方中茯苓、泽泻淡渗利水；桂枝通阳；生姜和胃；白术、甘草健脾补中。本方证是以胃有停饮，中阳不运为主要病机的病证。症见反复呕吐，渴欲饮水，愈吐愈渴，愈饮愈吐，或兼见心下悸，头眩等。本方可令气化得行，水饮得除，胃气得和，呕吐、口渴则自然解除。本方证与五苓散水逆消渴之病机、治法相似，"惟五苓散重点在于膀胱气化不行，小便不利，以致水反上逆；本条证候重点在于水停在胃，中阳不运，故口渴、呕吐并见。五苓散偏于利小便，故泽泻用量独重，佐以桂枝、二苓；本方偏于和胃止呕，故茯苓独重，配以甘草、生姜，至于化气行水，则桂枝之功，二方皆有，本方独不用猪苓者，恐其淡渗太过，以其人多吐伤津也"（李博鉴《金匮要略注评》）。

【医案举例】胃反　成迹录云：安部侯臣菊池大夫，从侯在浪华，久患胃反，请治于先生曰：不侫曩在江户得此病，其初频吐水，间交以食，吐已乃渴，一医教我断食，诸症果已。七日始饮，复吐如初，至今五年，未尝有宁居之日。先生乃诊其腹，自胸下至脐旁硬满，乃与茯苓泽泻汤，数日而痊愈。（《金匮今释》356页）

按　本案治例表明，用仲景方既要辨证，又要抓主症。抓准主症，辨清病机，方证相对，治无不效。

八、防己黄芪汤

【主治病证】风湿，脉浮身重，汗出恶风者，防己黄芪汤主之。（金匮二·22）

风水，脉浮身重，汗出恶风者，防己黄芪汤主之。腹痛加芍药。（金匮十四·22）

【方剂组成】防己一两　甘草半两（炒）　白术七钱半　黄芪一两一分（去芦）

【方药用法】上麻豆大，每炒五钱匕，生姜四片，大枣一枚，水盏半，煎八分，去滓，温服，良久再服。喘者加麻黄半两，胃中不和者加芍药三分，气上冲者加桂枝三分，下有陈寒者加细辛三分。服后当如虫行皮中，从腰下如冰，后坐被上，又以一被绕腰以下，温令微汗，瘥。（按：本方之用量与煎法，疑是后人改定，而《千金》卷八所载却是原方，为："防己四两，甘草二两，白术三两，黄芪五两，生姜三两，大枣十二枚。右六味，哎咀，以水六升，煮取三升，分三服。服了坐被中，欲解如虫行皮中，卧取汗。"）

【方证释义】本方功能补卫固表，利水除湿。方中防己祛风行水；黄芪补虚固表，利水消肿；白术、甘草健脾祛湿；生姜、大枣调和营卫。尤在泾说："风湿在表，法当以汗而解，乃汗不待发而自出，表尚未解而已虚，汗解之法不可守矣。故不用麻黄出之皮毛之表，而用防己驱之肌肤之里。服后如虫行皮中，及从腰下如冰，皆湿下行之征也。然非芪、术、甘草，焉能使卫阳复振，而驱湿下行哉？"（《金匮要略心典》）本方证是以水湿在表，卫阳不固为主要病机的病证。症见汗出恶风，身体疼重或浮肿，小便短少，舌淡苔白，脉浮缓。据《金匮》载，本证包括风湿表虚证和风水表虚证。

【医案举例】

1. 水肿（慢性肾炎）

（1）王某某，男，32 岁。患"慢性肾炎"3 年，浮肿，尿少，时轻时重，易外感，每因外感而病情加重，曾累用利尿消肿之剂，效果欠佳。症见颜面周身浮肿，面色㿠白，精神欠佳，纳呆，自汗恶风，舌淡、苔白，脉浮而弱。尿蛋白（++）。如此脉症为气虚之候。治当补气健脾，兼利水消肿。方以防己黄芪汤加党参、薏苡仁、茯苓等药，共服 30 余剂，浮肿消退，精神好转，食欲增加，尿蛋白（±）。继以本方配制丸药一料，服用 1 个月，诸症悉愈。（《经方发挥》155 页）

（2）傅某某，男，40 岁。患风水证，久而不愈。病人主诉：下肢沉重，胫部浮肿，足跟痛，汗出恶风。切其脉虚浮而数，视其舌质淡白、有齿痕，认为是风水。尿蛋白（+++），红、白细胞（+），诊断属"慢性肾炎"。……选用防己黄芪汤。汉防己 18g，生黄芪 24g，生白术 9g，炙甘草 9g，生姜 9g，大枣 4 枚（擘）。水煎服。嘱长期坚持服用之。……复诊：病人坚持服前方 10 个月，检查尿蛋白（+）。又持续服 2 个月。尿蛋白基本消失，一切症状悉愈。（《岳美中医案集》23 页）

2. 功能性水肿 王某某，女，41 岁，营业员。1993 年 1 月 29 日初诊。常年久立，双下肢浮肿，尤以左腿为重，按之凹陷不起，两腿酸沉无力，小便频数量少。查尿常规（－）。伴有自汗，短气，疲乏，带下量多，面色㿠白虚浮，神色萎靡，舌胖大、苔白润，脉浮无力。诊为气虚挟湿，水湿客于肌腠。当益气固表，利水消肿，治用防己黄芪汤加茯苓：黄芪 30g，防己 15g，白术 20g，茯苓 30g，炙甘草 10g，生姜 3 片，大枣 4 枚。服药 14 剂，下肢浮肿明显消退，气力有增。拟上方加党参 10g，又进 7 剂，浮肿全消，亦不乏力。舌脉如常，病愈。（《刘渡舟临证验案精选》112 页）

原按　本案下肢浮肿伴见汗出、短气、身重、脉浮等症，显为风水表虚之候。由脾肺气虚，卫气不固，湿邪内渍所致。本方功专益气固表，补益脾肺，渗利水湿。刘老常用于治疗气虚挟湿，表虚不固之浮肿，甚为效验。脾虚湿盛者，加茯苓；水湿犯肺作喘者，加麻黄；水气上冲者，加桂枝。

按　防己黄芪汤属于补气健脾与渗利水湿的标本兼治法。凡是脾气虚运化水湿不利与肺气虚卫外不固所致的虚性水肿，皆可以本方或适当加味治疗，守方守法服用，疗效满意。上述病案便是佐证。

九、木防己汤、木防己去石膏加茯苓芒硝汤

【主治病证】膈间支饮，其人喘满，心下痞坚，面色黧黑，其脉沉紧，得之数十日，医吐下之不愈，木防己汤主之。虚者即愈，实者三日复发，复与不愈者，宜木防己汤去石膏加茯苓芒硝汤主之。（金匮十二·24）

【方剂组成】木防己汤方：木防己三两　石膏十二枚鸡子大（校勘：《外台·卷八》作"石膏鸡子大三枚"。《心典》《浅注》等作"如鸡子大二枚"）　桂枝二两　人参四两

木防己去石膏加茯苓芒硝汤方：木防己　桂枝各二两　人参四两　芒硝三合　茯苓四两

【方药用法】木防己汤方：上四味，以水六升，煮取二升，分温再服。

木防己去石膏加茯苓芒硝汤方：上五味，以水六升，煮取二升，去滓，纳芒硝，再微煎，分温再服，微利则愈。

【方证释义】木防己汤功能行水化饮，散结消痞，补虚清热。方中防己、桂枝一苦一辛，行水饮散结气，消心下痞坚；石膏辛凉以清郁热；人参扶正补虚。本方证是以膈间支饮，正虚饮盛，饮郁化热为主要病机的病证。症见咳嗽喘满，心下痞胀坚硬，面色黧黑晦暗，脉沉紧，甚者可见小便不利，其形如肿，为虚实夹杂的支饮重证。木防己汤祛邪扶正，服药之后，可令水去气行，结聚消散，痞坚虚软，即条文所说："虚者即愈"。若数日之后，仍为心下痞闷坚实，是水停气阻，病情又复加重，宜用木防己去石膏加茯苓芒硝汤，即去石膏之辛凉，加茯苓以利小便，芒硝以通大便，使饮邪从二便而去，故方后曰"微利则愈"。

【医案举例】

1. **痰饮**　刘某某，年近古稀，酷嗜酒，体肥胖，精神奕奕，以为期颐之寿可至。讵意其长子在1946年秋因经商折阅，忧郁以死，家境日转恶化，胸襟以而不舒，发生咳嗽，每晨须吐痰数口，膈上始宽，但仍嗜酒，借资排遣。昨日饮于邻居，以酒过量而大吐，遂病胸膈痞痛，时吐涎沫。医用涤痰汤有时少安，旋又复作，渐至面色黧黑，喘满不宁，形体日瘠，神困饮少，犹能饮，因循数月，始

觉不支……按其心下似痛非痛，随有痰涎吐出；再从其脉沉弦与胸胀痛而论，实为痰饮弥漫于胸胃之间而作痛。又从病理分析，其人嗜酒则湿多，湿停于胃而不化，水冲于肺则发喘，阴不降则阳不升，水势泛溢则面黧黑，湿因久郁而化热，津不输布故口渴。总而言之，乃脾湿不运，上郁于肺所致。若言治理，如用小陷胸汤清热化痰，则鲜健脾利水之功；如用苓桂术甘汤温阳燥湿，则乏清热之力；欲求其化痰利水清热诸作用备具，莫若《金匮》之木防己汤。方中防己转运胸中之水以下行，喘满可平；湿久热郁，则有石膏以清之；又恐胃气之伤，阳气之弱，故配人参益气，桂枝温阳，以补救石膏、防己之偏寒而助成其用，乃一攻补兼施之良方，极切合于本证。方是：防己、党参各四钱，石膏六钱，桂枝二钱，另加茯苓五钱增强健脾利水功能而大其效。3 剂喘平，夜能成寐，舌现和润，胸膈略舒，痰吐亦少，尚不思食。复于前方中去石膏，增佛手、砂仁、鸡内金调气开胃。又 4 剂各症递减，食亦知味，精神转佳，惟胸膈间略有不适而已。吾以事不能久留，书给《外台》茯苓饮调理而归。(《治验回忆录》)

2. **臌胀（风湿性心脏病、心力衰竭、心源性肝硬化）** 耿某某，女，38 岁。气短、心悸数十年，喘咳、气短、不能平卧、全身浮肿、腹大如鼓两年，某医院诊为"风湿性心脏病、心力衰竭、心源性肝硬化"。住院治疗 1 年多，虽然气短、心悸好转，但腹胀、浮肿、紫绀不减，后请某医以真武汤、实脾饮等加味治之，诸症非但不减，反见口渴加重。审其全身浮肿，腹胀如鼓，有青筋暴露，面颊、口唇、手足均紫暗而冷，呼吸困难，不能平卧，舌质紫暗、舌苔黄厚而干，脉虚大紧数而促或间结涩。综合脉症，诊为水饮阻滞，心阳亏损，瘀血凝结，肺胃郁热之证。方拟木防己汤加味化饮散结，活血清热。处方：防己 10g，桂枝 10g，苍术 12g，生石膏 15g，茯苓 10g，杏仁 10g，川牛膝 12g，人参 10g。服药 4 剂，腹胀、浮肿、气短均改善，食纳增加。继服 30 剂，腹水消失，浮肿、紫绀，气短等症状亦大减，乃按上方继服 1 个月，诸症大部分消失。[朱进忠.《37》1989,（4）: 24]

原按 臌胀一病，以攻逐、活血、利水等法常可获效，然若心源性肝硬化腹水用之则多不显效，综观其原因，多与补阳而忽略其热，化饮而忽略其虚，扶正而忽略其瘀有关。木防己汤加减方，非但利水除湿，亦能扶正温阳活血清热，故用之显效。

按 结合以上医案及分析原文，可见原文所述证候为各种心脏病导致心力衰竭的表现。"心下痞坚"为心力衰竭所致的肝大。笔者曾治疗 1 例 50 多岁的风湿性心脏病心力衰竭病人，其临床表现即如原文所述，用木防己汤治疗而获效，但易复发。

十、泽泻汤

【主治病证】心下有支饮，其人苦冒眩，泽泻汤主之。（金匮十二·25）

【方剂组成】泽泻五两　白术二两

【方药用法】上二味，以水二升，煮取一升，分温再服。

【方证释义】本方功能利水除饮，佐以健脾。方中重用泽泻利水除饮，泻浊于下；少用白术健脾制水，使水饮不生。尤在泾说："水饮之邪，上乘清阳之位，则为冒眩，……泽泻泻水气，白术补土气以胜水也。"（《金匮要略心典》）古人云泽泻"利水不伤阴"，令邪水去，则真阴得养。本方证是以饮停心下，浊阴上冒为主要病机的病证。症见头晕目眩，恶心呕吐，小便不利等。

【临床发挥】《类聚方广义》："支饮眩冒证，其剧者昏昏摇摇，如居暗室，如坐舟中，如步雾里，如升空中，居室床褥回转如走。虽瞑目敛神，复然。非此方（泽泻汤）则不能治。"

【医案举例】

1. 支饮眩晕证

（1）管右，咳吐涎沫，业经多年，时眩冒，冒则呕吐，大便燥，小溲少，咳则胸满，此为支饮，宜泽泻汤。泽泻一两三钱，生白术六钱。（《经方实验录》56 页）

原按　本案病人管妇年 30 余，其夫在上海大场莳花为业。妇素有痰饮病，自少已然。每届冬令必发，剧时头眩，不能平卧。师与本汤，妇服之 1 剂，既觉小溲畅行，而咳嗽大平。续服 5 剂，其冬竟得安度。明年春，天转寒，病又发。师仍与本方，泽泻加至二两，白术加至一两，又加苍术以助之，病愈。至其年冬，又发。宿疾之难除根，有如是者！

（2）乙酉五月初十日，陈，51 岁。人尚未老，阳痿多年。眩冒昏迷，胸中如伤油腻状，饮水多则胃不快，此伏饮眩冒证也。先与白术泽泻汤逐其饮，再议缓治湿热之阳痿。岂有六脉俱弦细，而恣用熟地久服六味之理哉！冬于术二两，泽泻二两。煮 3 杯，分 3 次服。13 日，已效而未尽除，再服原方十数帖而愈。（《吴鞠通医案》）

按　《金匮》首篇曰："夫病痼疾加以卒病，当先治其卒病，后乃治其痼疾也。"此治病分先后缓急之大法。此案"先与白术泽泻汤（即泽泻汤变通剂量）逐其饮，再议缓治湿热之阳痿"，是对《金匮》大法的具体运用。

2. 内耳眩晕病

刘某某，男，49 岁。眩晕反复发作已 20 年，西医诊为"梅尼埃综合征"。近半月来病情加重，求治于中医。言其头晕目眩，耳鸣，恶心呕吐，自觉房屋旋转，坐立不安，不敢移动体位，动则晕甚，伴胸闷食少，倦怠乏力，面色萎黄浮肿，舌体微胖，脉稍迟。证属脾湿不运，清阳受阻。拟健脾渗湿法。泽泻汤加味，处方：泽泻 15g，白术 15g，茯苓皮 15g。5 剂，日 1 剂，水煎服。二诊：诸症好转，减茯苓皮为 9g，再进 5 剂。三诊：眩晕大减，呕恶已止，惟脾虚之象不能速愈。再拟泽泻汤，"精兵再进，以防掣肘"。处以泽泻 12g，白术 18g。嘱其返里，续服 30～40 剂，以巩固疗效。3 年来，眩晕已无再发，体强食增。[赵清理.《河南中医》1982，（2）：25]

3. 小儿眩晕证 张某，女，13 岁。病人近 2 年来，每隔 10 天或半月便发生眩晕，甚则恶心呕吐。经中西医治疗可缓解。但因反复发作，曾作多种检查，未发现器质性病变。近日又发作，不能上学，故来就诊。察其身体较消瘦，舌脉如常。据主症为"其人苦冒眩"，故治用泽泻汤。处方：泽泻 15g，白术 6g。3 剂，日 1 剂，水煎分 3 次温服。1 年后因患"病毒性心肌炎"来诊治，方知服泽泻汤 3 剂后，至今未再发生眩晕。（《金匮杂病论治全书》258 页）

按 以上小儿为笔者治例。三则案例都表明，用经方之原则：方证相对，病机相合，即用原方。

十一、蒲灰散、滑石白鱼散、茯苓戎盐汤

【主治病证】小便不利，蒲灰散主之；滑石白鱼散、茯苓戎盐汤并主之。（金匮十三·11）

厥而皮水者，蒲灰散主之。（金匮十四·27）

【方剂组成】蒲灰散：蒲灰七分　滑石三分

滑石白鱼散：滑石二分　乱发二分（烧）　白鱼二分

茯苓戎盐汤：茯苓半斤　白术二两　戎盐弹丸大一枚

【方药用法】蒲灰散：上二味，杵为散，饮服方寸匕，日三服。

滑石白鱼散：上三味，杵为散，饮服方寸匕，日三服。

茯苓戎盐汤：上三味，先将茯苓、白术煎成，入戎盐再煎，分温三服。

【方证释义】蒲灰散方功能凉血消瘀，通利小便。方中蒲灰，《千金》载为"蒲黄"，可凉血，化瘀，消肿；滑石清热利湿。本方证是以水湿内停，郁而化热，湿热下注为主要病机的病证。症见小便不利，溲时茎中疼痛，或小腹急痛，舌苔黄腻，或水肿，手足厥冷，脉沉。

滑石白鱼散方功能凉血止血，消瘀利小便。方中滑石清热利湿；白鱼（古书储藏日久或衣帛中之蠹虫，又名衣鱼）消瘀行血，治"小便不利"（《本经》），"疗淋堕胎"（《别录》）；乱发止血消瘀利尿，"主五淋，大小便不通"（《别录》）。本方证是以湿热瘀结，下注膀胱，迫血妄行为主要病机的病证。症见小便不利，小腹胀痛，或有血尿，茎中刺痛等。

茯苓戎盐汤方功能益肾清热，健脾利湿。方中茯苓渗利水湿；白术健脾利湿；戎盐即青盐，性味咸寒润下。本方证是以中焦脾虚湿盛，下焦肾虚有热，膀胱气化受阻为主要病机的病证。症见小便不利，茎中轻微刺痛，尿后余沥不尽，或有少量尿血或白浊。

上述三方，同治小便不利，有轻重虚实之异，须辨证准确，方能运用恰当。

【医案举例】**石淋**　文某某，男，49 岁。自诉从三月份起，小便微涩，点滴而出，至四月上旬溺时疼痛，痛引脐中，前医投以五淋散，5 剂无效。诊其脉缓，独尺部细数，饮食正常，予踌躇良久，忽忆及《金匮要略》淋病篇有云"淋之为病，小便如粟状，痛引脐中"等语，但有症状未立治法，经查阅余无言《金匮新义》主张以茯苓戎盐汤主之、滑石白鱼散并主之。遂将二方加减变通，处方：茯苓 24g，白术 6g，戎盐 6g，滑石 18g，鸡内金 6g，冬葵子 9g。嘱病人连服 8 剂，日服 1 剂，每剂 2 煎，每次放青盐 3 克，煎成一小碗，每碗 2 次分服，忌鱼腥腻滞辛辣之物……据病人自述，服 8 剂后，中午忽觉小便解至中途突有气由尿道中冲射而出，尿如涌泉，遂痛止神爽。再诊其脉已缓和，尺部仍有弦数，此属阴亏之象，继以猪苓散（汤）合芍药甘草汤育阴利小便而愈。[贺昌.《江西中医药》1959，（10）：30]

十二、防己茯苓汤

【主治病证】皮水为病，四肢肿，水气在皮肤中，四肢聂聂动者，防己茯苓汤主之。（金匮十四·24）

【方剂组成】防己　黄芪　桂枝各三两　茯苓六两　甘草二两

【方药用法】上五味，以水六升，煮取二升，分温三服。

【方证释义】本方功能通阳化气，利水消肿。方中重用茯苓甘淡健脾利水；"防己、茯苓善驱水气，桂枝得茯苓，则不发表而反行水，且合黄芪、甘草助表中之气，以行防己、茯苓之力也"（尤在泾《金匮要略心典》）。本方证是以水气壅盛，阳郁不宣为主要病机的病证。症见四肢浮肿较甚，肌肉聂聂动，口不渴，不恶风，或腹如鼓等。本方与防己黄芪汤均为治疗水肿病的常用方剂，本方重用茯苓，利水消肿之力较强，故用于浮肿较重之皮水病；防己黄芪汤多用于风水病表气虚证。

【医案举例】

1. 皮水　李某某，男，6 岁。全身浮肿，先自足跗部开始，面目及身逐渐浮肿，腹皮膨胀如鼓，四肢水气聂聂动，色明亮，皮光薄，按之凹陷，阴囊肿大如柑，水液淋漓渗出，溲短气喘，脉象浮弱。病缘脾虚不能制水，肾关不利，复外感风寒，湿邪引动而急剧发作。治宜补虚托表，兼佐利水，使卫气行而潴留体表之水邪消退。仿《金匮》防己茯苓汤加味而治，日服 1 剂，7 日后体重由 24kg 减为 12kg，水去殆半，痊愈出院。防己一钱，茯苓一钱，黄芪一钱，桂枝六分，炙甘草四分，陈皮六分，腹皮一钱。(《陈耀庚医案》17 页)

2. 四肢聂聂动 杨某某，女，53 岁。病人近 2 年来常感四肢肌肉阵发性跳动，心烦不安，失眠多梦。来诊见：形体肥胖，面白睑肿，肢体肌肉𥆧动，时作时止，纳差乏力，小便短少，动则汗出，下肢轻度浮肿，舌质淡、苔薄白，脉沉弦。治用防己茯苓汤加味：防己 15g，桂枝 10g，茯苓 30g，黄芪 20g，炙甘草 6g，附子、白术各 10g。水煎服。服药 5 剂小便增多，𥆧动大减；继服 5 剂，诸症咸安。改以六君子汤调治逾旬，以防饮邪复聚。[张明亚.《黑龙江中医药》1989，(4)：33]

按 数十例临床观察表明 [康爱秋，等.《天津中医》1989，(1)：14]，重用茯苓 30~100g 治疗各种心脏病所致心衰性水肿，茯苓的利水作用随其剂量的递增而增强。这正合防己茯苓汤重用茯苓本义。编者曾听有经验的临床医生在学术报告中亦谈到，重用茯苓 60~120g 治疗心衰性水肿，取得较好疗效。茯苓甘淡性平，非大剂不足以健脾利水消肿。

3. 正水 (慢性肾炎)

(1) 龚某，男，3 岁半。患慢性肾炎 2 年。省某医院确诊为"肾病综合征"，经长期服激素治疗后，仍有尿蛋白 (+++)，颗粒管型 (0~2)，肝肋下 3.5cm，腹部膨隆，腹水征 (++)，便溏，有时完谷不化，颜面浮肿如满月，舌红、苔薄黄，脉细数。辨证：脾虚不能制水。治法：益气健脾利水。处方：防己茯苓汤加减：防己 10g，茯苓 30g，黄芪 20g，泽泻 10g，白术 10g，白茅根 15g。上方服用 20 余剂后，尿蛋白 (±~+)，浮肿腹水明显减轻，大便转为正常。再按上方加党参、淫羊藿。回当地服药 40 余剂后，腹水消失，肝脏回缩，每周复查尿蛋白多为阴性。[《江西中医药》1981，(4)：42]

按 本案辨证为舍舌舍脉从症而得出的结论。编者曾撰写"四诊合参，舍舌从脉从症论"[《河北中医学院学报》1995，(2)：10]，总之，运用"四诊"辨证，应认清疾病本质以治之。

(2) 笔者临床不善于治肾炎，但一位病人，让我体会到中医药治肾病之可靠疗效。这是我在海南省中医院治疗的一个 27 岁女病人，肾病多年，久治不愈，接诊时舌淡苔白，脉沉细少力，下肢轻度浮肿，尿蛋白 (++)。我以经方防己茯苓汤加减：防己 10g，黄芪 40g，桂枝 10g，茯苓 20g，白术 10g，芡实 10g，山药 20g，三七粉 4g (分次冲)，僵蚕 10g，地龙 10g，水蛭 6g (颗粒，分次冲)。日 1 剂，水煎服。用药数周我回河北了，病人守方服用 3 个多月后，尿蛋白连续几周竟然都消失了，都是 (-)。病人喜出望外，打电话告诉我，并问我下一步如

何？我告之隔日 1 剂巩固疗效。我的这个方子取补气、利湿、疏风、化瘀等数法合用之功效。（吕志杰验案）

十三、葵子茯苓散

【主治病证】妊娠有水气，身重，小便不利，洒淅恶寒，起即头眩，葵子茯苓散主之。（金匮二十·8）

【方剂组成】葵子一斤　茯苓三两

【方药用法】上二味，杵为散，饮服方寸匕，日三服，小便利则愈。

【方证释义】本方功能通窍利水。方中葵子滑利通窍；茯苓淡渗利水。本方证是以胎压膀胱，气化受阻，水湿停聚为主要病机的病证。症见妊娠水肿，身体沉重，小便不利，起则头晕目眩，或微微恶寒，或但足跗浮肿，苔白润，脉滑。

按　妊娠中晚期具有该条所述证候，后世称为"子肿"，甚者为"子痫"。如此证候，与西医学所述的"妊娠期高血压疾病"相类似，应积极治疗，不可掉以轻心。谭日强说："葵子通窍，若系体质虚弱的妊妇，则当慎用，后世医家对此等证，每用五皮饮加紫苏治疗，效果良好。"（《金匮要略浅述》）

十四、牡蛎泽泻散

【主治病证】大病瘥后，从腰以下有水气者，牡蛎泽泻散主之。（伤寒395）

【方剂组成】牡蛎（熬）　泽泻　蜀漆（暖水洗，去腥）　葶苈子（熬）　商陆根（熬）海藻（洗，去咸）　栝楼根各等份

【方药用法】上七味，异捣，下筛为散，更于臼中治之，白饮和，服方寸匕，日三服。小便利，止后服。

【方证释义】本方功能逐水清热，软坚散结。方中牡蛎、海藻软坚散结行水；葶苈子、泽泻宣泄上下，通调水道以利水；蜀漆、商陆根祛逐水饮，破水热之互结；栝楼根（即天花粉）生津止渴，与牡蛎相伍，又能行津液，散结滞以和阴。本方逐水之力较猛，过服则有伤正之弊，故方后注云："小便利，止后服"。本方证是以湿热壅滞，气化不利，水气停聚为主要病机的病证。症见全身浮肿，腰以下肿甚，小便不利，大便秘结，腹部胀满，脉沉等。

【医案举例】肿胀　某，脉如涩，凡阳气动则遗，右胁汩汩有声，坠水少腹，可知肿胀非阳道不利，是阴道实，水谷之湿热不化也。议用牡蛎泽泻散：左牡蛎四钱泄湿，泽泻一钱半，天花粉一钱半，川桂枝木五分通阳，茯苓三钱化气，紫厚朴一钱，午服。（《临证指南医案·肿胀》）

类方串解

本章类方共 17 首，多以淡渗利水药为主组成，五苓散是其代表方剂。按其处方用药规律，可以归纳为以下三个方面。

1. 以茯苓为君药的方剂 本章 17 首方剂中用茯苓者达 11 首，可知茯苓为利水的常用药物之一。在这 11 首方剂中，充分体现茯苓利水之功的有以下 5 方：①防己茯苓汤：本方重用茯苓六两为君药，主治"皮水为病，四肢肿"甚，取茯苓利水消肿。②茯苓泽泻汤：本方重用茯苓半斤，主治胃有停水，呕吐与口渴并见的"胃反"证，取茯苓利水以止呕。③苓桂甘枣汤：本方亦重用茯苓半斤，主治下焦水饮有上冲之势的"欲作奔豚"证，取茯苓"伐肾邪"（《别录》）。④茯苓戎盐汤：本方也是重用茯苓半斤，主治"小便不利"，显然取茯苓"利小便"（《本经》）之功效。⑤苓桂术甘汤：本方用茯苓四两，为四味药中剂量最大者，主治"心下有痰饮"，取茯苓渗利胃中之停饮。需要明确，评价一味药在方剂中的主次地位与功用，必须参考其剂量。"方制君臣"（《内经》）之分，多在剂量之别。李东垣说得好："君药分量最多，臣药次之，使药又次之，不可令臣过于君，君臣有序，相互宣摄，则可以御邪除病矣。"张景岳进一步说："主病者，对症之要药也，故谓之君。君者，味数少而分量重，赖之以为主也。……"上述 5 方之外，还有五苓散、猪苓汤、猪苓散、茯苓甘草汤、木防己去石膏加茯苓芒硝汤、葵子茯苓散等 6 方，均取茯苓以利水。茯苓性味甘淡而平和，不仅利水，并能健脾，一药两用，最适宜于脾虚不能运化水湿而为患者。为了增强茯苓的健脾利水之功，仲景常取其他健脾利水药与茯苓合用而成方。例如，上述 11 首方剂中，茯苓与白术合用者有 4 方；与猪苓合用者有 2 方；与泽泻合用者亦有 2 方。更值得探讨的是，上述 11 首方剂中，有 7 首方剂是茯苓与桂枝同用。桂枝辛甘而温，不仅辛温发散以治表证，并能通阳化气行水以治里证，运用之妙，存乎于仲景方法之中。

2. 以泽泻为君药的方剂 本章 17 首方剂中用泽泻者有 5 首，可知泽泻亦为利水的常用药物之一。在这 5 首方剂中，突出体现泽泻利水之功者有 2 方：一是主治"蓄水证"的五苓散，本方泽泻剂量最大。二是主治"心下有支饮，其人苦冒眩"的泽泻汤，本方重用泽泻五两以利水饮，只用白术二两"培土而防之于堤岸"。古有泽泻"利水不伤阴"之说，实乃"令邪水去，则真阴得养"（《药品化义》）。

3. 利水剂配合补益药 在本类方剂中，有 2 首方应提出讨论，一是治疗"风水"而卫气虚者用防己黄芪汤，本方取黄芪补卫气固表以助治水。二是治疗"膈间支饮"而里气虚者用木防己汤，本方取人参补内脏虚损以助化饮。这表明，水气病、痰饮病为患，水饮邪盛而正气虚者，应适当配合补益药物，正气充实才能祛邪有力。此外，本章 17 首方剂中有 5 方配合用甘草补中或取其调合诸药。必须明确，甘草在治疗水饮疾患的处方中，只能用作佐使药，用量比例较小，切忌不可为主药而用大剂量，因其用之过量有恋湿加重水肿之弊也。

第十四章
化痰止呕剂

凡具有消痰化饮、和胃止呕作用，用于治疗痰饮所致呕吐等病证的方剂，称为化痰止呕剂。

呕吐原因很多，不论内伤、外感，虚实寒热，均可损及于胃，使胃失和降，气逆于上而致病。本章主要讨论胃中停饮，胃气上逆所致的呕吐，临床表现为呕吐清水痰涎，心下痞满，眩晕，心悸，口渴或不渴，舌苔白滑，脉弦等症。以小半夏汤为代表方。见于妊娠期间者，称妊娠恶阻，亦可辨证采用本类方剂。

需要明确，呕吐既是一种证候表现，有时又是人体排出胃中有害物质的保护性反应。如《金匮·呕吐哕下利病》说："夫呕家有痈脓，不可治呕，脓尽自愈"，对于此种情况，就不能见呕止呕了。

一、小半夏汤

【主治病证】呕家本渴，渴者为欲解，今反不渴，心下有支饮故也，小半夏汤主之。（金匮十二·28）

黄疸病，小便色不变，欲自利，腹满而喘，不可除热，热除必哕。哕者，小半夏汤主之。（金匮十五·20）

诸呕吐，谷不得下者，小半夏汤主之。（金匮十七·12）

【临床发挥】《杨氏家藏方》："水玉汤治眉棱骨痛不可忍者，此痰厥也。即本方。"

《严氏济生方》："玉液汤治七情伤感，气郁生涎，随气上逆，头目眩晕，心嘈忪悸，眉棱骨痛。即本方。入沉香水一呷温服，不拘时候。"

《寿世保元》："治哕逆欲死者，其肺脉弱者不治，用半夏、生姜各一两，每服五钱，水煎服。"

《类聚方广义》："呕吐甚或病人恶汤药，呕吐恶心，不能服对证方者，皆宜兼用此方。"

【方剂组成】半夏_{一升}　生姜_{半斤}

【方药用法】上二味，以水七升，煮取一升半，分温再服。

【方证释义】本方功能散饮降逆，和胃止呕。方中"半夏味辛性燥，辛可散结，燥能蠲饮，生姜制半夏之悍，且以散逆止呕也"（尤在泾《金匮要略心典》）。本方证是以胃中停饮，胃失和降为主要病机的病证。症见恶心，呕吐，不能进食，口不渴，或呃逆不止，脉弦，舌苔白滑等。据《金匮》载，小半夏汤应用有三：一是痰饮呕吐而口不渴者；二是黄疸病由于误治而致哕逆者；三是各种病伴有呕吐而不能进食者。

【医案举例】

1. 呕吐（**胃次全切除术后**）　陈某某，男，53 岁。1973 年 10 月 22 日因慢性胃窦炎伴息肉样变，行胃次全切除术，术后第 6 天发生胆汁性呕吐，连续 70 多天不能进食，全靠输液维持，每次呕吐大量苦水（胆汁），曾于同年 12 月 21 日行二次手术（松解粘连），但呕吐未能缓解，予中药旋覆代赭汤、泻心汤、左金丸等加减以及益气养阴、生津和胃等剂治疗亦无效。1974 年 1 月 4 日改用小半夏汤加人参，方用：生半夏 9g，生姜 9g，别直参 9g（另煎），浓煎 40ml，分 2 次服，服 1 剂后，苦水明显减少，连服 5 剂，未再呕吐，并能进食。[张剑秋.《上海中医药杂志》1979,（4）: 24]

2. **妊娠恶阻**　郗某某，女，25 岁。怀孕 2 个月，恶心呕吐半月。病人时时恶心，见脏物、闻异味加重，时有呕吐。诊断："妊娠恶阻"。予鲜生姜 20g，清半夏 15g（清水漂洗），水煎频服。1 剂呕恶止。（刘文汉治验）

3. **眩晕（内耳眩晕病）**　王某某，女，53 岁，退休工人。1963 年 5 月 10 日初诊。眩晕 3 天，呕吐频频，呕吐物俱是清水涎沫，量多盈盆，合目卧床，稍转动便感觉天旋地转。自述每年要发作数次，每次长达月余，痛苦不堪，西医诊断为"内耳眩晕病"。症见形体肥胖，苔薄白而腻，脉沉软滑。此水饮停胃，浊邪僭上，清空不清。法当和胃化饮，饮化浊降则诸症除。处方：制半夏 12g，生姜 10g。2 剂。5 月 13 日复诊：眩晕、呕吐均止。原方加茯苓 12g，续服 2 剂。并予丸方（二陈汤加白术、姜汁泛丸）常服，以求巩固。追访 2 年，未发作。[陈嘉栋.《中医杂志》1980,（7）: 16]

按　本例频吐涎沫清水，形体胖，脉沉滑，为水饮停胃之特点，经投小半夏汤化饮和胃，2 剂而眩晕、呕吐皆愈。

4. **止痛药致呕吐**　张某，女，69 岁。2008 年 5 月 13 日初诊。素有胃炎病史，食欲不振。因摔倒致一侧下肢疼痛，自行服用布洛芬胶囊（芬必得）300mg止痛，出现呃逆，呕吐不能饮食，甚则水入即吐，遂往某医院治疗。住院治疗 20日，仍呃逆，不能饮食，水入即吐，且胃中有灼热感，可闻及振水声，无矢气。

予小半夏汤：姜半夏 30g　生姜 15g　水煎，分 4～5 次少量频服。当日下午服药后，晚上则呕吐止，并闻及矢气声。次日晨进食米粥未吐，而后服阿胶，意欲补之，又引发呕吐，停服阿胶，再进上方，吐止未复发。（吕志杰治验）

按　《金匮要略》第十七篇第 12 条曰："诸呕吐，谷不得下者，小半夏汤主之。"临床上以呕吐为主症者，在辨证论治的基础上，均可配合小半夏汤，或治标，或治本，或标本兼治。此案未察舌按脉，但凭病人水入即吐，胃中有振水声等证候，初步辨证为水饮呕吐，故以小半夏汤标本兼治。病人服阿胶而致吐，乃脾胃虚弱，阿胶滋腻碍胃所致，况且《伤寒论》有"呕家不喜甘"之训也。

二、小半夏加茯苓汤

【主治病证】卒呕吐，心下痞，膈间有水，眩悸者，小半夏加茯苓汤主之。（金匮十二·30）

先渴后呕，为水停心下，此属饮家，小半夏加茯苓汤主之。（金匮十二·41）

【方剂组成】半夏一升　生姜半斤　茯苓三两（一法四两）

【方药用法】上三味，以水七升，煮取一升五合，分温再服。

【方证释义】本方功能降逆止呕，化饮利水。即小半夏汤加茯苓而成。方中半夏、生姜止呕降逆；加茯苓去其停水。尤在泾云："饮气逆于胃则呕吐；滞于气则心下痞；凌于心则心悸；蔽于阳则眩。……先渴后呕者，本无呕病，因渴饮水，水多不下而反上逆也。"（《金匮要略心典》）本方证是以水停心下，胃失和降为主要病机的病证。症见呕吐清水痰涎，心下痞满，眩晕心悸，口渴或不渴，或先渴后呕，苔白滑，脉弦等。

【医案举例】

1. 呕吐　东洋某某某某曰：英国军医某某某屡屡吐，绝食者久矣。其弟与美医某某氏协力治疗之，卒呕吐不止，乞诊于余，当时已认病人为不起之人，但求余一决其死生而已。美医某某氏等遂将病人之症状及治疗之经过，一一告余。余遂向两氏曰：余有一策，姑试行之。遂辞归检查汉法医书，制小半夏加茯苓汤，贮瓶令其服用，一两服后奇效忽显，数日竟恢复原有之康健。至今半夏浸剂，遂为一种镇呕之剂，先行于医科大学，次及于各病院与医家。（《医学衷中参西录》）

原按　此证若用大半夏汤加赭石尤效，因吐久则伤津伤气，方中人参能生津补气，加赭石以助之，力又专于下行也。若有热者，可再加天冬佐之，若无自制半夏，可用药房清半夏两许，淘净矾味入煎。

2. 妊娠呕吐　诸病呕逆，治恶阻不能受药者，可用小半夏加茯苓汤。若仍不受，可用伏龙肝一两，置器中，用水二盏搅之，后静置使澄，取一盏，用此水煎服小半夏加茯苓汤，无不受者，不但治恶阻呕吐，用于诸病呕逆，诸医所束手

者，皆得奇验。(《医事小言》)

按 现代学者〔陈慧珍.《广西中医药》1992，(2)：16〕以小半夏加茯苓汤再适当加味治妊娠呕吐 66 例，大多数病人服药 5～10 剂治愈或显效。

3. 口吐清水 江某某，年 40 余岁。经常口内清水外涌，遍医无效，独高某老医书小半夏加茯苓汤与服，服下即愈。后每年必复发一两次，辄自购此方服之，其侄因其屡发屡治，屡治屡愈，遂劝其连服数剂，竟不复发。足证善用经方，其效如神。(《湖北中医医案选集》第一集，88 页)

三、半夏干姜散

【主治病证】干呕，吐逆，吐涎沫，半夏干姜散主之。(金匮十七·20)

【方剂组成】半夏 干姜等份

【方药用法】上二味，杵为散，取方寸匕，浆水一升半，煮取七合，顿服之。

【方证释义】本方功能温中散寒，降逆止呕。方中"干姜辛热，善能温中祛寒；半夏辛燥，长于降逆止呕。二药合用，不仅温胃止呕，尚可温肺化饮，对于胃寒呕逆者宜之，寒饮上逆者亦可用之。用浆水和服，以浆水能调中下气，以助止呕也"(段富津《金匮要略方义》)。本方证是以中阳不足，寒饮内盛为主要病机的病证。症见干呕，吐逆，吐涎沫，且畏寒喜热，舌淡、苔白滑，脉沉迟。本方证与吴茱萸汤证之干呕吐涎沫类似，但后者为肝寒犯胃，故用吴茱萸为主药温肝降逆，肝胃同治。本方证病位在胃，故用干姜、半夏温胃降逆，专治其胃。

【医案举例】**高血压病** 吴某某，女，42 岁。患高血压病已 3 年，遍服中西药均无显效，于 1962 年夏从南方赴京求治于秦老。观其服用的中药处方，大都是生石决明、灵磁石、生龙骨、生牡蛎、杭菊花、双钩藤、生白芍、桑寄生、怀牛膝等平肝降逆辈。……病人形体肥胖，自述头晕胀痛，眩晕甚时如坐舟中，频欲吐，曾数次呕出大量清涎。饮食欠馨，胸脘部常有胀闷感，心悸，多梦，二便尚可。舌质淡、苔薄白腻，脉象右寸关滑甚。……秦老想到我们当时正在学习《金匮》，遂令回忆《金匮·呕吐哕下利病脉证治》。他说，该篇载有"干呕、吐逆，吐涎沫，半夏干姜散主之"，观此病人之形证，乃中阳不足，寒饮上逆所致，且病人数年所服中药多系寒凉重降之品，更伤中焦，故当温中止呕，以《金匮》半夏干姜散加味治之，处方：法半夏 9g，淡干姜 9g，茯苓 9g，水煎服。2天后，亲友兴致而来，言几年来服药后从未如此舒服，因此 2 天即把 3 剂药痛快服完。嗣后以温中化饮法加减，治疗月余病愈，病人高兴返里。〔《国医论坛》1986，(2)：20〕

按 "秦老"即秦伯未先生。本案所述病证，以半夏干姜散治之，非名医善师仲景者莫为。

四、生姜半夏汤

【主治病证】病人胸中似喘不喘，似呕不呕，似哕不哕，彻心中愦愦然无奈者，生姜半夏汤主之。（金匮十七·21）

【方剂组成】半夏半升　生姜汁一升

【方药用法】上二味，以水三升，煮半夏，取二升，纳生姜汁，煮取一升半，小冷，分四服，日三夜一服。止，停后服。

【方证释义】本方功能辛散寒饮，宣通阳气。方中重用生姜汁辛散寒饮；佐以半夏开结降逆，令饮去阳通。"生姜半夏汤，即小半夏汤，而生姜用汁，则降逆之力少，而散结之力多，乃正治饮气相搏，欲出不出者之良法也。"（尤在泾《金匮要略心典》）本方证是以中焦寒饮，上逆于胸，气机受阻为主要病机的病证。症见胸中烦闷较甚，似喘不喘，似呕不呕，似哕不哕，心中烦乱不安，舌苔白腻或白滑，脉象弦滑。仲景于方后注云："小冷，分四服"，即温药凉服，少量频服法。小半夏汤、半夏干姜散、生姜半夏汤等三方的主要鉴别要点是：小半夏汤用生姜，以止呕为主；半夏干姜散用干姜，以温中为主；生姜半夏汤用生姜汁，以散饮为主。

【临床发挥】《总病论》："治伤寒呕吐欲死，生姜半夏汤，即本方。"

《类聚方广义》："凡诸病痰饮卒迫，咽喉闭塞不得息，汤药不下咽者，非此方不能开通也，当先以此方解其急，而后处方从宜，加熊胆者效尤速，又治哕逆。"

【医案举例】**吐奶**　陈某，男，45 天。1995 年 11 月 17 日初诊。近 3 日来不欲吮奶，时吐奶，偶尔吐涎沫，昨晚哭闹甚，欲索一方，苔白，指纹淡红。患儿吐奶当为寒饮阻膈所致，遂予生姜半夏汤：半夏 3g，入煎取汁，加生姜汁 5ml，酌加红糖适量，分 5～6 次灌服，连服 2 日病愈。（《金匮要略临床新解》253 页）

五、半夏麻黄丸

【主治病证】心下悸者，半夏麻黄丸主之。（金匮十六·13）

【方剂组成】半夏　麻黄等份

【方药用法】上二味，末之，炼蜜和丸小豆大，饮服三丸，日三服。

【方证释义】本方功能蠲饮降逆，通阳宣肺。尤在泾说："此治饮气抑其阳气者之法。半夏蠲饮气，麻黄发阳气。妙在作丸与服，缓以图之，则麻黄之辛甘，不能发越津气，而但升引阳气；即半夏之苦辛，亦不特蠲除饮气，而并和养中气。非仲景神明善变者，其孰能与于此哉！"（《金匮要略心典》）本方证是以水饮内停，或上凌于心肺为主要病机的病证。症见心下悸动不宁，或伴咳喘痰稀，心下痞塞，头目晕眩，恶心呕吐，舌质淡、苔白滑或腻，脉缓滑等。

【医案举例】**心下悸（慢性气管炎）** 张某某，男，58 岁。病人夙有慢性气管炎，入冬以来，自感心窝部悸动不宁，久不减轻，心电图检查尚属正常。脉滑苔白，治宜蠲饮。处方：姜半夏、生麻黄各 30g。上两味各研末和匀，装入胶囊中。每次服 2 丸，蜜糖冲水吞服，1 日 3 次。胶丸服完后，心下悸动已瘥。又续配 1 剂，以巩固之。［何若苹.《浙江中医杂志》1988，（4）：178］

六、干姜人参半夏丸

【主治病证】妊娠呕吐不止，干姜人参半夏丸主之。（金匮二十·6）

【方剂组成】干姜　人参各一两　半夏二两

【方药用法】上三味，末之，以生姜汁糊为丸，如梧桐子大，饮服十丸，日三服。

【方证释义】本方功能温中补虚，蠲饮降逆。方中干姜温中散寒；人参扶正补虚；半夏、生姜汁蠲饮降逆，和胃止呕。本方证是以胃虚寒饮，胃失和降为主要病机的病证。症见妊娠呕吐不止，病程较久，其呕吐物为清水或涎沫，并伴有口淡不渴，或渴喜热饮，头眩心悸，倦怠嗜卧，舌淡、苔白滑，脉弦滑无力，为妊娠恶阻之重证。

【临床发挥】《圣惠方》："半夏丸治妊娠恶阻病，醋心，胸中冷，腹痛，不能饮食，辄吐青黄汁方，即本方三味等份，捣罗为末，以地黄汁浸蒸饼和丸，如梧子大，每服不计时候，以粥饮下十丸。"

《幼幼新书》："治小儿调中止痢，去冷进食，人参丸。于本方加茯苓蜜丸。"

【医案举例】**妊娠恶阻** 林某某，26 岁。停经 2 个月，开始胃纳不佳，饮食无味，倦怠嗜卧，晨起头晕恶心，干呕吐逆，口涎增多，时或吐出痰涎宿食。根据经验自知是妊娠恶阻，认为恶阻乃妊娠常事，未加适当处理。延时将近 1 个月，渐至水饮不进，食入则吐，所吐皆痰涎清水，稀薄澄澈，动则头晕，甚则呕吐。始延诊治。诊其脉虽细，但滑象明显，面色苍白，形容憔悴，羸瘦衰弱，无力以动，闭眼畏光，面里蜷卧，唇舌色淡，苔白而滑，口中和，四末冷，胸脘痞塞不舒，二便如常而量少。脉症合参，一派虚寒之象毕露。遂拟：干姜 4.5g，党参 9g，半夏 4.5g。水煎，日 1 剂。连服 3 剂，呕吐大减，略能进食稀粥和汤饮。再服 3 剂，呕吐俱停，但饮食尚少，继以五味异功散调理而安。7 个月后顺产一男婴。［林善星.《中医杂志》1964，（9）：31］

按 古有妊娠忌用半夏之说。考其根源，盖始于金元时期之张元素，他说：

"半夏动胎，妊妇忌之，用生姜则无害。"事实上，历代许多医家对"半夏动胎"之说多持否定态度。如《金匮要略浅注》指出："半夏得人参，不惟不碍胎，且能固胎"。《金匮要略直解》引"……娄全善曰：余治妊阻病，屡用半夏未尝动胎，亦有故无殒之义，临床之工，何必拘泥"。总之，仲景方法为万世之法门。辨证论治，依法处方，可保万全。

总之，干姜人参半夏丸主治胃虚寒饮所致呕吐。若妊娠呕吐属于胃热者，"宜用川连三四分，苏叶二三分，两味煎汤，呷下即止"（薛生白《湿热病篇》17条）。王孟英说："……余用以治胎前恶阻，甚妙。"

类方串解

本章共 6 首方剂，是以小半夏汤为主方的类方。本类方剂的用药规律是以姜、夏为主要药物，通过药味、剂量、配伍及剂型的变化，适用于不同证候特点的痰饮呕吐。

小半夏汤半夏与生姜合用，相得益彰，功在和胃止呕，散饮降逆，用于痰饮呕吐，为治呕之祖方。该方通过配伍变通，可治疗各种呕吐。例如：半夏干姜散为小半夏汤以干姜易生姜而成，干姜温阳，守而不走，治疗中阳不足，寒饮呕逆之证；生姜半夏汤重用生姜取汁，主要在于散饮去结，用于寒饮搏结，阳气郁遏之呕哕之证；痰饮较盛，不但呕吐，且兼"眩悸"者，则加茯苓导水下行，是为小半夏加茯苓汤；干姜人参半夏丸，方中半夏、姜汁、干姜温胃散寒，化饮降逆，人参补虚，为治胃虚寒饮之妊娠呕吐。此外，半夏麻黄丸一方，尤在泾解说为主治"饮气抑其阳气者之法"，深得仲景本义。

本章 6 首方皆为单捷小剂，方小而力专，用之得当，必获良效，仲景匠心独运之处，堪为后世效法。

第十五章

宽胸通阳剂

宽胸通阳剂以辛温通阳，化痰理气药为主组成，具有豁痰下气、宣痹通阳之功效，大多用治胸痹心痛病。但因其中有些药物功能宽胸降逆、和胃理气，故用治咳嗽气喘，脘腹胀痛等病证亦有良效。此类方剂以祛邪为主，若病以虚为主者，非其所宜。

一、瓜蒌薤白白酒汤

【主治病证】胸痹之病，喘息咳唾，胸背痛，短气，寸口脉沉而迟，关上小紧数，瓜蒌薤白白酒汤主之。(金匮九·3)

【方剂组成】瓜蒌实一枚（捣）　薤白半斤　白酒七升

【方药用法】上三味，同煮，取二升，分温再服。

【方证释义】本方功能化痰散结，宣痹通阳。方中瓜蒌涤痰宽胸；薤白通阳散结；白酒辛温通阳，调达气血。三药相辅相成，使痰去结散，阳气宣通，则诸症可愈。此方中白酒为古代的一种米酒，临证可用绍兴黄酒。本方证是以上焦阳虚，阴寒、痰饮上乘为主要病机的病证。症见胸部窒闷疼痛，短气，甚则胸痛彻背，或喘息咳唾痰浊，多为形体肥胖，苔白厚腻等。本证与支饮虽然都有咳唾短气等症，但"支饮……乃饮重而滞气，胸痹则由阳虚而气削，痰饮因之"（徐忠可《金匮要略论注》）。二者在病机证候上有所相同。

【临床发挥】《金匮要略方论集注》："《子母秘录》乳痈初发，大熟瓜蒌一枚，熟捣，以白酒一斗煮取四升，去滓，温服一升，日三。"（胸痹心痛短气病脉证）

《类聚方广义》："胸痹，心胸痛彻背者，非此二方不能治。即本方与瓜蒌薤白半夏汤。"

瓜蒌薤白剂活用体会　焦树德说：仲景先师在《金匮要略》"胸痹心痛短气病脉证治"篇中，制定了 9 方（九痛丸不计在内），各有主治，如法用之，皆有良效。第 1、2、3 方应用最多，成为治疗胸痹心痛的常用方剂，由于这 3 个方中均有瓜蒌、薤白二药，所以后世医家有的特称这 3 方为"瓜蒌薤白剂"。这 3 个药方既可单用，又可合用，并且各方都可以随证加减。瓜蒌薤白剂的第 1 方是瓜蒌薤白白酒汤，第 2 方是瓜蒌薤白半夏汤，第 3 方是枳实薤白桂枝汤。3 方的方义指征，各有侧重，同中有异，异中有同。……从这些方剂的主治中，可以体会到，胸痹的病机，为胸中阳气虚微而不振，致阴邪痹阻结窒。故治疗不必用补，而是用宣通行阳，开痹降浊之法，使胸中阳气宣畅布达则清阳盛，浊阴退，痹窒开而病除。所以我认为瓜蒌薤白剂是以行阳为主，并非补阳。由此可以体会到胸中大气为全身之主，大气正常运转，实为生死第一关键。

我在临床上治疗以胸背痛为主要症状的疾病，如冠心病、心肌梗死、心肌炎、心绞痛、胸肋神经痛等病证时，常把本篇第 1、2、3 方结合在一起，随证加减，灵活运用。将我的常用方介绍如下：全瓜蒌 20～30g，薤白 12～15g，半夏 10g，枳实 6～10g，厚朴 10g，桂枝 6～10g，檀香 6～9g（后下），红花 10g，丹参 12～15g，茯神 30g，炒五灵脂 12g，蒲黄 10g（布包）。药煎好后，临服前兑入米醋 20～30ml。嗜酒者，也可不用醋，兑入绍兴黄酒 20～30ml。心胸疼痛严重或发作频繁者，可再加苏合香丸，每次 1 丸，1 日 2 次，随汤药服。以本方为基础随证加减，每收良效。（《焦树德临床经验辑要》151 页）

胸痹之病脉象新解　人类社会发展到今天，现代科学、现代医学为认识中医学的科学性提供了科学的方法。举例而言，《金匮要略》第九篇第 3 条所述"寸口脉沉而迟，关上小紧数"之脉象颇费解，所以历代注家费尽心思，提出许多不同见解，但都是抽象的理论推理，不能作出客观的令人信服的满意解释。笔者在临床实践中结合心电图检查，对如此病人之脉象顿然领悟！医所周知，"伤寒，脉结代，心动悸"是心律失常，而"寸口脉沉而迟，关上小紧数"亦是心律失常（笔者见解，详见《伤寒杂病论研究大成》604 页）。诸如此类，皆须予以科学的解释。科学发展至今日，应掌握新理论，中西医沟通，以解释旧说，排疑解难，继承和发扬中医学，使中医学获得新生。

【医案举例】

1. 胸痹

（1）病者但言胸背痛，脉之沉而涩，尺至关上紧，虽无喘息咳吐，其为胸痹则确然无疑。问其病因，则为寒夜伛偻制裘，裘成稍觉胸闷，久乃作痛。予即书瓜蒌薤白白酒汤授之。方用瓜蒌五钱，薤白三钱，高粱酒一小杯。两剂而痛止。（《金匮发微》77 页）

（2）朱某，患胸痛，以膻中周围为甚，波及乳上胸部憋闷，气短，脉象沉迟，苔白微腻。处方以瓜蒌、薤白、半夏、厚朴、枳实（麸炒）、砂仁、茯苓等，每剂加镇江米醋 3 匙同煎（前曾服该方 4 剂，因未加米醋无效），连服 5 剂痛止。米醋味酸收敛温行，可敛其下焦之阴而温其上焦之阳，与病机亦甚合拍。[《浙江中医杂志》1964，（9）：25]

2. 渗出性胸膜炎　周某某，男，25 岁。发冷，发热，右胸剧痛，咳嗽……诊断为渗出性胸膜炎。治用瓜蒌薤白白酒汤：瓜蒌实 50g，薤白 20g，水煎后加白酒（60 度）1 小杯，早、晚各服 1 次，连服 10 剂痊愈。1 个月后复查未见异常。[李书华.《吉林中医药》1981，（2）：47]

按　例 1、例 2 均为胸痹心绞痛，特别是例 2，是典型的心绞痛发作病位。例 1 用原方，例 2 以原方加味，皆获速效。例 3 为胸膜炎，以原方治之效果亦佳。可见凡心肺胸部病变，只要主症、病机符合"胸痹之病"，皆可以瓜蒌薤白白酒汤原方或加味治之。需要说明，方中之白酒，不少学者有考证，一般认为是米酒，而绝非目前饮用之白酒，亦非黄酒及米醋。但古之米酒，当今药店早已断档，结合治疗经验，凡高粱酒、黄酒或米醋，皆可酌情选用，以作煎药溶剂，并有清扬宣通（酒）或酸以软之（醋能软化血管）之功，以提高疗效。

二、瓜蒌薤白半夏汤

【主治病证】胸痹不得卧，心痛彻背者，瓜蒌薤白半夏汤主之。（金匮九·4）

【方剂组成】瓜蒌实一枚（捣）　薤白三两　半夏半升　白酒一斗

【方药用法】上四味，同煮，取四升，温服一升，日三服。

【方证释义】本方功能通阳泄浊，化痰降逆。此乃在上方基础上加半夏半升，以化痰浊、降逆气。主要用治痰浊壅盛之胸痹心痛病。陆渊雷《金匮要略今释》说："前条证亦为此条所有，故知不得卧者，喘息、咳唾、短气之甚也；心痛彻背者，胸背痛之甚也。"

【临床发挥】《张氏医通》："心痛彻背者，胸中痰垢积满，循脉而溢于背，背者胸之府，故于前药（本方）但加半夏，以祛痰积之痹逆也。"

《方极》："瓜蒌薤白半夏汤，治瓜蒌薤白白酒汤证而呕者。"

胸痹心痛病应用活血化瘀法三辨　笔者临证几十年，认为当今胸痹心痛病（冠心病心绞痛）的常见病机为痰瘀交阻。因此，把宽胸通阳法与活血化瘀法结合运用，为目前治疗冠心病的常用方法之一。配合运用活血化瘀法要注意三辨：

（1）辨气之虚实　气与血关系极其密切，"气帅血行，气滞血瘀"。冠心病者，心脉瘀阻，或因于气虚，或因气滞（实），两者治法截然不同，不可犯"虚虚实实"之戒。

（2）辨血之虚实　一般来说，瘀血当为血实证，然血虚亦可致瘀。冠心病者可因瘀血阻滞心脉而发心痛，亦可因血虚，血不养心致心悸而痛，前者为不通则痛，后者为不荣则痛，实则泻之，虚则补之。若不辨血之虚实，血虚再活血，则更伤正气，病情反甚。故对血虚致瘀者，治当养血活血。目前治疗冠心病的有效方剂中，多用丹参，古人有"一味丹参，功同四物"之说，这说明养血活血是治疗冠心病的基本法则之一。

（3）辨瘀血之寒热　瘀血可因寒而凝，亦可因热而结，但一般受"血得热则行，得寒则凝"的传统理论影响，大多认为瘀血多因寒而起，其实不尽如此。冠心病者心绞痛之发作，若因感寒而发，或遇寒加重，冬季发病率尤高，这可用"血得寒则凝"来解释。但该类病人合并高血压、吸烟、嗜食膏粱厚味及情绪易于波动者，常兼"阴虚内热"或"痰热内阻"的现象，不可拘泥温通之法，否则适得其反，则热伤阴血。因此，心痛因寒而瘀者宜温通化瘀，因热而结者则宜凉血化瘀，二法不可偏废。

【医案举例】

1. 胸痹（冠心病、心绞痛）

（1）胡某某，男，48 岁。胸背痛半年。近因劳累太过，胸痛彻背，每天发作 4～5 次，已经 3 天，胸闷，气短，咳吐黏痰。舌苔白腻，脉沉滑。此乃痰浊壅阻心肺，胸阳不得展布。法当豁痰通阳。处方：全瓜蒌 30g，干薤白 15g，法半夏 12g。水煎服。二诊：服药 3 剂后，胸背痛已减，黏痰仍多，原方继服 3 剂。三诊：今日胸痛未作，胸部较前舒畅，咳痰亦少，惟食欲欠佳。拟将原方用量减半，并加理气药：瓜蒌 15g，薤白 8g，半夏 6g，陈皮 6g。取 3 剂。服药后，未再胸痛，胸闷、气短亦除，停药休养。（夏锦堂教授治验）

（2）解某某，女，58 岁。1986 年 8 月 30 日初诊。病人嗜食肥甘，形体丰腴。3 年来阵发性下颌部拘急不适，胸骨后及心前区憋闷而痛，"短气不足以息"，历时 3～5 分钟，发作日趋频繁，近 1 周发作 3 次，含服速效救心丸后 1～2 分钟缓解。多因饱食或情绪波动而诱发。舌紫绛、苔黄腻，脉沉弦硬。血压正常。血脂测定：胆固醇 245mg%，甘油三酯 257mg%，脂浊（±）。心电图检查：窦性心律，冠状动脉供血不足。B/M 超声提示：冠心病。诊断：冠心病，心绞痛。辨证：痰瘀交结，气血壅实，湿热内蕴，心脉痹阻。治法：活血化瘀，清热化痰，宽胸理气。冠心Ⅱ号合瓜蒌薤白半夏汤加减：丹参 18g，红花、川芎、降香各 6g，瓜蒌 24g，赤芍、薤白、清半夏各 10g，郁金 12g，黄连 3g。日 1 剂，分温 3 服。服药至第 2 剂仅发作 1 次，症状较轻，时间亦短。尔后守方服药 1 个月，胸闷、心痛基本控制，黄腻苔渐退，舌渐红活。复查血脂：胆固醇 165mg%，甘油三酯 201mg%，脂浊正常。改服复方丹参片巩固治疗。嘱其要饮食清淡，加强活动。数月后随访，心绞痛很少发作。[吕志杰整理.田乃庚教授治验. 《新中医》1988，（1）：9]

2. **阵发寒凉** 王某某，女，68 岁。2016 年 11 月 20 日初诊。病人身高体胖，主诉阵发身冷如感冒，胸脘寒冷如冰，盖被持续半小时后缓解，发作时伴有浑身乏力、出虚汗。近来如此发作三四次。追述回忆，于两年前曾有类似发病。切脉沉弦，望舌象暗淡、苔黄腻。针对体形、年龄与发作性证候特点，印象：特发性"冠心病、心绞痛"。辨证：痰瘀互结，阳痹心阳，阳气失宣。治法：宽胸通阻，活血通脉，以展胸中大气。以瓜蒌薤白半夏汤合小冠心 II 号方（丹参、川芎）加味。处方：全瓜蒌 50g，薤白 15g，清半夏 30g，丹参 20g，川芎 10g，三七粉 5g（分冲）。4 剂，日 1 剂，每剂煎煮 2 遍合汁约 400ml，分早、中、晚 3 次温服。二诊：服药 4 剂后复诊，病情稳妥无复发，守方再服 4 剂。2017 年 1 月 1 日电话随访：病无复发，不再服药。1 个多月后，其丈夫就诊（由甘肃同来海口过冬）说：我老伴的病在我们甘肃的医院看过，不明何病，没有治好，这次让您 8 副药治好了！我有胃病，也请诊治。借机询问：告之老伴的病一直也没有发作，挺好！

按 此案根据其年龄及发作性等特点，很可能是不典型的心绞痛发作。遗憾的是病人不想去医院检查（怕花钱）。但即使检查无异常，也不能排除是冠心痛心绞痛。当今临床医生，过分依赖各种理化检查以诊断疾病，忽略了对发病原因、发病特点等诸多因素的综合分析。临床医生能力的培养应注重三点：一是以中西医理论为指导；二是临床经验的积累；三是参考现代科技辅助检查。三者兼备，方为良医。

三、枳实薤白桂枝汤

【主治病证】胸痹，心中痞，气结在胸，胸满，胁下逆抢心，枳实薤白桂枝汤主之；人参汤亦主之。（金匮九·5）

【方剂组成】枳实四枚　厚朴四两　薤白半升　桂枝一两　瓜蒌实一枚（捣）

【方药用法】上五味，以水五升，先煮枳实、厚朴，取二升，去滓，纳诸药，煮数沸，分温 3 服。

【方证释义】本方功能宽胸下气，通阳散结。方中枳实、厚朴宽胸下气除满；桂枝、薤白通阳散结；瓜蒌豁痰开痹。本方证是以痰气郁闭心胸，牵及胁胃为主要病机的病证。症见胸部满闷而痛，喘息咳唾，短气，心中痞，胁下逆抢心等。本方与前两方证的区别，诚如唐容川《金匮要略浅注补正》所云："观仲景此节用药，便知义例严密，不得含糊也……故但解胸痛，则用瓜蒌薤白白酒汤；下节添出不得卧，是添出水饮上冲也，则添用半夏一味以降水；再下一节又添出胸痞满，则加枳实以泄胸中之气，胁下之气亦逆抢心，则加厚朴以泄胁下之气"。

【临床发挥】《类聚方广义》："世所谓痰劳，咳嗽胸满而痛，或胁肋肩背挛痛，多黏痰，或唾血者，宜此方。"

【医案举例】

1. 胸痹心痛 刘某某，年四旬许，店员。每日持筹握算，暑无寸闲。如俯伏时久，则胸极感不舒，寝至微咳吐痰，尚无若何异象。近以年关，尤多焦劳，初觉胸膈满胀，嗳气时作，继则喘咳痰唾，夜不安眠，甚而胸背牵引作痛，服调气化痰药不效，乃走治于余。诊脉弦滑，舌苔白腻，不渴，喘咳，胸背掣痛不休，并无恶寒肢厥现象。此固《金匮》之胸痹证，非调气化痰之所能治也。盖胸痹一证，因阳气不振，阴寒乘之，浊痰上泛，弥漫胸膈，气机阻滞，上下失调，故前后攻冲，胸背剧痛。如属阴寒剧盛，胸痛彻背、背痛彻心者，则宜辛温大热，与乌头赤石脂丸以逐寒邪；如内寒不甚而兼虚者，则当相其轻重分别用人参汤或大建中汤以为温补。本证则阳未虚甚而寒亦不盛，既不合前者椒附之大温，亦不宜后者姜参之温补，仅应温阳祛痰，舒展中气，运用瓜蒌薤白半夏枳实桂枝汤调理，可谓方证切合，3 剂可愈。数日病者来告，果如所期。（《治验回忆录》25 页）

2. 反胃 某某，男，75 岁。老年阳微浊聚，以致胸痹反胃。三焦之阳齐闭，难望有成，议先通胸上清阳。桂枝尖五钱，半夏五钱，瓜蒌二钱，薤白三钱，小枳实八分，白茯苓二钱，厚朴一钱，白蜜半酒杯，姜汁三小匙。水八杯，煮取三杯，分三次服……用开清阳法，业已见效。（《吴鞠通医案·卷三·反胃》）

类方串解

以上 3 方是治疗痰气痹阻心胸所致胸痹心痛的常用方剂。其中瓜蒌薤白白酒汤为宣痹通阳之基础方，主症是"喘息咳唾，胸背痛，短气"。瓜蒌薤白半夏汤加用了化痰降逆之力较强的半夏，用治胸痹心痛之痰气阻痹较重者。枳实薤白桂枝汤宽胸下气之力较盛，用治胸痹心痛之气滞较重者。三方相较，在治疗范围上，第一、二方主治心胸病变，第三方则兼及胃脘及两胁之证。就功效而言，三方同中有异，临证当仔细选用。

第十六章
理气剂

凡以理气药为主组成，具有行气或降气作用，治疗气滞或气逆病证的方剂，统称理气剂。

应用本类方剂，首先应分辨气病的病因、病机、病位，再选用相应的理气剂。本类方剂多针对气滞或气逆之实证而设。若兼正气不足者，宜适当配伍补益之品，以防进一步损伤正气。此外，理气剂多由芳香辛燥药物组成，易耗津伤气，故应中病即止，勿使过剂，尤其对素体阴亏气弱者，用之更要谨慎。

一、橘枳姜汤、茯苓杏仁甘草汤

【主治病证】胸痹，胸中气塞，短气，茯苓杏仁甘草汤主之；橘枳姜汤亦主之。（金匮九·6）

【方剂组成】橘枳姜汤方：橘皮一斤　枳实三两　生姜半斤

茯苓杏仁甘草汤方：茯苓三两　杏仁五十个　甘草一两

【方药用法】橘枳姜汤方：上三味，以水五升，煮取二升，分温再服。

茯苓杏仁甘草汤方：上三味，以水一斗，煮取五升，温服一升，日三服，不瘥，更服。

【方证释义】上两方均治胸痹轻证，属同病异治法。橘枳姜汤功能行气化饮，和胃降逆。方中橘皮、枳实畅达心胸气机；配以生姜化饮和胃，理气降逆。本方证是以饮停于胃，气滞心胸为主要病机的病证。症见"胸中气塞、短气"，以及脘痞纳呆，呕吐气逆等。

茯苓杏仁甘草汤功能化痰除饮，降利肺气。方以茯苓、杏仁化痰饮、利肺气；甘草益胃和中。本方证是以饮停于肺，肺气不利为主要病机的病证。其病常兼咳唾痰浊，舌苔白滑腻等。

上二方前者其治在胃，重在理气；后者其治在肺，重在化饮。橘枳姜汤与桂枝生姜枳实汤，仅一药之差，前者用橘皮重在理气开痹，治胸痹气塞短气；后者用桂枝重在通阳降逆,主治"诸逆,心悬痛"。

【医案举例】胸痹 何某某,男,34 岁。咳嗽 5 年,经中西医久治未愈。细询,咳虽久而并不剧,痰亦不多,其主要证候为入夜胸中似有气上冲至咽喉,呼吸作声,短气,胃脘胸胁及背部隐隐作痛,畏寒,纳减,脉迟而细,苔薄白。乃以橘枳生姜汤加味治之:橘皮 12g,枳实 12g,生姜 15g,姜半夏 12g,茯苓 12g。二诊:服药 3 剂后,诸症消退,惟胃脘尚有隐痛。再拟原方出入:橘皮 12g,枳实 9g,生姜 12g,桂枝 6g,薤白 9g,全瓜蒌 12g。三诊:5 年宿疾,基本痊愈,痛亦缓解,再拟上方去薤、蒌、桂枝,加半夏、茯苓、甘草以善其后。

[姚国鑫,等.《中医杂志》1964,(6):22]

按 此案师仲景治胸痹之法,而不泥守一方,根据病机,数方合之加减出入,以对证为要。胸痹病情有轻重,病机有虚实,病势有缓急,临证当明辨轻重、虚实、缓急以治之。何时希说:"此治轻证之二方,化痰之力多,散寒之力弱,而虚则未顾及也。上海已故名医丁甘仁先生治上中下三焦之湿,用轻剂辛开、苦降、淡渗三法,曰杏朴苓,曰桔枳苓,曰杏蔻苡,其开上最佳者曰杏蔻桔橘。综观胸痹数方,知丁氏亦法乳仲景者也。"

二、桂枝生姜枳实汤

【主治病证】心中痞,诸逆,心悬痛,桂枝生姜枳实汤主之。(金匮九·8)

【方剂组成】桂枝　生姜各三两　枳实五枚

【方药用法】上三味,以水六升,煮取三升,分温三服。

【方证释义】本方功能通阳化饮,降逆消痞。方中桂枝、生姜辛温开散,能通阳化饮,和胃降逆;枳实气香味苦,能下气消痞。本方证是以气滞饮逆为主要病机的病证。症见胃脘痞满,或恶心呕吐,频频嗳气,心胃牵引作痛等。

【医案举例】

1. 吐水

(1)一妇女,患吐水,水升胸间,漫漫有声,遂致吐水,每日晡而发,至初更乃已,诸医与大小柴胡汤及小半夏汤之类无效。先生诊之,用桂枝枳实生姜汤乃愈。(《成绩录》)

(2)一男子,患吐水数十日,羸瘦日加,每至黄昏,脐旁有水声,扬腾上迫,心下满痛,吐水数升,至初更必止,饮食如故,先生投桂枝枳实生姜汤,其夜水虽上行,然遂上吐,翌夜,诸症尽退,五六日而痊愈。(《成绩录》)

按 上述 2 例以桂枝生姜枳实汤治"吐水",疗效称奇,所述证候,既似痰饮病,又似奔豚气,但发作有时为其特点。如此怪病用如此小方而治愈,诚为可贵。贵在经验心得,专方主治,非理论套话所能概之。

2. **胸痹、心悬痛** 吴某，男，45岁。近年来自觉胸中郁闷，常欲太息，胃中嘈杂，时有涎唾。最近胸前压痛感，如悬如摆，短气不足以息，闻声则惊，稍动则悸，心烦失眠，精神困倦，食纳尚可，口干不欲饮，小便频而短，体质肥胖，素贪甘脂。舌胖苔白，脉弦而数。此属脾失健运，痰饮上凌，以致心阳被遏，肺气郁滞而病胸痹。治宜驱逐痰饮为主，兼运脾胃，主用桂枝生姜枳实汤加味：嫩桂枝5g，生姜5g，炒枳实6g，法半夏9g，鲜竹茹10g，茯苓10g，广陈皮6g，全瓜蒌9g，薤白头9g，炙甘草5g。服5剂后数脉转缓，苔呈薄腻，胸满略舒，心痛已止，但惊悸仍影响睡眠。仍宗上方去生姜、竹茹，加白术9g，九节菖蒲3g，服至20余剂，诸症若失。[李聪甫.《中医杂志》1982，（1）：13]

按 此案"脾失健运，胃失和降"为病之本，"心阳被遏，肺气郁滞"为病之标。脾阳不足，饮停于中而上泛，故"胃中嘈杂，时有涎唾"；痰饮上凌心肺，肺气不利则"胸中郁闷，常欲太息"及"短气不足以息"；心阳被遏则见"胸前压痛感，如悬如摆"及惊、悸、心烦、失眠等症。治法采用标本兼治，中焦与上焦并调。处方以桂枝生姜枳实汤通阳化饮，下气降逆，合用温胆汤以增强化痰饮，调中气之功，并用瓜蒌、薤白宽胸通阳。全方师经方之法，变通加味，使之更加切合病情，疗效自佳。

三、枳术汤

【主治病证】心下坚，大如盘，边如旋盘，水饮所作，枳术汤主之。（金匮十四·32）

【方剂组成】枳实七枚　白术二两

【方药用法】上二味，以水五升，煮取三升，分温三服。腹中软即当散也。

【方证释义】本方功能行气散结，燥湿健脾。方中枳实下气散结消痞；白术健脾燥湿利水。本方证是以脾虚气滞，水湿痞结心下为主要病机的病证。症见胃脘痞满，或按之坚硬如盘，或小便不利等。

【医案举例】

1. **心下痞坚（胃下垂、胃肠功能紊乱）** 唐某，男，47岁。1972年11月4日初诊。脘腹胀滞，食后为甚，自觉按之有坚实感，大便欠调，或难下或溏泄，苔厚，脉涩。西医诊断为"胃下垂，胃肠功能紊乱"。治以健脾胃消胀满，方用：枳实12g，土炒白术9g，补中益气丸15g（包煎）。服10剂。11月15日复诊：谓上方服用3剂后即脘腹胀滞减轻，大便逐渐恢复正常，服完10剂甚觉轻舒，效不变法，原方再服7剂。（《金匮要略新解》123页）

2. **痞证（腹腔镜胆囊切除术后腹胀痞满）** 邵某某，男，42岁，教师。1994年10月15日入院。入院诊断：慢性胆囊炎、胆石症（择期手术）。病人入院1

周后作腹腔胆囊切除术，全麻术后醒了即感腹部作胀，胸脘痞塞满闷，阻塞不舒以致辗转不安。体检后诊断：腹腔镜胆囊切除术后反应。经常规对症处理未取效。乃于术后 24 小时给予枳实 24g，白术 12g，加水 300ml，煎至 150ml，分 3 次口服。服药 4 小时后，病人之腹部作胀、胸脘痞塞满闷明显减轻，7 小时后临床症状全部消失。手术后 3 天即出院。[陆永才，等.《浙江中医杂志》1996，（3）：107]

原按　腹腔镜胆囊切除术（简称 LC）后的腹胀痞满之证，我们观察了中药枳术汤治疗组（117 例），痊愈率及总有效率均大于西药对照组（112 例）。这说明，对于本证的治疗，中药优于西药。应用中药枳术汤治疗该证，总有效率为 96.6%，可见枳术汤是目前治疗腹腔镜胆囊切除术后腹胀痞满较为理想的方法之一。枳术汤出自《金匮要略》，枳实量 2 倍于白术。主治气滞水停所致"心下坚，大如盘，边如旋盘"等证候。腹腔镜胆囊切除术后，由于二氧化碳气体残留在病人的腹腔内而产生腹胀痞满之证。根据中医理论分析，该证是由于气阻而导致脾滞不运。枳术汤药简力专，消补平行，寓消于补，两药共奏消滞健脾之效。方后注疗效指出："腹中软即当散也。"现代药理实验也证明，枳实有使胃肠节律性蠕动增强作用。我们在临床上观察到，在 LC 术后 24 小时给药疗效最好。

四、橘皮汤

【主治病证】干呕、哕，若手足厥者，橘皮汤主之。（金匮十七·22）

【方剂组成】橘皮四两　生姜半斤

【方药用法】上二味，以水七升，煮取三升，温服一升，下咽即愈。

【方证释义】本方功能通阳散寒，理气降逆。方中橘皮理气降逆；生姜散寒和胃，气行胃和，呕哕自止。本方证是以胃寒气逆为主要病机的病证。症见干呕呃逆，嗳气，舌苔白润等，或手足发凉，泛吐清水。

按　据报道，口嚼生姜可止哕。用法：取鲜生姜片放口中咀嚼，边嚼边咽姜汁。一般嚼 1～3 片后可止。用此法治疗 30 多例，均收良效。[《新中医》1985，（2）：6]

五、橘皮竹茹汤

【主治病证】哕逆者，橘皮竹茹汤主之。（金匮十七·23）

【方剂组成】橘皮二升（《医统》本作"二斤"）　竹茹二升　大枣三十枚　人参一两　生姜半斤　甘草五两

【方药用法】上六味，以水一斗，煮取三升，温服一升，日三服。

【方证释义】本方功能补虚清热，和胃降逆。李彣《金匮要略广注》说："哕逆有属胃寒者，有属胃热者。此哕逆因胃中虚热气逆所致。故用人参、甘草、大枣补虚，橘皮、生姜散逆，竹茹甘寒，疏逆气而清胃热，用以为君。"本方证是以胃虚有热，气逆上冲为主要病机的病证。症见呃逆或呕吐，嗳气，并伴有纳呆，少气乏力，虚热口干，舌苔薄黄，脉虚数等。橘皮汤与本方均治哕逆，但前者为胃寒，本方证为胃中虚热，二者舌脉不同。

【临床发挥】哕病非药物疗法及其判断危症预后的意义　关于哕病的治疗，《灵枢·杂病》记载了非药物疗法，指出："哕，以草刺鼻，嚏，嚏而已；无息而疾迎引之，立已；大惊之，亦可已。"即取嚏以通肺气，气达则哕止，或采取闭气及惊吓疗法。上述非药物疗法简便易行，呃逆病轻者，确有效果。

哕之一证对危重疾病的预后判断很有意义。《素问·宝命全形论》曰："病深者，其声哕。"《济生拔粹》更具体指出："大抵老人、虚人、久病人及妇人产后有此证者，皆是病深之候，非佳兆也。"《医碥》并说："病重得此，多为气脱。"笔者临证中曾遇一"心肌病"病人，男性，52 岁。曾三次住院，逐年加重。最后一次住院出现呃逆时断时续，呃声低微，用大补元气、温阳止呃等方药，延续 20余日而病故。(吕志杰综述)

【医案举例】

1. 干呕、便秘　胃虚气热，干呕不便。橘皮竹茹汤加芦根、粳米。再诊：呕止热退。石斛，茯苓，半夏，陈皮，麦冬，粳米，芦根，枇杷叶。三诊：大便不通。生何首乌，玄明粉，枳壳。四诊：大便通，脉和。惟宜滋养。石斛，归身，秦艽，白芍，牡丹皮，炙甘草，茯苓，陈皮。(《增评柳选四家医案·尤在泾医案》37 页)

诒按　迭用四方，运意灵巧，自能与病机宛转相处。

邓评　至此大势去矣，故惟和养为宜。而用石斛、秦艽、丹皮者，肠中之燥热殆未尽清耶。

2. 呃逆　冯某某，女，48 岁。1986 年 10 月 5 日初诊。外感后低热不退 3 个多月，食少乏味，大便数日一行，神疲，虚乏，少寐，动则微喘，口干欲得凉润。一日因食凉物而致呃逆不止。曾用丁香柿蒂汤治疗效不佳。查脉细略数，舌红少苔。分析病机：胃阴不足为本，食凉只是诱因，寒热相激，升降相悖，故发呃逆。用橘皮竹茹汤治之，处方：鲜橘皮 90g，竹茹 12g，太子参 15g，生甘草15g，生姜24g，大枣 15 枚。3 剂，日 1 剂，水煎 2 遍合计约 400ml，从早至晚分4～5 次温服之。复诊：服药 3 剂不仅呃逆止，食欲亦增，守方服 5 剂。5 日后三诊：低热渐趋正常，体温由午后 37.8℃左右降至 37℃以下，其他症状均好转。(吕志杰治验)

按　"哕"自明代之后统称"呃逆"，俗称"打嗝"。西医学认为是由于"膈肌痉挛"。《素问·宣明五气》说"胃为气逆为哕"，故其主要病位在胃。临床表現以喉间气逆上冲而作声（或频频相连，或时断时续）为特点。其辨证论治要分清寒热虚实，本篇第 22 条所述为胃寒气逆，治宜散寒降逆止哕；第 23 条所述为虚热气逆，治宜补虚清热、降逆止哕；第 7 条所述为腑实为患，治宜通利方法。

六、四逆散

【主治病证】少阴病，四逆，其人或咳，或悸，或小便不利，或腹中痛，或泄利下重者，四逆散主之。（伤寒 318）

【方剂组成】甘草（炙） 枳实（破，水渍，炙干） 柴胡 芍药

【方药用法】上四味，各十分，捣筛，白饮和服方寸匕，日三服。咳者，加五味子、干姜各五分，并主下利。悸者，加桂枝五分。小便不利者，加茯苓五分。腹中痛者，加附子一枚，炮令坼。泄利下重者，先以水五升，煮薤白三升，煮取三升，去渣，以散三方寸匕，内汤中，煮取一升半，分温再服。

【方证释义】本方功能舒肝解郁，畅达血气。方中柴胡辛苦平，可疏肝解郁，和解表里；枳实苦寒泄降，行气开郁；芍药、甘草酸甘化阴，养肝缓急。本方证是以邪气内郁，阳郁不伸为主要病机的病证。症见手足厥冷，胸胁闷胀，以及或然症。

【临床发挥】**四逆散证治剖析** 裴永清联系相似方证，深刻剖析了四逆散证治。他说：四逆散证之手足厥冷究属何病？回答是肯定的，是少阴病。但这种少阴病，既非少阴阴虚，亦非少阴阳虚，而是少阴阳气被邪所郁，使阳气不达四末所致手足逆冷。因此，在治疗上就必须疏解气机之郁闭，使阳气畅达。仲景取四逆散即是此义。换言之，仲景使用四逆散之原意在疏解少阴阳郁。这与今人普遍认为四逆散是疏肝解郁和脾的认识有异。后人用四逆散疏肝解郁乃属对四逆散的活用，肝肾同源，乙癸同治。殊不可一见柴胡就定是疏肝，一见桂枝就定是解肌。要知一方可治多病。验于临床，运用四逆散治疗某些男子阳痿，女子阴冷等证，即是取四逆散疏解少阴阳郁而效。第五版《方剂学》认为"后世用本方加减以治肝郁而见四肢厥逆，或肝脾不和而致脘腹胁肋诸痛和小儿发热肢厥者，均是变化为用，即师法而不泥其方，不可与立方本旨相混"，其言中肯见地。（《伤寒论临床应用五十论》169 页）

四逆散证治刍议 本条曰"少阴病四逆"，却与四逆散似乎功效不合，故历代注家对本条方证见解不一。以方测证，四逆散为疏畅气机之方，其主症"四逆"必为阳郁不达四末之机。如此方证，若硬要与"少阴病"联系，则只能作如下回答："此本肝胆之剂，而少阴用之者，为水木同源也。"（李中梓）有的注家认为，"四逆"为少阴病寒化证的主症之一，本篇列出此条阳郁四逆

的四逆散证，是为了鉴别起见。此说也可能道出了仲景隐而未发之言。总之，从理论指导实践出发，解释本条应跳出"少阴病"的圈子，不要死于句下。（吕志杰综述）

【医案举例】

1. **阳厥** 颜某，男孩，1岁多。1956年9月间，突然高热呕吐泄泻，经县人民医院作急性肠胃炎治疗3日，呕泄均止，转而心烦扰乱，口渴索饮，四肢厥冷，其母抱往我院陈医处诊治，陈医以吐泻后，四肢逆冷，为阴寒内盛，拟桂附理中汤，因病势较急，就商于予。予视之，手足虽厥冷如冰，扪其胸部跳动急促，肤热灼手，触其腹部亦如炕。予曰：初病即手足逆冷，可辨证用桂附理中。此发病3日之后，虽手足逆冷，桂附理中不可轻试，况患儿舌深绛，溲短赤涩，大便成黑黄色而又带有窘迫，时索冷饮，烦扰不宁，是为阳郁厥逆也，宜四逆散。陈医惑其手足冰冷，疑四逆散不能胜任，适彭医至，复邀参看此证，彭医亦赞同四逆散，非急服不可，遂投以此药。服尽1剂，夜半手足变温，心亦不烦，尚能安睡，继服2剂而病愈。（《湖南省老中医医案选》第一集，28页）

按 此例病人虽手足逆冷，但胸腹灼热，心烦饮冷，小溲短赤，舌深绛。此为阳气内郁而厥。用四逆散解郁疏肝清热，药到病除。此与少阴寒厥完全不同，一热一寒，一实一虚，临证之际当细心辨识。

2. **阳痿** 一青年，体甚壮，其妻从乡间来，风尘仆仆，一路劳乏，入夜而睡，未行夫妻之事，青年强之，则拒之甚力。由此，青年顿然阳痿，求医又多服补肾之药，则终不能起矣。切其脉弦，按之有力。此乃肝肾气郁，亦实证中之羸候也。为疏四逆散原方加知母6g，黄柏6g。凡3剂而愈。（《新编伤寒论类方》162页）

七、半夏厚朴汤

【主治病证】妇人咽中如有炙脔，半夏厚朴汤主之。（金匮二十二·5）

【方剂组成】半夏一升 厚朴三两 茯苓四两 生姜五两 干苏叶二两

【方药用法】上五味，以水七升，煮取四升，分温四服，日三夜一服。

【方证释义】本方功能行气散结，降逆化痰。方中"半夏、厚朴、生姜辛以散结，苦以降逆；茯苓佐半夏利痰气；紫苏芳香入肺，以宣其气也"（尤在泾《金匮要略心典》）。本方证是以七情郁结，痰气交结于咽喉为主要病机的病证。症见咽中如有异物感，吐之不出，吞之不下，但与饮食无碍，或伴有胸胁满闷，善太息等，诸症常随情绪波动而时轻时重。

【临床发挥】《三因方》："大七气汤，治喜怒不节，忧思兼并，多生悲恐，或时振惊，致脏气不平，憎寒发热，心腹胀满，傍冲两胁，上塞咽喉，有如炙禽，吐咽不下，皆七气所生。即本方。"

《全生指迷方》："若咽中如炙肉禽，咽之不下，吐之不出，由胃寒乘肺，肺胃寒则津液聚而成痰，致肺管不利，气与痰抟，故咽之不下，吐之不出，其脉涩者，半夏厚朴汤主之。"

《济阳纲目》："三因七气汤，治喜怒悲思忧恐惊之气结盛涎，状如破絮，或如梅核，在咽喉之间，咯不出，咽不下，此七情所为也，或中脘痞痛，气不舒快，或痰涎壅盛，上气喘急，或因痰饮中阻，呕逆恶心，并宜服之。即本方。"

【医案举例】梅核气

（1）孙文垣治张溪亭乃眷，喉中梗梗有肉如炙禽，吞之不下，吐之不出，鼻塞头晕，耳常啾啾不安，汗出如雨，心惊胆怯，不敢出门，稍见风则遍身疼痛，小腹时痛，小水淋沥而疼，脉两尺皆短，两关滑大，右关尤搏指。孙曰：此梅核证也。以半夏四钱，厚朴一钱，紫苏叶一钱，茯苓一钱三分，姜三片。水煎食后服。每用此汤调理多效。（《续名医类案》334页）

按 条文所谓"妇人咽中如有炙禽"的证候。中医学通称为"梅核气"，属于"郁证"范畴。本病证与西医学所谓的"癔病""神经官能症"颇类似。其由痰凝气滞者，半夏厚朴汤确有疗效。

（2）郁气凝聚喉间，吞不下，吐不出，梅核气之渐也。半夏，厚朴，茯苓，紫苏梗，旋覆花，橘红，枇杷叶，姜汁。（《增评柳选四家验案·尤在泾医案》36页）

诒按 此于《金匮》成方中，加旋覆、杷叶，最有巧思。

邓评 此系郁气凝痰互阻其间，用《金匮》四七汤，本千古不易之理。加味却亦灵稳。如用噙化丸，更属相宜。

类方串解

本章共 8 首方剂。根据病因病机病位的不同，采用不同的理气药。并针对具体病情，辅佐适当药物。

1. 调理中气方 脾胃为人体之中轴，脾以升为健，胃以降为和。若脾气当升不升，胃气应降不降，气机悖逆则病矣，可见心中痞，心下坚，干呕，哕等症。仲景常用橘皮、枳实、生姜以理气和胃，代表方如橘枳姜汤、橘皮汤。或用桂枝以降逆，如桂枝生姜枳实汤；或用白术以健脾，如枳术丸；或用竹茹清虚热，人参益气阴，甘草、大枣补中气，如橘皮竹茹汤。

2. 调理肺气方 肺主一身之气，主宣发肃降。肺气上逆则见咳嗽，喘息；而肺气不利，则见"胸中气塞""短气"等症，应辨证选用有关方药。本章只有茯苓杏仁甘草汤一方，可酌情选用，或与其他方合用，以方证相对为准则。

3. 调理肝气方 肝喜条达疏泄，情志不畅，气机郁结多累及于肝。肝气不舒，阳气不能达于四末则见"四逆"；木乘土则见"腹中痛"；木刑金则见"咳"；影响膀胱气化不利则见"小便不利"，等等。治病必求于本，故四逆散以柴胡、枳实疏肝理气为主。

4. **理气化痰方**　痰为病理产物，脏腑经络，头项四肢，皆可为之。痰的成因很多，六淫、七情、饮食不节，皆可生痰。治痰之法，当随其成因而求之。因气而得者，治当理气与祛痰药物相配伍。以痰之为物，随气而升降，气壅则痰滞，气顺则痰消。故"善治痰者，不治痰而治气，气顺则一身之津液亦随气而顺矣"（《证治准绳·杂病·痰饮》）。本章治气郁生痰，痰气凝滞于咽喉所致的"妇人咽中如有炙脔"方——半夏厚朴汤，就是一个典型的理气祛痰剂。

第十七章
和血剂

和血即调和营血之义。血化于脾，由心所主，藏之于肝，故和血当以健脾、益心、调肝为大法。并应视其寒热虚实，寒者温之，热者清之，虚者补之，逸者行之，结者散之，以达到调和营血之目的。

仲景此类方剂，多以具有养血与活血双重功用的当归、芍药为主药，再结合具体病情，或用桂、附、细辛、吴茱萸以温阳；或用黄芩、苦参以清热；或用枳实以行气；或用茯苓、泽泻、白术以治湿，以期达到血气畅达，营血调和之目的。

一、当归芍药散

【主治病证】妇人怀妊，腹中疞痛，当归芍药散主之。（金匮二十·5）

妇人腹中诸疾痛，当归芍药散主之。（金匮二十二·17）

【方剂组成】当归三两　芍药一斤　川芎半斤（一作三两）　茯苓四两　泽泻半斤　白术四两

【方药用法】上六味，杵为散，取方寸匕，酒和，日三服。

【方证释义】本方功能养血调肝，健脾除湿。方中重用芍药益肝阴以制肝用，配以当归、川芎养血活血以调肝；白术健脾燥湿，伍以茯苓、泽泻甘淡渗湿以健脾。本方证是以肝脾不和，血滞湿阻为主要病机的病证。症见妇人腹痛绵绵，或腹中拘急不适，或性躁易怒，纳呆食少，或小便不利，带下清稀，或足跗浮肿，舌淡苔白，脉弦缓等。

【临床发挥】《三因方》："当归芍药散，治妊娠，腹中痛，心下急满，及产后血晕，内虚气乏，崩中久痢。常服通畅血脉，不生痈疡，消痰养胃，明目益精。"

《类聚方广义》："当归芍药散治妊娠产后下利腹痛，小便不利，腰脚麻痹而无力者，或眼目赤痛。若下利不止，恶寒者加附子，若下不利，大便秘者加大黄。"

当归芍药散主治病证与功能 当归芍药散原为"妇人怀娠，腹中疠痛"而设，《妇人杂病》篇并主"妇人腹中诸疾痛"。凡血虚肝郁，脾虚水停所致的胎前、产后及杂病腹痛，本方具有调肝脾，和气血，止疼痛等功用。历代医家推而广之，不仅用于妇科疾病，并且用于肝脾不调所致的其他疾病，皆收效良好。（吕志杰综述）

【医案举例】

1. 妊娠腹痛

（1）于某，23 岁。自孕后 1 个月，觉小腹隐痛，时作时止，4 个月后痛及上腹，有时牵及两胁，呈游走痛，而且胀满，伴胸闷太息，嗳气，身沉，食少，面色萎黄，脉弦滑、关脉弦细。脉症合参，属肝郁脾虚之妊娠腹痛。以当归芍药散为汤剂：当归、川芎、茯苓各 10g，白术、白芍各 15g，泽泻 6g。水煎服。服 2 剂后腹痛即除。随访足月顺产一男孩。[张天恩，等.《陕西中医》1985，（7）：315]

（2）汤某某，27 岁。婚后 2 个月停经而孕，至今 3 个月，脐下疼痛不舒，时重时轻，疼痛甚时欲解大便，便后疼痛略减，有时夜间痛醒，伴有恶心呕吐，以晨间为甚，面色萎黄，头晕目眩，舌苔薄腻，脉滑数。此属肝郁脾滞。治拟疏肝健脾，当归芍药丸主之，日服 3 次，每次 5g。服药后小腹痛日减，1 周后基本消失，恶阻亦好转。后随访，顺产一女婴，母女平安。[戚广崇.《中成药》1984，（6）：18]

按 作者将本方之散剂改为蜜丸，制如绿豆大，备用。临床应用于妇科病中的先兆流产、妊娠腹痛、排卵期子宫出血、功能性子宫出血等属肝虚血滞、脾虚湿恋的病人，均获得较为满意的效果。

2. 痛经 朱某某，34 岁。患痛经已年余，每次月经将来之时，腹痛腹泻，经来量少，过 2 天后，经行始畅，痛泻方止。平素胃纳较差，腰痛，有白带，脉象左弦右缓，此肝脾失调之候，宜调理肝脾为治。前医曾用逍遥散、归芍六君子之类，于法颇相近似，惜少利经之药，而服药又在经行之后，所以无效。改用当归芍药散：当归 10g，白芍 10g，川芎 5g，白术 10g，茯苓 10g，泽泻 10g，加陈皮 6g，共研为末，嘱于每月经来之前服之，每日 3 次，每次 10g，白酒调下。3 个月后，经行正常，白带亦止。（《金匮要略浅述》374 页）

3. 滑胎（习惯性流产） 某某，女，29 岁。婚后 2 年先后流产 3 次。平素身瘦体弱，易外感，有过敏性鼻炎及荨麻疹病史。月经量多，并有经前腹痛及带下病等。投予当归芍药散加小茴香、牡蛎。嘱常服。共治 1 年 3 个月，体质已壮，平时亦不易外感，过敏性鼻炎、荨麻疹已愈。继调治 1 年。来诊已妊娠 7 个月，并无流产之忧。[《汉方临床》1977，（2）：24]

按 日本汉方医用经方，常取原方剂型，小量常服。如此服用法，很适合慢性疾患的调治。本案一方治愈多病，以小剂量的当归芍药散常服，具有健脾益气、调肝养血之功。脾健则体壮，体壮则能抵御外邪，故不易外感，且鼻炎自愈。至于调经血、止腹痛、治带下、防滑胎，本方之功不言而喻。

4. 不孕症 张某，25 岁。自述婚后 5 年未孕。曾做妇检及输卵管通气，均无异常，时有少腹隐痛，喜温喜按，月经后期而至，量少色黯，但腹痛与月经无明显联系。病人愁容满面，色黯少泽，语言低微，舌质淡、苔薄白，脉弦，诊为胞宫受寒，气机不畅。予当归芍药散加香附 12g，艾叶 9g。服药 3 剂后腹痛即止，效不更方，继服药 6 剂，月经如常。如此服药 20 余剂，诸症皆愈。次年 12 月得一男婴。[王飞霞，等.《陕西中医》1988，（12）：531]

原按 本例不孕症，胞宫受寒于先，气机不畅于后。用当归芍药散疏肝养血，加香附、艾叶暖宫散寒，使胞宫得温，月事如潮，任通冲盛，故能成孕。

按 本案为王晓风老中医治验，王氏业医四十余载，认为此方所治应属"血虚肝郁、脾虚水停"之病证。临床上用于治疗妇人腹痛、不孕症、少腹痛、带下、眩晕、胁痛、水肿、缺乳等数种疾病，收效显著。

二、当归散

【主治病证】妇人妊娠，宜常服当归散主之。（金匮二十·9）

【方剂组成】当归　黄芩　芍药　川芎各一斤　白术半斤

【方药用法】上五味，杵为散，酒饮服方寸匕，日再服。妊娠常服即易产，胎无疾苦。产后百病悉主之。

【方证释义】本方功能养血调肝，健脾除湿清热。尤在泾《金匮要略心典》说："妊娠之后，最虑湿热伤动胎气，故于芎、归、芍药养血之中，用白术除湿，黄芩除热。丹溪称黄芩、白术为安胎之圣药。夫芩、术非能安胎者，去其湿热而胎自安耳。"本方证是以血虚肝郁，湿热内扰，胎动不安为主要病机的病证。症见胎动不安，少腹时痛、下坠，口苦，溲黄，舌苔薄黄腻，脉滑等。

【临床发挥】为了加深对原文"常服"的理解，引述三家见解如下：①《丹溪心法·附余》说："此方养血清热之剂也。瘦人血少有热，胎动不安，素曾半产者，皆宜服之，以清其源而后无患也。"②《医宗金鉴》："妊娠无病，不须服药；若其人瘦而有热，恐耗血伤胎，宜常服当归散以安之。"③《金匮要略阐义》："妊娠血以养胎，血为胎夺，虚而生热，是其常也。'宜常服'，谓不病亦宜常服也。当归、芍药，一动一静以养血，川芎调达肝阳，黄芩清热和阴，白术健脾胜湿，酒服方寸匕，从血分以和其肝脾也。"对方后"妊娠常服即易产，胎无疾苦"之说，有待研究；所谓"产后百病悉主之"，亦未确。

【医案举例】预防滑胎（习惯性流产）　一妇年龄 30 余，或经住，或成形未具，其胎必堕，察其性急多怒，色黑气实，此相火太盛，不能生气化胎，反食气伤精故也。因令住经第二月，用黄芩、白术、当归、甘草，服至三月尽，止药，后生一子。[《古今验案精选按（朱丹溪医案）》卷九]

按　堕胎为早期流产，一般指妊娠 3 个月以内，胎儿还未成形时堕下。在 3 个月以上，胎儿已经形成的，称为"小产"或"半产"。若连续堕胎或小产超过 3 次以上者，称为"滑胎"。在未经堕胎、小产之前，一般先有胎动不安，点滴出血，腹部隐痛等"先兆流产"症状，应及早防治。此案"令住经第二月"即服药，更属于"治未病"思想。

三、当归四逆汤

【主治病证】手足厥寒，脉细欲绝者，当归四逆汤主之。（伤寒 351）

【方剂组成】当归三两　桂枝三两（去皮）　芍药三两　细辛三两　甘草二两（炙）　通草二两　大枣二十五枚（擘，一法十二枚）

【方药用法】上七味，以水八升，煮取三升，去滓，温服一升，日三服。

【方证释义】本方功能养血温经散寒。方中桂枝、细辛温通经脉，辛散表里之寒；当归、芍药养血和营；甘草、大枣补养脾气；通草可通利血脉关节。本方证是以血虚寒凝为主要病机的病证。症见手足厥寒、麻木，甚或疼痛，遇冷加重，舌淡苔白，脉细等。

【临床发挥】**当归四逆汤证为血虚寒凝辨**　陈亦人说：当归四逆汤养血散寒，是治厥阴血虚寒凝致厥的主方，论中提出"手足厥寒，脉细欲绝"就是有别于少阴阴盛阳虚的辨证要点。方有执说："细为血虚，阴血不足也。"汪苓友说："此条乃寒中厥阴血分之证，手足厥寒与厥逆、厥冷略异。逆冷者，寒深入脏，故手足不顺利而如冰，斯为厥逆厥冷。厥寒者，手足厥而自觉畏寒之甚，乃寒中于经，成注所云阳气外虚，不温四末是也。脉细欲绝者，寒伤营，成注所云阴血内弱，脉行不利也。与当归四逆汤，助阳生阴也。"汪氏解释病机引用成氏，但对成氏所释方义却提出了异议，如"足厥阴之脏本属肝，肝者藏血之府，成注不言当归入肝，反言补心，殊非紧要语"。王晋三的解释尤其明确，他分析说："当归四逆，不用姜附者，阴血虚微，恐重劫其阴也。且四肢虽寒而不至于冷，亦惟有调和厥阴，温经复营而已。故用酸甘以缓中，则营气得至太阴而脉生；辛甘以温表，则卫气得行而四末温，不失辛甘发散之理，仍寓治肝四法。如桂枝之辛以温肝阳，细辛之辛以通肝阴，当归之辛以补肝，甘枣之甘以缓肝，白芍之酸以泻肝，复以通草利阴阳之气，开厥阴之络。"以上诸注，对理解当归四逆汤的作用均有帮助。正因为厥阴病不同于太阴、少阴，所以虽然内有久寒，也只加吴茱萸、生姜，即当归四逆加吴茱萸生姜汤。柯氏韵伯说："若其人内有久寒者，其相火亦不足，加吴茱萸之辛热直达厥阴之脏，生姜之辛散行气于筋，清酒以温经络，筋脉不沮弛，则气血如故，而四肢自温，脉息自至矣，此又治厥阴内外两伤于寒之剂也。"

从临床来看，血栓闭塞性脉管炎、早期雷诺病、小儿麻痹症恢复期、坐骨神经痛、腓肠肌痉挛、冻疮、手足麻木、痛经，以及头痛、胁痛、腰痛、腹痛、疝气痛等许多病证，只要符合血虚寒凝病机，使用当归四逆汤都有较好的疗效。（《〈伤寒论〉求是》120 页）

当归四逆汤临床运用 薛伯寿总结了先师蒲辅周运用本方的经验。他说：先师蒲辅周认为"当归四逆汤为桂枝汤的类方，有养血复阳之效，能和厥阴以散寒邪，调营卫而通阳气"……"当归四逆汤治疗血虚寒闭引起的痛经、痹证，以及防治冻疮等都有显著疗效"。临床运用，取效满意。

（1）治疗痛经 蒲老善治痛经。寒性痛经，宜温经散寒，常用《金匮要略》温经汤；热性痛经，宜清热散火，常用丹栀逍遥散加延胡索、川楝子、香附。实性痛经，多为气滞血瘀，偏气滞者，常用琥珀散；偏血瘀者，常用少腹逐瘀汤；病久痛甚者，常用化癥回生丹。虚证痛经，多为气血虚损，宜补益气血，偏气虚者，宜黄芪建中汤；偏血虚者，宜当归建中汤；气血两虚者，常用圣愈汤。对经期受凉淋雨，少腹冷，四肢欠温的痛经喜用当归四逆汤。

（2）治疗痹证 蒲老认为痹证为风寒湿闭阻，初病多偏邪实，病久则本虚邪恋。寒痹据虚实而用乌头汤、阳和汤、独活寄生汤；热痹据虚实而用白虎加桂枝汤、宣痹汤、桂枝芍药知母汤；外有风寒湿邪，内有气血食痰之积，常用五积散加味；类风湿关节炎，常用《卫生宝鉴》虫祁丸；痹证常用天麻丸、虎骨木瓜丸、豨莶丸调治；血虚寒闭、营卫不和致痹者，则善用当归四逆汤治之。

（3）治疗冻疮和冠心病心绞痛 蒲老对当归四逆汤治疗冻疮甚为推崇。他认为冻疮多因营卫不和，血虚寒闭。对易患冻疮者，秋后即服本方，能防止冻疮的发生。用治血虚寒闭而有瘀阻的冠心病心绞痛，亦获良效。

总之，当归四逆汤治疗痛经、寒痹、冻疮等，其关键在于脉症属血虚寒闭者，用其温经通脉，调和营卫之功而收效。（《蒲辅周学术医疗经验——继承心悟》227～231 页）

当归四逆汤"异病同治"经验 刘渡舟、傅士垣等之经验证明，当归四逆汤可用于治疗多种疾病，如"雷诺综合征"见肢端麻木厥冷疼痛，其脉细者，亦治较严重的冻疮疼痛、疝气痛、妇女痛经、血栓闭塞性脉管炎、痹证关节痛以及头目牵引作痛等等，凡属血虚有寒或厥或痛皆可选用，并每能获得满意疗效。（伤寒论诠解》187 页）

当归四逆汤为治冻疮之专方　左季云记录国外医家运用本方治冻疮的经验，节录如下。汉药神妙方载：织田贯（为东京医士）曰：余壮年西游时，于远州见付驿访古田玄道翁者，见翁之治冻疮用当归四逆汤，奏效甚速。余大有所得，别后殆 30 余年，对于冻疮，每用此方必见效。庚辰二月，有数寄屋町绸缎商上总屋吉兵卫妻，左足指及中指紫黑溃烂，由踵跗上及膝，寒热烦疼，昼夜苦楚，不能寐食，一医误为脱疽之类，种种施治总不见效。予一诊知其误治，乃投以当归四逆汤，外贴破敌膏、中黄膏等，1 个月余而痊愈。此冻风（原按：冻风亦冻疮。用此方治冻风可谓仲师不传之秘。）之最重者，若平常紫斑痒痛，只用前方四五帖即可奏效，真神方也。（《伤寒论类方法案汇参》337 页）

【医案举例】

1. 肢端冷痛（雷诺病）

（1）符某某，女，18 岁，昌美小学学生。1976 年 11 月 8 日就诊。诉去年入冬以后，天气转冷时，四肢末端突然变为苍白，渐又转成青紫，冷麻刺痛，若用冷水洗足则必发，历数小时才复转暖变红，恢复常态，病证发作时，向火取暖恢复较快。经历数月，至春暖以后才消除。今年秋凉之后，病又复发，且发作比去年频繁加重，延时亦久，现又发作，故请诊。诊寸口及跗阳之脉皆沉伏细小，舌淡苔白，两手足青紫，四末及鼻尖，外耳等处皆冷，诊断为"雷诺病"。此寒伤厥阴，血脉凝滞，营卫失运，真阳、气血不能温养四末，故"手足厥寒，脉微欲绝，当归四逆汤主之"。处方：当归 15g，桂枝 12g，细辛 5g，白芍 9g，炙甘草 5g，大枣 5 枚，木通 9g，附子 6g。每日 1 剂。外用生姜汤熨手足，日二三次。方以当归四逆汤温经通脉，温养四末；加附子以补阳逐寒，增强温血通脉之功；外用生姜汤温熨手足，可旺盛局部血行，促使气血输布，引导真阳外达四末。日服 1 剂，上法共治疗 3 天，虽时值严寒而症无复发。依原方减附子为 5g，嘱连服 3 剂，外加温熨，虽近冷水，病亦无复发。原方去附子加川芎 9g，嘱再服 5 剂。以后追访，病未再发。［林曲.《新中医》1979,（2）: 45］

（2）钱步元，男，38 岁。1960 年 12 月 20 日就诊。自诉 1960 年冬发病，就诊时面部青紫斑斑，鼻尖、耳轮几乎呈青黑色，两手青紫及腕际，指尖更甚，有麻冷感，拇指亦紫。体温 35℃，脉象细微。遇火烤则转红，束臂试验阴性，血小板计数正常，诊断为早期雷诺病。处方：桂枝三钱，当归三钱，赤芍二钱，北细辛八分，木通二钱，吴茱萸二钱，艾叶一钱五分，桃仁三钱，红花一钱，炙甘草八分，红枣五枚，生姜三片。服 30 余剂而愈，至 1963 年未复发。［朱遇春.《江苏中医》1963,（6）: 15］

2. 小儿麻痹症　杨某某，男，2 岁。患小儿麻痹症月余，营养状况尚好，颜面苍白，四肢厥冷，仰卧位，上下肢均呈运动性障碍，肌肉弛缓，各种病理反射迟钝，颈项不强直。腹部肌肉松弛无力，无抵抗、压痛，脉沉细、状如游丝。与"手足厥寒，脉细欲绝"的证候相符，乃予当归四逆汤。处方：当归、桂枝、赤芍、木通各一钱，细辛、甘草各七分，大枣一枚。3 剂，每日 1 剂。服至 17 剂时，患儿已能在扶持下学步，四肢已无冷感，其肌肉亦较治疗前丰满充实，面色脉象均转正常，乃停药继续观察。1 个月后随访，四肢活动完全恢复正常，11 个月后随访，疗效巩固。[雷声.《中医杂志》1965，（9）：24]

3. 冻疮 赵某某，男，30 余岁，滦县人。于 1946 年严冬之季，天降大雪，赵为避匪乱，南奔至渤海滨芦丛中，风雪交加，冻仆于地，爬行数里，偃卧于地而待毙，邻近人发现后，抬回村中，其状亟危，结合病情，以其手足厥逆，卧难转侧。遂急投与仲景当归四逆汤：当归 9g，桂枝 9g，芍药 9g，细辛 3g，木通 3g，炙甘草 6g，大枣 4 枚。嘱连服数剂，以厥回体温为度，4 剂药后，遍身起大紫疱如核桃，数日后即能转动，月余而大愈。当归四逆汤系仲景为厥阴病"手足厥寒，脉细欲绝"而设，冻僵与厥阴似无关系，但手足厥寒，脉细或无，究其机制，则同为寒邪所干，功能减低或消失。故可异病同治。本方以当归、细辛、木通入桂枝汤中，内能温通血脉，外可解肌散寒，投之于冻伤而寒邪尚未化热之前，即可促进机体自我恢复，又能直驱寒邪从表而出，药证相合。如因迁延时日，或治不如法，转为冻疮，仍可用本方调治。(《岳美中医案集》138 页)

按 此例冻伤危证，用当归四逆汤起死回生，可见仲景诸方，实为医门万世之准绳。近年来常有采用本方治疗冻疮的报道，无论内服外洗，效果都十分良好。

4. 胸痹（冠心病心绞痛、冻疮） 贾某，男，58 岁。胸闷心悸，阵发性心绞痛已 3 年余。经地区医院心电图检查诊为"冠状动脉供血不足、心绞痛"。近 2 年来虽经休息治疗，但心绞痛发作仍频，有时日发 2～3 次，心电图示Ⅱ、Ⅲ、aVF、V5、ST 段下降 0.05～0.1mV，T 波低平或双相。手足发凉，下肢有对称性大片紫癜，多年来秋冬必犯冻疮，红肿溃烂，常有发生，脉沉细涩，舌质暗、有紫斑或片。宗"损其心者，调其营卫"之旨，拟温通血脉，调和营卫。方用当归四逆汤合失笑散，加菖蒲、远志益心气。当归 9g，桂枝 9g，赤芍 15g，炙甘草 6g，细辛 3g，通草 4.5g，大枣 12 枚，蒲黄 9g（包煎），茯苓 12g，菖蒲 6g，远志 4.5g，五灵脂 9g。服药 6 剂，心绞痛发作次数减少，疼痛减轻，效不更方，连服 1 个月余，心绞痛已被控制，心悸胸闷明显减轻，精神愉快。复查心电图明显好转，ST 段、Ⅲ、aVF 下降 0.04mV，T 波略低。服药 4 个月，紫癜完全消退，当年即未生冻疮。舌质红润，身体较前健壮。随访数年，未见复发。(《蒲辅周学术医疗经验——继承心悟》231 页)

四、当归四逆加吴茱萸生姜汤

【主治病证】若其人内有久寒者，宜当归四逆加吴茱萸生姜汤。（伤寒352）

【方剂组成】当归三两　芍药三两　甘草二两（炙）　通草二两　桂枝三两（去皮）　细辛三两　生姜半斤（切）　吴茱萸二升　大枣二十五枚（擘）

【方药用法】上九味，以水六升，清酒六升和，煮取五升，去滓，温分五服（一方，水、酒各四升）。

【方证释义】本方功能养血通络，温里散寒。方中以当归四逆汤养血通络，温经散寒；更加吴茱萸、生姜温散陈寒久滞；以清酒入煎引经，散寒通脉。本方证是以寒凝血滞，或肝胃虚寒为主要病机的病证。症见与"当归四逆汤证"略同，并兼见脘腹冷痛，呕吐清涎，巅顶疼痛等肝胃虚寒表现。

【临床发挥】当归四逆加吴茱萸生姜汤临床应用　左季云综述了本方在治疗疑难杂病中的应用。

（1）脐旁左右痛　冲脉为病，脐旁左右疼。盖为寒气所凝，其冲脉之血不能上行下达，当用血分之药，使胞中之血，通行肌表，若用气药无益也，故主当归四逆汤加吴萸生姜。

（2）冷结膀胱关元　脐下四寸为中极，三寸为关元。关元，即胞宫也，又名血室，又名气海，又名丹田。此因肝系之膜，下连网油，而至脐下，肝脉抵少腹，包络之血下膈循冲任，而下会于胞宫，故二经之冷，亦能下结胞宫。……故冷结膀胱，少腹满痛，手足厥冷，皆宜当归四逆汤加吴茱萸生姜。

（3）霍乱转筋（俗称吊脚痧）　山阴田雪帆，著时行霍乱，指迷辨正，世俗所称吊脚痧一种，以为此真寒直中厥阴肝经，即霍乱转筋是也。初起先腹痛，或不痛，泻利清水，顷刻数十次，少者十余次，未几即手筋抽掣，呕逆，口渴恣饮，手足厥逆，脉细欲绝，甚者声嘶舌短，目眶陷，目上视，手足青紫或遍身青筋，硬凸如索，汗出脉绝，急者旦发夕死，夕发旦死，缓者二三日或五六日而死。世医认为暑湿，妄投凉泻，或认为痧气；妄投香散（十香散、卧龙丹之类），鲜有不毙。宜用当归四逆汤加吴茱萸生姜，水煎冷服，轻者二三剂即愈（一日中频进二三剂），重者多服数剂立可回生，百治百验，真神方也。如呕者，加制半夏三钱，淡干姜一钱。口渴恣饮，舌黄，加姜炒黄连五分为反佐，经所谓热因寒用也。腹中绞痛名转筋入腹，加酒炒木瓜三钱。手足冷过肘膝，色见青筋，加制附子三钱。若声嘶，目上视，舌卷囊缩，脉已绝，为不治，服药亦无及，速用艾灸法：脐下三寸关元穴，用附子捣烂，捏作饼如钱大，安穴上，以龙眼大艾炷加其上，灸十四壮，重者二十壮，呕泻止，厥回即愈。如无附子，用生姜切片如钱贴灸亦可。无姜贴肉灸亦妙。病人腹内知温，呕泻即渐止。（《冷

庐医话》)

（4）月信愆期　妇人寒结胞宫，经事愆期，腹痛，色瘀黑者，当归四逆加吴茱萸生姜汤，为特效之剂。方中通草一味，余常以小茴香代之。（《伤寒论类方法案汇参》387页）

良医辨吴茱萸与附子之区别应用　以下将笔者《伤寒杂病论研究大成》中之"当归四逆汤与加味之理法方药辨"节录如下：……以上辨方，集中分析了厥阴病血虚寒厥证及"内有久寒者"为何不适合附子、干姜为主组成的方子，而适宜用当归、吴茱萸等组成之方。附子与吴茱萸之功效虽然相似，但各有专长。《本经疏证》分析的十分精辟，引述如下："据仲景之用吴茱萸，外则上至巅顶，下彻四肢，内则上治呕，下治利，其功几优于附子矣。不知附子、吴茱萸功力各有所在，焉得并论？附子之用以气，故能不假系属，于无阳处生阳；吴茱萸之用以味，故仅能拨开阴霾，使阳自伸阴自戢耳。"这就是说，附子辛热燥烈，为纯阳之品，善于治疗一切阳气衰微之证；吴茱萸虽同为辛热之药，而兼有苦味，长于调理一切阴阳阻隔之患。如果把附子、吴茱萸这二味药的功效引申一下，联系到少阴病与厥阴病的用药特点，可以发现这样的规律："少阴以阳虚为主，阳虚的寒证是水中的火不足了，可以用干燥之药如干姜、附子；厥阴是个体阴而用阳的脏，肝藏血，所以它怕燥药劫阴，虽然是有久寒了，也只用吴茱萸、生姜，不用附子这一类药。为什么乌梅丸里有附子？因为乌梅丸是以酸敛的乌梅为君药，可保肝之体，是个有制之师。临床治肝经之寒的时候，要注意燥药的运用。如果血虚有寒，光知道祛寒，不知道血虚，用燥药就伤血，这就得不偿失了。《伤寒论》六经为病的治疗各有特点，和相关的生理病理是分不开的。"（《刘渡舟伤寒论讲稿》359页）

辨证要点及异病同治法　当归四逆汤与当归四逆加吴茱萸生姜汤证的辨证要点是"血虚寒凝"。凡由此病机引起的内科、妇科、男科、儿科、外科及五官科不同部位之寒证、痛证等多种病证，皆可用上述两方之一，或适当加减，方证相对，必有良效。（吕志杰综述）

【医案举例】

1. **痛经**　万某某，女，22岁，学生。病人经来腹痛已有5年之久，曾服温经汤及调经诸药，收效甚微，乃请余诊治。自述平时身冷，恶寒，四肢酸软无力，小腹常觉不温，月经衍期，白带多而清稀，每逢经期，小腹剧痛，痛时手足冰冷，口不渴，时吐清涎，小便量多。查其舌质淡暗、苔薄，脉沉迟细弱。余认为证属虚寒痛经，欲以当归四逆加吴茱萸生姜汤治之。有人问温经诸方皆不应，当归四逆加吴茱萸生姜汤乃厥阴伤寒之方，用之何据？答曰：病人素体血虚，肝阳不足，久处潮湿之地，阴寒侵袭三焦，厥阴经寒，阳气不振，不通则痛，当归四逆是为厥阴伤寒而设，然而伤寒中最多杂病，女子又以肝为先天，厥阴之脉绕阴器而抵少腹，从其见症，当属厥阴虚寒，用当归四逆加吴茱萸生姜汤温而散，补而通，何疑也？处方：当归 15g，桂枝 12g，白芍（酒炒）15g，细辛 6g，大枣 18g，木通 9g，炙甘草 6g，官桂 6g，天台乌药 9g，艾叶（炒）6g，吴茱萸 9g，生姜 9g，加白酒 1 杯同煎。嘱在经前煎服本方 3 剂，下次月经前再服 3 剂。后 6 剂而愈。[陈源生.《中医杂志》1978，（3）：7]

按 此案述症清晰，论证准确，处方化裁得当，用药于经前服之等，点点皆可谓经典范例！笔者师法于此，临证治血气虚寒性痛经多人，多能取得良效。

2. 缩睾证 马某某，男，27 岁。病人右侧睾丸肿痛 2 个月余，治疗后肿痛逐渐消退。某日夜间，右侧睾丸突然收引回缩至少腹，少腹拘挛疼痛不已，牵引腰部，痛不能伸，痛剧之时，连及脐腹，直至四肢挛急难以屈伸，颜面发青，冷汗淋漓。其亲友略知医理，认为此证系肾精亏损所致，拟滋阴补肾之剂，服后未见缓解，遂送中医学院附设门诊部就诊。病人面色发青，腰痛呻吟，愁容不展，两目无神，白睛发蓝，唇、舌、指甲均含青色，手足冰冷，舌苔白腻，脉来沉细弦紧。已 2 日水米未进。此系肝肾阳虚，厥阴阴寒太盛，阳不足以温煦筋脉。《灵枢·经脉》云："肝足厥阴之脉……循股阴，入毛中，环阴器，抵少腹。"经脉失养，故拘挛收引，致使睾丸回缩而痛，即所谓"寒则收引"之意。法当温扶肝肾之阳，温经散寒，经脉之挛急自能舒缓。方用当归四逆汤加味。当归 15g，桂枝 12g，白芍 9g，细辛 6g，大枣 5 枚，干姜 12g，吴茱萸 6g，川椒（炒黄）5g，乌梅 4 枚，附子 60g。上方服 1 剂后，疼痛缓解。再剂，则阴囊松缓，睾丸回复，面目、唇舌青色俱退，手足回温，诸痛皆愈。惟阳气尚虚，照原方去川椒，加砂仁 9g，连服 2 剂，精神、饮食均恢复正常。（《吴佩衡医案》74 页）

按 方中用附子 60g，当用炮附子，且应先浸泡，再煎煮 30 分钟以上，以解其毒。

3. 缩阴证 刘妇，年四旬余，邮亭圩北村人。体素虚弱，某日农作过劳，傍晚归途遇雨，衣履尽湿，归即更衣，不甚介意。晚间又经房事，而风雨之夜，寒气砭骨，夜半时起入厕，不久，睡感寒甚，数被不温，少腹拘急绞痛，次第加剧，待至天将明时，阴户遽现紧缩，自觉向腹中牵引，冷汗阵出，手足厥冷，头晕神困，不能起立，服药鲜效。其夫来迎治，脉象微细，舌润，乃一阴寒证也。其夫且曰："内子阴户收缩，成一杯大空洞形，时流清液，令人见而生畏。"吾曰："病虽奇，治尚易，近村魏妇病与之相若，曾一方即愈，毋用惊惧。"乃书与当归四逆加吴茱萸生姜汤，嘱 1 日服完 2 大剂，并用艾灸气海、关元十余炷，又锡壶盛开水时熨脐下。次日往视，已笑逐颜开，操作厨下，惟身觉略倦而已。（《治验回忆录》88 页）

按 缩阴是女性阴户向腹内缩入，多由肝肾虚损，复为贼风所袭，或房事后感寒而作。该妇冒雨后又经房事，房事后复入厕，致使寒犯肝肾，阴户内缩。治法以当归四逆加吴茱萸生姜汤大剂服之，并合用艾灸、温熨法，共奏温暖肝肾，驱散寒邪之功，方法切合，故有奇效。

五、当归生姜羊肉汤

【主治病证】寒疝，腹中痛及胁痛里急者，当归生姜羊肉汤主之。（金匮十·18）

产后腹中痛，当归生姜羊肉汤主之；并治腹中寒疝，虚劳不足。（金匮二十一·4）

【方剂组成】当归三两　生姜五两　羊肉一斤

【方药用法】上三味，以水八升，煮取三升，温服七合，日三服。若寒多者加生姜成一斤；痛多而呕者加橘皮二两，白术一两。加生姜者亦加水五升，煮取三升二合，服之。

【方证释义】本方功能补养精血，散寒止痛。方中"当归、羊肉兼补兼温，而以生姜宣散其寒。然不用参而用羊肉，所谓'精不足者，补之以味'也"（徐彬《金匮要略论注》）。"然胎前责实，故当归芍药散内加茯苓、泽泻，泻其水湿；此属产后，大概责虚，故以当归养血而行血滞，生姜散寒而行气滞，又主以羊肉味厚气温，补气而生血，俾气血得温，则血自散而痛止矣。此方攻补兼施，故并治寒疝虚损，或疑羊肉太补，而不知孙真人谓羊肉止痛利产妇。"（魏念庭《金匮要略方论本义》）本方证是以血虚内寒为主要病机的病证。症见腹中绵绵作痛，喜温喜按，或有胁痛里急，面白无华，唇舌淡白，脉虚缓或沉细等。

【临床发挥】《外台》："寒疝气，腹中虚痛，及诸胁痛，里急，当归生姜等四味主之。"

《千金要方》："当归汤治妇人寒疝虚劳不足，若产后腹中绞痛方。"

【医案举例】

1. **产后腹痛** 周某某内人。冬日产后，少腹绞痛，诸医称为儿枕之患。祛瘀之药，屡投愈重，乃至手不可触，痛甚则呕，二便紧急，欲解不畅，且更牵引腰胁俱痛，势颇迫切。急延二医相商，咸议当用峻攻，庶几通则不痛。余曰：形羸气馁，何胜攻击？乃临产胎下，寒入阴中，攻触作痛，故亦拒按，与中寒腹痛无异。然表里俱虚，脉象浮大，法当托里散邪，但气短不续，表药既不可用，而腹痛拒按，补剂亦难遽投。仿仲景寒疝例，与当归生姜羊肉汤，因兼呕吐，略加陈皮、葱白，一服微汗而愈。（《谢映庐医案》171页）

按 据王伯章报道［《上海中医药杂志》1991，（12）：17］以当归生姜羊肉汤作为食疗方，先后介绍百余例产妇服食，经随访均疗效满意。治疗方法：全当归60g，生姜150g，羊肉500g。适应证：产妇失血较多，气血虚损，郁冒头晕，大便难，或恶露不净，腹中痛，乳汁不畅，均宜服用。一般 1～3 天服 1 剂，可连服 5～7 剂。寒重加生姜；血热减少当归剂量；津液亏加甘蔗 150g，并能去羊肉之膻气味。煲至羊肉熟烂、汤成，调味即可饮汤。羊肉可取出切成小块蘸酱油吃。结果：服后大多数产妇的恶露能在 1～2 周内干净，腹痛消失。

当归生姜羊肉汤既是药治方，又是食疗法，为切实可行的补虚良方。但本方只适用于气血虚寒证，不可用于阴虚火旺证。

2. 虚劳不足　聂某，男，30 余岁。形体素盛，不善摄生。3 月间偶患咳嗽吐血，迎予往诊，见其面色微赤，脉数而扎，投清热止血药数剂，血已得止，病未痊愈。延至下年，身形羸瘦，神气支离，咳嗽微喘，常唾青痰，四肢清冷，里急不舒，饮食日减，间或寒热，面色㿠白，经常畏冷，脉象细涩沉迟，舌质淡白、少苔。断为失血之后，未善慎养，迁延日久，酿为气血虚寒，将近损怯之候，用温中益气、润肺止咳剂数投，竟无显效。一日适逢宰羊，遂问于予：能吃羊肉乎？忽忆《金匮》当归生姜羊肉汤条下："并治虚劳不足"，予曰能食，得药助之则更妙，乃请疏方，书当归二两、生姜二两、羊肉一斤，文火炖烂服之。次日告曰，此方较前诸方，获效最大，精神体力，似觉大振，身体亦感清爽。又嘱再进数服，咳喘里急怕冷诸症，步步消退，至十数服，竟获痊愈。以后每遇气血寒者，辄以此方投之，屡见功效。(《湖北中医医案选集》第一辑，66 页)

3. 胃脘痛（十二指肠球部溃疡）　李某，男，35 岁。胃脘疼痛 4 年，遇寒或空腹加重，得温得食则减，痛甚时口吐清涎，自觉胃脘部发凉，如有一团冷气结聚不散，曾在某医院检查确诊为"十二指肠球部溃疡"。久服西药及中药理中、建中之剂，进药则缓，停药则发，终未得除。舌淡胖嫩、边有齿痕，脉细弱。辨证为中阳不足，气血虚寒。以当归生姜羊肉汤原方：当归 10g，生姜 60g，羊肉60g。1 剂进，病人自觉腹中温暖舒适，服至 10 剂，胃部冷感基本消除。后改方中生姜为 30g，又续服 40 余剂，诸症得平，停药至今，未见复发。[《实用中医内科学》1990，（3）：31]

按　胃脘痛（溃疡病）因虚所致者，建中之剂多有效果。本案用当归生姜羊肉汤治之而获效，开阔了治疗虚劳里急，腹中痛的思路。同时也可以悟出，虚劳之人血气虚寒者，宜用生姜、羊肉等药温补之。

4. 眩晕（低血压）　徐某，男，80 岁。患低血压性眩晕多年，头晕目眩，裹首闭目，立则昏倒，卧床不起。血压常在 90/55mmHg 左右。前医投参、芪诸药及人参蜂王浆等罔效，复予西药地芬尼多、倍他司汀、胞二磷胆碱等，效亦不显。投予当归生姜羊肉汤：先将羊肉 250g 与生姜 15g 切片，文火熬成羊肉汤，加入调料，分 2 次服用；另将当归、大枣各 50g，煎成 200ml，亦分 2 次服用，连服 1 周。2 周后复诊，血压升至 105/70mmHg，未用他药，诸症悉除。原方当归与羊肉混用难服，故采取单煎分别服用之法，效果满意。[徐有全.《浙江中医杂志》1992，（1）：33]

按 本案不仅想到治病，并且利于服用，其用法把本方分开煎之，吃肉饮药，病人乐于接受。低血压性眩晕为临床常见症。根据《内经》"形不足者，温之以气；精不足者，补之以味"的道理，对眩晕由于气血不足，脑海失养所致者，当归生姜羊肉汤确为的对之方。综上所述可知，当归生姜羊肉汤为妇人产后以及虚劳诸不足偏于阳气者之通用调补方，是治疗与食疗兼顾之良法。

六、芍药甘草汤

【主治病证】伤寒，脉浮，自汗出，小便数，心烦，微恶寒，脚挛急，反与桂枝欲攻其表，此误也。得之便厥，咽中干，烦躁吐逆者，作甘草干姜汤与之，以复其阳；若厥愈足温者，更作芍药甘草汤与之，其脚即伸；……（伤寒29）

【方剂组成】芍药　甘草（炙）各四两

【方药用法】上二味，以水三升，煮取一升五合，去滓，分温再服。

【方证释义】本方功能酸甘化阴，缓急止痛。方中芍药养阴和血；甘草补中缓急，二药共成化阴柔肝，缓急止痛之用。本方是以阴血亏虚，筋脉失养为主要病机的病证。症见胫脚挛急（小腿部肌肉阵阵痉挛），舌红少津，脉细等。

【临床发挥】《魏氏家藏方》："六半汤治热湿脚气，不能行步，即芍药甘草汤入无灰酒少许，再煎服。"

《医学心悟》："芍药甘草汤，止腹痛如神。脉迟为寒，加干姜；脉洪为热，加黄连；脉缓为湿，加苍术、生姜；脉涩伤血，加当归；脉弦伤气，加芍药。"

《伤寒绪论》："有脉数心烦而躁，至夜不宁者，为血虚，芍药甘草汤。"

《类聚方广义》："治腹中挛急而痛者；小儿夜啼不止，腹中挛急甚者，亦有奇效。"

芍药甘草汤发挥应用指要 笔者综观众多文献资料可知，古今医家从芍药甘草汤养血缓急止痛治"脚挛急"受到启发，对本方推而广之，以本方原方或适当加味，用于治疗阴血不足，筋脉失养所致的周身内外上下各个部位的疼痛，都取得满意疗效。故芍药甘草汤可作为治疗阴血虚所致痛证的通治方。为了提高其疗效，尚应辨证用之或适当加味。

芍药甘草汤原剂量为各四两，水煎后分 2 次温服。目前应用，有的遵照原量而等量应用，但多是重用芍药（一般用白芍），少用甘草。用量范围是：白芍 30～90g，炙甘草 10～30g。其白芍多生用，或醋制、炒用；甘草多炙用，或生用，皆视病情而定。

【医案举例】

1. 脚挛急（腓肠肌痉挛）

（1）四嫂，11月13日。足遇多行走时则肿痛，色紫，始则右足，继乃痛及左足。天寒不可向火，见火则痛剧。故虽甚恶寒，必得耐冷。然天气过冷，则又痛。眠睡至凌晨，而肿痛止，至夜则痛如故。按历节病足亦肿，但肿常不退，今有时退者，非历节也。惟痛甚时筋挛，先用芍药甘草汤以舒筋。赤白芍各一两，生甘草八钱。（《经方实验录》67页）

拙巢注 2剂愈。

（2）康某某，男，45岁。1980年10月25日诊。有高血压病史10余年。右臂憋胀，右手拇、食指麻木数日。近2天夜间下肢亦憋胀，且阵阵小腿挛急，疼痛难忍，不能行动，前天夜间发作3次，昨夜发作6次，彻夜难眠，脉弦细，舌质偏红、苔黄腻，舌体胖有齿痕。《伤寒论》曰："脚挛急，……更作芍药甘草汤与之，其脚即伸。"遂处方：白芍31g，生甘草31g。服药1剂，当夜即脚挛急未作，上下肢憋胀亦减，测血压亦有所下降，惟手指麻木如故。观察数日小腿挛急未复发。［吕志杰.《34》1986，（5）：10］

按 高血压病日久而出现手指麻木，此乃中风先兆之象。罗天益说："凡大指、次指麻木或不用者，3年中有中风之患。"病人小腿挛急，据舌脉分析，乃湿热内蕴，筋脉失去阴血濡养所致。芍药甘草汤酸甘之味，化生阴血，筋脉得养，故"脚挛急"缓解。肝血得养，故因血不养肝，肝阳上亢所致的血压高亦下降。且《本经》谓芍药能"利小便"，可使湿热有去路也。

2. 上下肢痉挛，味、嗅觉消失 吴某，男，57岁。1981年5月14日初诊：味、嗅觉减退10年，近3年来基本丧失。舌不辨苦甜，鼻不闻香臭，屡医无效。当月5日劳动时，突然双手颤动，持物乏力，下肢拘急，十余天来手仍不能持重物，拿碗筷容易失手掉落，小腿拘急，步履艰难。有长期大量饮酒史，血压140/90mmHg，某医院诊为"脑动脉硬化"。舌质稍红、苔薄白，脉弦细。证属肝血不足，经络闭阻，血行不畅，筋失所养。治宜酸甘化阴，养血荣筋，通利血脉，搜风活络。拟芍药甘草汤加味。处方：白芍50g，甘草30g，僵蚕9g，蜈蚣2条，蝉蜕6g。5月17日二诊：服上药3剂，手颤、下肢拘急已减其大半，能较灵活持筷吃饭，但持重物尚难持久。而对嗅觉丧失尤其生效，已能嗅及香味，尝及苦味。脉弦稍缓，舌正苔薄。仍宗前法，加桑枝20g，小黑豆15g。5月21日三诊：药后味、嗅觉更有好转，临厨房香气扑鼻，进饮食皆知其味，双手持物渐恢复，步履已较稳健。宗原方间断治疗，观察数月，嗅、味觉一直正常，劳累后手持重物尚有颤抖现象。（《蒲辅周学术医疗经验——继承心悟》254页）

原按 蒲老认为治病必须先明医理，理不明难以治病求本。此病人为脑动脉硬化症，脑供血不足。临床证候与肝经关系较为密切，肝藏血，主筋，为罢极之本，此案由劳累后突然起病，手足挛急下利，双手持筷亦易脱落。《内经》云："肝苦急，急食甘以缓之，以酸泻之。"芍药甘草汤正合经意。二药有通利血脉，舒缓挛急之功，故以之为主方。蜈蚣搜风通络，入肝经上行于脑，除血痹、去恶血；僵蚕、蝉蜕升阳中之清阳，祛风而散逆浊结滞之痰；桑枝、小黑豆为先师治疗筋病之验方，有养血柔筋、通络活血之效，结合而用之。服后不但手足挛急得到解除，而且将多年丧失的味、嗅觉恢复正常，确有探讨研究之必要。从《素问·五脏生成》"目得血而能视"，则知鼻得血而能嗅，舌得血而能辨味。味、嗅觉丧失者，必有因经络闭阻而血不能荣养清窍者，此案病机大要如此。用芍药甘草汤加味，使之气血通和，是为治本之法。

3. 肝风 孙某某，女，中年。两臂乱动，昼夜不止，却自己不住地说："累死我了！累死我了！"由其家人强按其手臂，才能诊脉。现已记不住脉象，也记不起处方是什么，只记得当时是以养血息风为治，服药后无效。后一老药工李树亭与一方，是芍药30g、甘草30g，服后竟获痊愈。（《伤寒解惑论》143页）

按 《素问·至真要大论》说："诸风掉眩，皆属于肝。"肝主筋，阴血不足，筋脉失养，故可见本案疾患。芍药甘草汤养血柔肝，缓急止痛而效佳。

4. 胃痛（十二指肠溃疡） 吕某某，女，37岁。20年来间断性胃脘痛牵及两胁，以饥饿时疼痛为甚，伴有嗳气，矢气，纳差，大便燥结。每于情绪波动时即发病。本次发病已历3个月余，西药治疗无效，不能坚持日常工作，乃于1959年8月1日住我院中医病房治疗。入院前钡餐造影见十二指肠球部龛影。查慢性病容，苔薄白，脉弦。证属肝气犯胃，治宜调和肝胃，给"溃疡合剂"（即加味芍药甘草汤：杭白芍15g，甘草31g，香附15g）治疗。3剂后，痛减，精神爽，但仍觉胃脘两胁胀满不舒，窜及后背，乃于合剂中加紫苏梗6g，沉香6g，继服3剂。药后腹满明显减轻，嗳气已不明显，乃继给"溃疡合剂"治疗，共住院21天。出院时诸症皆消，纳佳，二便调，苔退，脉缓和。嘱出院后继服"溃疡合剂"巩固疗效。出院后半月余复查钡餐，十二指肠球部之龛影消失，溃疡病完全治愈，已恢复正常工作。全疗程1个半月。（《北京市老中医经验选编》268页）

按 此案"溃疡合剂"药仅三味，重用甘草为君甘味补脾气虚止痛，佐白芍酸甘化阴止痛，香附则理气止痛。三味相合，补气养阴行气兼顾而止痛，方虽小药力专精也。

据本文作者报道，用加味芍药甘草汤治疗肝胃气痛型溃疡病30例，其中十二指肠溃疡28例，胃溃疡2例。大部分病人为长期服西药无效，不能坚持日常工作，经服上方1~7天后疼痛减轻，1个月左右症状消失，1~3个月大部分病人恢复工作。其中 13 例复查钡餐造影，溃疡消失者 5 例，好转者 7 例，无变化者 1 例。

七、当归贝母苦参丸

【主治病证】妊娠，小便难，饮食如故，当归贝母苦参丸主之。（金匮二十·7）

【方剂组成】当归　贝母　苦参各四两

【方药用法】上三味，末之，炼蜜丸如小豆大，饮服三丸，加至十丸。

【方证释义】本方功能养血解郁，清热利湿。方中"当归以和血润燥，贝母清肺开郁，苦参以利窍逐水，并入膀胱，以除湿热也"（张璐《张氏医通》）。本方证是以血虚热郁为主要病机的病证。症见妊娠小便不利，或淋沥涩痛，舌红苔黄，脉滑。若兼见大便干结，其效亦佳。

【临床发挥】《验方新编》："孕妇小便不通，此胎压尿胞不得小便，心烦不卧，名曰转胞方。即本方。"

治孕妇大便难　条文所谓"小便难"，是指小便时排尿困难，或排尿不爽。此与"子淋"之小便频数，尿道涩痛不同。临床有的医家以当归贝母苦参丸治疗妊娠大便难，有润下之功效。秦伯未说："近得金华沈介业中医师来信，指正这条'小便难'当作'大便难'，经他祖父五十年的经验和他自己试用，效验非凡。信里说：'孕妇患习惯性便闭，有时因便闭而呈轻微燥咳，用当归四份，贝母、苦参各三份，研粉，白蜜为丸，服后大便润下，且能保持一天一次的正常性，其燥咳亦止。过去吾家对孕妇便难之不任攻下者，视此为秘方。'"

【医案举例】

1. **小便不利（急性泌尿系感染）**　包某某，女，42 岁，住北京朝阳区。1994 年 6 月 22 日就诊。尿急，尿频，小便时尿道灼热涩痛。尿检：白细胞 10～16 个，红细胞 3～4 个。某医院诊为"急性泌尿系感染"，服诺氟沙星等西药，效果不佳。伴腰酸，小腹胀，足踝部略有浮肿，心烦少寐，口干不欲饮，微咳，大便偏干，2 日一行，小便黄，舌红、苔薄腻，脉滑细。辨为血虚挟有湿热下注，治当养血清热利湿。方用《金匮要略》之当归贝母苦参丸：当归 20g，浙贝母 15g，苦参 12g。7 剂。服 4 剂后，症状明显减轻，小便灼痛消失，排尿通畅。然足踝处之浮肿、腿重、乏力未瘥。转方当归贝母苦参汤与防己黄芪汤合方，清热除湿之中并扶卫气之虚。又服 7 剂，诸症悉除，尿常规化验为阴性。（《刘渡舟临床验案精选》）

　　原按　本案为血虚湿热下注，又加上焦肺气不宣，上壅下闭，水道不利，湿无从出所致，故上有微咳、口干、心烦，下见尿频、尿急、尿痛；血虚不润，则大便偏干。此虚实挟杂之证。若徒用清利，则必伤津化燥，刘老以《金匮》"当归贝母苦参丸"养血润燥，清热通淋。本方原为"妊娠小便难"而设，方中当归养血润肠，贝母开郁结利肺气而通调水道，苦参清利膀胱之湿热。全方上下并调，标本兼顾。临床用于治疗妇人小便不利，其色发黄，尿道热涩，或见大便秘结，身发虚弱之证，屡有效验。

按 据张浩良经验［《中医杂志》1992，（3）：55］，用当归贝母苦参丸适当加大剂量（当归 10g，大贝母 24～30g，苦参 24～30g），结合辨证处方选药，治疗急慢性前列腺炎、肺热久咳、湿热痢疾均有明显效果。

2. 妊娠便秘 于某某，女，26 岁。自然闭经 2 个月，呕吐便秘半月余，恶心呕吐，日呕吐 5～10 次不等，吐物黏稠。嗜酸，但不影响进食。大便秘结，五六日一行，便干如羊屎，腹满，尿少而黄，但无尿道涩痛。舌质红、苔黄略腻，脉濡数。诊断为妊娠呕吐。其证为痰热阻于中焦，胎气上逆，胃失和降而致呕吐，予加味温胆汤 2 剂，呕吐缓解，唯便秘仍在，腹仍不适，舌质红、黄腻苔，脉仍细数。此系妊娠呕吐伤及胃阴，又胎气初结，血去养胎，阴血不足而生虚热，虚热耗津，致大便秘而不解。故用当归贝母苦参丸方，养血清热散结。重用当归 40g，苦参 15g，贝母 10g。日 1 剂，分 2 次服。连服 4 剂，大便得通，舌红转淡，腹满消失。妊娠至 6 个月，便秘复作，再投此方 3 剂，至分娩，便秘未再出现。［高永祥.《黑龙江中医药》1991，（1）：23］

按 此案治妊娠便秘用当归 40g，如此重用，首先是辨证以本条经方为指导，再就是取当归养血润肠之专功特效。

八、枳实芍药散

【**主治病证**】产后腹痛，烦满不得卧，枳实芍药散主之。（金匮二十一·5）

【**方剂组成**】枳实（烧令黑，勿太过） 芍药等份

【**方药用法**】上二味，杵为散，服方寸匕，日三服，并主痈脓，以麦粥下之。

【**方证释义**】本方功能行气和血止痛。方中"芍药以利血，用枳实而必炒黑，使入血分，以行血中之气。并主痈脓者，脓乃血所化，此能行血中之滞故也"（唐宗海《金匮要略浅注补正》）。每服方寸匕，并以麦粥调服，说明病情不重，意在缓治。本方证是以产后正虚，血气郁滞为主要病机的病证。症见产后小腹部胀满疼痛，痛甚可累及心胸烦满，不得安卧，舌暗滞、苔薄白，脉弦等。

【**临床发挥**】《方极》："枳实芍药散，治腹满拘挛，或痛者。"

【**医案举例**】**产后腹痛** 杨某某，女，21 岁。1981 年 4 月 15 日就诊。产后 7 天，恶露已尽，小腹隐痛，前医治疗无效。现小腹疼痛剧烈，面色苍白带青，痛

苦面容，烦躁满闷，不能睡卧，拒按，舌质淡紫、苔薄白，脉沉弦。此乃气血壅结。治以破气散结，和血止痛，投枳实芍药散：枳实（烧黑）、芍药各12g。水煎服。当晚即安，1剂而愈。［尹光候.《四川中医》1986，（11）：38］

九、温经汤

【主治病证】问曰：妇人年五十所，病下利数十日不止，暮即发热，少腹里急，腹满，手掌烦热，唇口干燥，何也？师曰：此病属带下，何以故？曾经半产，瘀血在少腹不去。何以知之？其证唇口干燥，故知之。当以温经汤主之。（金匮二十二·9）

【方剂组成】吴茱萸三两 当归 川芎 芍药 人参 桂枝 阿胶 生姜 牡丹皮（去心）甘草各二两 半夏半升 麦门冬一升（去心）

【方药用法】上十二味，以水一斗，煮取三升，分温三服。亦主妇人少腹寒，久不受胎；兼取崩中去血，或月水来过多，及至期不来。

【方证释义】本方功能温经散寒，养血行瘀。"经寒者，温经茱萸、姜、桂；血虚者，益以芍药、归、芎；气虚者，补以人参、甘草；血枯者，润以阿胶、麦冬；半夏用以止带下；牡丹用以逐坚癥。十二味为养血温经之剂，则瘀血自行而新血自生矣。"（程云来《金匮要略直解》）本方证是以冲任虚寒，瘀血内结为主要病机的病证。症见50岁左右的妇女淋漓下血，数十日不止，色暗或有血块，或伴有小腹拘急冷痛，唇干口燥，但欲漱水不欲咽，或手足心烦热，午后低热，舌淡红，脉弦或细涩少力等。

【临床发挥】《千金方》："治崩中下血，出血一斛，服之即断，或月经来过多，及过期不来者，服之亦佳方。"

《和剂局方》："温经汤治冲任虚损，月候不调，或来多不断，或过期不来，或崩中去血过多不止。又治曾经损娠，瘀血停留，少腹急痛，发热下利，手掌烦热，唇干口燥，及治少腹有寒，久不受胎。"

《产宝诸方》："温经汤治女人曾经小产成带，三十六病，腹胀唇口干，日晚发热，小腹急痛，手足烦热，大肠不调，时泄痢，经脉不匀，久不怀妊方，即本方十一味，右为粗末，每服二钱，水一盏，姜五片煎至七分，去滓，空心温服，忌生冷滑物。"

治多种妇人病良方 温经汤对冲任虚寒兼瘀血所致的多种妇人病具有可靠疗效，特别是对"妇人少腹寒，久不受胎"之不孕症的特殊疗效，更应重视。温经汤配伍严谨，药多而不杂，具有温经散寒而不燥，活血化瘀而不峻，补益冲任而不滞等特点及综合功用，故温经汤之"温"乃"温通""温养"之义。根据异病同治的原则，符合本方证病机的内科病等许多病证，该方亦有疗效。（吕志杰

综述）

【医案举例】

1. 崩漏（更年期子宫出血） 黄某，女，52 岁。年过大衍，天癸应去而不去。今年来，经行淋漓不净，少则 10 天，多则 20 多天，这次经来 1 个月未止。有认为血热而用固经丸；有认为血虚而用胶艾汤；有认为脾虚而用归脾汤。诸药不能止，怀疑肿瘤，经妇科检查，诊断为"子宫出血"。宜服中药治疗，因来门诊求治。望其面色红润，形体丰满。问其症，经来 32 天，淋漓不尽，色暗紫，有时夹有血块，腹中隐痛拘急不舒。脉来迟滞不利，舌中有紫斑。病瘀血内阻，欲行不畅，非血热、虚寒引起，故用清热、收涩、补虚诸法治疗无效。治当活血化瘀，但年纪将老，气血渐衰，不任攻破。仿《金匮》温经汤法。因为血瘀遇热则行，遇冷则凝，故用温经以行其瘀。处方：吴茱萸 5g，桂枝 8g，当归、阿胶（水化服）、白芍各 10g，桃仁 5g，红花 5g，党参 10g，甘草 5g，艾叶 5g。嘱服药 3 剂。说明药后漏血可能会更多，切勿惊怕。因为瘀血必须排泄，瘀尽血自止。药后果然出血比前时多，并有血块，乃瘀血外泄佳象。遂按原方去桃仁、红花，再服 3 剂。漏下停止，腹痛方解。后用八珍汤调理。下次月经来，预服温经汤 2 剂，3 日经尽。以后月经渐少而断，病告痊愈。[张谷才.《辽宁中医杂志》1990，（8）：13]

原按 老年妇人崩漏日久不止，常因寒凝血瘀，经行不畅，淋漓不尽，少腹拘急疼痛，形寒怕冷，脉迟涩，舌色紫，治疗必用温经汤，温经行血，瘀血去除则崩漏自止。如夹有血块，可暂加桃仁、红花活血化瘀。本方应用时要注意的是，初用时则下血更多，再用则下血渐止，此瘀血已去，新血渐生的征象，勿因血多而不敢再服。

按 张谷才氏专研《金匮》并有专著，为当今名医，临床经验丰富，此案可见其真功夫。

2. 崩漏 郭妇，年 30 岁。于 1956 年 6 月来我处就诊。病人自诉：2 月间小腹胀痛，间有赤白带下，草医作"风气"医治，服草药 3 剂，忽然血大下，抬至人民医院针药兼治，治疗月余，小腹仍痛，流血不止。予按其脉弦迟，询其所下之血紫红色，或成块，或腥臭，伴有手心发热，口干不欲饮。断为血海虚寒，冲任受损，拟用《金匮》温经汤，服 5 剂，腹痛减轻，下血亦少，神色好转，症状大减；继服前方 10 剂，诸症悉愈，形健神旺。(《湖南省老中医医案选》第一辑，40 页）

按 本案脉症总的病机符合温经汤证。虚则无力摄血，瘀则新血不能归经，治以温经汤 5 剂见效，10 剂收功，真神方也。

3. 小产 霍某某，31 岁。主诉小产 3 胎，现已小产半个月。症见少腹阵痛，痛有定处，腰痛，唇口发干，舌质黯，脉细涩。证属多次小产而致胞宫血脉受损，瘀阻胞宫。以温经汤加减治之。服药 4 剂而病愈。后妊娠 7 个月时，腹痛下坠，服当归芍药散 2 剂治愈。足月顺产一女婴。[靳树才.《黑龙江中医药》1992，（2）：32]

按　王清任《医林改错》在少腹逐瘀汤条下指出："三个月前后，无故小产，常有连伤数胎者，医书颇多，仍然议论滋阴养血、健脾养胃、安胎保胎，效方甚少。不知子宫内，先有瘀血占其地，胎至三月再长，其内无容身之地，胎病靠挤，血不能入胎胞，从旁流而下，故先见血。血既不入胎胞，胎无血养，故小产。"王清任的经验之谈，正体现了张仲景所谓"曾经半产，瘀血在少腹不去"的理论。临床所见，凡小产后，有瘀血在少腹不去者，用温经汤治疗，确有可靠疗效。从治愈的案例来看，小产后服数剂温经汤，此后妊娠多足月顺产。

4. 痛经　陈某某，28 岁。患痛经病多年，经期先后无定，色暗有块，又兼久有胃病。切其脉弦细而涩，其面色甚为憔悴，又瘦又黄，食欲减少。乃就平日习用之温经汤作 3 剂试之。越 3 日，适经水来而腹不痛，妇甚为异，又延予治，复与原方改党参为红参服 3 剂，而胃病亦不发。予仍以原方嘱每月经来时服 1 剂，年终来信鸣谢，并告已生一男矣。（《湖北中医医案选集》第一辑，77 页）

按　本案治痛经得愈，久患之胃痛亦不发，何也？以温经汤既能调经止痛，又能健脾养营，此"异病同治"之大法，乃中医之精华。

5. 不孕症（子宫发育不良、子宫小）

（1）某某，30 岁。婚后 9 年未孕，18 岁初潮，2～3 个月行经一次，持续 5～7 天，量多色暗，腹剧痛，自感半身以下如入水中，舌淡无苔，脉沉弦。妇科检查示："子宫发育不良"。证属先天肾气不足，冲任脉虚，胞宫虚寒。治宜温肾养血，温通冲任，选大温经汤：吴茱萸 9g，牡丹皮 6g，白芍 6g，人参 6g（或党参 20g），肉桂 5g，当归 18g，川芎 6g，半夏 6g，阿胶 6g（烊化），甘草 3g，生姜 3 片。服药 9 剂，月经来潮，腹痛减轻。续服 20 剂，经期正常，诸症消失，嘱其停药，3 个月后告之已受孕。[邵文虎.《天津中医》1991，（1）：11]

（2）某某，32 岁。结婚 5 年未孕，婚后经期日趋错后，妇科检查："子宫小"。用性激素治疗未效。现已 6 个月未潮，焦思忧虑，饮食日减，精神萎靡，面色枯白，舌淡嫩、无苔，脉沉细。证属先天肾气不足，继发心脾亏损，胞虚经闭。治宜温肾养心健脾，用大温经汤加减。连服 30 剂，经水来潮，经量亦趋增加，饮食日增。2 个月后经闭，经妇科检查，已然怀孕。[邵文虎.《天津中医》1991，（1）：11]

（3）张某，女，30 岁。病人于 21 岁时生一女孩，产后因经期发热过饮生冷，导致月经不调。经来少腹剧痛，形寒怕冷，喜热熨，喜按，经期每次过期，有时 40 多天方行。脉象沉迟，舌淡苔白、边缘有瘀斑。病因寒凝气滞血瘀，故宫寒而不孕，月经不调。治以温经汤化裁，暖宫而调经。处方：吴茱萸 5g，川芎 6g，当归、白芍各 10g，桂枝 8g，牡丹皮 6g，生姜 3 片，甘草 3g，半夏 6g。嘱于每月经行前服 5～7 剂。经行即停服药。连服半年，月经渐调正常。后怀孕，生一男孩。原方后云："亦主妇人少腹寒，久不受胎。"用之竟获良效。［张谷才.《辽宁中医杂志》1980，（8）：13］

按 不孕症原因很多，诸如上述"子宫发育不良""子宫小"等发育不足为成因之一。所述 3 案或初潮迟、经期错后，或痛经，或经闭，从而导致不孕。病机皆是先天肾气未充，冲任不盛，胞中虚寒，用温经汤温补肾气，调补冲任，养血补脾，均取得生儿育女之效果。

当代名医傅再希经验：经期服温经汤原方 5 剂，治宫寒不孕，每每获效。详见《伤寒杂病论研究大成》815 页。

类方串解

本章共 9 首。其中用当归者 7 首，用芍药者 7 首，归、芍并用者 5 首。由此可见，当归、芍药为和血剂之主药，并结合具体病机，酌情配伍健脾、渗湿、散寒、清热等药物。归纳如下：

1. 当归、芍药并用的类方 ①当归芍药散：本方芍药剂量最大为君，配合当归、川芎和血以调肝，合用白术、茯苓、泽泻三药健脾渗湿，全方肝脾并调，主治"妇人怀妊，腹中疞痛"。②当归散：本方归、芍、芎三药剂量相等以和血，合用白术健脾，黄芩清热，主治"妇人妊娠"而血虚胎热者。本方与上方均能调补肝脾，而本方并能清热，上方并能利湿。③当归四逆汤、当归四逆加吴茱萸生姜汤：两方均为归、芍并用，配合其他温经散寒药，主治血虚寒凝所致的"手足厥寒，脉细欲绝者"。④温经汤亦为归、芍、芎并用以和血，但病机复杂，本方 12 味药总为温经和血而设。

2. 应用当归的类方 ①当归生姜羊肉汤：本方三药合用，具有养血散寒之功，主治"产后腹中痛……并治腹中寒疝，虚劳不足"。②当归贝母苦参丸：本方三药合用，具有养血清利湿热之功，主治"妊娠，小便难"因血虚郁热，而膀胱气化不利者。两方均取当归和血，而一方并能散寒，二方并能清热，并且提示胎前多热、产后多寒之机制。

3. 应用芍药的类方 ①芍药甘草汤：两药合用酸甘化阴，主治阴血不足，筋脉失养所致的"脚挛急"疼痛等痛证。②枳实芍药散：本方芍药和血，枳实烧黑亦入血分以利血中之气，两药合用和血行气，主治"产后腹痛"及其他病证因气血郁滞者。需要明确，"仲景凡治腹痛，多用芍药，何也？以其能治气血积聚，宣行脏腑，通则痛止也。"（赵以德《金匮玉函经二注》）《本经》谓芍药"主邪气腹痛……止痛"，故仲景治腹痛多用之。

第十八章

止血剂

凡具有止血功能，用以治疗吐血、衄血、下血、崩漏等出血性疾患的方剂，称为止血剂。出血成因当分寒、热、虚、实。属虚寒证者，温补固涩即可止血，如柏叶汤、胶艾汤、黄土汤等；属实热证者，清热泻火即可止血，如泻心汤、赤小豆当归散等。因此，治疗出血证的关键不在止血，而是要"谨守病机，勿失其宜"。古人所谓"见血勿止血"即是此意。

一、泻心汤

【主治病证】心气不足，吐血、衄血，泻心汤主之。（金匮十六·17）

【方剂组成】大黄二两　黄连　黄芩各一两

【方药用法】上三味，以水三升，煮取一升，顿服之。

【方证释义】本方功能清热泻火止血。方中大黄、黄连、黄芩苦寒清泄，直折上炎之火，泻心即是泻火，泻火即可止血。本方证是以火热内盛，迫血妄行为主要病机的病证。症见吐血或衄血，情势急迫，血色鲜红，伴口渴心烦，溲赤便秘，舌红苔黄，脉数有力等。

【临床发挥】《肘后》："恶疮三十年不愈者，大黄黄芩黄连各一两为散，洗疮净，以粉之，日三，无不瘥。又黄柏等份亦佳。"

《本事方》："三黄散治衄血无时。本方三味细末，每服二钱，新水调下，蜜水亦得。"

《和剂局方》："三黄圆治丈夫妇人三焦积热，上焦有热，攻冲眼目赤肿，头项肿痛，口舌生疮；中焦有热，心膈烦躁，不美饮食；下焦有热，小便赤涩，大便秘结；五脏俱热，即生疽疖疮痍，及治五般痔疾，粪门肿痛，或下鲜血（即本方）。右三味，各等份为细末，炼蜜为圆，如梧桐子大，每服三十丸，用熟水吞下。如脏腑壅实，加服丸数；小儿积热，亦宜服之。"

《类方准绳》："泻心汤治心受积热，谵言发狂，墙上屋。"

【医案举例】见第十二章大黄黄连泻心汤。

二、赤小豆当归散

【主治病证】病者脉数，无热，微烦，默默但欲卧，汗出，初得之三四日，目赤如鸠眼；七八日，目四眦黑。若能食者，脓已成也，赤小豆当归散主之。（金匮三·13）

下血，先血后便，此近血也，赤小豆当归散主之。（金匮十六·16）

【方剂组成】赤小豆三升（浸，令芽出，曝干）　当归

【方药用法】上二味，杵为散，浆水服方寸匕，日三服。

【方证释义】本方功能清热利湿，活血排脓。方中"当归主恶疮疡，赤小豆主排痈脓，浆水能调理脏腑，三味为治痈脓已成之剂。此方蚀于肛门者当用之。案先血后便此近血也，亦用此汤，以大肠肛门本是一源，病虽不同，其解脏毒则一也"（程云来《金匮要略直解》）。本方证是以湿热邪毒上蒸下注，兼挟血瘀为主要病机的病证。症见目赤如鸠眼（赤在瞳子），眼睑内外眦灰黑，或痔疮下血等。

【临床发挥】**赤小豆治外伤性血肿及疔疮**　据报道：用单味赤小豆外敷与内服并用治疗外伤性血肿及疔疮 86 例。其中疔疮 18 例，外伤 68 例。治疗方法：将赤小豆碾研细末，加鸡蛋白调成糊状，涂满患处，再用棉垫固定，每日 1～2 次；赤小豆 300g，水煎服，日 1 剂。结果：86 例中除 3 例疔疮因并发感染加用抗生素外，其余 83 例均在 3～4 日内收功。[李传兴.《湖北中医杂志》1990,（2）：封三]

《本草纲目》谓赤小豆"治一切痈疽疮疥及赤肿，不拘善恶"。《药性论》记载"赤小豆有治热毒，散恶血，消肿排脓"之功。赤小豆家庭常备，取之方便。

【医案举例】**痔疮出血**　王（左），内痔便血又发，气虚不能摄血，血渗大肠，兼湿热内蕴所致，拟益气养阴而化湿热。赤豆一两，当归二钱，党参一钱五分，荆芥炭八分，炙黄芪二钱，大白芍一钱五分，侧柏炭一钱五分，炙甘草六分，生地炭三钱，槐花炭三钱（包）。（《丁甘仁医案》）

按　丁氏为近代名医。本案清利湿热、凉血止血以治标，益气养阴以固本，标本兼顾。如此既治疗局部病变，又照顾整体，颇见临证功夫，此乃中医特色。

三、柏叶汤

【主治病证】吐血不止者，柏叶汤主之。（金匮十六·14）

【方剂组成】柏叶　干姜各三两　艾叶三把

【方药用法】上三味，以水五升，取马通汁一升，合煮取一升，分温再服。

【方证释义】本方功能温中止血。方中柏叶、马通汁（后世很少应用，改以童便为宜）清降止血；艾叶、干姜温阳守中，摄血止血。四味合用，温中止血，标本兼治。本方证是以中气虚寒，阴血失守为主要病机的病证。症见吐血日久不止，色淡红或暗，面色苍白，形倦神疲，舌淡，脉弱等。

【临床发挥】马通汁易童便治血证　中医用童便（一般以 10 岁以下健康儿童的小便为佳。去头尾，用中段尿）治疗血证历史悠久。上述资料表明，童便对多种病变导致的出血证绝大多数有良效。由此可知，古人治疗血证处方中使用童便的经验是可贵的。现代对不同性别、年龄的人尿有深入研究，从中提取了许多特效药用成分。(吕志杰综述)

【医案举例】

1. 吐血

（1）**胃溃疡出血**　段某某，男，38 岁，干部。旧有胃溃疡病，并有胃出血史，前 20 日大便检查潜血阳性，近因过度疲劳，加之出差适大雨受冷，饮葡萄酒一杯后，突然吐血不止，精神萎靡，急送某医院检查为胃出血，经住院治疗 2 日，大口吐血仍不止，恐导致胃穿孔，决定立即施行手术，迟则将失去手术机会，而病人家属不同意，半夜后请蒲老处一方以止血。蒲老曰：吐血已两昼夜，若未穿孔，尚可以服药止之。询其原因由于受寒饮酒致血上溢，未可凉药止血，宜用《金匮要略》侧柏叶汤，温通胃阳，化瘀止血。处方：侧柏叶三钱，炮干姜二钱，艾叶二钱。浓煎取汁，兑童便 60ml，频频服之。次晨复诊吐血渐止，脉细涩，舌质淡、无苔，原方再进，加西洋参四钱益气摄血，三七（研末吞）二钱止血消瘀，频频服之。次日复诊，血止，神安欲寐，知饥思食，并转矢气，脉两寸微、关尺沉弱，舌质淡、无苔，此乃气弱血虚之象，但在大失血之后，脉证相符为吉，治宜温运脾阳，并养营血，佐以消瘀。主以理中汤，加归、芍补血，佐以三七消瘀。服后微有头晕耳鸣，脉细数，此为虚热上冲所致，于前方加入地骨皮二钱，藕节三钱，浓煎取汁，仍兑童便 60ml 续服。再诊：诸症悉平，脉亦缓和，纳谷增加，但能矢气而无大便，继用益气补血，养阴润燥兼消瘀之剂。处方：白人参三钱，柏子仁二钱，肉苁蓉四钱，火麻仁四钱（打），甜当归二钱，藕节五钱，陈皮一钱，山楂肉一钱。浓煎取汁，清阿胶四钱（烊化）和童便 60ml 纳入，分 4 次温服。服后宿粪渐下，食眠俱佳，大便检查潜血阴性，嘱其停药，以饮食调养，逐渐恢复健康。(《蒲辅周医案》43 页)

按　蒲辅周先生（已故）是现代著名老中医。本案治吐血不止师仲景方法，先后四诊，灵活变通，化险为夷，足以表明先生的渊博学识与丰富经验。读者仔细推敲，学以致用，自能提高临床水平。

（2）**糜烂性胃炎出血**　吕某某，男，38 岁，笔者侄子。2007 年 1 月 23 日初诊。素嗜酒,有胃病、高血压病史(有家族史)。近因夫妻不睦,动怒后引发吐几口鲜血,服用三七粉、云南白药等止血药,进流食,卧床休息,二三日来下楼活动又引起吐血几次。其脉弦按之少力,舌淡红略暗、苔中根薄黄腻,舌体有四处花生米大小的紫黑色血管瘤(自幼腮部、颈部有多处血管瘤)。测血压124/98mmHg。以泻心汤加味治之,处方:大黄12g,黄连6g,黄芩9g,海螵蛸20g,白及10g,三七粉3g(冲服)。水煎200ml,日分4次少量频服。服药2剂,大便日四五次,质稀,仍活动后吐血数口。改用治"吐血不止"的柏叶汤:侧柏叶15g,炮干姜10g,艾叶10g,童便60ml(兑入)。水煎200ml,分日4次服。服上方2剂,未再发生吐血,大便日1次。守方适当加味,再服4剂,大便日1次,黑便转为黄色软便。开车外出十几里亦未发生吐血。自初诊后十二三日(2月6日)作胃镜检查,结果:"糜烂性胃炎出血"。医院大夫处方:胶体果胶铋胶囊(主治消化性溃疡、胃炎)、奥美拉唑肠溶胶囊(主治消化性溃疡等)、阿莫西林胶囊(抗菌消炎)。服用3天期间,开车外出较多,今日上午烧心,又出现黑便,以为再出血,细查西药说明书,其"胶囊"服药期间可出现"黑褐色无光泽大便"。(吕志杰验案)

按 此案病机较复杂,初诊根据病史及吐血病因,治拟泻火止血为正法。但因病人不能安心静养,以致吐血不止,热随血去,气随血脱,故更方以柏叶汤加味治之而取效。此外提示一点:用西药要详细看看说明书,知其利弊及对人体的特殊影响。此例若不细查西药说明书,难免误认为再次出血。

2. 齿衄 张某,男,5岁。患儿脾胃素虚,麻疹回落后,牙龈流血不止,曾服养阴清热止血之品,出血有增无减。细察症状,见精神疲乏,盖被向内而卧,齿衄涓涓不断,但血色淡红,牙龈不肿,上腭有两个溃疡点,周围不甚红晕,二便通调,手足尖微凉,舌淡红,脉细。此属中焦虚寒,血不归经,宜温中止血,柏叶汤主之。侧柏叶6g,炮姜炭3g,艾叶炭3g,童便10ml(兑入)。3剂后不仅齿衄止,口疮亦见好转,继用健脾养胃之剂调理而愈。[戴子辰.《河北中医》1997,(1):30]

3. 咳血(肺结核) 谢某某,男,32岁,农民。患肺结核8年,痰中带血8个月。诊时病人神疲意懒,面色晦黄,但两颧微红,频频咳出满口暗红色血痰。胸及上腹部阵阵疼痛,勉强能进少量粥饭。大便稀,口淡乏味,舌质胖而淡红、苔薄黄,脉弱数不任按。急拟柏叶汤治之:干姜9g,艾叶9g,柏叶15g。童便约50ml调入煎好的药液中,1次温服。服上方3剂后,自觉精神好转,血痰显著减少,大便已成形。照原方加阿胶9g烊化,以润燥养营。前后共服本方8剂,8个月来的出血才告消失,观察10多天,无复发而出院。[《新中医》1975,(4):35]

按 肺结核而咳血,咳血为标,肺结核为本。故以柏叶汤治愈咳血后,应转为治本(西药的抗结核药有特效)。否则,结核不除,咳血难免复发。

四、黄土汤

【主治病证】下血，先便后血，此远血也，黄土汤主之。（金匮十六·15）

【方剂组成】甘草　干地黄　白术　附子（炮）　阿胶　黄芩各三两　灶中黄土半斤

【方药用法】上七味，以水八升，煮取三升，分温二服。

【方证释义】本方功能温中健脾，补血摄血。"方用灶土、草、术，健补脾土以为摄血之本；气陷则阳陷，故用附子以振其阳；血伤则阴虚火动，故用黄芩以泻火；而阿胶、熟地黄又滋其既虚之血。合计此方，乃滋补气血，而兼用温、清之品以和之，为下血崩中之总方。"（唐容川《血证论》）本方证是以中焦脾气虚寒，统摄失职为主要病机的病证。症见：先便后血，血色暗滞或如柏油状，并伴有脘腹疼痛，喜温喜按，面色苍白，肢冷身倦，舌淡苔白，脉细弱等。柏叶汤与黄土汤皆治中气虚寒所致之出血证。盖柏叶汤所主，病位偏上（胃），出血势急；黄土汤所主，病位偏下（肠），出血势缓。还需要明确，便血之人不一定吐血，而吐血者必然伴有便血。故吐血、衄血、便血之病机属于虚寒者，即可酌情选用两方之一治疗。

【医案举例】

1. 便血

（1）胃痛（十二指肠球部溃疡）　毛某某，男，18岁。胃脘痛已10载，每逢冬春则发作，1周来胃脘痛，夜间较剧，反酸泛恶，便血色黑，苔白质淡，脉细。脾虚生寒不能摄血，肝虚生热不能藏血，统藏失职，血不归经，下渗大肠则为便血，拟《金匮》黄土汤，刚柔温清，调和肝脾以止血。处方：党参12g，炒白术9g，熟附子9g（先煎），熟地黄12g，炒黄芩9g，阿胶9g（烊冲），仙鹤草30g，灶心土30g（包）。服4剂，大便隐血阴性。（《张伯臾医案》55页）

（2）腹痛（便血休克）　罗某某，男，72岁。病人午餐饮酒，并进食姜蒜等食物后出勤农事。日落时分，骤然腹痛，肠鸣，大汗淋漓，水样便与鲜红色血混杂，状若洗肉汤，腹泻频繁，疼痛不已，急诊入院。既往素有腹痛腹泻反复发作史。检查：血压20/10mmHg，中西医结合抗休克治疗20小时，病情未见好转。病人辗转床第，目陷息促，面色苍白，神情疲乏，烦渴欲饮，皮肤松弛，潮湿欠温，四肢厥冷，手足拘挛，舌有齿印，脉微欲绝。此乃阴绝阳亡之象。急投黄土汤加味以回阳益阴，养血摄血。处方：附子、红参、黄芩、阿胶（烊化）、熟地黄、白术、麦冬各10g，甘草5g，伏龙肝250g（布包煎），五味子6g，赤石脂12g，地榆炭15g。煎后少量频饮，以防呕吐。服药1剂，腹痛大减，下血量与次数亦减2/3，四肢渐温，脉微续出，令再服。2天后腹痛泄泻已止，惟觉神疲纳

差，继以香砂六君子汤、归脾汤加减调治 1 周，痊愈出院。[唐精忠.《江西中医药》1989，（6）：23]

原按　病人由于肠络损伤，津血外溢而阴竭，阴竭而阳无所依而欲亡。故取黄土汤加味温阳健脾，坚阴止血。幸挽病人于危境。

（3）少腹痛　苗某某，女，58 岁。病人大便后流鲜血，或无大便亦流大量鲜血，每次流血量 1～2 茶碗之多，每日 2～3 次，已 20 余日。两少腹隐痛，头晕心慌，气短自汗，脸肿，饮食尚可，素有失眠及关节疼痛，月经已停止 2 年，脉沉数，舌淡无苔。《内经》谓："结阴者，便血一升，再结二升，三结三升。"以阴气内结，不得外行，血无所禀，渗入肠间，今去血过多，治宜温养脾肾，方用《金匮要略》黄土汤加味：熟地黄一两，白术六钱，炙甘草六钱，黑附子三钱，黄芩二钱，阿胶五钱（烊化），侧柏叶（炒）三钱，黄土二两（用开水泡黄土，澄清取水煎药）。服 2 剂。复诊时，服上方已有好转，昨日大便 3 次，只有 1 次流血，今日又便后流血 1 次，仍有心跳气短，已无头晕及自汗出，饮食尚可，眠佳，舌无苔，脉仍沉数，原方再服 3 剂。三诊便血已很少，心跳气短亦减，舌苔薄微黄，脉如前。此证血虽渐止，但日久伤血，中气亦伤，仍宜益气滋阴补血，以资善后。处方：生黄芪五钱，当归二钱，干地黄四钱，东阿胶三钱（烊化），甘草二钱，生地榆二钱，侧柏叶（炒）二钱，枯黄芩一钱五分，炒槐花二钱，地骨皮二钱。5 剂。3 个月后随访，未再便血，心跳气短亦较前为佳。(《蒲辅周医案》45 页)

按　便血有远近之分，近血出血部位距肛门较近，血出之后，未经变化，随即流出，故血色鲜红；远血出血部位距肛门较远，血出之后，在肠停留时间较久，已经变化，故血色如漆。依此诊断，则上述苗某某所患为近血，毛某某所患为远血。而罗某某虽便下鲜红，但亦为远血。所以然者，其出血量多而急，未经变化随即流出也。三位病人病位不同（或在胃，或在小肠，或在直肠），而病机相同，故皆以黄土汤治之取得良效。

2. 吐血（胃溃疡）　刘某某，男，51 岁。患胃病已 10 多年，经医院诊断为"胃溃疡"，时发时愈。1962 年 12 月 27 日突然呕吐紫血块 200～300ml，至 28 日晚尚未得止，来院要求出诊。当时案语：素患胃病，时有发作。1 周来胃痛加剧，吞酸泛水，大便色黑，昨夜呕吐紫血盈盈，胃痛反缓，面色苍白，唇色惨淡，神疲少气，声低语微，怯寒蜷卧，四肢不温，舌质淡白、苔白而滑，脉象沉细无力，病起食伤劳倦，脾土困惫，痛久入络，胃脉受伤，血溢离经，气无所附。急宜温阳健脾，补气摄血，拟黄土汤加减：赤石脂 15g，地黄 12g，黄芩、土炒白术各 6g，阿胶 9g，附子、炙甘草各 4.5g，炮姜 3g，西潞党参 15g。水煎服。次日吐血即止，精神稍复，唇舌略转，四肢转温。大失血后正气未复，改用安胃降逆、补气宁血。2剂后诸恙续减，大便色黄，尚感倦怠乏力，调理10余天而愈。[许国华.《浙江中医杂志》1964，（2）：11]

按 血出于胃，量多而急，随胃气上逆而吐出，则为吐血；量少而缓，随肠道下行而便出，则为便血。一般吐血者必有便血，而便血者不一定吐血。本例病人吐血并便血，可知出血量多。其吐血后"胃痛反缓"，此消化性溃疡出血的特点。处方学习陈修园之经验，以甘温而涩之赤石脂代黄土，取得止血效果。据现代药理研究，赤石脂有吸附作用，能保护消化道黏膜，防止胃肠道出血。

3. 衄血 常某某，男，38岁。患鼻出血10多年，每年总有数次发作，每发作一次连续出血四五天，每日流出量20～30ml，经服凉血、止血药即愈。近2年来病势略有加重，病发作时再服前药，或效或不效，后改为止血针剂，如安络血、仙鹤草素等，当时止血，尔后仍不断复发。1969年秋天的一次鼻出血，血量很多，曾用各种止血药都止不住。当时病人面色苍白，手足厥逆，消化迟滞，脉沉迟无力，舌胖而淡。诊断为中气虚寒，统摄无权。投以黄土汤，1剂后血即减少，3剂全止。后用此方加减配制丸药服两三个月，数年来未见复发。（《经方发挥》13页）

按 鼻衄因血热者居多，本例病人病初正处于年轻气盛，故出血之时，以寒凉止血药投之获效。由于病程日久，反复发作，热随血去，阳气遂虚，寒自内生，再用寒凉则属误治，投以黄土汤，方证相对，故药到血止。中医辨证论治，岂不神乎！

五、胶艾汤

【主治病证】师曰：妇人有漏下者，有半产后因续下血都不绝者，有妊娠下血者，假令妊娠腹中痛，为胞阻，胶艾汤主之。（金匮二十·4）

【方剂组成】川芎 阿胶 甘草各二两 艾叶 当归各三两 芍药四两 干地黄（按：《二注》为六两）

【方药用法】上七味，以水五升，清酒三升，合煮取三升，去滓，纳胶，令消尽，温服一升，日三服。不瘥，更作。

【方证释义】本方功能调补冲任，和血止血。方以阿胶为君养血止血；艾叶温经暖胞；地、芍、芎、归和血养血；甘草调和诸药；清酒以行药势。此汤可为调经与胎前、产后之总方，凡冲任脉虚，阴气不守者，皆宜之。本方证是以冲任虚寒，阴血不固为主要病机的病证。症见妇女经水淋漓不尽，或小产后阴道出血不止，或妊娠下血伴腹痛隐隐，喜温喜按，所下之血色皆暗淡，或夹有少许血块，舌淡、苔白润，脉沉细或沉滑无力。

【临床发挥】六种妇人下血证 用胶艾汤治疗妇女下血证92例。其中崩漏59

例，月经过多 14 例，胎漏 4 例，产后恶露不尽 5 例，取环出血 3 例，人流后出血 7 例。治疗方法：胶艾汤，每日 1 剂，煎 2 次，早晚分服。辨证加减：气虚加党参、黄芪、白术；阴虚内热加旱莲草、龟甲；肝郁气滞者合逍遥散去姜、薄；瘀血内阻加益母草、失笑散；胎动不安加黑杜仲、桑寄生、黄芩、紫苏梗。为加强止血之力，常配用黑地榆。结果：本组 92 例中治愈 87 例，好转 5 例，总治愈率为 94.58%。疗程最短 2 天，最长 8 天。体会：医者多疑归、芎辛香温窜，用之畏恐下血愈多。据临床观察，只要用量适当（一般只用 4g），自无出血加剧之弊。且出血较多或历时较久，恐有血虚留瘀之嫌，投少量归、芎自有活血化瘀之妙，以助生血止血之力。[徐陈如，等.《福建中医药》1984,（5）：23]

【医案举例】

1. 滑胎（习惯性流产）、妊娠下血（先兆流产） 侯某某，女，36 岁。第三胎怀孕 3 个月，偶因闪挫发生腹痛腰酸出血。自云：以往每怀胎 3 个月就要流产，已流产 2 胎。察其面色萎黄，精神忧郁恐怖，脉象浮缓，腰酸腹痛，小腹下坠，有轻度出血。妇科检查：子宫大如鹅卵，宫口未开。数经滑胎，冲任脉虚，正气不固。此属习惯性流产前期症状。胶艾汤加味，处方：阿胶 12g（烊化），艾叶 7 片，全当归 9g，川芎 4.5g，白芍 6g，大熟地 12g，甘草 4.5g，白术 9g，桑寄生 9g，党参 12g，升麻 4.5g，杜仲 9g，黄芪 9g。服药 4 剂，出血等症状消失，嘱其休息 1 周。以后未发生意外，临产母子平安。[许永龙.《中医杂志》1965,（3）：24]

按 据本文作者报道，用胶艾汤加白术、寄生等，治疗先兆流产及习惯性流产 15 例，全部治愈。轻证 1~2 剂，重证 2~4 剂即效。

2. 崩漏（功能性子宫出血） 于某某，女，40 岁。1993 年 11 月 29 日初诊。病人素来月经量多，近月余淋漓不断。某医院诊为"功能性子宫出血"。经色鲜红、质稀，头晕乏力，腰酸腿沉，口渴、口苦、便干、舌体胖大、边有齿痕、苔白，脉沉按之无力。此证属于气血两虚兼有虚热。古人云：冲为血海，任主胞胎。今冲任不固，阴血不能内守，而成漏经。治当养血止血，益气养阴调经，方用《金匮》之胶艾汤加味：阿胶珠 12g（烊化），炒艾叶炭 10g，川芎 10g，当归 15g，白芍 15g，生地黄 20g，麦冬 20g，太子参 18g，炙甘草 10g。服 7 剂而血量大减，仍口苦，腰酸，大便两日一行，于上方中加火麻仁 12g，又服 7 剂，诸症皆安。（《刘渡舟临证验案精选》164 页）

原按 综合本案脉症，月经不止而质稀、头晕、乏力、舌胖、脉沉无力等，究为气血两虚，冲任不固。冲任调和，则血海、胞脉充盛，月事以时下。若血虚冲任失养，气虚冲任不固，则可使经血频至，甚则淋漓不止。故治疗应益气血，调冲任，止崩漏，处以胶艾汤。本方善治"妇人有漏下"属血虚冲任不固者。

3. 交阴痛 曾治疗 1 例 30 多岁病人，每次夫妻同房时则阴道内疼痛，同房后阴道少量出血，因而惧怕同房，以致夫妻不睦。用胶艾汤治之，3 剂不再出血，真是妙不可言。（吕志杰治验）

按 宋·陈自明《妇人大全良方·卷之八》有"女人交接辄血出痛方"，可知如此证候自古有之。

六、胶姜汤（方未见）

【主治病证】妇人陷经，漏下黑不解，胶姜汤主之。（金匮二十二·12）

【方剂组成】按：胶姜汤原书有方无药，后世医家有以下三种说法：①林亿等认为胶姜汤即胶艾汤。②陆渊雷认为是《千金要方》之大胶艾汤，即胶艾汤加干姜。③尤在泾认为本方应由阿胶、干姜二药组成。当以尤说为是。

【方证释义】本方功能补虚温里止漏。"陷经漏下，谓经脉下陷，而血漏下不止，乃气不摄血也。黑不解者，瘀血不去则新血不生，荣气腐败也。然气血喜温恶寒，用胶姜汤温养气血，则气盛血充，推陈致新，而经自调矣。"（李彣《金匮要略方论广注》）"胶姜汤方未见，然补虚温里止漏，阿胶、干姜二物已足。"（尤在泾《金匮要略心典》）本方证是以冲任虚寒，经气下陷为主要病机的病证。症见漏下不止，血色暗黑，质清稀，无秽臭，或小腹隐痛，喜温喜按，头晕心悸，神疲乏力，憎寒畏冷，面色苍白，舌淡苔白，脉弱等。

七、王不留行散

【主治病证】病金疮，王不留行散主之。（金匮十八·6）

【方剂组成】王不留行十分（八月八日采） 蒴细叶十分（七月七日采） 桑东南根白皮十分（三月三日采） 甘草十八分 花椒三分（除目及闭口，去汗） 黄芩二分 干姜二分 厚朴二分 芍药二分

【方药用法】上九味，桑根皮以上三味烧灰存性，勿令灰过；各别杵筛，合治之为散，服方寸匕。小疮即粉之，大疮但服之，产后亦可服。如风寒，桑东根勿取之。前三物皆阴干百日。

【方证释义】本方功能化瘀消肿，止血定痛。"本方为金疮肿痛瘀血者而设。……方中王不留行，《本经》'主金疮，止血逐痛'，故为本方君药；蒴细叶活血化瘀，消肿定痛；桑根白皮续脉绝，行水消肿，三药烧灰存性，尤能入血分而止血；倍用甘草，既可益气解毒，且能缓急止痛；花椒祛风邪，芍药通血痹，黄芩清血热，干姜通血脉，厚朴行气滞。诸药合用，可以化瘀血，续绝伤，止血消肿。凡属金疮出血、肿痛者，皆宜用之，内服、外敷均可。产后亦可服者，盖取其祛瘀止血之功。"（段富津《金匮要略方义》）本方证是以经脉肌肤创伤，局

部气血瘀滞为主要病机的病证。症见金刃外伤后出血，血止后局部紫红疼痛等。

【临床发挥】桑东南根白皮特殊功用　《本经》《别录》皆称之为"桑根白皮"，今人简称为"桑白皮"。该药功效，《本经》："味甘，寒，无毒。治伤中，五劳，六极，羸瘦，崩中，脉绝，补虚益气。"《别录》谓"可以缝金疮"。《本草图经》："桑根白皮，作线以缝金创肠出者，更以热鸡血涂之。唐·安金藏剖腹，用此法而愈。"可知古代外科手术之发达。桑白皮之纤维难折断，故可"作线"。

（吕志杰综述）

【医案举例】

1. 金疮久不愈合　钟某，女，53岁。1997年3月17日诊。主诉：半年前因颈椎增生而行手术，有一小伤口至今未愈合，多次局部用药及内服药，效果都不理想。刻诊：伤口处有渗出物，时流黄水，伤口颜色呈暗红，局部时有疼痛，舌苔无变化，脉细。辨证：金疮瘀毒，腐灼血脉。法当化瘀敛疮，排脓托毒。处方以王不留行散加味：王不留行 30g，蒴藋细叶 30g，桑东南根白皮 30g，甘草6g，花椒 9g，黄芩 6g，干姜 6g，厚朴 6g，芍药 6g，当归 12g，牡丹皮 12g，黄芪 18g，皂角刺 10g。5剂，每日1剂，水煎2次合并分3次服。药用10剂后伤口黯红变为嫩红，渗出物消除，局部有轻度发痒。之后又服药16剂，伤口愈合。

（《仲景方临床应用指导》707页）

2. 恶露不绝　笔者（按：为节录谭展望博士论文）临床用经方最值得和同道交流的是，以主治"金疮"的王不留行散用于妇人病。这是受了方后注"产后亦可服"之启发而治之，疗效称奇，举两例如下。

（1）剖宫产后恶露不绝　李某，33岁。初诊：2012年12月1日。2012年10月1日剖宫产后，恶露至今2个月未净，出血量少，血色鲜暗间现，无腰腹疼痛，无带下，二便正常。B超检查：子宫三径 55mm×31mm×56mm，子宫内膜纤细，未见胎物残留。舌淡红、苔薄白，脉细。治法：活血行瘀，清热止血。方剂以王不留行散（参照原方剂量）加味：炒王不留行 30g，桑白皮 30g，甘草 10g，花椒 6g，黄芩 10g，炮姜 6g，赤芍 10g，厚朴 6g，益母草 30g，贯众炭 30g，马齿苋 30g。3剂。二诊：2012年12月5日。进药当天起，恶露即未再出现，无任何不适，舌脉如上。改拟养血和血，清利湿热法。方剂：清白散加减。当归15g，白芍 15g，生地黄 15g，川芎 10g，黄柏 10g，椿皮 10g，甘草 6g，败酱草15g，红藤 15g，地榆 15g，马齿苋 20g，贯众炭 20g。7剂。三诊：2012年12月13日。自觉抱养孩子吃力之后，从12月8日开始阴道又出现少量出血，伴腰部酸痛，头晕，纳便正常，舌脉如上。……

（2）药流清宫后恶露不绝　王某，29岁。初诊：2013年11月21日。10月26日因过期流产行药物流产术，1周后恶露不绝，又行清宫术，至今恶露不绝，量少，咖啡色。B 超检查：宫腔内见一 15mm×7mm×15mm 絮状回声，边界不清。彩色多普勒检查：无明显血流信号。舌淡红苔薄白，脉细。治法：活血通经、化瘀止血。方剂：以例 1 之首诊方加减，即去了贯众炭、马齿苋，改赤芍15g，加土鳖虫 10g，4 剂。二诊：2013 年 11 月 27 日。服药当天，恶露即净，至今未再出血。……（《仲景方药古今应用》第 2 版，866 页）

类方串解

本章共 7 首方剂。可分为清热止血、温补止血和祛瘀止血三类。

1. **清热止血剂**　本类用以治疗热性出血证。以苦寒直折之泻心汤为代表方。而赤小豆当归散则属清利湿热，祛瘀和血之剂。

2. **温补止血剂**　本类用以治疗中焦虚寒，血失统摄所致的吐血、便血等出血证，酌情选用柏叶汤、黄土汤。若属于冲任虚寒、阴血不固或兼瘀血所致的漏下不止、妊娠下血等病证，可选用胶艾汤或胶姜汤。

3. **祛瘀止血剂**　即王不留行散，主治金疮出血、肿痛血瘀者。

第十九章

止痛剂

止痛以通为主，通无定法。泻实、补虚、祛寒、清热，皆可令通则不痛。此类止痛剂是以温经散寒为主的方剂，主治阳虚寒凝之痛证，方中均以乌头、附子等温经散寒止痛之烈峻药为主，再根据不同证候，或兼解表，或兼扶正，或兼化饮降逆，令寒去邪除，则诸痛向愈。

一、大乌头煎

【主治病证】腹痛，脉弦而紧，弦则卫气不行，即恶寒，紧则不欲食，邪正相搏，即为寒疝。寒疝绕脐痛，若发则白汗出，手足厥冷，其脉沉紧者，大乌头煎主之。（金匮十·17）

【方剂组成】乌头大者五枚（熬，去皮，不㕮咀）

【方药用法】上以水三升，煮取一升，去滓，纳蜜二升。煎令水气尽，取二升，强人服七合，弱人服五合。不瘥，明日更服，不可一日再服。

【方证释义】本方功能温经散寒止痛。"乌头大热大毒，破积聚寒热，治脐间痛不可俯仰。……一味单行，则其力大而厚。甘能解药毒，故纳蜜以制乌头之大热大毒。"（程云来《金匮要略直解》）本方证是以沉寒痼结为主要病机的病证。症见脐腹拘急冷痛，伴畏寒肢冷，痛剧则冷汗出，唇青面白，脉沉紧等。

【临床发挥】《类聚方广义》："寒疝腹中痛，叫呼欲死，面色如土，冷汗淋漓，厥冷烦躁，脉弦迟者，用此方则吐水数升，其痛立止，古方之妙有非后人所企及者。"

治晚期癌痛 有的学者用大乌头煎治疗晚期癌痛 58 例，收到止痛效果。癌症晚期病人，其疼痛剧烈而持续，临床用吗啡、哌替啶等麻醉药品止痛。因其毒副作用和药源紧张等关系，近年来试用大乌头煎止晚期癌痛，收到良好效果。治疗方法：制川乌 15g，蜂蜜 30g。将上药加水 1000ml，文火煎煮 60～80 分钟，滤药液约剩 100ml。如法再煎，两次药液混合。分上、下午 2 次服用。亦可一次煎

2~3 日药量，存放冰箱中，分次服用。结果：经 58 例临床观察，与哌替啶组对照（每次肌内注射 100mg），效果相似。治疗中未见不良反应。尤其对消化道癌肿，止痛效果更好。[葛瑞昌.《山西中医》1992，（2）：13]

【医案举例】

1. 疝瘕（腹股沟斜疝） 《建殊录》云：一男子，年七十余。自壮年患疝瘕，十日五日必一发，壬午秋，大发，腰脚挛急，阴卵偏大，欲入腹，绞痛不可忍。众医皆以为必死，先生诊之，作大乌头煎（每贴重八钱）饮之，须臾，瞑眩气绝，又顷之，心腹鸣动，吐出水数升，即复故，尔后不复发。（《金匮要略今释》179 页）

按 《素问·玉机真脏论》说："脾传之肾，病名曰疝瘕，少腹冤热而痛。"本案所述症状，与西医外科学所说的"腹股沟斜疝"颇类似。服大乌头煎后"瞑眩气绝""吐水数升"等，皆为用乌头过量中毒的表现。需要探讨的是，乌头为何能治"阴卵偏大"（为大网膜或肠袢降至阴囊。如为肠袢，局部疼痛明显，并伴有腹部绞痛等症状）呢？盖乌头温通阳气，能促进肠蠕动，服之呕吐虽为中毒，却能升提阳气。如此功用，能促使肠袢"复原"，腹痛自愈，疝瘕自除。

2. 寒疝（胃肠神经官能症） 沈某，50 余岁。有多年宿恙，为阵发性腹痛，因旧病复发，自外地来京住我院。诊为"胃肠神经官能症"。自述每发皆与寒凉疲劳有关。症见腹痛频作，痛无定位，惟多在绕脐周围一带，喜温可按，痛甚以致大汗出。查舌质淡、苔薄腻而滑，脉沉弦。证为寒气内结，阳气不运。曾投理中汤，药力尚轻，不能胜病，非大乌头煎不可，故先小其量以消息之。乌头用 4.5g，以药房无蜜，权以黑豆、甘草代之。2 剂后，腹痛未作，知药证相符，乌头加至 9g。4 剂后复诊，腹痛未复发，只腹部微有不适，腻苔已化，舌转嫩红，弦脉缓和，知沉寒痼冷得乌头大热之品，焕然冰释矣。病者月余痊愈出院。[魏龙骧.《中医杂志》1978，（12）：14]

按 上述治例表明，大乌头煎对寒疝阵发性腹痛疗效确实。为了防止过量中毒，应先用小量，逐步加量，中病即止。

二、乌头桂枝汤

【主治病证】寒疝腹中痛，逆冷，手足不仁，若身疼痛，灸刺诸药不能治，抵当乌头桂枝汤主之。（金匮十·19）

【方剂组成】乌头（按：此下脱剂量。《千金》作"秋干乌头，实中者五枚，除去角"。） 桂枝三两（去皮） 芍药三两 甘草二两（炙） 生姜三两 大枣十二枚

【方药用法】上（桂枝汤）五味，剉，以水七升，微火煮取三升，去滓。

乌头一味，以蜜二斤，煎减半，去滓，以桂枝汤五合解之，令得一升后，初服二合；不知，即服三合；又不知，复加至五合。其知者，如醉状，得吐者为中病。

【方证释义】本方功能解表和营，温里止痛。方"以乌头攻寒为主，而合桂枝汤以和营卫，所谓七分治里、三分治表也"（徐彬《金匮要略论注》）。本方证是以里寒内盛兼寒为主要病机的病证。症见腹中冷痛，手足逆冷，痛剧则手足不仁，出冷汗，并伴有身体疼痛，恶寒头痛等。本方与大乌头煎同治阴寒型腹痛，但前者纯属里寒内盛，而后者则兼有表寒证。

【临床发挥】《腹证奇览》："脐下现大筋如张弓弦，其筋挛引至睾丸，或股际，或及上腹，腹痛如绞，或有绕脐成块者，是寒疝兼气血之不和者也，为乌头桂枝汤证。"

《类聚方广义》："（乌头桂枝汤）治寒疝绕脐痛，上连心胸，下控阴囊，苦处不可忍，手足逆冷，自汗如流者。"

乌头中毒论　关于乌头桂枝汤煎法、服法及服药后反应。《金鉴》："以桂枝汤五合解之者，溶化也。令得一升，谓以乌头所煎之蜜五合，加桂枝汤五合，溶化令得一升也。不知，不效也；又不知，又不效也，其知者，已效也。如醉状，外寒方散，得吐者，内寒已伸，故为中病也。"笔者认为，"不知"为药不及病，由于用药量轻而疗效不明显；"其知者"是药已"中病"，而"如醉状，得吐者"，为乌头中毒的反应，即药量已用到最佳"火候"，不可再加大剂量，以免严重中毒，危及生命。

需要明确，如果服药后发现呼吸迫促，头痛，心跳过速，脉象歇止及肢体麻木等，则为乌头中毒的严重表现。应中西医结合抢救，中药可速服绿豆汤或黑豆甘草汤，可以缓解。（吕志杰综述）

【医案举例】

1. 寒疝

（1）一小学女教师，年 23 岁，于 1973 年 8 月由河北景县来京就医。病腹痛久久不除，体质虚弱，罹腹痛绕脐而作，剧则汗出，时作时止，缠绵不休，纳减神疲，难以坚持工作。在家病休已半年有余矣。脉沉细而弦，舌质淡、苔薄白，绕脐而痛，时冷汗出，喜按喜温，每欲得热饮以缓之，四肢往往不温。此乃正虚里急为本，而致卫气不荣于外，故肢冷。当兼顾表里，分别缓急，进乌头桂枝汤。乌头易制附子（先煎）9g，桂枝 9g，白芍 9g，红枣 10 枚，生姜 3 片，炙甘草 6g。5 剂后，腹痛如失。再 7 剂，神色皆振，纳谷有加，脉细，舌嫩红，四肢温暖，寒象已去，而血虚不足，非可求速也。故方予当归生姜羊肉汤 10 剂。嘱常服调养，久必有功。病者喜形于色，欣然返里，2 个月之后，病愈来信，称谢

不已，并已恢复工作云。［魏龙骧.《中医杂志》1978，（12）：14］

按 本案系素体营卫本虚，寒气内结所致。营卫不足则神疲，舌淡，脉细；寒气内结则腹痛绕脐而作，四肢不温，脉沉弦；疼痛剧烈难以忍受则冷汗时出。故治用桂枝汤调养荣卫，加乌头温阳散寒。5 剂腹痛不作，续服 7 剂，寒去肢温，乃改用当归生姜羊肉汤养血散寒，作善后调养。

（2）袁某某，青年妇女，体甚健，经期准，已育子女三四人矣。一日，少腹大痛，筋脉拘急而未少安，虽按亦不住，服行经调气药不止，迁延十余日，病益增剧，迎余治之。其脉沉紧，头身痛，肢厥冷，时有汗出，舌润，口不渴，吐清水，不发热而恶寒，脐以下痛，痛剧则冷汗出，常觉有冷气向阴户冲出，痛处喜热敷。此由阴气积于内，寒气结搏而不散，脏腑虚弱，风冷邪气相击，则腹痛里急，而成纯阴无阳之寒疝。窃思该妇经期如常，不属血凝气滞，亦非伤冷食积，从其脉紧肢厥而知为表里俱寒，而有类于《金匮》之寒疝。……处以乌头桂枝汤：制乌头 12g，桂枝 18g，芍药 12g，甘草 6g，大枣 6 枚，生姜 3 片。水煎，兑蜜服。上药连进两帖，痛减厥回，汗止人安。换方当归四逆加吴茱萸生姜汤，以温通经络，清除余寒，病竟愈。（《治验回忆录》76 页）

按 此例寒邪痹表则头身痛；寒气内结、阳气不行则畏寒肢厥，腹痛，不渴，脉沉紧；疼痛剧烈则汗出。因属表里兼病，故宜选用乌头桂枝汤两解表里寒邪。服药 2 剂，痛减厥回，汗止人安。遂改进当归四逆加吴茱萸生姜汤善后调理。

2. 寒痹 张某某，女，62 岁。病人周身关节疼痛 3 年。尤以双侧膝关节及肩关节为重。现疼痛剧烈，伴活动功能障碍，上肢举不过肩，下肢难以屈伸，行路不便，腿肿，甚为痛苦。初以桂枝芍药知母汤、甘草附子汤调治未效。现舌质暗红、苔白而厚，脉沉而濡。虑此病寒湿邪气凝滞日久不化，周身气血为之壅塞，非峻剂不能获效。遂投以乌头桂枝汤。处方：桂枝 15g，白芍 15g，炙甘草 15g，生姜 15g，大枣 12 枚；川乌 12g 用蜂蜜 30g 煎之减半，去滓取汁兑入桂枝汤服。服 3 剂后复诊：疼痛大减，上肢已能举过肩，腿已能伸屈自如，高兴至极。惟腿仍肿，小便少，色黄口渴，用五苓散调治获愈。［路军章.《北京中医药大学学报》1991，（1）：21］

按 本案为刘渡舟教授治验，学生整理。需要探讨的是，本案"初以桂枝芍药知母汤、甘草附子汤调治未效"。为何无效呢？关键药是乌头一味。乌头与附子虽属同类，而乌头的散寒止痛作用胜过附子；附子的温经回阳作用胜过乌头。故仲景治疗阴寒性的表里痛证皆以乌头为主药。

3. 高热（变应性亚败血症） 7 岁男娃，持续发热 11 个月，辗转多处诊治无效，后转北京某院住院 3 个月，先诊断为"风湿热"，复诊断为"变应性亚败血症"，用多种抗生素、激素及中药治疗，发热不退，转归原籍大同请门纯德老中医诊治。诊见高热 40.7℃，但有时降至 35℃ 左右。满身有红疹，四肢关节疼痛较甚，面萎，食少，舌淡胖，脉洪大无力。证系寒凉太过，冰伏其邪。先予甘草附子汤小剂试服，不料 2 剂后，其家属欣喜告曰：热势大挫，关节疼痛亦减。于是坚定投用辛温重剂，药用桂枝、炙甘草各 6g，生白芍 15g，生姜 3 片，红枣 4 枚，川乌头 10g，蜂蜜 25g。以蜜先煎乌头 20～30 分钟，再将乌头入水煎，30 分钟后纳入桂枝汤同煎。进服 16 剂，体温恢复正常，诸症悉退，未再复发。[门纯德.《江苏中医》1986，（12）：1]

按　本案既然用乌头桂枝汤"辛温重剂"治愈高热证，其病机必是阳虚发热。阳虚的辨证要点为"舌淡胖，脉洪大无力"。且发热 11 个月，即使始为实热，久病亦已变为虚热。但恐辨证不准，用药失误，故先予"小剂试服"法。此法对初步临证、经验缺乏者更应效法。张景岳对此法早有论及，称之为"探病之法"。详见《景岳全书》第 38 页。

上述治寒痹与高热均先用蜜煎乌头，但如此少量之蜂蜜如何能"煎乌头 20～30 分钟"？故编者认为，可加入适量水与蜜共煎煮。

三、乌头汤

【主治病证】病历节不可屈伸，疼痛，乌头汤主之。（亦治脚气疼痛，不可屈伸）（金匮五·10）

【方剂组成】麻黄　芍药　黄芪各三两　甘草三两（炙）　川乌五枚，咬咀（按：之上脱一"不"字，后第十篇大乌头煎即明曰"不咬咀"。否则，乌头有大毒，"咬咀"可致中毒），以蜜二升，煎取一升，即出乌头。

【方药用法】上五味，咬咀四味，以水三升，煮取一升，去滓，纳蜜煎中，更煎之，服七合。不知，尽服之。

【方证释义】本方功能温经祛寒，除湿止痛。本方为"治寒湿历节之正法也。寒湿之邪，非麻黄、乌头不能去，而病在筋骨，又非如皮毛之邪，可一汗而散者。故以黄芪之补，白芍之收，甘草之缓，牵制二物，俾得深入而去留邪"（尤在泾《金匮要略心典》）。本方证是以寒湿痹阻肢节为主要病机的病证。症见多处关节剧烈冷痛，屈伸不利，舌苔白润，脉沉弦或沉紧等，或脚气疼痛因伤于寒湿者。

【医案举例】

1. 痛痹（风湿性关节炎）　张某某，女，28 岁。1982 年 12 月 3 日初诊。2 年前，因产后大失血，复感风寒引致恶寒发热，周身骨节疼痛，不能转侧。经诊查为"风湿性关节炎"，多方求医，服多种中西药，疗效不佳。近 10 余日，病情逐日加重。现全身关节掣痛，得温则舒，遇寒加剧，每午后肢体困重，疼痛更甚，舌体胖大、质淡、苔薄白，脉沉弱。证属气血亏虚，寒湿内侵之痛痹。治宜温经补血，散寒止痛。拟方：制川乌 9g，黄芪 24g，麻黄 6g，炒白芍 12g，炙甘草 6g，当归 12g，白蜜 30g，水煎服。5 剂后，疼痛缓解。继进 6 剂，仅感腰痛，守原方加杜仲 12g，续断 12g，连服 10 剂，痊愈。1 年后，随访未见复发。[李清海，等.《吉林中医药》1985，（6）：27]

按 病因产后气血骤虚，外邪乘虚侵犯肢节。证属寒湿痹痛，正气亏虚。治以乌头汤加当归而效著；更加补肝肾、强筋骨药而收功。

据临床报道，以乌头汤适当加味，分别治疗坐骨神经痛 54 例、坐骨神经炎 120 例、椎管狭窄症 35 例等，中医辨证为寒湿腰腿痛者，均取得较好疗效。

2. 脚气重证 梁某某之子，15 岁。因得脚气证返自香江，四肢瘫痪，医辈齐集，纷无定见，亟备来迎。病人面色青白，气逆上喘，腿部胫骨疼痛，麻木不仁，脉细小而浮，重按无力，此乃白虎历节重证，《金匮》以乌头汤主治，余用其方重用麻黄 15g。服 1 剂，麻木疼痛立减，略能舒动，因照前方连服 10 余剂，麻木疼痛全失，已能举步行动，惟尚觉脚筋微痛，关节屈伸不利，改用芍药甘草汤，以养阴血，方中白芍、甘草均用 60g，连服 8 剂，应手奏效。[程祖培.1962，（1）：37]

按 此案病情之重，疗效之著，非良医莫为！案中所谓"脚气"为古代病名，今人多闻之生疏。《景岳全书·卷三十二》说："脚气之说，古所无也，自晋·苏敬始有此名。然其肿痛麻顽即经之所谓痹也；其纵缓不收即经之所谓痿也；其甚而上冲即经之所谓厥逆也。……夫脚气本水湿下壅之病。"并认为"脚气之因有二：一则自外而感；一则自内而致也"。由此可知，脚气病因复杂，病证多端，但病始必先起于脚（下肢）为其特点。"……必先中脚，久而不瘥，遍及四肢腹背头项也。微时不觉，痼滞乃知。"（《张氏医通》275 页）

四、乌头赤石脂丸

【主治病证】心痛彻背，背痛彻心，乌头赤石脂丸主之。（金匮九·9）

【方剂组成】蜀椒一两（一法二分） 乌头一分（炮） 附子半两（炮，一法一分） 干姜一两（一法一分） 赤石脂一两（一法二分）

【方药用法】上五味，末之，蜜丸如桐子大，先食服一丸，日三服。不知，稍加服。

【方证释义】本方功能逐寒止痛。方中乌、附、椒、姜，一派大辛大热，别无他顾，峻逐阴邪而已；复佐赤石脂，取其固涩之性收敛阳气，以防辛热之品温散太过；又以蜜为丸缓之，且首次服小量，"不知，稍加服"，可谓慎之又慎也。本方证是以阳虚寒盛，阴寒痼结心胸为主要病机的病证。症见心痛彻背，背痛彻心，或胃脘疼痛剧烈，伴四肢厥冷，面色青白，舌暗苔白，脉沉弦等。

【临床发挥】《寿世保元》："寒邪冷气入乘心络，或脏腑暴感风寒，上乘于心，令人卒然心痛或引痛臂，甚则经年不瘥，桂附丸（西园公屡验）：川乌头（炮去皮脐）三两，附子三两，干姜（炮）二两，官桂二两，花椒（去目微炒）二两，赤石脂二两。右为细末，炼蜜为丸，如梧子大，每服三十丸，温水下，觉至痛处即止；若不止，加至五十丸，以知为度；若是朝服无所觉，至午后再进二十丸；若久心痛，每服三十丸至五十丸，尽一剂，终身不发，治心痛彻背如神。"

【医案举例】

1. 胸痹（冠心病 心绞痛） 洪某，女，39 岁。有冠心病史，4 年前在北京某医院确诊。近来心前区隐痛、憋闷，畏寒怕冷，入冬尤甚。自述在京虽盛夏之时，夜眠都要垫狗皮褥子，舌淡苔白，脉沉弦。证属阴寒内盛，宜温阳逐寒止痛。予《金匮》乌头赤石脂丸：花椒 80g，制川乌 40g，制附子 40g，干姜 40g，赤石脂 80g。研末，蜜为丸。每丸 9g，每日 1 丸，分早、晚 2 次食前服用。服后隐痛明显减轻，至第 5 天，心前区疼痛消失。服 15 天后，每天加服人参粉 3g，分 2 次，与乌头赤石脂丸一起吞服。1 个月后，停服乌头赤石脂丸，嘱常服人参以善其后。1 年后随访。病情稳定。[《中国中医基础医学杂志》1983，（1）：20]

按 此案心痛并不典型，而阳虚寒盛证候却十分典型。依法自制乌头赤石脂丸服之，取得良效，这验证了该方丸剂的实用价值。制作不难，服用方便。善后以人参切实可法。

2. 真心痛（心肌梗死） 刘某某，男，73 岁。患冠心病心肌梗死，住某军医院。脉症：心痛彻背，背痛彻心，面色发绀，汗出肢冷，舌质紫暗，脉象沉细。此为心阳衰弱，心血瘀阻，治宜回阳固脱，通瘀止痛。用乌头赤石脂丸：炮乌头 5g，炮附子 10g，花椒 3g，干姜 5g，赤石脂 10g，加红参 10g，苏木 10g。作汤剂服，并配合西药抢救，1 剂汗止肢温；再剂心痛渐止，继用柏子养心丸调理。（《金匮要略浅述》149 页）

按 此案乌头赤石脂丸所主治证候，很类似《灵枢·厥病》所述的"真心痛，手足青至节，心痛甚，旦发夕死，夕发旦死"之证候。亦与西医学讲的心肌梗死先兆或心肌梗死相类似。心肌梗死先兆的特点为：突然发生或出现较以往更剧烈而频繁的心绞痛，心绞痛持续时间较以往长，诱因不明显，硝酸甘油疗效差，心绞痛发作时伴有恶心、呕吐、大汗、心动过缓、急性心功能不全、严重心律失常或血压有较大波动等。如此时心电图示 ST 段一时性明显抬高或压低，T 波倒置或增高，更应警惕近期内发生心肌梗死的可能。及时积极治疗，有可能使部分病人避免发生心肌梗死。若病情进一步加重，便会发生心肌梗死，表现为阳气欲脱（低血压和休克）及心力衰竭等危候，随时可危及生命。中西医结合积极抢救，可以控制病情的发展，有起死回生之望。

临床观察表明，心绞痛发作较甚或发生心肌梗死者多有诱因，如体力劳累、情绪激动、肥腻饱餐及寒冷环境等，数因相加，更易诱发。因此，冠心病病人应注重护理，防患于未然。

3. 胃脘痛 姜某某，男，28 岁。病人胃脘痛 2 年余。经常复发，遇冷加重，痛甚时冷汗出，食纳减少，舌淡苔白，脉紧。辨证为寒凝气滞性胃痛。方用乌头赤石脂丸治疗，处方：乌头 8g，花椒 30g，干姜 30g，附子 15g，赤石脂 30g。共为细末，炼蜜为丸如豌豆大，每服 5 丸，日服 1 次，早饭后服。服药数日后，症状减轻，疼痛明显缓解。继服 1 个月之后病愈，再未复发。（《古方新用》82 页）

按 上述例 1 虽心痛不甚，而病机却是阴寒内盛，故效法乌头赤石脂丸治之而获效。例 2 为典型的心背彻痛，而辨证为阳衰寒盛者，故以本方加味，配合西药以抢救。例 3 虽为胃痛，其病机为阴寒凝滞，为乌头赤石脂丸之适应证，故根据"异病同治"法而取效。关于乌头赤石脂丸之应用，古代名医龚廷贤在《寿世保元·卷五·心胃痛》所述经验值得重视。

五、赤丸

【主治病证】寒气厥逆，赤丸主之。（金匮十·16）

【方剂组成】茯苓四两　半夏四两（洗，一方用桂）　乌头二两（炮）　细辛一两《千金》作人参）

【方药用法】上四味，末之，纳真朱为色，炼蜜丸如麻子大，先食酒饮下三丸，日再夜一服；不知，稍增之，以知为度。

【方证释义】本方功能散寒止痛，化饮降逆。方用茯苓、半夏化饮和胃降逆；乌头、细辛温阳散寒止痛；以朱砂为衣，取其护心而镇逆也。本方证是以脾肾虚寒，饮气上逆为主要病机的病证。症见腹部冷痛，手足厥冷，或泛吐清稀，心下悸动，舌淡苔白，脉弦等。

【临床发挥】**用药"十八反"辨** 赤丸中乌头与半夏属于用药禁忌"十八反"之一。须知汉代尚无十八反之说，此说始于唐代之后。虽有十八反之禁忌，但古代医家处方犯"禁忌"者并不少，现代亦有不少学者撰文对十八反提出质疑，有的亲尝十八反之药，有的对十八反进行了实验研究。总起来说，对十八反不能一概而论，反与不反，与辨证是否准确，处方配伍、剂型、用量、服法等诸多方面是否得当均有关系。用的巧妙，有相反相成之功；用之不当，轻者致误，重者害命！

方中用到细辛，素有"细辛不过钱"之说。笔者撰写"细辛剂量考究"一文，结论是"细辛不过钱"之先决条件有三：一是用散剂；二是单味用；三是用其根部。（吕志杰综述）

【医案举例】急性腹痛 周某，男，28 岁。病人白天因天气炎热，口渴，饮大量河水，晚餐又食酸腐食物，夜宿露天乘凉，半夜突然出现心腹绞痛，呕吐饮食，四肢厥冷，脉象沉迟，舌淡苔白。寒湿内伤，中焦阳虚，治当温中散寒，降逆化湿。仿仲景赤丸方意：制乌头（先煎）、甘草各 4g，细辛 2g，半夏、苍术各 6g，太子参、茯苓各 10g，生姜汁 5 滴（冲服）。煎 200ml，分 2 次服。1 剂痛解呕止，再服 1 剂痊愈。[张谷才.《安徽中医学院学报》1983，（2）：40]

类方串解

本章共 5 首方剂。皆以乌头为主药，或内治"寒气厥逆""寒疝绕脐痛""心痛彻背，背痛彻心"；或外治"病历节不可屈伸，疼痛"。均取其温通散寒止痛之功效。

1. 方制君臣 ①沉寒痼结，寒气凝滞，绕脐剧痛，则以一味乌头（蜜煎）单行独治之。②若不仅"寒疝腹中痛"，且兼见"身疼痛"者，则以乌头与桂枝汤合方，兼祛表里之寒止全身内外之痛。③若寒湿之邪痹着肢节，筋脉拘急，掣痛不可屈伸，则以乌头配麻黄散寒驱湿以除邪气，并用黄芪、芍药、炙甘草益气和血以扶正气，祛邪而不伤正，至善之法也。④若"阴寒邪甚，浸浸手阳光欲熄"（吴谦）之危证，心痛甚，有"旦发夕死，夕发旦死"之虞，则以乌头配合附子、干姜、花椒等，皆大辛大热之品，温散壮烈，相得益彰，并取赤石脂佐制之。⑤若寒气挟饮邪肆虐于内而为"厥逆"诸疾患，则以乌头配伍细辛以祛寒邪，并用茯苓、半夏以除饮邪。

2. 煎服方法 煎法：上述 5 方，前 3 方为汤剂，乌头皆生用（不可"㕮咀"，以免中毒）以蜜煎之；后 2 方为丸剂，乌头均炮用以蜜为丸。5 方都是取蜜缓解其毒性，并能延长乌头止痛之疗效。服法：①乌头煎"强人服七合，弱人服五合。不瘥，明日更服，不可一日再服"。②乌头桂枝汤"初服二合；不知，即服三合；又不知，复加至五合"。③乌头汤"……服七合。不知，尽服之"。④乌头赤石脂丸为"先食服一丸，日三服。不知，稍加服"。⑤赤丸为"先食酒饮下三丸，日再夜一服；不知，稍增之，以知为度"。综上所述可知，服用乌头煎剂与丸剂，都要非常谨慎，必须注重两点：一是先服用小剂量，然后视病情酌情加大用量；二是服用间隔的时间要适当，以免造成蓄积中毒。所谓"以知为度""其知者，如醉状，得吐者为中病"，即出现眩晕如喝醉酒状，或呕吐者，此乃乌头中毒的表现，"不可一日再服"。如此看来，古人用乌头可谓胆大而心细，认识到该药非用到一定"火候"，才能达到最佳疗效。这些宝贵的经验来之不易，我们这些传承者应铭记于心，以指导临床。

第二十章

退黄剂

本章所述退黄剂是针对湿热疫毒蕴结于血分，外溢体表发生黄疸而设。《金匮》有黄疸病专篇，系统阐述了黄疸病的脉证并治，内容丰富而切实。

关于黄疸病的病因病机及主症，张仲景明确指出："黄家所得，从湿得之。"可知黄疸病之病因以"湿"为主。湿毒化热，湿热疫毒深入血分，血分瘀热成为本病之主要病机。"瘀热以行"，下流膀胱则尿黄（呈浓茶水色）；上熏面目则目黄；外熏皮肤则身黄。正如《素问·平人气象论》所说："溺黄赤安卧者，黄疸。……目黄者，曰黄疸"。

关于黄疸病的分类，《金匮·黄疸病》分为谷疸、酒疸、女劳疸、黑疸四种类型。顾名思义，显然谷疸与饮食（不节或不洁）有关；酒疸与嗜酒有关；女劳疸与房劳有关（其实与肝郁、劳倦、体弱均有关）；而黑疸则为诸疸恶化的晚期表现。此外，病因不明者，概称黄疸。至于火劫发黄、燥结发黄以及虚黄，则为特殊的黄疸类型。后世医家将黄疸病分为阳黄与阴黄两大类，阳黄指病情初起，湿热疫毒方盛者；阴黄则为病程日久，正虚邪恋，已成痼疾者。本章方药是论述阳黄证治，对阴黄证治则未论及。

一、茵陈蒿汤

【主治病证】阳明病，发热汗出者，此为热越，不能发黄也。但头汗出，身无汗，齐颈而还，小便不利，渴引水浆者，此为瘀热在里，身必发黄，茵陈蒿汤主之。（伤寒236）

伤寒七八日，身黄如橘子色，小便不利，腹微满者，茵陈蒿汤主之。（伤寒260）

谷疸之为病，寒热不食，食即头眩，心胸不安，久久发黄为谷疸，茵陈蒿汤主之。（金匮十五·13）

【方剂组成】茵陈蒿六两　栀子十四枚（擘）　大黄二两（去皮）

【方药用法】上三味，以水一斗二升，先煮茵陈，减六升，纳二味，煮取三升，去滓，分三服。小便当利，尿如皂荚汁状，色正赤。一宿腹减，黄从小便去也。

【方证释义】本方功能清热利湿退黄。方中茵陈蒿、栀子清热利湿；大黄泄热。方中重用茵陈为君，少用大黄者，特假其"推陈致新"之力，而助下趋之势，使"瘀热"从小便排除，故方后云："一宿腹减，黄从小便去也"。本方证是以湿热疫毒蕴结于血分为主要病机的病证。症见一身面目皆黄，色鲜如橘，伴脘腹满胀，纳呆呕恶，厌油腻，口渴心烦，振寒发热，心胸不安，小便不利而赤，大便不调，舌红、苔黄腻，脉滑数等。

【临床发挥】《千金方》："茵陈蒿汤，治伤寒七八日，内实瘀热结，身黄如橘，小便不利，腹微胀满，宜下之方。"

《济阳纲目》："茵陈汤治时行瘀热在里，郁蒸不散，通身发黄。"

茵陈蒿汤主治病证 茵陈蒿汤主治湿热内蕴所致的肝胆疾患，如病毒性肝炎（阳黄）、胆道蛔虫病、胆系感染、胆石病、抗结核药引起的黄疸以及新生儿黄疸。此外，许多疾病辨证为湿热内蕴者，都可考虑以本方为主加味治之。（吕志杰综述）

【医案举例】

1. 黄疸病（急性黄疸型病毒性肝炎） 王某某，女，41岁。1周来全身不适，近几天发热，头眩，脘腹痞满，恶心欲吐，不思饮食，厌食油腻。乡村医生以为"感冒"，对症治疗而无效。正值笔者因事回乡，病人求治。问之小便黄如浓茶，大便灰白。肝大肋下约1.5cm，质软而触痛，肝区叩击痛。舌红、苔黄腻，脉滑。经查肝功能异常，诊断为"病毒性肝炎"。告之一二日后必发黄疸，应急服中药以"治未病"。处方：茵陈45g，栀子15g，大黄15g。日1剂，水煎服。3日后复诊：巩膜与周身发黄如橘黄色，而寒热、厌食、腹满、头眩等症状均减轻，大小便较前通利。发黄为邪有外达之机，故湿热疫毒内蕴的症状减轻。守方略加变通，连服20余剂黄疸退净，惟遗留上腹部不适，食欲不振，改拟调和肝脾法而收功，2个月后复查，肝功能已正常。（吕志杰治验）

按 病人为阳黄湿热证，故以茵陈蒿汤为主治之而显效。所遗留之症状表现，为湿热渐清，脾运不足所致，改拟调和肝脾法，即首篇首条所谓"此治肝补脾之要妙也"。以茵陈蒿汤为主治疗阳黄，古今医案屡见不鲜，笔者治例，不足为奇。茵陈蒿汤中茵陈与大黄的用量比例为3:1。古今不少名医、学者认为，临证应用本方可酌情重用大黄。笔者认为，若黄疸病热重湿轻者，可加重大黄用量以泻血分中的"瘀热"疫毒；若湿热并重者，仍以茵陈蒿汤之用量比例为宜。

2. 黄疸病、昏迷（重症肝炎）

（1）刘某某，男，39 岁。1975 年 10 月 13 日就诊。病人于就诊前 20 天，在舟山群岛捕鱼出现疲乏，食欲不振，尿黄。曾赴当地县医院就诊，经肝功能检查，黄疸指数 12U，谷丙转氨酶 200U/L，诊断为急性黄疸型肝炎，即在某某医院住院治疗。用保肝和支持疗法，并服中药 20 余剂，病情未见好转，继而出现腹水、昏迷。经各种急救处理及输血，仍未见效，病情危重，出院返家，急来我院求治。查体温 37℃，脉搏 110 次/分，呼吸 24 次/分。神志昏迷。巩膜深度黄染，舌苔黑而油腻。心肺未见异常，腹部膨胀，有移动性浊音，肝触不到，肝浊音界在右季肋上 1.5cm；全身皮肤深度黄染，无蜘蛛痣及肝掌。黄疸指数 80U，凡登白双相反应阳性。西医诊断：亚急性肝坏死，肝昏迷。中医辨证：阳黄，急黄。治以解毒，清热，化湿。急投大剂茵陈蒿汤合栀子柏皮汤化裁。茵陈 100g，大黄 24g，栀子 18g，黄柏 18g，水煎服，日 2 剂。10 月 14 日：上方服后，当天连续排大便 3 次，色黑状如糊，量约一痰盂。小便亦行，色赤如皂角汁状。腹部稍软，神志略清醒，口干索饮，仍循前法。23 日已省人事，能进食，黄疸减退，腹水明显消退，将原方药量减半，日 1 剂。至 11 月 3 日，黄疸、腹水基本消退，精神好转，食欲转佳，自行慢步，病势已去八九。用上方再减半稍施加减，然后用丹栀逍遥散加茵陈，同时配合保肝西药调理善后。……全疗程 38 天，病告痊愈。[《福建医药杂志》1979，（4）：55]

（2）王某某，男，19 岁。黄疸昏迷，西医诊为急性肝萎缩，病情危笃。据脉症所见系湿热郁蒸阳明，内陷心包，上蒙清窍之候。一方面用茵陈蒿汤合栀子柏皮汤加减清热解毒利胆，一方面用安宫牛黄丸芳香开窍。治疗 3 日，神识渐清，大便已通，黄疸渐退。6 日后基本治愈。[杨护生，等.《福建中医药》1962，（4）：封3]

按　西医学根据病理变化、病变轻重以及病程经过，将病毒性肝炎分为急性、慢性和重症 3 大类。其中重症肝炎的肝实质破坏严重，呈大块或亚大块坏死，因而称肝坏死；由于肝细胞大量丧失和自溶，肝脏体积缩小，因而亦称肝萎缩。重症肝炎按病程和病变程度，可分为急性和亚急性 2 型。重症肝炎起病急，病程短，病情重，其病死率很高，可达 70%～90%（《实用内科学》第 8 版，1983：55）。重症肝炎如此危重，中医药有如上之疗效，实乃幸事。当继承发扬，进一步深入研究。

据统计，近年来用茵陈蒿汤治疗急性黄疸型病毒性肝炎上万例，近期治愈率均在 95% 以上，有效率 100%。故茵陈蒿汤可作为治疗黄疸病阳黄的专治方。

二、茵陈五苓散

【**主治病证**】黄疸病，茵陈五苓散主之。（原注：一本云茵陈汤及五苓散并主之）

（金匮十五·18）

【方剂组成】茵陈蒿末十分　　五苓散五分

【方药用法】上二物和，先食饮方寸匕，日三服。

【方证释义】本方功能利湿为主，佐以清热而退黄。方用茵陈清热利湿退黄；五苓散渗利水湿。本方证是以湿热内蕴，湿重热轻为主要病机的病证。症见身黄，目黄，小便黄少，色泽鲜明如橘子色，振寒发热，肢体困倦，腹满，食欲不振，小便不利，便溏或大便不爽，舌苔白腻微黄，脉缓。

【临床发挥】胎黄成因证治　新生儿黄疸是新生儿期常见的临床症状，其发病机制不同，它既可以是生理现象，又可以是病理现象。临床上生理性黄疸不伴有其他症状，精神反应良好，不需治疗。病理性黄疸由于病因不同，常有引起黄疸的原发病的伴随症状。中医学对新生儿黄疸早有认识，称之为"胎黄"或"胎疸"。如《证治准绳》说："小儿生下，遍体面目皆黄，状如金色，身上壮热，大便不通，小便如栀状，乳食不思，啼哭不止，此胎黄之候，皆因乳母受湿热而传于胎也。"故以茵陈五苓散为主方清利湿热，湿热得去，胎黄自除。此外，据报道大黄对母婴血型不和所致的滑胎、胎黄等有特殊疗效，详见笔者编著的《大黄治百病辑要》。

【医案举例】

1. **阳黄**　曾某某，男性，20岁。病者1个星期前发热，全身不适疲倦，数日后即出现黄疸，食欲更加不振，恶心呕吐，极度疲倦，便溏，肝区作痛，舌苔白腻，脉弦迟。查体：肝大肋下二横指多，有触痛及叩击痛，脾未触及。化验室检查后，西医诊断为"急性黄疸型传染性肝炎"。中医诊断：阳黄（湿重于热）。嘱病人卧床休息，高糖低脂适量蛋白饮食，内服酵母片、维生素C，并投以茵陈五苓散加减。服至14剂黄疸消退，肝缩小至肋下一横指，各种症状均有所改善。1个月后复查，病人无任何不适，肝已不大，肝功能恢复正常。[叶任高.《新中医》1959，（6）：250]

2. **阴黄**　姜某某，男，26岁。久居山洼之地，又值春雨连绵，雨渍衣湿，劳而汗出，内外交杂，遂成黄疸。前医用清热利湿退黄之剂，经治月余，毫无功效，几欲不支。就诊时，黄疸指数85U，转氨酶高达500U/L。察其全身色黄而暗，面色晦滞如垢。问其二便，大便溏，日行二三次，小便甚少。全身虚浮似肿，神疲短气，无汗而身凉。舌质淡、苔白而腻，脉沉迟。脉症合参，辨为寒湿阴黄之证。治宜温阳化湿退黄。疏方：茵陈30g，茯苓15g，泽泻10g，白术15g，桂枝10g，猪苓10g，附子10g，干姜6g。初服日进2剂，3天后诸症好转。继则日服1剂，3周痊愈。化验检查：各项指标均为正常。（《刘渡舟临证验案精选》63页）

原按 本案辨证属于"阴黄"范畴。阴黄之因，或外受寒湿之伤，或食生冷伤脾，或医者过用寒凉之药损伤脾胃。寒湿阻于中焦，肝胆气机疏泄不利，胆汁外溢而发生黄疸；寒湿为阴邪，故黄疸之色晦暗。又见便溏、虚肿、小便不利、舌淡、苔白、脉来沉迟等症。一派寒湿之象，故辨为阴黄。治当健脾利湿，退黄消疸。方以茵陈蒿为主药，本品无论阳黄、阴黄，皆可施用；用五苓散温阳化气以利小便，所谓"治湿不利小便，非其治也"；加附子、干姜以温脾肾之阳气，阳气一复，则寒湿之邪自散。临床上，刘老常用本方治疗慢性病毒性肝炎、黄疸型肝炎、肝硬化之属于寒湿内阻者，服之即效，颇称得心应手。

三、栀子大黄汤

【主治病证】心中懊忄农而热，不能食，时欲吐，名曰酒疸。（金匮十五·2）

夫病酒黄疸，必小便不利，其候心中热，足下热，是其证也。（金匮十五·4）

酒疸，心中热，欲吐者，吐之愈。（金匮十五·6）

酒黄疸，心中懊忄农或热痛，栀子大黄汤主之。（金匮十五·15）

【方剂组成】栀子十四枚 大黄一两 枳实五枚 豉一升

【方药用法】上四味，以水六升，煮取二升，分温三服。

【方证释义】本方功能清心除烦，泄热退黄。方中"栀子、淡豆豉彻热于上，枳实、大黄除实于中，亦上下分消之法也"（尤在泾《金匮要略心典》）。本方证是以酒热内结，热重湿轻为主要病机的病证。症见一身面目皆黄，黄色鲜明，心中懊忄农或热痛，小便不利而赤，或大便秘结，不欲食，时欲吐，舌红苔黄，脉数实等。

【医案举例】

1. 酒疸 万某某，64岁。此人好饮酒，数斤不醉，适至六月湿暑当令，又饮酒过量，遂致黄疸重证。壮热不退，面目遍身色如老橘，口渴思饮，大小便不利，日渐沉重，卧床不起。六脉沉实而数，舌苔黄燥。察其致病之由，参以脉证，知系湿热阳黄重证也。阳黄证宜清解，因仿仲景茵陈蒿加大黄栀子汤主之。……处方：茵陈一两，生大黄三钱，厚朴钱半，炒栀子三钱，汉木通钱半。连进2剂，二便均通，黄亦消退，脉象亦较前柔和。仍照原方减去木通，加茯苓三钱，六一散四钱包煎，续进2剂。至4日黄疸已退过半，但年高气弱，不宜过于攻伐，因照原方减去大黄，加薏苡仁四钱。又接服4剂，未10日而黄疸逐渐痊愈矣。（《重印全国名医验案类编》177页）

按 本案发黄疸，病因嗜酒，病机热重于湿，故以栀子大黄汤加减为的对之方。

2. 食复 曹翁，夏月患感冒，自用白虎汤治愈，后因饮食不节，病复发热腹胀，服消导药不效，再服白虎汤亦不效，热盛口渴，舌黄，便闭。予曰：此食复也。投以枳实栀子汤加大黄，一剂知，二剂已。(《古方医案选编》)

按 《伤寒论》第 392 条说："大病瘥后，劳复者，枳实栀子豉汤主之。"方后云："……若有宿食，内大黄如博棋子大五六枚，服之愈。"本案所述之病情，即病瘥之后，余热未尽，气血未复，胃气未充，因饮食不节，宿食停滞所致的"食复"。所处之方，即枳实栀子豉汤加大黄，亦即本条的"栀子大黄汤"。由此可见，仲景以一方治多病，即"异病同治"的法则。

栀子大黄汤是以栀子豉汤为基础方。《伤寒论》有关栀子豉汤的类方有 8 方，计 13 个条文，8 个汤证。分别载于太阳病篇、阳明病篇、厥阴病篇、阴阳易瘥后劳复病篇。本方证以病后无形郁热结于胸膈为基本病机。《金匮》除本篇外，《呕吐哕下利病》篇亦有论及("下利后更烦，按之心下濡者，为虚烦也，栀子豉汤主之。")。栀子豉汤类方药少功专，组方巧妙，用途广泛，无论热病、杂病，凡以"虚烦"证候为主者，皆可变通使用。后世医家，尤其是温病学家多有发挥。

笔者曾治一心中懊憹为主症的病人，男，年 50 岁许，用栀子豉汤治之，1 剂轻，3 剂愈 (愈后查肝功能轻度异常)。经方之神妙常如此。

四、大黄硝石汤

【**主治病证**】黄疸腹满，小便不利而赤，自汗出，此为表和里实，当下之，宜大黄硝石汤。(金匮十五·19)

【**方剂组成**】大黄　黄柏　硝石各四两　栀子十五枚

【**方药用法**】上四味，以水六升，煮取二升，去滓，纳硝，更煮取一升，顿服。

【**方证释义**】本方功能通腑泄热退黄。方中栀子、黄柏苦寒清热；大黄、硝石攻下瘀热。四药合用清泄三焦疫毒以退黄，是治疗阳黄重症的主方。本方证是以湿热疫毒深重，热盛成实为主要病机的病证。症见身目尽黄，黄色鲜明，小便短少色赤，腹满，便结，潮热，汗出，口渴，烦躁，舌绛红、苔黄燥，脉弦滑数有力等。

【**医案举例**】**黄疸重证（亚急性重症肝炎）** 静俭堂治验云：荻原辨藏患黄疸，更数医，累月不见效。发黄益甚，周身如橘子色，无光泽，带黯黑，眼中黄如金色，小便短少，色黄如柏汁，呼吸急促，起居不安，求治于予，乃以指按胸肋上，黄气不散，此疸证之尤重者也，乃合茵陈蒿汤、大黄硝石汤，作大剂，日服三四帖，及 30 日，黄色才散去，小便清利而痊愈。(《金匮要略今释》312 页)

按 本案颇似亚急性重症肝炎（又称亚急性肝坏死），与急性重症肝炎相似而稍轻，病程较长，可达数周至数月。病人临床表现为黄疸迅速加深，伴高度乏力，明显食欲减退或恶心，呕吐，显著腹胀等。由于病重邪盛，故"作大剂"服，这正合大黄硝石汤"顿服"之法。

据考证《脉经》《千金》等古代文献，大黄硝石汤中之"硝石"为"芒硝"。

类方串解

本章共 4 首方剂，皆为黄疸病急性期的主治方药。4 方之中，用茵陈者 2 方；栀子与大黄并用者 3 方。由此可见，茵陈蒿汤为治疗黄疸病的主方。茵陈蒿汤中茵陈与大黄的用量比例为 3:1。古今不少名医、学者认为，临证应用本方可酌情重用大黄。如《温疫论·发黄》茵陈汤：茵陈一钱、栀子二钱、大黄五钱，加生姜煎服。方中大黄用量反是茵陈的 5 倍。吴又可强调指出："……设去大黄而服山栀、茵陈，是忘本治标，鲜有效矣。"关于单味大黄治疗重症肝炎及急性黄疸型病毒性肝炎的显著疗效，详见笔者编著的《大黄治百病辑要》一书。

本章所述 4 方虽皆主治湿热发黄（阳黄），但病机有所不同：茵陈蒿汤证是湿热两盛；茵陈五苓散证是湿重于热；大黄硝石汤与栀子大黄汤证均是热重于湿，不同之处，栀子大黄汤证病位偏上、病情较轻，大黄硝石汤证病位偏下、病情较重。既然是黄疸病，故四个方证皆以"三黄"为主，由于湿热内蕴，故皆有脘腹胀满、厌食、呕恶等症状，鉴别要点可从舌脉上区分：湿盛之舌苔白腻，脉缓；热盛之舌苔黄燥，脉数；湿热两盛之舌苔黄腻，脉滑。此外，随湿邪与热毒之偏重，还会有不同兼症。

第二十一章

排脓剂

排脓剂是针对邪热火毒阻遏，气血凝滞，肉腐成痈化脓而设。痈疡的发病机制，《灵枢·痈疽》云："营气稽留于经脉之中，则血泣（泣通涩）不行，不行则卫气从之而不通，壅遏不得行，故热。大热不止，热胜则肉腐，肉腐则为脓，故命曰痈"。《医宗金鉴》说："痈疽原是火毒生，经络阻隔气血凝。"据上可知，本病主要病机是由营卫失调，气血凝滞，经络阻塞，壅遏生热，热胜肉腐而为脓。此外，整体气血盛衰和痈疡发病与否有着密切关系。因此，在治疗本病过程中，在清热解毒排脓以祛邪的同时，应辨证参用补气托毒，调补气血等法，这是中医治疗痈疡的特色。痈疽治法，既要以整体观念为指导，从辨证论治着手，又要依据外科疾病的发展过程，分期论治。痈疽一般分为初起、成脓、溃后三个不同阶段，依此确立了消、托、补三大治疗法则，分别运用于三个不同阶段。

本章所述 3 方，主要针对痈脓已成的治疗方法。

一、桔梗汤

【主治病证】少阴病，二三日，咽痛者，可与甘草汤。不瘥者，与桔梗汤。（伤寒 311）

咳而胸满，振寒脉数，咽干不渴，时出浊唾腥臭，久久吐脓如米粥者，为肺痈，桔梗汤主之。（金匮七·12）

【方剂组成】桔梗一两　甘草二两

【主药用法】上二味，以水三升，煮取一升，分温再服。（按：《金匮》此后有"则吐脓血也"一句。）

【方证释义】本方功能宣肺祛痰，利咽解毒排脓。方中桔梗苦辛开降，调理肺气，利咽排脓；生甘草微凉清热解毒。本方证是以邪热壅肺，或毒结咽喉为主要病机的病证。症见咽喉干痒，甚则肿痛，或咳唾胸痛，吐脓血痰，脉数实等。

【临床发挥】《肘后》："喉痹专用神效方。桔梗、甘草炙，各一两，左二味，切，以水一升，煮取服，即消，有脓即出。"

李时珍："张仲景《伤寒论》……又治肺痈唾脓，用桔梗、甘草，取其苦辛清肺，甘温泻火，又能排脓血、补内漏也。其治少阴证二三日咽痛，亦用桔梗、甘草，取其苦辛散寒，甘平除热，合而用之，能调寒热也。后人易名甘桔汤，通治咽喉口舌诸痛。宋仁宗加荆芥、防风、连翘，遂名如圣汤，极言其验也。"（《本草纲目·第十二卷·草部》）

【医案举例】肺痈（肺脓肿）　施某某，男，17 岁。病人憎寒发热 1 周，咳嗽胸闷不畅，吐少量白色黏痰。结合血象与胸透检查，诊断为左下肺脓疡。经住院治疗 8 天，使用大量抗生素，发热不退。遂邀中医诊治，用桔梗 60g、生甘草30g。服药 1 剂，咳嗽增剧，翌晨吐出大量脓痰，夹有腥臭。原方续进 2 剂，排出多量脓痰，发热下降。减桔梗为 20g、生甘草 10g，加南沙参、金银花、鱼腥草、生薏苡仁、瓜蒌皮等。服至 10 余剂，脓尽热退，精神佳，饮食增，胸透复查，脓疡已消散吸收，血象亦正常。[《中医函授通讯》1981，（3）：35]

按　桔梗汤祛痰排脓解毒的作用，与西医学治疗肺脓肿采用抗菌和脓痰引流（用祛痰药或体位引流）方法不谋而合。上述病例也佐证了桔梗汤的祛痰排脓解毒作用，但剂量应较大。临床将桔梗汤与《千金》苇茎汤（苇茎、薏苡仁、桃仁、冬瓜子）合用治疗肺痈，则疗效更好。

二、排脓散

【主治病证】排脓散方：（金匮十八）（按：原文未列证候）

【方剂组成】枳实十六枚　芍药六分　桔梗二分

【方药用法】上三味，杵为散，取鸡子黄一枚，以药散与鸡黄相等，揉和令相得，饮和服之，日一服。

【方证释义】本方功能养血和血，行气排脓。方中芍药、鸡子黄滋养阴血，和血散瘀；枳实、桔梗调气行滞，解毒排脓。本方证是以气郁血滞，瘀腐成脓为主要病机的病证。症见胸胁闷胀、疼痛，口舌干燥，吐脓血，脉数等。

三、排脓汤

【主治病证】排脓汤方：（金匮十八）（按：原文未列证候）

【方剂组成】甘草二两　桔梗三两　生姜一两　大枣十枚

【方药用法】上四味，以水三升，煮取一升，温服五合，日再服。

【方证释义】本方功能排脓解毒，调中和营。"方中甘草调中补气，清热解毒；桔梗开提肺气，大气一转，瘀结自散；生姜、大枣辛甘化阳，调和荣卫，固护胃气，扶正祛邪。"（赵凌云《简明金匮要略校释及临床应用》）本方证是以毒热内壅，蒸腐成脓为主要病机的病证。症见喉痛咽肿，咳嗽胸痛，吐脓血腥臭，振寒发热，脉滑数等。

按 《金匮要略今释》说：上述排脓散、排脓汤"二方皆有方无证，又不见于《千金》《外台》诸书，不知是否仲景方？"后世很少应用，有待研究。

类方串解

本章只 3 首方剂，且内容简略，惟桔梗汤明确指出治疗"肺痈"，其排脓散与排脓汤没有列出主治证候，但从方名来看，这 2 方无疑有排脓之功。"排脓散，即枳实芍药散加桔梗、鸡子黄；排脓汤，即桔梗汤加姜、枣，二方除桔梗外，无一味同，皆以排脓名，可见桔梗为排脓之要药。枳实芍药散，本治产后瘀血腹痛，加桔梗、鸡子黄为排脓散，则其所排乃结于阴分血分之脓；桔梗汤本治肺痈吐脓咽痛，加姜、枣为排脓汤，则其所排必系阳分气分之脓矣。"（黄树曾《金匮要略释义》）

痈脓证治，本章只是示人以法，后世经验丰富多彩，尚须参考之，方能全面掌握本类病证的辨证论治。

第二十二章

固涩剂

凡以收涩药为主组成，具有收敛固涩作用，治疗脏器亏虚，气、血、精、津耗散，滑脱不禁等证的方剂，统称固涩剂。

本类方剂以《素问·至真要大论》所谓"散者收之"及十剂中"涩可固脱"等原则为立法依据，是治疗滑脱不禁的基本原则。

固涩剂所治的耗散滑脱之证，皆由正气亏虚所致，故应根据气血、阴阳、精气、津液耗伤程度的不同，酌情配伍相应的补益药，以标本兼顾。

本章3方主要针对正气亏虚，大肠滑脱不禁者而设，并非包括所有固涩剂。

一、赤石脂禹余粮汤

【主治病证】伤寒，服汤药，下利不止，心下痞硬。服泻心汤已，复以他药下之，利不止。医以理中与之，利益甚。理中者，理中焦，此利在下焦，赤石脂禹余粮汤主之。复不止者，当利其小便。（伤寒159）

【方剂组成】赤石脂一斤（碎）　太一禹余粮一斤（碎）

【方药用法】上二味，以水六升，煮取二升，去滓，分温三服。

【方证释义】本方功能涩肠止利。方中"二石皆土之精气所结……实胃而涩肠。用以治下焦之标者，实以培中宫之本也。此证土虚而非火虚，故不宜于姜附。……凡下焦虚脱者，以二物为本，参汤调服最效"（柯琴《伤寒来苏集·伤寒附翼》）。本方证是以下焦滑脱不禁为主要病机的病证。《伤寒论》说本证为利在下焦，服泻心汤、理中汤后利不止或益甚。从临床来看，可见下利日久不愈，或滑脱不禁，或杂见黏液、脓血，所下脓血色黯不鲜，或肛门脱出，其腹痛喜温喜按，脉迟弱或沉细，舌苔白滑等。妇人还可见崩中、漏下、白带绵绵不止等症。

【临床发挥】《洁古家珍》："治大肠咳嗽，咳则遗矢者，赤石脂禹余粮汤主之。"

《类聚方广义》："赤石脂禹余粮汤，治肠澼滑脱，脉弱无力，大便黏稠如脓者。若腹痛干呕者，宜桃花汤，又二方合用亦妙。"

【医案举例】

1. 老年下利　陈某某，男，67 岁。1966 年诊。病人年近古稀，曾患泄泻，屡进温补脾肾诸药，缠绵日久，泄泻不止。症见形瘦面憔，懒言短气，脉息细弱，舌淡苔白。病根系久泻滑脱。治应固涩。方用赤石脂禹余粮汤合四神丸、五味异功散加减。处方：赤石脂 24g，禹余粮 18g，肉豆蔻 9g，党参 15g，白术 9g，茯苓 9g，陈皮 3g，炙甘草 3g，巴戟天 9g。上方服 5 剂显效，续服 5 剂，诸恙均撤。后予参苓白术散 15 剂，嘱隔日 1 剂。恢复正常。(《医案选编》26 页)

2. 脱肛　陈某某，男，56 岁，职员。1960 年 12 月 16 日初诊。病人于 10 年前，因便秘努责，导致脱肛，劳累即坠，甚至脱出寸余，非送不入。继之并发痔疮，经常出血，多方医治不愈，按脉虚细，舌淡，形体羸瘦，肤色苍白，精神萎颓，腰膝无力，纳食滞呆，大便溏泄。证属：气虚下陷，脾肾阳微。以赤石脂禹余粮汤固肠涩脱为主，加温补脾胃，升提中气。处方：赤石脂、禹余粮各 15g，菟丝子、炒白术各 9g，补骨脂 6g，炙甘草、升麻、炮干姜各 4.5g。服 3 剂后，直肠脱出可自收入，粪便略稠。继服 3 剂，直肠未脱出肛门，大便正常，食欲增加。后随症略为损益，续服 6 剂，脱肛完全治愈，如黑枣大的痔疮亦缩小为黄豆大。1 年后来诊……询知脱肛未复发。[邱寿松.《浙江中医杂志》1966,（2）: 22]

按　上述医案可知，赤石脂禹余粮汤为涩肠固脱之基础方，可辨证配合适当方剂，或加入适当药物。

二、桃花汤

【主治病证】少阴病，下利，便脓血者，桃花汤主之。(伤寒 306)

少阴病，二三日至四五日，腹痛，小便不利，下利不止，便脓血者，桃花汤主之。(伤寒 307)

下利便脓血者，桃花汤主之。(金匮十七·42)

【方剂组成】赤石脂一斤（一半全用，一半筛末）　干姜一两　粳米一升

【方药用法】上三味，以水七升，煮米令熟，去滓，温服七合，纳赤石脂末方寸匕，日三服。若一服愈，余勿服。

【方证释义】本方功能温中涩肠，固脱止利。方中赤石脂涩肠止利而固脱；干姜温中祛寒；粳米甘缓和中。本方证是以脾肾虚寒，下元不固，大肠滑脱为主要病机的病证。《伤寒论》叙其症为下利不止，便脓血，腹痛，小便不利。就临床看来，本证下利经久不愈，脓血色黯不鲜，腹痛绵绵，喜温喜按，无明显里急后重，可伴有疲乏倦怠、脱肛等症，其脉细弱，舌淡苔白。此外，本证还包括某些因下焦元气不固所致的崩中、漏下、白带等。本证与白头翁汤证均可见下利便

脓血，但一属虚寒，一属湿热，病机截然不同。

【临床发挥】《和剂局方》："桃花丸，治肠胃虚弱，冷气乘之，脐腹搅痛，下痢纯白，或冷热相搏，赤白相杂，肠滑不禁，日夜无度。"

《脉因证治》："桃花汤，治冷痢腹痛，下鱼脑白物。"

《类聚方广义》："痢疾累日之后，热气已退，脉迟弱或微细，腹痛下利不止，便脓血者，宜桃花汤。"

【医案举例】

1. 滑脱痢疾　倪某某，男，51岁。1959年9月3日诊。病人下痢已久，便下白垢，清彻不多，有时随矢气而出，难以自禁，精神倦怠，里急后重不甚，舌苔白，脉细。拟温中固涩法，投以桃花汤。处方：赤石脂30g，干姜9g，粳米1撮，诃子肉（煨）3枚。服2剂痢止，后以异功散调理治愈。[倪少恒.《江西医药杂志》1965，（9）：1012]

2. 慢性阿米巴痢疾　洪某，男，52岁。1959年4月10日入院。自诉：腹泻已3个多月，大便1日三四次至七八次不等，性状稀黄，间有脓血或黏液。经西医注射磺胺剂、依米丁，服磺胺胍、安痢生等，有时大便次数较少，药气一过，即仍旧复发，后改服中药，亦未见效。近日来下腹作痛，大便次数每日增至10余次，稀水状间有脓血黏液；镜检：脓细胞，红细胞及溶组织阿米巴。入院后给予乌梅丸内服，每日3次，每次10粒。2日后精神略佳，但脉濡小，舌白滑苔……时有腹痛，改予桃花汤，煎服3剂，腹痛全止，脓血亦除，大便次数恢复正常。调理1周，面转红润，食欲亦佳，体重增加而出院。2周后复查，一切正常。[吴鹰杨.《新中医》1959，（8）：332]

三、诃梨勒散

【主治病证】气利，诃梨勒散主之。（金匮十七·47）

【方剂组成】诃梨勒十枚（煨）

【方药用法】上一味，为散，粥饮和，顿服。

【方证释义】本方功能涩肠安中，固脱止利。方中诃子性温味涩，敛肺涩肠，止利固脱；粥饮和服益胃气。本方证是以气虚不固为主要病机的病证。症见下利不止或肛门重坠，或脱肛，或久咳，短气乏力，舌淡、苔白润，脉沉弱。

【医案举例】

1. 久利而气虚下陷　气利用止涩之诃梨勒散者，实因久利而气虚下陷，意与近人晨泄用四神丸略同。予昔寓白克路，治乡人陶姓曾用之，所用为诃子散，取其味涩能止，彼以药末味涩，不能下咽，和入粥中强吞之，日进一服，三日而止……诃梨勒今名诃子，味涩而苦，煨不透则研不细，入咽哽塞。（《金匮发微》175页）

按 四神丸治脾肾阳虚之五更泄，为温补剂；诃梨勒散治气虚下陷之气利，为固涩剂。若下利由中气虚所致者，以补中益气汤送服诃梨勒散，则疗效更著。

2. 小儿久泻 一小儿，腹泻月余不止，遍服中西药无效。观其面白、指纹淡，为书炮姜 9g 为末，红糖适量炒黑，二味调和，分 6 包服用，药尽泄止。又一小儿腹泻日久，肛门周围常有粪水，擦之不尽，嘱用前法不效。遂改用诃子八枚煨，剥去核研面，和入米粥中调服，3 日而止。[乔登元，等.《山西中医》1992，（3）：33]

按 炮姜所治，为脾阳虚之泄泻；诃梨勒散所治，为肠滑气利之泄泻。

3. 脱肛 包某某，男，63 岁。患脱肛病已 20 年之久，每当大便时，肛门直肠便脱出二寸来长，经常便血，疼痛难忍，大便后必须用手绢或手纸托着直肠慢慢送回去，非常痛苦，多方求治，未获效。嘱取诃子 60g，火煨，研末，每服 3g，日服 2 次，饭后开水冲服。7 日后，脱肛完全收回，大便时无血无疼痛，功能恢复正常。6 个月后，复发，又用药 10 天而治愈。现在已保持 5 年未复发。[鄂嫩吉雅泰.《新中医》1977，（5）：41]

按 本案即仲景方法之变通应用。脱肛乃魄门弛缓不收。魄门乃肺与大肠所主。诃子善于敛肺涩肠，故可收到固脱收肛之功效。

类方串解

本章只 3 首方剂。赤石脂禹余粮汤，二药甘温而涩，直趋下焦，功专收敛，主治下焦滑脱不禁证，属治标之法。桃花汤亦用赤石脂涩肠止泻以治标，并用干姜、粳米温中补虚以固本，主治脾肾虚寒之肠滑下利。诃梨勒散敛肺涩肠，上下同治，除治气虚下利者外，尚可治肺气亏虚之久咳、遗尿等证。三方虽同属固涩剂，但用药、主治有所不同。

第二十三章
表里兼治剂

　　凡以解表药配合治里药为主组成，具有表里同治、内外分解功用，以治疗表里同病证候的方剂，统称为表里兼治方剂。

　　表里同病证候，是指表证未解，又见里证，或原有宿疾，又感新邪而出现表证与里证同时并见的证候。对于其中表证未除，里证又急者，若仅治其表，则在里之邪不得去；仅治其里，则在外之邪亦不解，必须表里同治，内外分解，方能使病邪得以表里分消。正如汪昂所说："病在表者，宜汗宜散；病在里者，宜攻宜清。至于表证未除，里证又急者"，则当"合表里而兼治之"（《医方集解·表里之剂》）。

　　表里同病证候的临床表现因表里各证的不同而类型各异。如就表证而言，有表寒与表热之异；以里证而论，有里寒、里热、里实与里虚之别。因此表里同病证候可见到表寒里热、表热里寒、表里俱寒、表里俱热、表寒里实、表寒里虚、表热里实、表热里虚等多种复杂的情况。但若概括起来，上述证候亦不外表证兼里寒、兼里热、兼里实、兼里虚四大类型。表里双解剂的组成，即是针对表里致病之因及表里证候的性质，将汗与温、清、攻、补四法有机地配伍组合，以适应复杂的病情。诚如程钟龄所说："一法之中，八法备焉；八法之中，百法备焉"（《医学心悟·首卷·医门八法》）。

　　临床使用表里兼治方剂时，应当注意以下几点：①本章方剂是为表里同病之证而设，故临证必须见到表里证俱备，方可应用。②表里证之寒热虚实相互交织，错综复杂，故须详审其证，辨明表里各证的属性，以便针对病情选择适当的方剂予以治疗。③表、里证候的轻重缓急往往并非等同，故表里双解剂在组方配伍时，必须权衡表、里各证的主次，以确定表药与里药的比例，如此方可避免太过或不及之弊。

一、葛根黄芩黄连汤

【主治病证】太阳病，桂枝证，医反下之，利遂不止，脉促者，表未解也；喘而汗出者，葛根黄芩黄连汤主之。(伤寒34)

【方剂组成】葛根半斤　甘草二两（炙）　黄芩三两　黄连三两

【方药用法】上四味，以水八升，先煮葛根，减二升，纳诸药，煮取二升，去滓，分温再服。

【方证释义】本方功能解表清里。方中"葛根解肌于表，芩、连清热于里，甘草则合表里而并和之耳"（尤在泾《伤寒贯珠集·卷二》）。本方证是以表证未解，邪热内陷，下迫大肠为主要病机的病证。症见下利不止，喘而汗出，脉促。就临床看来，本证可见暴注下迫，或下利肛门灼热，小便短黄，发热，口渴，或微恶寒，头痛，腹痛，脉滑数，舌边尖红、苔黄。本方证与桂枝人参汤证均为下利兼表证未解，但彼为表里皆寒，此为表里皆热。还有，本方与葛根汤虽均治下利，但葛根汤证为邪气在表，里气失和，故用葛根配桂枝汤加麻黄以解表为主，表解则利止；本方证则虽表邪未解，但以里热证为主，故重用葛根配芩连以清解里热为主，热清则里和。

【医案举例】

1.麻疹　李孩。疹发未畅。下利而臭，日行 20 余次，舌质绛，而苔白腐，唇干，目赤，脉数，寐不安。宜葛根芩连汤加味。粉葛根六钱，细川黄连一钱，怀山药五钱，生甘草三钱，淡黄芩二钱，天花粉六钱，升麻钱半。(《经方实验录·附列门人治验》29 页)

原按　李孩服后，其利渐稀，疹透有增无减，逐渐调理而安。湘人师兄亦在红十字会医院屡遇小孩发麻疹时下利，必治以本汤。良佳。又有溏泄发于疹后者，亦可以推治。

麻疹之利属于热者，常十居七八，属于寒者，十不过二三，故宜于葛根芩连汤者十常七八，宜于理中汤或桂枝人参汤者十不过二三。一或不慎，误投汤药，祸乃立至，可不畏哉！

今人每以葛根芩连汤证之利为协热利，实则葛根芩连汤证之利虽属热性，仲圣并未称之为协热利，至桂枝人参汤证之寒性利，反称之为协热而利。盖协热者，犹言挟表热也，此不可不知。

太阳病，当解表，若不予解表，而用治阳明法以下之，则变证。但或从寒化，或从热化，每无定局。正气盛者多从热化，正气衰者则从寒化。仲圣云："太阳病，外证未除，而数下之，遂协热而利，利下不止，心下痞硬，表里不解者，桂枝人参汤主之。"此从寒化之例也。又曰："太阳病，桂枝证，医反下之，利遂不止，脉促者，表未解也，喘而汗出者，葛根黄连黄芩汤主之。"此从热化之例也。本条有余意，有省文，若欲知其详，而不嫌辞赘者，可在"也"字下，加"宜葛根汤，若利不止"诸字样，则经旨明矣。意谓桂枝汤证因下伤津，利不止亦伤津，而脉促近于浮，为表未解，故宜葛根汤，以解其表，而养其津。若表解之后，内热甚炽，肺受热灼而喘，汗受热蒸而出者，当用葛根芩连汤以直折之。

余前谓桂枝汤证化热，则为白虎汤证；麻黄汤证化热，则为麻杏甘石汤证，今当续为之说，曰葛根汤证化热则为葛根芩连汤证。征之于临床，考之于经文，历历不爽。

曹颖甫曰　表未解者，必不汗出，盖利不止而脉促为表未解，表未解者，宜葛根汤。利不止而喘汗，为表病入里，则宜葛根芩连汤。脉促为脉紧变文，前于《伤寒发微》中已略申其旨。固知葛根芩连汤惟已经化热者宜之耳。惟其化热者宜之，而舌苔白腐，唇干目赤，乃无乎不宜，不惟热利为然也。

按　此案"麻疹"为曹颖甫门人弟子治验。案后上述师徒议论之真知灼见，发人深省。其所谓：原文"也"字下，加"宜葛根汤，若利不止"八字。以及"桂枝汤证化热，则为白虎汤证；麻黄汤化热，则为麻杏甘石汤证"等，皆为发前人所未言，于无字处发挥也。

2. 小儿腹泻（小儿中毒性肠炎）　曾某某，男，10个月。1964年11月29日入院。其母代诉：身热口渴，腹胀泄泻已7天。患儿7天前，发热吐乳，继而腹泻每日5～6次，即入院住西医儿科病房。入院时粪便检查：色黄，质稀，黏液（+++）；血液检查：白细胞$10×10^9$/L，中性粒细胞0.74，淋巴细胞0.26。……经用抗生素等药物治疗7天，泄泻未见好转，于12月6日转服中药。现在症：大便泄泻稀如水样，色黄而秽，每天4～5次。腹部微胀，按之柔软。小便短赤。身热而渴，烦躁啼哭，形瘦眶陷，唇舌干红，苔薄白，指纹紫。……方用葛根芩连汤：粉葛根3g，川黄连2.4g，条黄芩2.1g，生甘草1.2g。并予以5%葡萄糖盐水静脉滴注。服后泄泻止，粪成形，热退神佳，即停用中药。[蔡仲默，等.《福建中医药》1966，（3）：8]

3. 小儿呕吐泄泻（急性胃肠炎）　林某某，男，4岁。1955年8月突然发热，呕吐，泄泻，日夜达数十次，口渴欲饮，饮入即吐，泻下初如木樨花状，后为清水，热度39.6℃，舌苔白。与葛根芩连汤加姜竹茹、益元散、姜半夏、生姜，1剂热稍减，吐泻较瘥，共服3剂痊愈。[张志民.《江西医药》1963，（8）：21]

4. 暑温（流行性乙型脑炎）　黄某某，男，3岁。确诊为流行性乙型脑炎，于1958年8月20日入院。患儿入院时，高热达40℃，有汗，口渴，面赤，唇干，呕吐，大便日2次，微溏，舌苔黄而润，脉数、右大于左。认为暑邪已入阳明气分，予以辛凉重剂，白虎汤加味：生石膏 45g，知母 6g，山药 9g，连翘 9g，粳米 9g，炙甘草 3g。21 日晨二诊：热反加高到 40.5℃，舌黄而腻，大便日 3 次，溏薄。仍进原方，石膏量加至 60g。午后再诊，体温升到 40.9℃，再加入人参服之，热仍如故，大便溏泄不减。22 日三诊：前后大剂白虎汤连用 2 天，高热不但不退，而且溏便增至 1 日 4 次，闻声惊惕，气粗呕恶，病热趋向恶化。但高热，汗出，口渴，舌黄，脉大而数，均是白虎汤之适应证，何以服后诸症不减反有加重呢？苦思良久，忽悟到患儿人迎脉数，面赤，高热，汗出，微喘，是表有邪；舌黄不燥，呕恶上逆，大便溏泻且次数多，是脾胃蕴有暑湿，乃挟热下利证。前此屡投清阳明经热之白虎，既犯不顾表邪之错误，又犯膏、母凉润助湿之禁忌，无怪服药后高热和溏泻反有增无减。患儿既属挟热下利，纯系葛根黄芩黄连汤证，因亟为下方：葛根 12g，黄芩 9g，黄连 1.5g，甘草 3g。1 剂甫下，热即减至 39.4℃，2 剂又减至 38.8℃，大便转佳，呕恶亦止，很快痊愈出院。（《岳美中医案集》123 页）

按 本案结合具体病情，详细辨析白虎汤证与葛根芩连汤证的不同之处，堪为后学者借鉴。

二、黄芩汤

【**主治病证**】太阳与少阳合病，自下利者，与黄芩汤；……（伤寒 172）

【**方剂组成**】黄芩三两　芍药二两　甘草二两（炙）　大枣十二枚（擘）

【**方药用法**】上四味，以水一斗，煮取三升，去滓，温服一升，日再夜一服。

【**方证释义**】本方功能清热止利，和中止痛。方中黄芩清热燥湿止利；芍药和营止痛；甘草、大枣和中益脾胃。本方证是太少合病，邪热不从少阳之枢外出，反从枢内陷，以少阳胆热下迫大肠为主要病机的病证。症见下利，腹痛，发热，口苦，肛门灼热，或里急后重，小便黄赤，舌苔黄，脉弦数等。太阳阳明合病下利偏于表，属葛根汤证；少阳阳明合病下利偏于里，属承气汤证；本证介乎表里之间，当以黄芩汤主之。汪昂《医方集解》称本方为"万世治痢之祖"剂，后世治痢名方芍药汤，即由本方演化而来。

【**临床发挥**】《医方集解》："此方亦单治下利，机要用之治热痢腹痛，更名黄芩芍药汤。洁古因之加木香、槟榔、大黄、黄连、归尾、官桂，更名芍药汤，治下痢。仲景此方遂为万世治痢之祖矣。本方加半夏、生姜，名黄芩加半夏生姜汤，治前证兼呕者，亦治胆腑发咳，呕苦水如胆汁。本方除大枣，名黄芩芍药汤，治火升鼻衄及热痢。"

黄芩汤证无太阳病辨 此条名曰"太阳与少阳合病"，其实是由于饮食不洁或不节，损伤胃肠，邪热内迫于里，则下利，邪热壅遏营卫则表现恶寒发热，周身酸楚等"状如太阳病"。由于热在里而不在外，故与黄芩汤以清里热。（吕志杰）

【医案举例】

1. 痢疾（急性细菌性痢疾）　王某，男，30 岁。病人病初恶寒，后则壮热不退，目赤舌绛，烦躁不安，便下赤痢，微带紫暗，腹中急痛，欲便不得，脉象洪实。余拟泄热解毒，先投以黄芩汤：黄芩 15g，白芍 12g，甘草 3g，红枣 3 枚。服药 2 剂，热退神安痛减，后改用红痢枣花汤，连服 3 剂获安。[倪少恒.《江西医药杂志》1965，（5）：1012]

按　此案之案语说"病人病初恶寒"，非表证之"恶寒"，而为里证之"振寒"。说得更明确一点，即痢疾初起，热毒郁结于里，营卫失和于外之证。

2. 阿米巴痢疾　欧阳某，女，22 岁，干部。9 月 21 日入院。下痢红白，腹痛，里急后重已 2 天。病人妊娠 2 个多月，9 月 4 日因头晕呕吐，曾在本院（省中医实验院）门诊检查：青蛙试验弱阳性。9 月 20 日早晨起，忽腹痛频频，下痢红白黏液，红多白少，日二三十次，里急后重颇剧，并觉小腹坠胀，有如欲产情形而入院。诊察：体瘦神疲，按腹呻吟，有重病感。脉象稍沉弱，舌质淡、苔白。体温 37.9℃。心肺无异常，肝脾未触及，腹部有压痛。化验检查：……大便检出阿米巴原虫。诊断：阿米巴痢疾。方用黄芩汤加减：黄芩 3g，白芍 9g，甘草 4.5g，香连丸 3g。服上药 3 剂后，腹痛、里急后重已除，下痢次数大减，日仅二三次，并带有黄色稀粪。体温正常，食欲渐启。原方再进 1 剂，下痢红白便全除，大便正常，惟觉起床行走时，头晕足软。再以原方去香连丸，加党参 9g，当归 6g。调理数日，连检大便 2 次，已无阿米巴原虫，于 9 月 29 日出院。[杨志一.《江西中医药》1954，（10）：46]

3. 泄泻（急性肠炎）　王姓妇，年 50 余。夏间突患泄泻，暴注下迫，一日夜 20 余次，发热口渴，胸闷腹痛，舌苔黄腻，脉数，溲热。盖暑湿蕴伏，肠胃中兼有宿滞，遂用黄芩汤加连翘、薏苡仁、六一散、佩兰、枳壳。1 剂热退利减，2 剂痊愈。（《伤寒论医案集》155 页）

三、黄芩加半夏生姜汤

【主治病证】……若呕者，黄芩加半夏生姜汤主之。（伤寒 172）

【方剂组成】黄芩三两　芍药二两　甘草二两（炙）　大枣十二枚（擘）　半夏半升（洗）　生姜一两半（一方三两，切）

【方药用法】上六味，以水一斗，煮取三升，去滓，温服一升，日再夜一服。

【方证释义】本方功能清热和中，降逆止呕。方以黄芩汤清热止利，和中止痛；加半夏、生姜降逆止呕。本方证是以少阳胆热内迫胃肠，胃气上逆为主要病机的病证。症见如前黄芩汤所述脉症，更兼有呕吐。

【医案举例】下利（急性肠炎） 高某，男，成人。1977 年 6 月因急性肠炎而腹泻，吃西药痢特灵后腹泻次数减少，但仍有头痛，发热，口苦，胸胁苦满，腹胀等症，尤其饭量大减，时有恶心呕吐，舌淡、苔微黄，脉弦。应用黄芩加半夏生姜汤加味：黄芩 18g，白芍 12g，甘草 9g，大枣 6 个，半夏 9g，生姜 9g，白头翁 30g。水煎服，服 3 剂诸症消失而愈。（《伤寒论验案精选集》156 页）

四、麻黄连轺赤小豆汤

【主治病证】伤寒，瘀热在里，身必黄，麻黄连轺赤小豆汤主之。（伤寒 262）

【方剂组成】麻黄二两（去节） 连轺二两（按：即连翘根。目前多以连翘代之） 杏仁四十个（去皮尖） 赤小豆一升 大枣十二枚（擘） 生梓白皮（切）一升 生姜二两（切） 甘草二两（炙）

【方药用法】上八味，以潦水一斗，先煮麻黄，再沸，去上沫，纳诸药，煮取三升，去滓，分温三服，半日服尽。

【方证释义】本方功能解表发汗，清热利湿退黄。方以"麻黄、杏仁、生姜之辛温，以发越其表；赤小豆、连翘、梓白皮之苦寒甘，以清热于里；大枣、甘草甘温悦脾，以为散湿驱邪之用；用潦水者，取其味薄，不助水气也。合而言之，茵陈蒿汤是下热之剂；栀子柏皮汤是清热之剂；麻黄连轺赤小豆汤是散热之剂也"（尤在泾《伤寒贯珠集·卷四》）。本方证是以湿热内蕴，表邪不解为主要病机的病证。症见发热，恶寒，无汗，一身面目皆黄，胸闷心烦，小便短赤，苔黄脉数等症。

【临床发挥】麻黄连轺赤小豆汤主治湿热（毒）内蕴，邪郁于表所致的黄疸病（黄疸型肝炎）、风水（急性肾炎）、湿毒内陷（慢性肾炎）、风疹（荨麻疹）、水痘等。该方具有保肝与止痒作用。保肝作用：方中以用连翘根为最佳，这说明仲景原方用连翘根而不用连翘的科学性、合理性。止痒作用：本方（麻黄、连翘各 6g，杏仁 40 个，赤小豆 20g，大枣 12 枚，生桑白皮 10g，生姜、甘草各 6g）及加减方（前方加荆芥 15g，防风 15g，地肤子 30g）对两种瘙痒模型有显著的止痒作用，其加减方优于原方。两方中的主药麻黄（麻黄碱）具有明显的抗过敏与止痒作用。（吕志杰综述）

【医案举例】

1. 湿毒（慢性肾炎） 姬某某，男，45 岁，干部。……诊其脉大而数，视其舌黄腻苔，问其起病原因，在 8 年前患皮肤湿疹，久治不愈。现下肢鼠蹊部尤著，痒甚，时出时没，没时腰部有不适感且微痛。尿常规检查：蛋白（++++），红细胞 25～30/HP，有管型。为"慢性肾炎"。中医辨证认为是湿疹之毒内陷所引起之肾病。中西医向以普通之肾炎法为治，历久无效，因根据病情，投以仲景麻黄连翘赤小豆汤以祛湿毒。处方：麻黄 6g，连翘 12g，赤小豆 24g，杏仁 9g，甘草 6g，生姜 9g，桑白皮 9g，大枣 4 枚（擘）。服 4 剂，未有汗，加麻黄量至 9g，得微汗。服至 10 剂后，湿疹渐减，虽仍出，但出即落屑，而鼠蹊部基本不出，小便见清，易见汗，惟舌中心仍黄，脉象减而大象依然。改用人参败毒散。服数剂后，湿疹基本消失。尿常规：蛋白（++），红细胞 1～15/HP。（《岳美中医案集》19 页）

2. **风疹（荨麻疹）**　李某某，男，32 岁，工人。1964 年 10 月 3 日初诊。病人全身发风疹奇痒，曾经皮肤科诊断为"荨麻疹"，服药效果不佳。每次发作时持续 10 余天，迄今发作七八次。昨日又发生疹块，尤以胸腹部明显，疹块瘙痒焮红灼热。遇风发作增剧，尿黄便畅，舌质稍红、苔薄白，脉弦略数。断为风热内蕴肌表。拟祛风解表清热为治。方用麻黄连翘赤小豆汤化裁。处方：麻黄、生甘草各 4.5g，连翘、金银花各 9g，赤小豆、细生地黄各 15g。服 1 剂，荨麻疹发作更甚，病人不敢继续服用而来复诊。诊脉浮弦，荨麻疹虽多，断为邪有外达之机。嘱将原方续服 2 剂。共服完 3 剂，荨麻疹基本消失。原方继服 3 剂，痊愈。追访年余，未发。[龚子夫.《浙江中医杂志》1966，（4）：36]

3. **湿疹**　喻某某，女，34 岁，工人。1965 年 4 月 21 日初诊。皮肤起小疹瘙痒已 10 余天，经皮肤科诊断为"湿疹"，服药效果不显。检视病人臀部及两腿上端丘疹（对称性），血痂满布，尤以两腿外侧为甚。入夜瘙痒特甚。搔后流血水，灼热，舌苔薄黄，脉象细弦。断为心脾血亏，风湿郁热。拟养血祛风清热为治，麻黄连翘赤小豆汤加减。处方：麻黄、生甘草各 4.5g，连翘、当归身各 9g，细生地黄 12g，赤小豆 15g。连服 5 剂，湿疹消退大半，瘙痒大减。原方继进 5 剂痊愈。[龚子夫.《浙江中医杂志》1966，（4）：36]

4. **水痘**　刘某某，女，3 岁。1964 年 11 月 13 日初诊。初起鼻塞流涕，咳嗽微热，不思饮食已 3 天。昨天又发现头面发际等处有小红疹。今晨胸腹部及四肢均有大小不等水疱，水疱周围微红，小便淡黄，指纹色红而浮，舌质红润、苔薄白。乃肺蕴热毒，外感时邪而发。拟清热透表解毒。方用麻黄连翘赤小豆汤加减，处方：麻黄、甘草各 1.8g，杏仁 3g，连翘、金银花各 4.5g，赤小豆 9g。服 3 剂，发热咳嗽均瘥，皮肤水疱消退。原方去麻黄，加牛蒡子 4.5g。继服 2 剂而愈。[龚子夫.《浙江中医杂志》1966，（4）：36]

五、厚朴七物汤

【**主治病证**】病腹满，发热十日，脉浮而数，饮食如故，厚朴七物汤主之。

（金匮十·9）

【方剂组成】厚朴半斤　甘草三两　大黄三两　大枣十枚　枳实五枚　桂枝二两　生姜五两

【方药用法】上七味，以水一斗，煮取四升，温服八合，日三服。呕者加半夏五合，下利去大黄，寒多者加生姜至半斤。

【方证释义】本方功能行气除满，解肌发表。方以桂枝汤去芍药解肌发表，因腹满不痛故去芍药；厚朴、枳实、大黄行气除满。本方证是以太阳与阳明表里皆病为主要病机的病证。症见发热汗出，微恶风寒，脘腹胀满，或大便秘结，舌苔薄黄，脉浮数等。

按　厚朴为苦温之药，其温散之性可治表证，苦泄之味又行气通里，对"伤寒中风内外牵连"（《本经疏证》），即表里同病者，是其专长。详见《仲景方药古今应用》第2版之"厚朴"解。

【医案举例】

1. 表里同病　潘某某，男，43岁。先因劳动汗出受凉，又以晚餐过饮伤食，致发热恶寒，头痛身痛，脘闷恶心。单位卫生科给以藿香正气丸1包，不应；又给保和丸3包，亦无效。仍发热头痛，汗出恶风，腹满而痛，大便3日未解，舌苔黄腻，脉浮而滑，此表邪未尽，里实已成，治以表里双解为法。用厚朴七物汤：厚朴10g，枳实6g，大黄10g，桂枝10g，甘草3g，生姜3片，大枣3枚，加白芍10g。嘱服2剂，得畅下后即止服，糜粥自养，上症悉除。（《金匮要略浅述》159页）

按　本案外感寒邪，内伤饮食，表里同病，故以厚朴七物汤解表攻里。因"腹满而痛"，故加白芍。灵活加减，方证相对，故而效佳。

2. 腹满　曹某某，女，30岁。曾患急性肝炎，因久服寒凉攻伐之剂，虽肝炎勉强治愈，但脾胃之阳受伤，后遗腹部胀满。胀满呈持续性，一年来累治不效，上午较轻，下午较重，饮食不适时更加严重，腹胀时矢气多，消化迟滞，大便不实，手足不温，脉迟缓，舌淡、苔薄白。经服厚朴七物汤2剂，腹胀满大减，数日以后，腹胀如故，又服2剂以后，即去大黄加大桂枝量，继服10余剂而愈。（《经方发挥》106页）

按　此案治肝病，久服寒凉伤脾，脾虚不达则腹满等。治用厚朴七物汤，取其"三物"行气治标，"四味"之辛甘益脾治标。此方此法乃是对《金匮》曰"见肝之病，知肝传脾，当先治脾"之大法的发挥运用。

六、竹叶汤

【主治病证】产后中风，发热，面正赤，喘而头痛，竹叶汤主之。（金匮二

十一·9）

【方剂组成】竹叶一把　葛根三两　防风　桔梗　桂枝　人参　甘草各一两　附子一枚（炮）　大枣十五枚　生姜五两

【方药用法】上十味，以水一斗，煮取二升半，分温三服，温覆使汗出。颈项强，用大附子一枚，破之如豆大，煎药扬去沫。呕者加半夏半升，洗。

【方证释义】本方功能祛风解表，益气温阳。方中"竹叶、葛根、桂枝、防风、桔梗解外之风热，人参、附子固里之脱，甘草、姜、枣以调阴阳之气而使其平，乃表里兼济之法。凡风热外淫，而里气不固者，宜于此取则焉"（尤在泾《金匮要略心典》）。本方证是以产后正气亏虚，复感外邪为主要病机的病证。症见发热，恶风，汗出，头痛，气喘，面红，脉虚数等。

【医案举例】产后中风　邓某，女，40岁，农妇。分娩四五日，忽然恶寒发热头痛，其夫以产后不比常人，恐生恶变，遂急邀余治。病人面赤，大汗淋漓，恶风发热，头痛气喘，语言滞钝，脉象虚浮而弦，舌苔淡白而润，询得口不渴，腹不痛，饮食二便俱无变化，已产数胎，皆无病难，向无喘疾，而素体欠强。仔细思量其发热恶风头痛，是风邪在表之候；面赤大汗气喘，为虚阳上浮之征；语言滞钝，乃气液两亏所致；观其脉象虚浮而弦，已伏痉病之机矣。当温阳益气以固其内，搜风散邪以解其外，偏执一面，病必生变。《金匮》云："产后中风，发热，面正赤，喘而头痛，竹叶汤主之。"乃师其旨，书竹叶汤原方1剂与之。淡竹叶9g，葛根9g，桂枝4.5g，防风4.5g，桔梗4.5g，西党参9g，附子6g，甘草4.5g，生姜3片，大枣3枚。水煎服。翌日复诊，喘汗俱减，热亦渐退，仍以原方再进1剂，三诊病已痊矣。（《古妙方验案精选》310页）

七、薯蓣丸

【主治病证】虚劳诸不足，风气百疾，薯蓣丸主之。（金匮六·16）

【方剂组成】薯蓣三十分　当归　桂枝　神曲　干地黄　豆黄卷各十分　甘草二十八分　人参七分　川芎　芍药　白术　麦门冬　杏仁各六分　柴胡　桔梗　茯苓各五分　阿胶七分　干姜三分　白蔹二分　防风六分　大枣百枚为膏

【方药用法】上二十一味，末之，炼蜜和丸，如弹子大，空腹酒服一丸，一百丸为剂。

【方证释义】本方功能补益脾胃，益气养血，祛风散邪。"虚劳证多有挟风气者，正不可独补其虚，亦不可着意去风气。"（尤在泾《金匮要略心典》）方中"四君、四物养其气血；麦冬、阿胶、干姜、大枣补其肺胃；而以桔梗、杏仁升提肺气，桂枝行阳，防风运脾，神曲开郁，黄卷宣肾，柴胡升少阳之气，白蔹化入营之风。虽有风气，未尝专治之，谓正气运而风气自去也。然薯蓣最多，且以此为汤名者，取其不寒不热，不燥不滑，脾肾兼宜，故以为君，则诸药皆相助为理耳"（徐彬《金匮要略论注》）。本方证是以虚劳诸不足，易感外邪为主要病机的病证。症见多种虚损证候，如望之面白、神疲、体瘦；闻之喘息、声微；问之心悸、乏力、眩晕、纳差；切脉虚弱细微或浮大无力等诸不足表现，或并见外感表现，如恶寒、发热、咳嗽、肢体酸痛等。

【临床发挥】

薯蓣丸示人以法　本条揭示了中医治病的两大原则：一是"虚劳诸不足"而脾胃虚弱者，应调补脾胃为主，以培植后天之本，使气血生化有源；二是凡正虚邪恋之病情，皆应以扶正祛邪为大法。后世许多补益之方如四君子汤、四物汤、八珍汤、十全大补汤、人参养荣汤以及扶正祛邪之方，皆从此方化裁或师此方之法也。（吕志杰）

本方主药药食两用有专功　笔者曾治一约 10 个月幼儿，从三四个月始腹泻，阴雨天尤甚，日七八次。效法上述山药粥方法，10 天后大便恢复正常。另据报道，用薯蓣粥方法治疗婴幼儿泄泻 22 例。病程 7～24 天。全部于服药4～5 天即明显见效乃至痊愈。[陈富，等.《浙江中医》1991，（2）：66]

张锡纯为近代名医之一，临床经验丰富，善于自创新方，薯蓣粥为其一。张氏用薯蓣粥方"治阴虚劳热，或喘，或嗽，或大便滑泻，小便不利，一切羸弱虚损之证"。他谈及治疗小儿滑泻的经验说："滑泻之证，在小儿为最难治。盖小儿少阳之体，阴分未足，滑泻不止，尤易伤阴分……惟山药脾肾双补，在上能清，在下能固，利小便而止大便，真良药也。且又为寻常服食之物，以之作粥，少加沙糖调和，小儿必喜食之。一日两次煮服，数日必愈……以此方治小儿多矣。"（《医学衷中参西录·医方》）张锡纯此论此方，可见其深得《金匮》薯蓣丸重用薯蓣为君之旨。（吕志杰）

【医案举例】

1. 虚劳（神经官能症）　冯某某，女，36 岁，教师。患心悸，失眠，头晕，目眩数年，耳鸣，潮热盗汗，心神恍惚，多悲善感，健忘，食少纳呆，食不知味，食稍不适即肠鸣腹泻，有时大便燥结，精神倦怠，月经衍期，白带绵绵，且易外感，每感冒后即缠绵难愈。已经不能再坚持工作，病休在家。数年来治疗从未间断，经几处医院皆诊断为"神经官能症"。病人病势日见增重，当时面色㿠白，少华，消瘦憔悴，脉缓无力，舌淡胖而光无苔。综合以上脉症，颇符合诸虚百损之虚劳证，投以薯蓣丸，治疗 3 个月之久，共服 200 丸，诸症消除而康复。（《经方发挥》163 页）

2. 心悸（病毒性心肌炎）　郑某某，女，43 岁。患病毒性心肌炎 4 年，多次住院经中西药治疗，症状时缓时急，终未获愈。因病久厌于药治，遂停药在家休息。就诊时面色萎黄，心悸气短，胸闷乏力，头晕目眩，终日嗜睡，记忆锐减，稍事活动，诸症加剧，舌淡、苔白薄腻、有齿痕，脉象迟缓无力、时兼结代。查其心率缓慢，55 次/分，心电图伴室性早搏，心功能测定心脏每分钟搏血量 5.30L，每搏血量 60ml，明显减少。胸片示心脏扩大，肝在肋下 2.5cm，伴下肢浮肿。中医辨证属心气（阳）不足，心血匮乏。遂停用其他药物，投以薯蓣丸，缓图施治。病人连续服药 4 个月，临床症状大部分消失，并可从事一般家务劳动，心功能由三级恢复到一级，心率增至 78 次/分，无早搏，超声心动图测定心功能，每分钟搏血量 7.40L，每搏血量 96ml，明显提高。复查胸片，心脏较前缩小。肝在肋下 1.5cm，肢肿消退。后又间断服药百日，诸症消除，追访 2 年，症状未发。[邵桂珍，等.《中医杂志》1992，（1）：35]

按 薯蓣丸一方，近人很少用以治疗虚劳诸不足之证候，盖因本方组成，非纯为补药，而兼用祛邪之品。本方之妙，在于寓祛邪于补正药中，使邪不伤正，则正气易于恢复。上述两案可知，不论有无外邪，只要是虚劳诸不足，易感外邪者，皆可以薯蓣丸治之而效果满意。

据王延周等报道 [《37》1991，（5）：12]，用薯蓣丸治疗各种心脏病所致的心功能减退 69 例，收到预期效果。本方不但有利于心功能的恢复，而且对整个机体的抗病免疫能力也大有裨益。

八、麻黄升麻汤

【主治病证】伤寒六七日，大下后，寸脉沉而迟，手足厥逆，下部脉不至，喉咽不利，唾脓血，泄利不止者，为难治，麻黄升麻汤主之。（伤寒 357）

【方剂组成】麻黄二两半（去节） 升麻一两一分 当归一两一分 知母十八铢 黄芩十八铢 葳蕤十八铢（一作菖蒲） 芍药六铢 天门冬六铢（去心） 桂枝六铢（去皮） 茯苓六铢 甘草六铢（炙） 石膏六铢（碎，绵裹） 白术六铢 干姜六铢

【方药用法】上十四味，以水一斗，先煮麻黄一两沸，去上沫，纳诸药，煮取三升，去滓，分温三服。相去如炊三斗米顷，令尽，汗出愈。

【方证释义】本方功能清上温下，扶正益阴，发越郁阳。方中麻黄、升麻、桂枝，以发越其阳气。李时珍说："麻黄乃发散肺经火郁之药"，升麻不仅升清，且擅解毒。然则病已阴伤络损，故佐以石膏、黄芩、知母、葳蕤、天冬、当归、芍药等育阴清热，润肺解毒。此与发越郁阳之品似乎性味相反，但对此复杂之病，正可相得益彰。又因脾肾气陷，寒邪虽在下，但未至肾阳不足之程度，故用小量之白术、干姜、甘草、茯苓等温中健脾祛寒，以补下后之虚。由此可见，本方的药味虽多，但其药物之选择，用量之大小，仍较谨严，值得进一步研究。本方证是以正虚邪陷，阳郁不伸，上热下寒为主要病机的病证。症见寸脉沉而迟，

手足厥逆，下部脉不至，喉咽不利，唾脓血，泄利不止。由方后注"汗出愈"可知，其证当见无汗。本证错综复杂，虚实互见，肺热脾寒并存，故用麻黄升麻汤繁杂之方治之。

【临床发挥】麻黄升麻汤考究　陈亦人说：麻黄升麻汤是《伤寒论》中药味最多的一张方剂，计有 14 味药，显得十分庞杂，而且用量悬殊，多的用至二两半，少的只用六铢，因而有些注家认为非仲景方，如柯韵伯说："六经方中，有不出于仲景者，合于仲景，则亦仲景而已矣，若此汤其大谬者也。……且用药至十四味，犹广罗原野，冀获一兔，与防风通圣等方，同为粗工侥幸之符也"。但《伤寒论》的别本《金匮玉函经》，唐·孙思邈《千金翼方》均载此方。王焘《外台秘要》第一卷不仅载方，并引《小品》注云："此仲景《伤寒论》方"。从第357 条原文所述的证候来看，确实极为复杂，用药过简，势难兼顾，正如尤在泾所析："阴阳上下并受其病，虚实寒热混淆不清，欲治其阴，必伤其阳，欲补其虚，必碍其实，故难治"。临床也的确有这种情况，特别复杂的病情，往往是因同时患有几种疾病，治疗不得不多方兼顾。陈逊斋治李梦如子，因患伤寒误用下法，致表邪内陷，触动喉痰旧疾案，诊后概括不出病机，连拟数方均觉欠妥，直至了解到"始终无汗"与"曾服泻盐三次，而至水泻频仍，脉忽变阴"的情况之后，才认定"邪陷阳郁，而非阳虚"，改用麻黄升麻汤，终于获得满意效果。可见麻黄升麻汤是针对病情特别复杂而制定的处方。因为该证的关键病机是邪陷阳郁，所以方中重用麻黄、升麻为君，目的在于发越郁阳。喉痹唾脓血，乃肺热伤阴，故佐以清肺滋阴。泄利不止，乃脾伤气陷，故佐以健脾温阳。药味虽多，仍然是重点突出，主次分明，决不同于杂凑成方。由此可证否定本条方证的理由并不充分，应当进一步深入研究。王朴庄曾经分析指出："君以麻黄，取捷于得汗也。升麻解毒，当归和血，故为臣。然后以知母、黄芩清肺热，葳蕤、麦冬保肺阴，姜甘三白（白术、白芍、白茯苓）治泻利。复以桂枝、石膏辛凉化汗，入营出卫，从肺气以达于四末。纪律森严，孰识良工苦心哉！"颇能说明道理，可供参考。此证肺热脾寒，此方发越郁阳，清肺温脾，与肝经毫无关涉，所以也不应属于厥阴病方。（《〈伤寒论〉求是》119 页）

【医案举例】伤寒误下　李梦如子，曾二次患喉炎，一次患溏泻，治之愈。今复患寒热病，历 10 余日不退。邀作诊，切脉未竟，已下利 2 次。头痛，腹痛，骨节痛，喉头尽白而痛，吐脓样痰夹血，六脉浮中两按皆无，重按亦微缓不能辨其至数，口渴需水，小便少（据证当有四肢厥冷——编者注），两足少阴脉似有若无。诊毕无法立方，且不明其病理，初拟排脓汤、黄连阿胶汤、苦酒汤等皆不惬意；复拟干姜黄连黄芩人参汤，终觉未妥；又改拟小柴胡汤加减，以求稳妥。继因雨阻，寓李宅附近。然沉思不得寐，复讯李父，病人曾出汗几次？曰：

"始终无汗。"曾服下剂否？曰："曾服泻盐三次，而致水泻频仍，脉忽变阴。"余曰："得之矣，此麻黄升麻汤证也。"病人脉弱易动，素有喉炎，是下虚上热体质，新患太阳伤寒而误下之，表邪不退，外热内陷，触动喉内旧疾，故喉间白腐，脓血交并，脾弱湿重之体，复因大下而成水泻，水走大肠，故小便不利；上焦热甚，故口渴。表邪未退，故寒热头痛，骨节痛各症仍在；热闭于内，故四肢厥冷；大下之后，气血奔集于里，故阳脉沉弱；水液趋于下部，故阴脉亦闭歇。本方组成，有桂枝汤加麻黄，所以解表发汗；有苓、术、干姜化水，利小便，所以止利；用当归助其行血通脉；用黄芩、知母、石膏以消炎清热，兼生津液；用升麻解咽喉之毒；用玉竹以祛脓血；用天冬以清利痰脓。明日，即可照服此方。李终疑脉有败征，恐不胜麻、桂之温，欲加丽参。余曰："脉沉弱肢冷是阳郁，非阳虚也。加参转虑掣消炎解毒之肘，不如勿用，经方以不加减为贵也。"后果愈。(《伤寒论语释》1210 页)

按　此案录自"陈逊斋治案"。案语翔实可靠。据所述证候，确实非常复杂，无怪乎屡医不效。陈氏开始也未能识得本证，足见审证之难。从案中可知，确诊本证的关键，在于"沉思"问诊，从而测知该病之由来。因之投以麻黄升麻汤，效如桴鼓。可见本方用药之"复杂"，为病情之所需也。

类方串解

本章共 8 首方剂，就其表里兼治的功效而言，可以作如下归纳：

1. **解表退黄剂**　方如麻黄连轺赤小豆汤。适用于表邪未解而见湿热发黄者。症见发热恶寒，身痛无汗，身目发黄等。

2. **解表攻里剂**　方如厚朴七物汤。适用于表证未解而里热结滞者。症见发热恶寒，便结腹满等。

3. **解表清里剂**　方如葛根芩连汤、黄芩汤、黄芩加半夏生姜汤。适用于里热较重而表邪较轻者。症见以腹痛下利为主，兼身热不寒，口苦咽干，舌红脉数等。

4. **解表补益剂**　适用于气血阴阳亏虚而复感外邪者。因外感有寒热之殊，内虚有阴阳之异，病情复杂，可辨证选用竹叶汤、薯蓣丸、麻黄升麻汤等。

上述方证以表证为主者，解表则里气易和；以里证为主者，清里攻下则表邪易去；虚实夹杂者，当视其虚实之具体情况，以定攻补之主次。

第二十四章
寒热补泻并用剂

《内经》在论述治病大法时说："寒者热之，热者寒之。"（《素问·至真要大论》）"实则泻之，虚则补之。"（《素问·三部九候论》）若病机为寒、热、虚、实错杂并见，则治法可寒、热、补、泻并施。本章所列乌梅丸、升麻鳖甲汤、侯氏黑散、风引汤、泽漆汤等 5 方，都属于寒热补泻并用之剂。但由于具体病机不同，故用药各有不同，临证时应酌情选用。

一、乌梅丸

【主治病证】伤寒，脉微而厥，至七八日肤冷，其人躁无暂安时者，此为脏厥，非蛔厥也。蛔厥者，其人当吐蛔。今病者静而复时烦者，此为脏寒，蛔上入其膈，故烦，须臾复止，得食而呕，又烦者，蛔闻食臭出，其人常自吐蛔。蛔厥者，乌梅丸主之。又主久利。（伤寒 338）

蛔厥者，当吐蛔，今病者静而复时烦，此为脏寒，蛔上入膈，故烦，须臾复止，得食而呕又烦者，蛔闻食臭出，其人当自吐蛔。（金匮十九·7）

蛔厥者，乌梅丸主之。（金匮十九·8）

【方剂组成】乌梅三百枚　细辛六两　干姜十两　黄连十六两　当归四两　附子六两（炮，去皮）　蜀椒四两（出汗）　桂枝六两（去皮）　人参六两　黄柏六两

【方药用法】上十味，异捣筛，合治之，以苦酒渍乌梅一宿，去核，蒸之五斗米下，饭熟捣成泥，和药令相得，纳臼中，与蜜杵二千下，丸如梧桐子大。先食饮服十丸，日三服，稍加至二十丸。禁生冷、滑物、臭食等。

【方证释义】本方功能清热温脏，安蛔止痛。古人认为："虫得酸则静，得辛则伏，得苦则下。"故方以醋渍乌梅为主，酸以安蛔；蜀椒、细辛、干姜、附子、桂枝辛热散寒，温脏伏蛔；黄连、黄柏苦寒清热下蛔；人参、当归补养气血。全方合酸收、苦泄、辛开、甘补、大寒大热等诸药于一炉，共成清上温下，协调寒热，安蛔止痛之剂。本方证是以邪陷厥阴，寒热错杂，脏气亏虚，蛔虫扰

动为主要病机的病证。症见气上撞心，心中疼热，饥不欲食，静而复时烦，须臾复止，得食而呕又烦，常自吐蛔；若痛剧时则四肢厥冷而脉微，痛止则安静如常。本方又可用于寒热虚实错杂之久利不止等。

【临床发挥】乌梅丸的临床应用　薛伯寿总结了先师蒲辅周及自己运用乌梅丸的临床经验。他说：张仲景乌梅丸方（以下亦称乌梅汤），为苦辛、酸苦合用，寒热并调，气血兼顾，扶正祛邪，调肝和脾之剂。蛔虫得酸苦则安伏，苦辛、酸苦合用为治虫之法，且治脏寒。先师蒲辅周老大夫认为："肝藏血，内寄相火，体阴而用阳，乃春生之脏，用药既不可纯寒，苦寒太过则伤中阳，克伐生发之气；亦不可用纯热之药，乙癸同源，温热太过则灼血耗阴。"……蒲老又说："外感陷入厥阴，七情伤及厥阴，虽临床表现不一，谨守病机，皆可用乌梅丸或循其法而达异病同治。"古今方书多列乌梅丸为杀虫剂的首方，如与蛔厥有类之"胆道蛔虫症""肠蛔虫症"等等，有关报道甚多。蒲老将乌梅丸扩展运用于其他杂证之治验十分丰富。本文拟重点介绍笔者如何运用这方面治验的肤浅体会，以供读者参考。

（1）神经性头痛、血管性头痛等　辨证为厥阴头痛者，余学习叶心清老中医善用乌梅汤常获满意疗效。蒲老生前曾介绍一治验："一病人剧烈头痛，吐清水，舌凉似冰，用吴茱萸汤，初未见效，再思为病重而药轻，吴茱萸用至一两，加红糖为引，而诸症若失。"余受启发，使用乌梅汤治疗厥阴头痛，常加吴茱萸。吴茱萸又入厥阴肝，开郁散结，下气降逆，与黄连同用即合左金丸之意，加强泄肝和胃之力，往往能提高乌梅汤治疗有关头痛及胃脘疼痛的疗效。……

（2）肠神经官能症　……轻者多为胆胃不和，蒲老喜用四逆散加味调治，每获良效；重者多迁延日久，由气及血，由实见虚，由腑入脏，呈现虚实错杂，气血两伤，肝脾不调，土虚木乘，则投乌梅汤屡见奇效。余使用乌梅汤治疗 8 年宿疾，屡发疼痛难忍，竟 1 剂痛止，数剂而痊愈。另一病人长期失眠，1 年来，每日深夜 3 点左右少腹刺痛，伴有如负重石，检查未见异常，屡治罔效，特从内蒙赤峰来京诊治，经辨证用乌梅汤加白芍、吴茱萸，服 5 剂即能安睡，疼痛重压感大减，续服 10 剂而基本告愈。

（3）痛经　……凡阴道少腹牵引疼痛者，其病与厥阴关系最为密切。因足厥阴之脉，循股阴，入毛中，过阴器，抵小腹。若肝郁血虚者，选用逍遥散；血虚寒闭者，选用当归四逆汤，用之可有效；而对寒热错杂，气血失和者，选用乌梅丸则有较好疗效。

（4）慢性腹泻　……《伤寒论》第 338 条谓：乌梅丸"又主久利"。余用乌梅汤治愈 1 例慢性腹泻，心悸亦渐消失。可见《伤寒论》之六经辨证虽主要言外感热病，然其论脏腑病之理法方药规律，杂病亦可借鉴。从跟随蒲老学习经方运用中，这一体会尤深。

（5）癔病　……多为七情内伤所致，若伤及厥阴心包与肝，呈现虚实寒热错杂，气血阴阳失调者，可用乌梅汤扶正泄肝，和血宁神。《医学从众录》用乌梅丸益厥阴之体，以宣厥阴之用，治疗癫狂痫等病。余辨证运用乌梅汤治疗癔病取得疗效。（《蒲辅周学术医疗经验——继承心悟》232～239 页）

乌梅丸主治"蛔厥"，"又主久利"　刘渡舟、傅士垣等指出：乌梅丸用于治蛔厥（类似西医学所谓胆道蛔虫症）有极好疗效。除此之外，还可用治"消渴，气上撞心，心中疼热，饥而不欲食"的厥阴寒热错杂证。由于本方寒热并行、补泻兼施，又有乌梅之酸敛固涩，再得米饭保胃气之助，故对寒热虚实夹杂的久利而滑脱不固之证，也有治疗作用。（《伤寒论诠解》183 页）

乌梅丸兼治　左季云根据"异病同治"的法则，列述了乌梅丸所治疗的几种杂病。

（1）巅顶痛　厥阴之脉，会于巅顶，今见巅顶痛者，是厥阴之邪侵于上也，乌梅丸专主厥阴，故治之而愈。

（2）睾丸肿痛　睾丸俗称外肾，予每遇此病，多以乌梅丸治之而愈。

（3）腹痛饮冷　腹痛，爪甲青，明是厥阴阴寒之气，阻其阳运行之机，邪正相攻，故是腹痛，既云寒邪，何得饮冷，必是阴极阳生，见此寒热错杂，乌梅丸寒热并用，故治之而愈。（《伤寒论类方法案汇参》533 页）

叶天士运用乌梅丸的规律　叶氏化裁乌梅丸是根据药物性味扩充演变的。乌梅丸之酸能收能柔，苦能泄能降，辛能通能行，甘能补能缓，集四味于一方，适应厥阴病寒热虚实错杂的诸多症状。叶氏在化裁中始终以酸味药为主，旁及苦、辛、甘。酸味药除乌梅外，又增加了生白芍、木瓜、楂肉、山茱萸；苦味药除黄柏不常用外，常加黄芩、川楝子、枳实，秦皮等；辛味药加吴茱萸、川厚朴、香附、木香、陈皮等；甘味药加石斛、麦冬、生地黄、阿胶、何首乌等。叶氏如此化裁，应用于呕吐、胃痛、泄泻、痢疾、久疟、痞证以及温病等，扩大了本方的应用范围。［黄煌.《浙江中医》1982，（7）：301］

【医案举例】

1. 蛔厥（胆道蛔虫症）

（1）郑某某，女，36 岁，昆明官渡区某公社社员。1962 年 10 月某日夜间，病人突然脘胁疼痛，痛如刀绞，彻于右侧肩背，四肢冰冷，汗出如珠，兼恶心呕吐，吐出黄绿苦水，并吐蛔虫 1 条，胃中灼热嘈杂，脘腹痞胀，烦躁不安，呻吟不止，终夜不能入睡，天明，其痛稍有减轻，方才交睫，又复作痛如前，遂由家人护送至中医学院附属医院急诊。经检查，诊断为"胆道蛔虫症"，住院治疗。余会诊之时，见病人脉沉弦而紧，舌苔白腻、舌质青暗，不渴饮。此乃厥阴脏寒，肝胆气机郁结，腹中蛔虫上扰作痛，属蛔厥证。照仲景法，以乌梅丸主之。处方：制附子 30g，干姜 15g，肉桂 9g，当归 15g，党参 15g，黄连 6g，黄柏 9g，花椒 5g（炒去汗），细辛 5g，乌梅 3 枚。煎 1 剂，分 3 次服。服 1 次，疼痛稍减；服 3 次后，疼痛呕吐均止，手足已回温，夜间已能安静入睡，惟胃中仍嘈杂，脘腹尚感痞闷，口苦不思饮食，脉沉弦，已不似昨日兼有紧象，腻苔稍退，舌质仍含青色。照原方加川楝子 9g，槟榔片 9g。连服 2 剂后，便下蛔虫 20 余条，腹中感到舒缓，饮食渐有恢复，脉缓，苔退。再以香砂理中汤加荜茇、高良姜调理 2 剂，痊愈出院。（《吴佩衡医案》63 页）

（2）李某某，男，12 岁。于 1958 年 3 月 2 日急诊入院。自诉上腹部剧痛已 25 天，疼痛呈阵发性，发作时患儿蜷伏呼号，痛苦万状；间歇时则无所苦，并见呕吐，有时吐出蛔虫。腹诊：腹部柔软，上腹部有明显压痛。诊断为"胆道蛔虫症"。即进行手术，从总胆管及两侧肝管中取出蛔虫共 37 条，并用"T"型管做总胆管引流。术后症状完全消失。第 12 天拔除插管。但至术后第 14 天又发生与手术前完全相同的症状，呕吐时又吐出蛔虫，诊为蛔虫再度钻入胆道，建议病人再次手术，为其家长拒绝，即延请中医会诊，给予乌梅丸治疗，每次 1.5g，每天 3 次。服药第 1 天症状减轻，3 天后疼痛完全消失。即行山道年驱虫，驱出蛔虫 40 余条，经半年追踪观察，患儿情况良好，无类似症状发生。[殷慕道，等.《中医杂志》1958，（10）：687]

（3）缪某某，女，46 岁。于 1958 年 6 月 25 日急诊入院。阵发性上腹部剧痛 3 天，3 天前先出现恶寒，继而高热，上腹部阵发性剧痛，放射至右肩部，呕吐，次日即出现巩膜黄染。腹诊：右上腹部肌紧张，压痛明显，墨菲征阳性，诊为"胆石症"。紧急手术治疗，从总胆管中取出大量黄褐色脆性结石，因胆囊发炎肿大，一并切除胆囊，并用"T"型管引流。手术后一般情况良好，于术后第 20 天拟拔除引流管，突然发生右上腹阵发性急剧疼痛，四肢厥冷，冷汗淋漓，"T"型管引流不出，用生理盐水冲洗，亦无法使其通畅。诊为胆道蛔虫症并蛔虫钻入"T"型管。即刻拔除"T"型管，有一条粗大蛔虫嵌顿在管内。除去"T"型管后，病人疼痛依旧存在，估计胆道内不止一条蛔虫，建议病人再次手术。病人拒绝手术，即用乌梅丸内服，每次 3g，每天 3 次。经 3 天治疗，症状完全消失而出院。追踪观察 1 个半月，无复发现象。[殷慕道，等.《中医杂志》1958，（10）：687]

按　胆道蛔虫症颇似蛔厥。其主要指征为：剑突下或右上腹发生剧烈阵发性绞痛，有钻顶感，或放射到右肩胛部，疼痛缓解则病人安静，常伴有剧烈的恶心、呕吐，可吐出胆汁或蛔虫。用乌梅丸（汤）治疗本病的报道甚多，疗效甚佳。据 28 篇临床资料共 3406 例统计，治愈率为 60%～95%。（《伤寒论汤证

新编》）

古今方书皆视乌梅丸为治蛔虫病的主方。以上临床资料足以表明，乌梅丸确是一个治疗蛔厥的良方。若结合乌梅丸方义分析，本方主要适用于寒热错杂的蛔厥证，否则应当加减变通，以切合病情。

2. 蛔虫性肠梗阻 温某某，男，30 岁。于 1964 年 8 月 13 日入院。便秘 4 天，腹满胀痛拒按，口渴喜热饮，饮入即吐，曾吐蛔虫数条，汗出如淋，四肢厥冷，颜面苍白，肢体消瘦，小溲短少，舌苔黄腻，脉沉细数。西医确诊为"蛔虫性肠梗阻"。中医辨证：寒热虚实错杂之蛔厥。治以温通驱蛔，方选乌梅丸合小承气汤加味，处方：乌梅 9g，附子 9g，干姜 2.4g，肉桂末 2.4g，细辛 2.4g，花椒 4.5g，黄连 3g，生大黄 9g，厚朴 9g，枳实 9g，高丽参 4.5g。日服 1 剂半。配合针刺及输液。二诊：服上方 3 剂，大便黏白液少量，腹痛减，呕吐止，自汗减少，精神转佳。惟手足欠温，腹仍胀，脘闷恶心，苔黄腻，脉沉细不数。上方加佩兰 9g，藿香 9g，高丽参改为党参 9g。日服 1 剂半。并用四季葱 250g，捣烂敷脐。三诊：连服 4 剂，大泄粪水，腹胀减轻，冷汗已止，四肢转温，稍进稀粥，惟觉烦热，渴欲热饮，右上腹痛而拒按，舌苔黄腻，脉象弦细。拟原方，并用四季葱捣汁，先服葱汁，1 小时后再服汤药，日服 1 剂半。四诊：连服 3 剂，腹痛减轻，舌脉同前。改进甘温健脾，芳化渗湿，佐以驱蛔……［林鹤和，等.《江西医药》1966，（5）：250］

3. 泄泻（结肠炎） 阮某，男，32 岁。大便不正常 15 年，日一二次，细如笔杆，食肥肉则便次增多至三四次。近年来觉消瘦，曾多方治疗无效，经西医诊断为"结肠炎"。给予乌梅丸治疗，3 日后症状好转，每日大便 1 次，精神尚佳。继续服药 7 日，食欲增加，精神旺盛，腹部舒适。停药 40 天左右，一切正常，4 个月后随访，未见复发。［朱慎修.《新中医》1959，（4）：165］

按 《伤寒论》指出乌梅丸"又主久利"，本案可为佐证。

二、升麻鳖甲汤

【主治病证】阳毒之为病，面赤斑斑如锦纹，咽喉痛，唾脓血。五日可治，七日不可治，升麻鳖甲汤主之。（金匮三·14）

阴毒之为病，面目青，身痛如被杖，咽喉痛。五日可治，七日不可治，升麻鳖甲汤去雄黄、蜀椒主之。（金匮三·15）

【方剂组成】升麻二两　当归一两　蜀椒一两（炒去汗）　甘草二两　雄黄半两（研）鳖甲手指大一片（炙）

【方药用法】上六味，以水四升，煮取一升，顿服之，老小再服，取汗。

【方证释义】本方功能解毒凉血行瘀。方中"升麻入阳明、太阴二经，升清逐秽，辟百邪，解百毒，统治温疫阴阳二病。如阳毒为病，面赤斑如锦纹；阴毒为病，面青身如被杖；咽喉痛，无论阴阳二毒，皆已入营矣。但升麻仅走二经气分，故必佐以当归通络中之血，甘草解络中之毒，微加鳖甲守护营神，俾椒、雄黄猛烈之品，攻毒透表，不乱其神明。阴毒去椒、黄者，太阴主内，不能透表，恐反助疠毒也。《肘后方》《千金方》阳毒无鳖甲者，不欲其守，亦恐留恋疠毒也"（王子接《绛雪园古方选注》56 页）。本方证是以时疫温毒，壅结营血为主要病机的病证。症见面赤斑斑如锦纹，咽喉疼痛，或面目青，身痛如被杖，或发热出疹，疹色鲜红或身有紫斑，舌红绛，脉数等。

【医案举例】阳毒（红斑性狼疮）　一病人颜面发斑，在额部两颧特为明显，略显蝶形，其色鲜红，西医诊断为"红斑性狼疮"。诊其舌红少苔，脉滑数有力，问诊其患处奇痒难忍，有烧灼感，肢体疼痛，时发寒热，乃断为《金匮》之"阳毒发斑"。治宜解毒透斑，用《金匮》升麻鳖甲汤全方加金银花一味，5 剂而病减，后去花椒、雄黄，加生地黄、玄参 10 余剂而愈。吴师说阴阳毒皆当解毒活血，阳毒轻浅，利于速散，故用雄黄、花椒辛散之品，以引诸药透邪外出，观方后有云服之"取汗"，就可见本方透解的功效了。（邹学熹. 怀念吴棹仙老师.《成都中医学院学报》1982，增刊：3～4）

三、侯氏黑散

【主治病证】侯氏黑散：治大风四肢烦重，心中恶寒不足者。（《外台》治风癫）（金匮五）

【方剂组成】菊花四十分　白术十分　细辛三分　茯苓三分　牡蛎三分　桔梗八分　防风十分　人参三分　矾石三分　黄芩五分　当归三分　干姜三分　川芎三分　桂枝三分

【方药用法】上十四味，杵为散，酒服方寸匕，日一服。初服二十日，温酒调服，禁一切鱼肉大蒜，常宜冷食，六十日止，即药积在腹中不下也。热食即下矣，冷食自能助药力。

【方证释义】本方功能补虚清热，祛风化痰。方中重用菊花甘苦而凉为君，清热养肝以平木，木平则风息；配伍参、术补气，姜、桂助阳，归、芍养血，细辛通肾气，防风理肝脾，黄芩清肺火，桔梗利肺气，茯苓利脾湿，牡蛎潜降，白矾化痰，共奏扶正祛邪之功。本方证是以肝旺正虚，风痰阻络为主要病机的病证。症见头晕欲倒，或突发肢体麻木，半身不遂，伴心中恶寒有空虚感，苔白润，脉弦缓等。

【医案举例】高血压病　赵某某，男，58 岁，农民。病人以杀猪宰羊为业，平常喜食肥甘厚味，其身形胖大，腿粗腰圆，肌肉丰满，素无他疾。近日两腿疼痛而来院就诊，经检查发现血压 220/140mmHg，即住院治疗，给予西药降压，并配合服侯氏黑散汤剂，每日 1 剂。服药 4 剂后，血压降至 170/120mmHg。后因故停服中药 1 周，仅以西药治疗，血压则不再下降。又加服侯氏黑散 4 剂，血压则又再度降至 150/110mmHg，后又停用中药，尽管使用各种西药降压，则血压一直停留在此水平，不再下降。又复以侯氏黑散治疗，继续下降至 140/110mmHg，其两腿疼痛在住院期间，随着血压的降低，而逐渐减轻。出院时，两腿基本不痛。出院回家后，又将侯氏黑散制成散剂继服，每日 12g，血压一直稳定在 140/110mmHg。随访 5 个月再未复发。(《经方发挥》57 页)

原按 本例证实侯氏黑散确有降血压的作用，并且进一步证实了侯氏黑散在某些情况下降压作用还超过了西药。……高血压病是慢性疾患，很难根治。如症状不太急迫时，可将本方研为散剂，日服 12～15g，缓缓收功，以资巩固疗疾。如病情严重，刻不容缓时，除配合西药降压外，将此方用水煎服，菊花量可用 60g，其他药按比例类推……对本方中药物的剂量比例，最好不要作无原则的更改，尽量保持原意，以便观察。

按 侯氏黑散的制方特点是重用菊花，《本草经疏》说："菊花专制肝木，故为祛风之要药。"有报道以侯氏黑散改用汤剂治疗高血压病 68 例。总有效率为 91.1%。服药期间未发现有明显的不良反应。[王廷周.《山东中医杂志》1985，(5)：45]

四、风引汤

【主治病证】风引汤：除热瘫痫。(金匮五)

【方剂组成】大黄　干姜　龙骨各四两　桂枝三两　甘草　牡蛎各二两　寒水石　滑石　赤石脂　白石脂　紫石英　石膏各六两

【方药用法】上十二味，杵，粗筛，以韦囊盛之，取三指撮，井花水三升，煮三沸，温服一升。(治大人风引，少小惊痫瘛疭，日数十发，医所不疗，除热方。巢氏云：脚气宜风引汤。)

【方证释义】本方功能清热降火，镇惊息风。《金匮》曰："风引汤除热瘫痫。""夫瘫既以热名，明其病因热而得也。其证原似脑充血也。方用石药六味，多系寒凉之品，虽有干姜、桂枝之辛热，而与大黄、石膏、寒水石、滑石并用，药性混合，仍以凉论(细按之桂枝干姜究不宜用)。且诸石性皆下沉，大黄性尤下降，原能引逆上之血使之下行。又有龙骨、牡蛎与紫石英同用，善敛冲气，与桂枝同用，善平肝气。肝冲之气不上干，则血之上充者自能徐徐下降也。且其方虽名风引，而未尝用祛风之药，其不以热瘫痫为中风明矣。……拙拟之建瓴汤，重用赭石、龙骨、牡蛎，且有加石膏之时，实窃师风引汤之义也。"(张锡纯《医学衷中参西录》)本方证是以肝阳化热，风热上扰为主要病机的病证。症见四肢瘫痪或惊痫瘛疭，或小儿惊风抽搐而伴头晕心烦，面赤身热，舌红苔黄，脉数等。

【医案举例】**内风**　周某，年三十，一日与余求方。云患风证，发作无时，屡医不效，出方阅之皆普通祛风药，令人喷饭。据述风作时，手足瘛疭，面皮震动，头晕眼花，猛不可当。风息则但觉口苦头晕，手足顽麻而已。审其面色如醉，舌苔黄厚不甚燥、尖露红点，切脉弦数。既授《金匮》风引汤，以便泄、风止为度。阅半月，以书来云：服药两剂，即便泄、风止，后屡发暂轻。[《二续名医类案〈遁园医案〉（萧伯章）》1669 页]

五、泽漆汤

【**主治病证**】咳而脉沉者，泽漆汤主之。（金匮七·9）

【**方剂组成**】半夏半升　紫参五两（一作紫菀）　泽漆三斤（以东流水五斗，煮取一斗五升）　生姜五两　白前五两　甘草　黄芩　人参　桂枝各三两

【**方药用法**】上九味，㕮咀，纳泽漆汁中，煮取五升，温服五合，至夜尽。

【**方证释义**】本方功能逐水通阳，止咳平喘。方中泽漆逐水，桂枝通阳，半夏、生姜散水降逆，紫菀、白前止咳平喘；水饮泛滥，中土必先损伤，故以人参、甘草扶正培土，土旺即能制水；水饮久留，每挟郁热，故又佐以黄芩清热。本条方法提示，咳喘痼疾而正虚邪盛者，一方之中可祛邪与补正药兼用。本条叙证过简，考《脉经·卷二》说："寸口脉沉，胸中引胁痛，胸中有水气，宜服泽漆汤"，可参。现代研究《金匮》的著名医家金寿山教授（已故）说："泽漆汤很可能是古代治肺部癌肿之方。泽漆俗称猫儿眼草，功能利水消痰，紫参今称石见穿，是否即仲景所用之紫参还须进一步考证，如属一物乃用其活血散坚。此二药都属攻破之品，今人有用于治癌，那么古人也治癌，亦在事理之中……"

【医案举例】**咳喘（肺源性心脏病）**　张某某，女，72 岁。患慢性支气管炎伴肺气肿 10 年，素日气短，劳则作喘。旬日前，贪食肥厚，复勉强作劳，遂扰动宿疾，咳痰肿满，气急息迫，某医院诊为肺源性心脏病，以西药治疗 1 周罔效。刻诊：面晦紫虚肿，咳逆气促，鼻张抬肩，膈间膨胀，不能平卧，痰涎壅盛，咯吐不爽，心慌不宁，颈静脉怒张，肝肋缘下 3cm，伴明显压痛，剑突下上腹部动悸可见，下肢呈凹陷性水肿，小便不利，大便数日未行，唇青紫，口干不欲饮，舌质紫暗、苔白厚，脉沉有结象。辨属痰饮潴留，胸阳阻遏，气滞血瘀，肺病累心。治宜开结降逆，决壅逐水。拟泽漆汤原方：泽漆 30g，紫菀、白前、生姜各15g，半夏、党参、桂枝、黄芩、炙甘草各 10g。5 剂，日 1 剂，水煎服。二诊：药后诸症明显好转，泻下黏浊物甚多，脉转缓，续予原方 5 剂。三诊：咳平喘

宁，肿消痰去，肝大缩回，小便通利，纳谷馨，改拟金水六君煎调理，连进月余，病情稳定。经询访，年内未再反复。[海崇熙.《国医论坛》1991,（3）：14]

原按 方中泽漆长于泄水，善治痰饮阻格之咳。本方虽为逐水之剂，但实际具培土生金之妙。邪去后，以金水六君煎善后，培土生金。金生水，肺脾肾三脏根本得固，故获长治久安之效。

类方串解

本章共 5 首方剂，根据其方药主治特点，归纳如下：

1. **寒温并用，以补为主的方剂** 此类有乌梅丸、侯氏黑散 2 方。其中乌梅丸以人参、当归补养气血，附子、干姜、桂枝、细辛、花椒等温脏安蛔，方中虽有连、柏之苦寒，但大体属温脏散寒，安蛔止痛之剂，主治脏气虚寒，蛔虫上扰之寒热错杂证。侯氏黑散菊花用量最多，约占全方 1/2，可见本方以凉肝清补为主，并配以牡蛎、黄芩苦咸寒清热益阴，以及益气养血，化痰通络诸药。

2. **寒温并用，以泻为主的方剂** 此类有风引汤、泽漆汤 2 方。其中风引汤用五种石类药配苦寒之大黄为主体药，本方虽寒温并用，但属清降泻火之剂，主治肝阳化火，风火上扰之"热瘫痫"。泽漆汤以泽漆逐水为主药，意在驱有形之痰水；方中人参、甘草虽属甘温益气，但药寡量少，意在佐制泽漆之峻，使驱邪而不伤正。本方主治肺病痼疾正虚邪盛者。

3. **升麻鳖甲汤属滋阴活血，解毒化斑之剂** 用治邪毒内结之发斑出疹性疾患。

第二十五章
其他内服剂

　　本章内容是将不宜于归属前述第二章至第二十四章的方剂，都罗列于此章。其中包括清热解毒、利肺化痰、活血化瘀、利咽解毒、化痰截疟、润燥通便、催吐、安蛔等多种方剂，故称之为杂疗方。本章之方剂可分为三类：一是临床上常用者，有白头翁汤、薏苡附子败酱散、葶苈大枣泻肺汤、旋覆花汤等；二是不常用者，如蜘蛛散、文蛤散、猪肤汤等；三是有方无药或存疑者，如杏子汤、烧裈散等。临证可酌情选用。

一、半夏散及汤

　　【主治病证】少阴病，咽中痛，半夏散及汤主之。（伤寒313）

　　【方剂组成】半夏（洗）　桂枝（去皮）　甘草（炙）

　　【方药用法】上三味，等份，各别捣筛已，合治之。白饮和，服方寸匕，日三服。若不能服散者，以水一升，煎七沸，纳散两方寸匕，更煮三沸，下火，令小冷，少少咽之。半夏有毒，不当散服。

　　【方证释义】本方功能散寒化痰，开结通痹。《本经》云半夏主"咽喉肿痛"，桂枝主"结气喉痹"，故方中以半夏开咽喉之痹，桂枝散风寒之结，炙甘草和中缓急。三药相伍"甘辛合用，而辛胜于甘，其气又温，不特能解客寒之气，亦能劫散咽喉怫郁之热也"（尤在泾《伤寒贯珠集》）。方中半夏散及汤，指既可为散剂，亦可作汤服。本方证是以寒客于咽兼痰结于喉为主要病机的病证。症见咽痛，咽部红肿不甚，或色泽淡滞，痰涎较多，可兼有恶寒，咳痰气逆，音哑，舌苔白，脉浮缓或略滑等。

　　【医案举例】咽痛　郑某某，女，家庭妇女。身体素弱，有痰嗽宿疾。因娶媳期间，心力俱劳，引起恶寒，发热，头痛等症，咽喉疼痛尤剧，卧床不起，吞咽困难，脉象两寸浮缓，咽部颜色不变。诊断：三阴中少阴主枢，少阴之经循于咽喉，枢机失常，邪气怫逆不能外达而发生咽痛。治以《伤寒论》半夏汤，取桂枝以解肌，甘草以清火，半夏以散结降逆，为表里兼治。嘱徐徐咽下。服 2 剂，寒热、痰嗽、咽痛等顿消。继以扶正而愈。[游建熙.《新中医》1962,（7）: 36]

二、苦酒汤

【主治病证】少阴病，咽中伤，生疮，不能语言，声不出者，苦酒汤主之。（伤寒 312）

【方剂组成】半夏十四枚（洗，破如枣核）　鸡子一枚（去黄，内上苦酒，着鸡子壳中）

【方药用法】上二味，纳半夏苦酒中，以鸡子壳置刀环中，安火上，令三沸，去滓，少少含咽之。不瘥，更作三剂。

【方证释义】本方功能涤痰开结，敛疮消肿，润燥止痛。方中苦酒解毒敛疮，活血消肿；鸡子白润喉清音，利窍通声；半夏涤痰涎，开喉痹，散结气。三药敛散和合，润燥互济，可使痰祛热消结散而病愈。少少含咽，有利于药物较长时间直接作用于病所。本方证是以痰火郁结于咽喉为主要病机的病证。症见咽痛，咽喉红肿或溃烂，吞咽困难，声音嘶哑，咳唾黄痰，舌红苔黄，脉略数等。

【医案举例】失音

（1）于某某，女，32 岁。体质尚可，惟易于失音。我告以《伤寒论》苦酒汤法（方用鸡蛋 1 个，制半夏 3g，研粉，醋一汤匙。先将鸡蛋敲破，去蛋黄，灌入半夏粉和醋，放火上，煮一沸，倾出，少含咽之）。按法服用，颇有效验。[陈义范.《湖南医药杂志》1975,（2）: 31]

（2）范某，男，52 岁，陕西省咸阳市农民，1992 年 3 月 18 日以"声音嘶哑，咽中不适月余"就诊。自诉春节前夕，患感冒，又常于田间呼喊，组织村民冬灌，而渐声音嘶哑，现感冒已愈，唯感咽中不适，声音嘶哑，不能言语，查其咽后壁暗红，舌红，脉细数。病人年过半百，感受外邪，酿生痰浊，复因冬灌高喊损伤肺肾，使少阴阴液亏耗，咽喉失调。治宜涤痰散结，滋阴润咽。方用苦酒汤：清半夏 3g，鸡子 1 枚（去黄），苦酒适量。用法：先以苦酒浸泡半夏，后装入鸡蛋壳内，制一带把铁环，置鸡蛋壳于铁环上，火沸 3 次，去渣含服。共用 6 剂，咽中无不适，发音清晰不哑。停药观察半年，未见复发。[郭亚宁.《陕西中医函授》1996,（6）: 2]

三、甘草汤

【主治病证】少阴病，二三日，咽痛者，可与甘草汤。……（伤寒 311）

【方剂组成】甘草二两

【方药用法】上一味，以水三升，煮取一升半，去滓，温服七合，日二服。

【方证释义】本方功能清热解毒，利咽止痛。方用生甘草独煎，其性味甘平，善清客热。本方证是以邪热客于少阴经脉，火结咽喉为主要病机的病证。症见咽痛，咽中干涩，渴不多饮或轻微红肿，干咳，音哑，舌偏红，脉略数等。

【临床发挥】《圣济总录》："治舌肿塞口，不治杀人，甘草煎浓汤热漱频吐。"

《危氏得效方》："治小儿遗尿，大甘草头煎汤，夜服之。"

【医案举例】

1. **咽痛**　小南门杨左，脉沉实，苔微黄，咽痛便难，此为阳明燥盛，当下之。生大黄二钱，苦桔梗一钱，炙甘草二钱，炙僵蚕二钱。（《曹颖甫先生医案》）

原按　此方1剂知，2剂已。然咽痛属此者甚少，读者勿以此为常例。

按　此案阳明燥盛为本，故处方以大黄为主药，合用桔梗汤，为标本兼治法。古今医案，罕见只用甘草汤或桔梗汤治咽痛者。

2. **心悸**　伤寒心悸，脉结代者。甘草二两，水三升，煮一半，服七合，日一服。（《本草纲目》第十二卷"甘草"引《伤寒类要》）

按　陈汝兴等（上海中医学院附属龙华医院）从《伤寒论》炙甘草汤治疗"脉结代，心动悸"得到启发，摸索出重用炙甘草 30～40g 治疗室早、房早获得较好疗效，并将炙甘草研制成针剂，通过动物实验发现，炙甘草注射液对肾上腺素、毒 K、乌头碱等诱发的动物心律失常模型均有一定的对抗作用（中国·北京《国际中医心病学术会议论文集》1992：36）。由此可知，炙甘草汤以炙甘草为主药及《伤寒类要》以单味炙甘草治疗心律失常具有科学根据。另据报道：用生甘草 30g，炙甘草 30g，泽泻 30g，每日 1 剂水煎，分早、晚 2 次服。治疗经心电图确诊的室性早搏 23 例，服用此方 3～12 剂，全部病例症状消失，心电图复查正常。[李艳，等.《长春中医学院学报》1998，（3）：封三]

四、猪肤汤

【主治病证】少阴病，下利，咽痛，胸满，心烦，猪肤汤主之。（伤寒310）

【方剂组成】猪肤一斤

【方药用法】上一味，以水一斗，煮取五升，去滓，加白蜜一升，白粉五合，熬香，和令相得。温分六服。

【方证释义】本方功能滋阴润燥，补脾和中。"猪水畜而肤甘寒，其气味先入少阴，益阴除客热，止咽痛，故以为君。加白蜜之甘以缓急，润以除燥而烦满愈。白粉之甘能补中，温能养脏，而泄利止矣。"（尤在泾《伤寒贯珠集》）本方证是以下利伤阴，虚火上炎于咽喉为主要病机的病证。症见下利，咽痛，心烦胸满，舌红少苔，脉细数等。

【临床发挥】**猪肤汤用法与功效特点**　刘渡舟、傅士垣等指出：猪肤即猪皮，可滋肺肾，清少阴浮游之火，此物虽润，但无滑肠之弊。但在入药时一定要将猪皮上的肥肉刮净。白蜜甘寒生津润燥以除烦。白粉，即炒香之白米粉，能醒脾和胃，以补下利之虚。本方清热而不伤阴，润燥而不滞腻，对治疗阴虚而热不甚、又兼下利脾虚的虚热咽喉疼痛，最为相宜。(《伤寒论诠解》169 页)

【医案举例】

1. 咽痛、失音

（1）张，阴损三年不复，入夏咽痛拒纳，寒凉清咽，反加泄泻，则知龙相上腾，若电光火灼，虽倾盆暴雨不能扑灭，必身中阴阳协和方息，此草木无情难效耳。从仲景少阴咽痛，用猪肤汤主之。(《临证指南医案·卷八·咽喉》)

（2）曾治一女学生，22 岁，因唱歌而致咽喉疼痛，声音嘶哑。屡用麦冬、胖大海之类药物无效。适值即将演出之际，心情甚为焦虑。病人舌红少苔，脉细。遂断为肺肾阴虚、虚火上扰"金破不鸣"之证。拟猪肤一味熬汤，调鸡子白，徐徐呷服，进 1 剂则咽痛止而音哑除。(《伤寒论诠解》169 页)

2. 原发性血小板减少性紫癜　毕某某，女，34 岁。2 年来自觉疲乏无力，牙龈出血，双下肢反复出现紫斑。近 2 个月来加重，月经增多，四肢紫斑增多，头痛头晕，惊悸失眠，少食，全身无力，不能参加体力劳动。既往健康。检查：全身有散在瘀点，双下肢有弥散性瘀斑。心尖区可闻及收缩期Ⅲ级吹风样杂音。脾在左乳中线肋下 1.5cm。出血时间 7 分钟，凝血时间 9 分钟；血红蛋白 70g/L，红细胞 3.2×10^{12}/L，血小板 4.2×10^9/L；毛细血管脆性试验阳性。诊断：原发性血小板减少性紫癜。服猪皮胶（猪皮胶 30g，烊化或做成胶胨，白开水送服，每天 2 次，28 天为 1 个疗程）2 个疗程后，临床症状全部消失，能参加劳动。心尖区闻及收缩期Ⅱ级吹风样杂音，脾未扪及，血液检查基本正常。随访 1 年无复发。[郭泗训.《新中医》1979，(4)：33]

3. 再生障碍性贫血　邓某某，女，22 岁。1976 年 6 月就诊。3 年前开始，头晕乏力，全身有紫点和紫斑，鼻子经常出血，有时一次出 200ml 左右，月经量多，持续时间长达 10 余天。近 1 年来病情加重，既往无其他病史及服有关药物史。曾住院 2 次，经骨髓穿刺，诊断为再生障碍性贫血。用输血和激素治疗，病情稳定而出院，出院后又反复发作。现眩晕，乏力，呼吸困难，不能行动，特来我院治疗。检查：贫血貌，心尖区可闻及Ⅲ级收缩期吹风样杂音，脾在左乳中线肋下 3cm，全身有弥散性瘀点和瘀斑，以下肢为重。血红蛋白 55g/L，红细胞 2.7×10^{12}/L，白细胞 2.9×10^9/L；血小板 24×10^9/L。服猪皮胶（方药用法同前案）3 个疗程，临床症状大部分消失，面色红润，全身瘀斑全部消退，仍有少量瘀点，心尖区闻及Ⅱ级收缩期吹风样杂音，脾在肋下 2cm。血红蛋白 110g/L，红细胞 4.2×10^{12}/L，白细胞 4×10^9/L；血小板 51×10^9/L。[郭泗训.《新中医》1979，(4)：33]

五、白头翁汤

【主治病证】热利下重者，白头翁汤主之。（伤寒 371，金匮十七·43）

下利，欲饮水者，以有热故也。白头翁汤主之。（伤寒 373）

【方剂组成】白头翁二两　黄柏三两　黄连三两　秦皮三两

【方药用法】上四味，以水七升，煮取二升，去滓，温服一升，不愈，更服一升。

【方证释义】本方功能清热解毒，凉血止痢。方以白头翁清热凉血解毒，为治热毒赤痢之要药；黄连、黄柏清热解毒，燥湿止利；秦皮苦寒性涩，清热涩肠止利。本方证是以湿热疫毒下迫大肠为主要病机的病证。《伤寒论》叙其为热利下重，欲饮水。就临床看来，可见下痢脓血，腹痛，里急后重，肛门灼热，身热口渴，小便短赤，舌红苔黄，脉弦数等。此外，凡湿热毒邪下迫、上壅所致带下赤黄臭秽，小便涩痛短频，目中红赤涩痛眵多等症，亦可归于此证范围。

【临床发挥】白头翁汤"异病同治"指要　白头翁汤是治疗湿热疫毒痢的主方。古今临证以白头翁汤原方或适当加减治疗痢疾（急性细菌性痢疾、小儿中毒型细菌性痢疾、阿米巴痢疾）、肠炎（急性肠炎、溃疡性结肠炎、伪膜性肠炎）均有良效。特别要注重的是：白头翁治疗阿米巴痢疾有特效；白头翁汤与灭滴灵合用治疗某些肠炎有协同增效作用；白头翁汤对用抗生素、磺胺药疗效不佳的病人亦有效。根据"异病同治"的原则，以白头翁汤加减治疗妇人带下、崩漏、尿道炎及红眼病等，均取得疗效。取效的关键还是辨证论治，即取白头翁汤清热凉血解毒之功效。至于单味白头翁的治病功用有待深入研究。（吕志杰综述）

【医案举例】

1. 痢疾（细菌性痢疾，阿米巴痢疾）

（1）米右，住方浜路肇方弄 14 号。高年七十有八，而体气壮实，热利下重，两脉大，苔黄，夜不安寐，宜白头翁汤为主方。白头翁三钱，秦皮三钱，黄连五分，黄柏三钱，生大黄三钱（后下），枳实一钱，桃仁泥三钱，芒硝二钱（另冲）。（《经方实验录》85 页）

原按　米姓妇家贫。有一子，现年 30 余龄，卖旧货为业，不娶妻，母病卧床匝月，无力延医，安奉汤药！便器秽物悉其子亲洁之。史君惠甫有姑母居相近。闻妇苦病，慨代延师出诊。本案方系初诊方，即系末诊方。何者，老妇服此之后，得快利，得安寐，复何求者？依法，病后当事调理。但妇以劳师远驾，心实不安，即任之。竟复健康如中年人。

余尚忆曾治一杨左白头翁汤证，其脉案曰："利下，色鲜红，日二十行，无表证，渴欲饮水，脉洪大。论曰：热利下重者，又曰：下利欲饮水者，以有热故也，白头翁汤主之。其药味为白头翁三钱，秦皮三钱，枳实二钱，黄连五分，生甘草钱半，黄芩钱半，黄柏三钱，复诊大效。……"

按 家贫高年体壮，患病抗邪力强。治之方证相对，邪气去则康复力强。

（2）李某某，男，46岁，工人。因发热，腹泻而入院。自述于入院前2天起发热（38℃），当日大便5～6次，至晚腹泻加剧，几至不能离开厕所，大便量少，有红白胨，伴腹痛及里急后重，入院前1天大便次数达50～60次，发病后食欲减退，无呕吐。体检：下腹部有压痛。化验：大便红细胞（+++），白细胞（++++），当日大便培养：检出副痢疾费氏志贺菌。入院后即给白头翁汤（白头翁30g，黄连6g，黄柏9g，秦皮9g）。每日1剂。体温至次日即降至正常，大便红白胨于服药后第2天消失，腹泻腹痛，里急后重，腹部压痛，均于服药第3天后消失，共服白头翁汤6剂，以后大便连续培养2次，均为阴性，7天后痊愈。[黄伟康，等.《上海中医药杂志》1957，（9）：17]

按 痢疾又称"滞下"，《内经》谓之"肠澼"，《伤寒论》称为"热利"。夫热性急而湿性缓，故有暴注下迫而又后重难通之状，这是湿热下利的一个主要特征。《素问·至真要大论》所谓"诸呕吐酸，暴注下迫，皆属于热"也。湿热郁滞，腐血伤肠，损伤脉络，则下脓血，或见红色黏液。热利辨证当抓住两个主症：一是下利时里急后重；二是伴有口渴欲饮。陈修园说："病缘热利时思水，下重难通此方诊。"白头翁汤既能清热燥湿，又能凉血清肝，对湿热内蕴之下利，服之即效。如果湿热下利兼有阴血虚者，可加阿胶、甘草滋阴缓中，即白头翁加甘草阿胶汤。

（3）何某，女，20岁，工人。1958年9月28日住院。主诉：腹泻已五六日，大便1日四五次至十数次不等，初为稀便，后则变为脓血便，且有里急后重。来院前未加治疗，既往无痢疾史。体检：体温40℃，脉搏120次/分，呼吸22次/分，急性病容，不脱水，心、肺、腹正常，大便脓血状，显微镜下有脓细胞、红细胞及溶组织阿米巴。入院后，给予加味白头翁汤：白头翁、黄芩各9g，秦皮、黄连、黄柏、白芍各6g。水8杯煎取3杯，分3次服，第二天体温降至38℃，再予白头翁汤1剂，晚上体温即降至正常，阿米巴在服药后第3天即消失，以后多次检查，未再发现。病人共服药6日，无副作用，痊愈出院，一切均正常。（《伤寒论通释》第390页）

按 白头翁汤既是治细菌性痢疾的良方，又是阿米巴痢疾的专方，现代药理研究也证实白头翁既抗菌，又抗阿米巴原虫。据报道：用白头翁治疗阿米巴痢疾20例取得良效。治疗方法：采用白头翁全草，成人每日30～60g，加水煎服；重证病人同时用本品浓煎做保留灌肠。结果：19例痊愈，1例无效，一般在2～3天内热退；4～7天大便恢复正常。大便镜检12例，均在2～3天原虫转为阴性。

平均 3～7 天出院。在服药期间无任何不良反应，老幼体弱病人均可应用。[吴弘.《浙江中医》1960，(6)：269]

2. 小儿泄痢（人肠滴虫肠炎） 李某某，男，5 岁。1963 年夏来诊。病史：便下黏液脓血已 4 天。患儿于 4 天前因饮食不慎而发生泄泻，每日 3～4 次，排不消化便，味臭。第 2 天泄泻增至 8～9 次，量较少，粪中夹脓血，有轻度里急后重，食欲减退，小便黄短。既往无慢性泄泻及痢疾病史。体温 37.5℃。脉稍数，舌红苔黄。粪检：外观有黏液脓血，碱性反应。镜检脓细胞（++），红细胞（+），检出有强活力的人肠滴虫 30～40/HP。未发现痢疾阿米巴原虫及包囊体；培养无痢菌生长。诊断为人肠滴虫肠炎。……证属湿热痢，为大肠湿热，感受人肠滴虫所致。治宜清热燥湿，解毒杀虫，予白头翁汤。白头翁 9g，黄柏 9g，黄连 1.5g，秦皮 9g。每日 1 剂，水煎 2 次，分 4 次服。服完 2 剂，症状明显好转，人肠滴虫及脓细胞显著减少，共服 3 剂而告愈。再投 1 剂以巩固疗效。[陈文征.《浙江中医学院通讯》1977，(4)：15]

3. 黄带 于某，女，41 岁。1985 年 4 月 5 日就诊。病人有黄带病史 2 年余，所下色黄质稠味秽，外阴痒甚，伴有少腹胀痛，烘热心烦，舌质暗红、苔薄黄腻，脉弦滑，证属湿热带证。治用白头翁汤：白头翁 15g，秦皮 9g，川黄连 9g，黄柏 9g。3 剂，以水 800ml，文火煎 30 分钟，空腹服，日 3 次。1 周后病人来告，言服药 3 剂后，黄带明显减少。继以白头翁汤略加化裁调理而愈。[王新昌，等.《国医论坛》1987，(3)：20]

按 据报道：白头翁汤用于治疗妇女湿热带下，获效甚捷。辨证加味：湿偏重者加苍术、茯苓、生薏苡仁、苦参；血热偏重者加赤芍、牡丹皮、金银花、生地黄；气滞者加解郁理气之品。阴痒甚者，以苦参、蛇床子等药水煎外洗。[张淑人.《中医杂志》1987，(3)：52]

4. 天行赤眼（急性结膜炎） 陈某，男，11 岁。其父代诉：患儿眼睑肿胀，目睛赤痛，眵泪多已十多天，近日逐渐肿大。西医诊为"急性结膜炎"，服西药、打针、滴眼药，并服祛风清热之中药多剂未效。现症：眼睑高度红肿，形如荔枝。球结膜亦极度充血。视物模糊。大便不畅，小便短赤，舌质红、苔黄，脉弦数。证系肝肺之火俱盛。乃予白头翁汤：白头翁 30g，黄连 4.5g，黄柏 6g，秦皮 9g。服药 3 剂，肿痛随即消除而愈。[何斯恂.《新中医》1973，(4)：23]

按 本病俗称"红眼病"，是一种急性传染性眼病。据报道：以白头翁汤加木贼治疗本病 87 例，服药 1～3 剂全部治愈。[王何营，等.《国医论坛》1991，(2)：43]

六、白头翁加甘草阿胶汤

【主治病证】产后下利虚极，白头翁加甘草阿胶汤主之。（金匮二十一·11）

【方剂组成】白头翁　甘草　阿胶各二两　秦皮　黄连　柏皮各三两

【方药用法】上六味，以水七升，煮取二升半，内胶令消尽，分温三服。

【方证释义】本方功能清热止利，益阴和中。方以白头翁汤清热燥湿止利；加甘草益气和中；阿胶补益阴血。本方证是以热迫肠腑，兼见阴血亏虚为主要病机的病证。症见产后下利或久痢不愈，下利赤白，里急腹痛，气短乏力，舌质淡红、苔薄黄，脉虚数等。

【医案举例】

1. 急性痢疾

（1）产后痢疾　杨某某，24 岁。产后 20 余日，时值暑夏，不节寒凉，饮食不节，发生痢疾。始为腹痛便溏，继而痛则欲便，下利脓血，里急后重。因产后不便去医院就医，邀家诊治。查脉细数，舌红苔黄，口干苦，腹部压痛，体温 39.2℃。师仲景治产后下利之方法，以白头翁加甘草阿胶汤再加味治之。处方：白头翁 12g，黄连、黄柏、秦皮、白芍、滑石各 9g，阿胶（烊化）、甘草各 6g。水煎分 4 次温服。次日复诊，服药 1 剂后，下利减轻，体温下降。守方连服 4 剂病趋痊愈。（吕志杰验案）

（2）怀娠痢疾　常某某，女，31 岁。7 月 8 日门诊。自诉：腹痛，腹泻，发热，大便带脓血，四肢无力，已 3 天。检查：体温 38.2℃。投给磺胺胍、苏打片、注射地亚净 1 支，经 2 天治疗，毫不见效，且一日重一日。病人怀孕 7 个月，有小产之虑。现头痛头晕发热较昨日更甚，恶心不食，腹痛，大便脓血，一日数次，里急后重。体温 38.9℃，舌有白苔。因连用磺胺药 2 日不效，乃改用中药治疗。处方：白头翁 6g，黄连、黄柏、秦皮、甘草各 3g，阿胶 6g。水煎服。……服药 2 剂诸症悉除，惟感身体虚弱，改投人参归脾汤 1 剂以善其后。［史文郁.《上海中医药杂志》1958，（4）：20］

（3）老年痢疾　某某，女，60 岁。痢下赤白，日数十次，里急后重。曾服"呋喃西林" 2 日效果不显。发热不高，口干，尚不作渴，舌质淡红、舌边呈细小赤点、干而无津，脉象细数。认为老年津血不足，又患热痢，津血更易耗损，拟白头翁加甘草阿胶汤：白头翁 12g，黄连 6g，川黄柏 6g，秦皮 9g，阿胶 9g（烊），甘草 6g。煎至 200ml，分 2 次服。上午服第 1 剂，至晚大便已变硬，续服 1 剂病愈。［汤万春.《中医杂志》1980，（2）：58］

按　《金匮》本方原为产后热利阴伤者设，上述 3 例表明，不论胎前（妊娠期）、产后或体虚病人，只要病因病机相合，皆可以本方为主治之，疗效良好。

2. 休息痢（慢性细菌性痢疾）　赵某某，女，54岁。1960年9月5日初诊。1955年起，每年夏秋季节，痢疾反复发作，经中西药治疗，仅症状得到改善，但未能根治。近3天来痢下赤白，有黏胨，腹痛，里急后重，日行七八次，形体消瘦，纳谷减少，烦躁，手心灼热，口苦溲赤，舌质红绛、苔光剥，脉细数。久痢耗伤阴血，湿热挟滞，交阻大肠，乃休息痢之重证，治拟清化湿热，兼养阴血。白头翁9g，北秦皮9g，川黄柏6g，川黄连4.5g，阿胶珠9g，全当归9g，广木香4.5g，炮姜炭3g，焦楂炭12g，制大黄9g。2剂。9月7日二诊：腹痛后重略减，大便仍夹脓血，烦躁，手心灼热，口苦略减，小溲短赤。前方尚称合度，仍守原意，前方去制大黄。3剂。9月10日三诊：腹痛后重已除，大便已无脓血，但尚有黏胨，烦躁渐宁，日晡手心微热，口仍苦，溲赤略淡，仍守原法。前方去炮姜炭。5剂。9月15日四诊：大便已无黏胨，每日1～2次，质软成形，烦躁、口苦等症大减，胃纳略增，舌红少苔，脉象细数。再从前方加减，以清余邪。白头翁9g，北秦皮6g，川黄柏6g，川黄连3g，阿胶9g，全当归9g，大生地9g，炒山楂9g，炒谷、麦芽（各）9g，广陈皮4.5g。5剂。1964年随访，痢疾未复发。（《医案选编》40页）

七、薏苡附子败酱散

【主治病证】肠痈之为病，其身甲错，腹皮急，按之濡，如肿状，腹无积聚，身无热，脉数，此为肠内有痈脓，薏苡附子败酱散主之。（金匮十八·3）

【方剂组成】薏苡仁十分　附子二分　败酱草五分

【方药用法】上三味，杵为末，取方寸匕，以水二升，煎减半，顿服，小便当下。

【方证释义】本方功能解毒消痈，散结排脓。方中"以苡仁甘淡微寒，排脓利湿，健脾益气为主；配败酱辛苦微寒以清热解毒，行瘀排脓；少加辛温之附子以振奋衰弱之功能，行郁积之气滞，三药合用，共奏排脓消肿之功"（中国中医研究院中医研究生班《金匮要略注评》）。本方证是以肠痈瘀热互结而已化脓为主要病机的病证。症见右少腹压痛，触按有濡软之肿物，低热或无热等。

【医案举例】

1. 急性肠痈（急性化脓性阑尾炎）　张某某，男，23岁。腹痛1天，发热呕吐，继则腹痛转入右下腹，经西医诊断为急性化脓性阑尾炎。先后用抗生素等药治疗，疼痛持续不解，且发热呕吐。病人不愿手术而求治于中医。症见面色青黄，神色困惫，右少腹持续疼痛，阵发性加剧，有明显压痛、反跳痛及肌紧张，包块如掌大，畏寒发热，剧痛时四肢冰冷，苔黄有津，脉滑数。体温38.7℃，血中白细胞$20×10^9$/L。处方：薏苡仁90g，炮附子30g（先煎），败酱草30g。嘱其浓煎顿服。4 剂后疼痛大减，呕吐止，体温正常，白细胞下降。继服上方 6 剂，白细胞总数 10×10^9/L，右下腹包块不消。再服上方 20 余剂，包块消失而愈。[周连三.《上海中医药杂志》1982,（5）：5]

2. 慢性肠痈（慢性阑尾炎） 胡某某，女，60 岁。患慢性阑尾炎五六年，右少腹疼痛，每遇饮食不当，或受寒、劳累即加重，反复发作，缠绵不愈。经运用青、链霉素等消炎治疗，效果不佳。建议手术治疗，因病人考虑年老体衰，而要求服中药治疗。初诊时呈慢性病容，精神欠佳，形体瘦弱，恶寒喜热，手足厥冷，右少腹阑尾点压痛明显，舌淡苔白，脉沉弱。病人平素阳虚寒甚，患阑尾炎后，数年来久服寒凉之药，使阳愈衰而寒愈甚，致成沉疴痼疾，困于阴寒，治宜温化为主。处方：熟附子 15g，薏苡仁 30g，鲜败酱全草 15 根。水煎服，共服 6 剂，腹痛消失，随访 2 年，概未复发。（《经方发挥》147 页）

按 以上两案为现代名医验案，均将薏苡附子败酱散改为汤剂，变通剂量，对急、慢性阑尾炎都有确切疗效。对阑尾脓肿坚持服药，可使包块消失。

3. 腹痛（附件炎） 巴某某，38 岁。患附件炎 3～4 年，经常两侧少腹疼痛，受寒或劳累即加重，反复发作，经久不愈。经青霉素、鱼腥草等消炎治疗，效果不佳。初诊慢性病容，精神欠佳，虚肥，四肢不温，恶寒，附件处压痛明显。舌质淡、苔白，脉细数而无力。妇科检查及 B 超诊断为"附件炎"。证属阳虚寒甚，湿滞血瘀，沉疴乃困于阴寒所致。治以辛热散结，活血消肿，予薏苡附子败酱散。方用薏苡仁 30g，熟附子 15g，败酱草 20g。水煎温服。3 剂后，腹痛消失；复投 4 剂，顽疾得愈。随访 2 年，未见复发。[王树平.《浙江中医杂志》1996,（1）：8]

八、皂荚丸

【主治病证】咳逆上气，时时吐浊，但坐不得眠，皂荚丸主之。（金匮七·7）

【方剂组成】皂荚八两（刮去皮，用酥炙）

【方药用法】上一味，末之，蜜丸梧子大，以枣膏和汤服三丸，日三夜一服。

【方证释义】本方功能涤痰利气，宣壅导滞。方中皂荚辛咸入肺，祛痰浊，通关窍，酥炙蜜丸，饮以枣膏，兼顾脾胃。徐灵胎说："稠痰黏肺，不能清涤，非此不可。"可知皂荚丸是除胶痰痼结之良方。本方证是以痰浊壅肺，胶固难拔为主要病机的病证。症见咳嗽喘息，痰多胶黏，不易咯出，甚则胸中闷室，不能平卧，舌苔腻，脉滑等。

【医案举例】痰饮、肺胀（肺气肿） 余尝自病痰饮，喘咳，吐浊，痛连胸胁，以皂荚大者四枚炙末，盛碗中，调赤砂糖，间日一服。连服四次，下利日二三度，痰涎与粪俱下，有时竟全是痰液。病愈后，体亦大亏。于是知皂荚之攻消甚猛，全赖枣膏调剂也。夫甘遂之破水饮，葶苈之泻痈胀，与皂荚之消胶痰，可称鼎足而三。惟近人不察，恒视若鸩毒，弃良药而不用，伊谁之过欤？（《经方实验录》54页）

按 《经方实验录》以皂荚丸治案有四则，此案为其三。曹颖甫师徒反复议论皂荚之治证，言其"能治胶痰，而不能祛湿痰"，亦"不能除水气也"。谈及炮制法说：皂荚"刮去皮者，刮去其外皮之黑衣也；酥炙者，用微火炙之，使略呈焦黄即得，勿成黑炭也"。以枣膏和汤服三丸，为安其本，保胃津。曹氏"代枣膏以砂糖，无非取其便捷，然其保津之功，恐不及枣膏"。皂荚究属峻品，无经验者初次试用，先用小量较为妥当。

另据报道［《中医杂志》1984，（10）：7］：用皂荚丸治疗肺胀22例。西医诊为支气管哮喘者6例，喘息性支气管炎者8例，肺源性心脏病者8例。均有不同程度的肺气肿。方药配制及用法：皂荚250g，刮去黑皮，涂以芝麻油，置火上烤焦黄，研为细末，炼蜜为丸。每丸重9g，每日服4次，每次服1丸，以枣膏和汤（大枣30g，煮烂去皮核）送服。结果：22例中显效（服药后痰液变稀，喘咳胸憋消失）12例，好转（服药后痰液变稀，咳喘胸憋明显减轻）10例。体会：本方主药皂荚，《本草求真》谓"其力能涤垢除腻，洁净脏腑"。因药性峻烈，必须掌握以下适应证：①喘咳胸憋，不能平卧为主症。②痰浊胶黏难咯，或咯出大量痰后喘息减轻。③胸廓圆隆如桶状。

皂荚丸为涤痰峻剂，疗效确切，病人服皂荚丸后，痰液变稀易咯。大便溏，日2～4次不等。病人往往因之而喘憋减，腹胀、纳差等症亦遂除，全身情况好转，除个别病人有咽痒或轻度恶心外，未见损伤正气之弊病。肺胀为本虚标实之证，皂荚丸只治痰浊阻塞而致喘憋之标。证情缓解后需调补肺、脾、肾以固本善后，可选用参蛤散、金匮肾气丸、麦门冬汤等。

九、葶苈大枣泻肺汤

【主治病证】肺痈，喘不得卧，葶苈大枣泻肺汤主之。（金匮七·11）

肺痈胸满胀，一身面目浮肿，鼻塞清涕出，不闻香臭酸辛，咳逆上气，喘鸣迫塞，葶苈大枣泻肺汤主之。（金匮七·15）

按 上述两条"肺痈"之"痈"字，应理解肺气壅塞之"壅"。详见《伤寒杂病论研究大成》该条之考究。

支饮不得息，葶苈大枣泻肺汤主之。（金匮十二·27）

【方剂组成】葶苈（熬令黄色）捣丸如弹子大 大枣十二枚

【方药用法】上先以水三升，煮枣取二升，去枣，纳葶苈，煮取一升，顿服。

【方证释义】本方功能泻水逐痰。葶苈子苦寒泻肺，善开泄肺气，清降逐痰；大枣甘温，安中扶正，缓和药性。本方证是以痰热壅肺，邪实气闭为主要病机的病证。症见咳嗽气喘，吐痰黄稠，胸胁满胀，甚则小便短少，面目浮肿，舌偏红、苔黄腻，脉滑数等。

【临床发挥】《外科精义》："抵圣丸治男子妇人头面手足虚肿，苦葶苈炒研，枣肉和丸，小豆大，每服十丸，煎麻子汤下，日三服，五七日小便多，肿消为效，如喘嗽，煎桑白皮汤下，忌咸酸生冷，与小儿服，看大小加减，煎枣肉汤下。"

《金匮要略方论集注》："梅师方水肿尿涩，用甜葶苈二两炒为末，以大枣二十枚，水一大升，煎一升，去枣入葶苈末，煎至可丸，如梧子大，每饮服六十丸，渐加以微利为度。"

《方极》："葶苈大枣泻肺汤，治浮肿咳逆，喘鸣迫塞，胸满强急者。"

【医案举例】

1. 水肿　治遍身浮肿，以手按之仍起者。葶苈四两炒为末，以红枣肉为丸，如梧桐子大，每服十五丸，桑皮汤下，日三服，试之立验。或用西瓜烧灰为散，服之亦效。(《串雅内编选注》55页)

按　宋·《圣济总录》有此方治水蛊身肿喘满者。明·《普济方》水肿门载此方名散肿丸。方用桑白皮、西瓜皮（不必烧灰）汤下，于利水之中兼降逆气，从而可以解除水邪凌肺的上气咳喘，面目浮肿，凡肺胸积水以及肺源性心脏病皆可辨证选用。葶苈有苦甜两种，甜葶苈味甘淡而性较缓，苦葶苈味辛苦而性较峻，凡肺热咳喘多用甜葶苈，泻水多用苦葶苈。

2. 水肿咳喘　浮肿咳喘，颈项强大，饮不得下，溺不得出，此肺病也。不下行而反上逆，治节之权废矣。虽有良剂，恐难奏效。葶苈大枣泻肺汤。(《增评柳选四家医案·尤在泾医案》25页)

诒按　此痰气壅阻之证，故重用泻肺之剂。

邓评　拟参风水治法。

3. 咳喘（慢性支气管炎合并肺气肿）　何某某，男，56岁。患喘咳已10年之久，时常萌发，秋冬两季尤甚。近1周来喘促，咳嗽，不得平卧，痰白而黏，胸部满闷，饮食减少。舌苔薄白而腻，脉弦滑。证属痰饮留恋于肺，肺失肃降。先为泻肺降气。处方：葶苈子18g，炒紫苏子12g，大枣6枚。水煎服。二诊：服药3剂后，喘咳减轻，原方继服3剂。三诊：气喘、咳嗽日渐减轻，已能平卧，白黏痰亦少。惟仍觉胸满，气短。原方去紫苏子，余药减量：葶苈子10g，大枣4枚。又服3剂，诸症均退，乃停药。(夏锦堂教授治验)

4. 咳喘水肿（肺源性心脏病、心力衰竭）　朱某，男，55 岁。患喘咳病已 20 余年，每值秋冬受凉或劳累后复发。近 1 个多月来加重，咳吐黄痰，后双下肢出现浮肿，渐延及全身，尿少，胸闷。现症：气喘，不能平卧，口唇紫绀，全身肿胀，两足胫尤甚，上腹部可扪及肿大的肝脏，舌暗红、苔黄腻，脉细数。证属水饮瘀血阻于胸膈，以致肺气不利。拟葶苈大枣泻肺汤。处方：葶苈子 15g，大枣 10 枚。水煎，日 1 剂，2 次分服。翌晨，喘息减轻，精神略有好转。上方葶苈子增至 30g，续服 2 剂，喘减大半，能平卧，眼睑浮肿消退，足胫仍肿。上方配合五苓散、真武汤调理半月，浮肿全消，喘息已止。[王端岳.《四川中医》1991，（7）：23]

按　现代药理研究葶苈子具有强心作用。故肺源性心脏病、心力衰竭所致的咳喘、心悸、浮肿等症，葶苈大枣泻肺汤有心肺同治之功。上述资料可为佐证。另据报道 [《中医杂志》1961，（4）：27]，用葶苈子治疗慢性肺源性心脏病并发心力衰竭 10 例，效果良好。治疗方法：北葶苈子末 3～6g，每日分 3 次食后服，并配合一般处理和抗生素以控制感染。结果：10 例病人多在服药至第 4 日开始尿量增加，浮肿渐退；心力衰竭到 2～3 周时显著减轻或消失。服药过程中未发现任何不良反应。

十、奔豚汤

【主治病证】奔豚气上冲胸，腹痛，往来寒热，奔豚汤主之。（金匮八·2）

【方剂组成】甘草　川芎　当归各二两　半夏四两　黄芩二两　生葛五两　芍药二两　生姜四两　甘李根白皮一升

【方药用法】上九味，以水二斗，煮取五升，温服一升，日三夜一服。

【方证释义】本方功能疏肝泄热，降逆平冲。方以李根白皮配黄芩，下肝气清郁热；当归、川芎、芍药养血调肝，益肝体以制肝用；葛根、半夏、生姜升清降浊，和胃降逆。本方证是以肝郁化热，挟冲气上逆为主要病机的病证。症见气从少腹上冲胸胁，时作时止，伴少腹疼痛，往来寒热，或胸胁逆满，脘痞时吐，心烦口苦，急躁易怒，脉弦等。

【医案举例】

1. 奔豚气病

（1）肾水上逆之奔豚，见之最多，以桂枝加桂与之，百发百中。惟肝火上逆之奔豚，患者极少。一日，有妇人前来，云其媳患腹痛，口苦咽干，寒热往来，余曰：可取方往，不必临诊，意谓必小柴胡证也。其妇要求过诊，询之痛从少腹上冲胸及咽喉，顷之即止，已而复发如初，脉之弦数，舌苔白。谓曰，此证幸临视，否则方虽无妨碍，病必不除。此乃肝火上逆之奔豚，为生平所罕见，当用

《金匮》奔豚汤，即疏方与之，1剂知，3剂已。(《遁园医案》)

按 "寒热往来"为小柴胡汤之主症，而于奔豚汤则为兼症。主症抓不准，辨证不切，方证不合，治之无功。

（2）任某某，女，28岁。病人两年来闲居在家，心情不好。近2个月来，突然发作气自少腹上冲，直达咽喉，窒息难忍，仆倒在地，发作数分钟后自行缓解，竟一如常人，每周发作数次，且伴有失眠，多梦，脱发。经各医院检查，未查出阳性病理体征，遂诊断为"癔病"。察舌红苔薄，脉弦细。疑为奔豚气，遵仲景奔豚汤原方治之：当归、法半夏各9g，生甘草、川芎、黄芩、白芍、生姜各6g，葛根、李根白皮各12g。水煎服。连进3剂后，其病顿失。随访4年，旧病未再发作。[《中西临床杂志》1982，(5)：225]

按 临床有关奔豚气病的个案报道不少。以奔豚汤原方或酌情加减治疗情志因素所致的奔豚气病，多能取得疗效。奔豚汤证后世称之为"肝气奔豚"，疼痛是本病的必具之症，而寒热往来是可有可无之症。奔豚汤中之李根白皮难得，据报道[《浙江中医杂志》1984，(3)：109]：刘子云老中医常以大剂量川楝子代之，能取桴鼓之效。川楝子苦寒降泄，理气止痛，善引肝火下行，故可用以代替李根白皮。

2. 奔豚气病、胸痹（冠心病?） 某女，48岁，教师。反复发作性胸痛胸闷2年，加重1日。每次发作约5分钟，发作时自感有气从少腹上冲至心胸，痛苦难以名状，情绪激动时易诱发，伴心悸，头晕，恶心，口干而苦。舌苔白微黄，脉弦涩。中医诊断：奔豚气。治宜宣痹宽胸，平冲降逆，给予奔豚汤加减：李根白皮、黄芩、白芍、法半夏各10g，葛根、川芎、当归、薤白各15g，甘草6g，生姜3g。服药5剂，症状明显减轻，但仍有心悸、失眠等症。上方去当归，加枣仁15g，丹参30g。又服10剂症状消失。[联平，等.《河北中西医结合杂志》1998，(9)：1408]

按 此案发病特点似奔豚气病，而其胸痛胸闷发作约5分钟，再结合年龄分析，则颇似冠心病心绞痛发作。辨证论治，以奔豚汤加薤白而获效。

十一、土瓜根散

【主治病证】带下经水不利，少腹满痛，经一月再见者，土瓜根散主之。(金匮二十二·10)

【方剂组成】土瓜根　芍药　桂枝　䗪虫各三两

【方药用法】上四味，杵为散，酒服方寸匕，日三服。

【方证释义】本方功能通阳行滞，活血化瘀。方中土瓜根即王瓜根，其性味苦寒，"主内痹瘀血，月闭"(《本经》)。配䗪虫活血行瘀；桂枝、芍药通阳和阴；杵散以酒送服，可增强散结滞之功。本方证是以血瘀气滞，血不归经为主要病机的病证。症见少腹满胀疼痛，月经不畅，或月经后期，或经一月再见，色暗有块，舌质紫暗或有瘀斑，脉弦涩等。

【医案举例】**经水不利**　某某，女，54 岁。症见每日几乎都有少量的经血，妇科诊为更年期月经过多症，腹满便秘。脉见左关浮、两尺沉取有力，苔白，舌下静脉郁滞。两腹直肌拘挛，左脐及少腹左右见有动悸和压痛。后颈、两肩、右背、左腰、小腿后等肌肉发硬。拇指及小指肚有红斑，手掌干燥。血、尿等检查无异常。治疗方法是每日早、晚各服土瓜根蜜丸 20 粒，连续服用 14 天后，便秘缓解，大便 1 日一行，腹胀未作，经血停止。［渡边武，等.《日本东洋医学杂志》1985，（4）：7］

十二、蜘蛛散

【主治病证】阴狐疝气者，偏有小大，时时上下，蜘蛛散主之。（金匮十九·4）

【方剂组成】蜘蛛十四枚（熬焦）　桂枝半两

【方药用法】上二味，为散，取八分一七，饮和服，日再服。蜜丸亦可。

【方证释义】本方功能化瘀消肿，通阳宣郁。"蜘蛛破瘀消肿，昼隐夜出，为阴类之虫，取其下入阴部；桂枝通阳宣郁，能通达肝胆沦陷之气。破瘀则寒湿不凝，通阳则郁热外散，而偏坠可愈矣。"（曹颖甫《曹氏伤寒金匮发微合刊》）本方证是以肝寒气滞，瘀结厥阴为主要病机的病证。症见阴囊一侧偏大偏小，时时下坠，甚则痛引少腹，舌淡、苔白，脉弦等。

【临床发挥】《幼幼新书》："治婴孺少小偏方，以蜘蛛一个，烧灰作末，饮服之愈。"

【医案举例】**狐疝（疝气）**　曾治一张姓男童，7 岁。生后数月，发现患儿哭啼时有物降入阴囊，哭闹更甚，卧时可还纳入腹，曾经多方治疗不效。家长惧怕手术而来求治。诊见右侧阴囊肿大，质软。嘱患儿平卧，即可推入腹中，站立后，旋即降入阴囊。处以蜘蛛散，服药 1 周，病愈。10 余年未复发。［《河南中医》1984，（1）：41］

原按　笔者治疗疝气，不论老幼，皆用《金匮》蜘蛛散。以蜘蛛 14 枚，新瓦上焙干，肉桂 15g，共为细末，为 1 剂。每服 3g，日服 2 次。60 年中，所治不下千例，疗效甚佳。尚未发现有中毒者。

按　另据麦氏报道［《湖南中医杂志》1986，（2）：22］：采用蜘蛛散治疗小儿腹股沟斜疝 55 例。其具体方法是：黑色大蜘蛛（去头足，焙干）10g，桂枝 20g，共研细末，过筛，瓶装密封备用。每次每公斤体重 0.25g，早、晚各 1 次，用开水或稀饭送服。治疗 2～4 周，痊愈 52 例，好转 1 例，无效 2 例。

狐疝即西医学所谓的"疝气"。任何年龄均可发病。疝最多发生于腹部。腹部疝又以腹外疝为多见，临床有易复性、难复性、嵌顿性、绞窄性等类型。西医治疗本病以手术为主。上述治例表明，蜘蛛散治疗疝气确有疗效。关于疗效机制，《高注金匮要略》形象地解释说："蜘蛛腹大，为下入少腹之专药，且性主提携束缚，以辛温生气之桂枝为配，以坚驰坠，阴狐疝病宁有不愈者哉。"

关于蜘蛛的毒性问题，古人认识不一，如《本草衍义》认为"蜘蛛品亦多，皆有毒"。陶弘景说"蜘蛛类数十种"，有的有毒，有的无毒。上述报道尚未发现有中毒者。

总之，蜘蛛散对小儿疝气效果较好，而成人之后的某些类型不一定都有疗效。应用时要注意炮制法、用量及品种，以慎重为宜。

十三、紫参汤

【主治病证】下利肺痛，紫参汤主之。(金匮十七·46)

按 唐容川说："'肺痛'二字，不见他处，《内经》亦无此文，其证不明，当阙疑。"古今注家的见解归纳有四：一是不知肺痛为何证而存疑；二是认为确系肺痛；三是认为肺痛即胸痛；四是认为肺痛为腹痛之误。究竟哪种说法为是，有待进一步考证。《本经》："紫参味苦，寒，无毒。治心腹积聚，寒热邪气，通九窍，利大小便。"紫参为何物，笔者尚无考证结果。

【方剂组成】紫参半斤 甘草三两

【方药用法】上二味，以水五升，先煮紫参，取二升，内甘草，煮取一升半，分温三服。(原注：疑非仲景方)

【方证释义】本方功能清热逐瘀止痛。清代医家黄宫绣说：紫参"逐瘀破血……仲景治下利腹痛，而用紫参汤以除，亦取散其积血之意"(《本草求真》)。然本品味苦性寒，单独用之，恐有苦寒败胃之虞，故又佐以甘草之甘缓，和中以护胃气。本方证是以热郁血瘀为主要病机的病证。症见胸痛或腹痛，或咳嗽咯血，或见下利等。

十四、猪膏发煎

【主治病证】诸黄，猪膏发煎主之。(金匮十五·17)

胃气下泄，阴吹而正喧，此谷气之实也，膏发煎导之。(金匮二十二·22)

【方剂组成】猪膏半斤 乱发如鸡子大三枚

【方药用法】上二味，和膏中煎之，发消药成，分再服。病从小便出。

【方证释义】本方功能润燥消瘀。方用猪膏补虚润燥，乱发（和膏中煎之，发消药成）入血和阴消瘀。本方证是以胃肠燥结兼瘀血为主要病机的病证。症见面色萎黄，大便秘结，腹部胀满；或阴吹等。

【医案举例】

1. 黄疸腹大　予友骆天游黄疸，腹大如鼓，百药不效，用猪膏四两，发灰四两，一剂而愈，仲景岂欺我哉。（《金匮要略论注》）

按　"一剂而愈"似乎言过其实，如此重证，此方有效就很可贵了。故"一剂而愈"应理解为效果明显。

2. 阴吹　林某，女，40 岁。自述近 1 年来随大便秘结而出现阴道排气有声，甚则频发不已。常服大黄类泻下药，待大便通则消失，余无所苦。舌质舌苔正常，脉细数。此为仲景所论之阴吹，用猪膏发煎治愈。随访 3 年，病未复发。
[彭履祥，等.《成都中医药大学学报》1980，（1）：26]

十五、文蛤散

【主治病证】渴欲饮水不止者，文蛤散主之。（金匮十三·6）（按：《伤寒论》第145 条亦记载文蛤散，但方证不合，故从略）

【方剂组成】文蛤五两

【方药用法】上一味，杵为散，以沸汤五合，和服方寸匕。

【方证释义】本方功能清热润燥，生津止渴。方中文蛤咸寒，可育阴清热生津止渴。吴谦认为："文蛤即今吴人所食花蛤，性寒味咸，利水胜热，然屡试而不效。尝考五倍子亦名文蛤，按法制之名百药煎，大能生津止渴，故尝用之，屡试屡验也。"（《医宗金鉴·订正仲景全书·金匮要略注》）本方证是以热盛津伤为主要病机的病证。症见烦热口渴，饮水不止，舌红少津，脉细数等。

十六、一物瓜蒂汤

【主治病证】太阳中暍，身热疼重，而脉微弱，此以夏月伤冷水，水行皮中所致也，一物瓜蒂汤主之。（金匮二·27）

瓜蒂汤：治诸黄。（金匮十五·附方）（方见暍病中）

【方剂组成】瓜蒂二十个

【方药用法】上剉，以水一升，煮取五合，去滓，顿服。

【方证释义】本方功能祛湿散水。《本经》谓"瓜蒂味苦寒，主大水，人身面四肢肿，下水"。张志聪："瓜蒂蔓草，延引藤茂，其蒂最苦，其瓜极甜，乃从阴出阳，由里达表，用之主从经脉而散皮中之水，清太阳之热。散为吐剂，内有配合；汤非吐剂，内无配合，故加一物二字。"（《伤寒论集注》）本方证是以暑邪挟湿，阻遏阳气为主要病机的病证。症见暑病初起，发热恶寒，身痛无汗，烦闷欲吐，或食停胃脘，痞闷欲吐，或湿热黄疸等。尤在泾："暑之中人也，阴虚而多火者，暑即寓于火之中，为汗出而烦渴；阳虚而多湿者，暑即伏于湿之内，为身热而疼重。故暑病恒以湿为病，而治湿即所以治暑。瓜蒂苦寒，能吐能下，去身面四肢水气，水去而暑无所依，将不治而自解矣。此治中暑兼湿者之法也。"（《金匮要略心典》）

【临床发挥】《寿世保元》："治癫狂不止，得之惊忧极者，用甜瓜蒂半两为末，每服一钱，井水调一盏投之，即大吐，后熟睡，勿令惊起，神效。"

十七、藜芦甘草汤（方未见）

【主治病证】病人常以手指臂肿动，此人身体𥅴𥅴者，藜芦甘草汤主之。（金匮十九·2）

【方药用法】原书方未见。（按：不少医家认为可能即藜芦、甘草两味，其中藜芦一般用3～6g，甘草6～12g。宜空腹服，不可一日再服。）

【方证释义】本方功能涌吐痰涎，安中和胃。方中藜芦辛寒大毒，可吐久积风痰，通肢节，除癫痫；甘草和中安胃，并制藜芦之毒。本方证是以痰浊阻络为主要病机的病证。症见手臂肿胀，并作震颤，或肢体肌肉微微跳动，伴局部麻木不仁，舌苔白腻等。

【医案举例】

1. **风痫** 一妇病风痫，从六七岁因惊风得之。自后三二年，间一二作，至五七年，五七作。逮三十余岁至四十岁，日作或一日十余作。以至昏痴健忘，求死而已。会兴定岁大饥，遂采百草而食，于水濒采一种草，状若葱属，泡蒸而食之。食讫，自五更觉心中不安，吐涎如胶，连日不止，约一二斗，汗出如洗。初昏困，后三日，轻健非曩之比，病去食进，百脉皆和。省其所食，不知何物。访问诸人，乃憨葱苗也。憨葱苗者，《本草》所谓藜芦苗是也。《图经》云：藜芦苗吐风病。此亦偶得吐法耳！（《儒门事亲·卷二》）

按 吐法为八法中祛邪三法之一。本案偶得吐法以愈病，发人深省。在历代医家中，善师仲景汗、吐、下三法者，首推金元四大家之一的张从正。《儒门事亲》是张氏的代表作。

2. **中风不省人事** 我朝荆和王妃刘氏，年七十，病中风不省人事，牙关紧闭，群医束手。先考太医吏目月池翁诊视，药不能入。自午至子，不获已，打去一齿，浓煎藜芦汤灌之，少顷噫气一声，遂吐痰而苏，调理而安。（《本草纲目·卷十七》）

按 李月池乃李时珍之父，博学经史，以医为业，充太医院吏目，著有《四诊发明》等。本案表明，李氏精于医，善用吐法治急证。

十八、白术散

【主治病证】妊娠养胎，白术散主之。（金匮二十·10）

【方剂组成】白术　川芎　蜀椒三分（去汗）　牡蛎二分

【方药用法】上四味，杵为散，酒服一钱匕，日三服，夜一服。但苦痛，加芍药；心下毒痛，倍加川芎；心烦吐痛，不能食饮，加细辛一两，半夏大者二十枚。服之后，更以醋浆水服之。若呕，以醋浆水服之；复不解者，小麦汁服之。已后渴者，大麦粥服之。病虽愈，服之勿置。

【方证释义】本方功能健脾温中，祛寒除湿。方以白术健脾燥湿；蜀椒温中散寒；川芎行血气；牡蛎固胎元。本方证是以寒湿内生，胎元不固为主要病机的病证。症见妊娠胎动不安，或习惯性流产，伴呕吐清涎，腹痛便溏，纳呆食少，舌淡苔白，脉缓滑等。尤在泾："妊娠伤胎，有因湿热者，亦有因湿寒者，随人脏气之阴阳而各异也。当归散正治湿热之剂；白术散白术、牡蛎燥湿，川芎温血，蜀椒祛寒，则正治寒湿之剂也。仲景并列于此，其所以诏示后人者深矣。"（《金匮要略心典》）

【临床发挥】《和剂局方》："白术散调补冲任，扶养胎气，治妊娠宿有风冷，胎痿不长，或失于将理，动伤胎气，多致损坠，怀孕常服，壮气益血，保护胎脏。即本方。"

【医案举例】子肿　焦某，女，23岁。妊娠26周发生两足浮肿，逐渐蔓延至全身。就诊时全身浮肿并伴腹水。无慢性肾炎及其他特殊病史。病人肤色淡黄，精神萎靡，舌苔薄腻、舌质淡胖有齿痕，脉滑无力。证属脾虚水泛，治以健脾温中除寒湿。方用白术12g，川芎6g，花椒3g，牡蛎30g，黄芪、泽泻各15g，通草6g，车前子15g。服5剂后肿势减轻，随症加减服15剂后，水肿基本消失。足月顺利分娩。［王桂生.《北京中医》1994，（6）：28］

十九、蜀漆散

【主治病证】疟多寒者，名曰牝疟，蜀漆散主之。（金匮四·5）

【方剂组成】蜀漆（洗去腥）　云母（烧二日夜）　龙骨等份

【方药用法】上三味，杵为散，未发前以浆水服半钱。温疟加蜀漆半分，临发时服一钱匕。

按　本条方药用法明确指出蜀漆散是"未发前"服药，这很有实践意义的。此种服法于《素问·疟论》早有论述，历代医家均有经验。如赵献可在《医贯》中说："凡疟……正发之际，慎勿施治，治亦无效。必待阴阳升极而退，过此邪留所客之地，然后治之，且当未发前2~3小时，迎而夺之。"现代用常山治疗疟疾的观察结果表明，于发作前 2～4 小时两次服的治愈率为 80%，其他时间的服药效果则大为降低 [傅吉亭.《上海中医药杂志》1958，（7）：14]。总之，运用常山或蜀漆治疟疾，疗效显著，已为广大医务工作者所知，惟在服用本方及含有蜀漆或常山之方剂时，必须注意要在未发前 2～4 小时服药，过早则达不到效果，过迟亦无效，甚或发作更为剧烈。所以古人提出"未发前"投药的方法，是治疗疟疾的一个关键问题。

【方证释义】本方功能祛痰截疟。"方用蜀漆和浆水吐之，以发越阳气；龙骨以固敛阴津；云母从至下而举其阳，取山川云雾开霁之意。盖云母即阳起石之根，性温而升，最能祛湿运痰，稍加蜀漆，则可以治太阴之湿疟。方后有云：'湿疟，加蜀漆半分'。而坊本误作温疟，大谬。"（张璐《张氏医通》）本方证是以阳虚痰盛，疟邪伏留于阴分为主要病机的病证。症见寒热交作，寒多热少，发作有时，伴胸闷，身痛少汗，苔白腻，脉弦滑等。

【医案举例】牝疟　徐师母。寒多热少，此名牝疟。舌淡白，脉沉迟，痰阻阳位所致，下血亦是阳陷也。秽浊蹒跚于中，正气散失于外，变端多矣。其根在寒湿，方拟蜀漆散。处方：炒蜀漆 9g，生龙骨 9g，淡附子 3g，生姜 6g，茯苓 9g。（《范文甫专辑》100 页）

　　原按　《金匮》云："疟多寒者，名曰牝疟，蜀漆散主之。"先生拟方用《金匮》蜀漆散去云母，加附子、生姜、茯苓。凡逢寒痰阻遏，舌淡白，脉弦迟者，辄投之，屡获良效。

二十、甘草粉蜜汤

【主治病证】蛔虫之为病，令人吐涎，心痛，发作有时，毒药不止，甘草粉蜜汤主之。（金匮十九·6）

【方剂组成】甘草二两　粉一两　蜜四两

【方药用法】上三味，以水三升，先煮甘草，取二升，去滓，内粉、蜜，搅令和，煎如薄粥，温服一升，差即止。

【方证释义】本方功能安蛔缓痛。方中甘草、蜂蜜缓急止痛；米粉安蛔。本方证是以蛔虫内扰，气机逆乱为主要病机的病证。症见脘腹疼痛，发作有时，伴呕吐清涎，或便下蛔虫等。

【临床发挥】《千金方》："解鸩毒，及一切毒药不止，烦懑方。即本方，粉用粱米粉。"

【医案举例】蛔厥（胆道蛔虫病）

（1）先母侍婢曾患此，始病吐蛔，一二日后，暴厥若死。治以乌梅丸，入口即吐，予用甘草五钱，先煎去滓，以铅粉二钱，白蜜一两调饮之，半日许，下蛔

虫如拇指大者九条，其病乃愈。（《金匮发微》）

（2）刘某，女，30 岁。患胆道蛔虫病合并感染，经用消炎、解痉及驱虫药，排出蛔虫数条，症状缓解，但 3 天后又发作，继用前法不效。改用中药治疗，就诊时上腹部钻顶样痛，阵发性加剧，面色苍白，汗多，口干喜饮，手足冷，舌红少津、苔微黄，脉弦。证属蛔厥，为气阴两虚挟热型。治宜益气养阴，安蛔止痛，兼清虚热。用甘草粉蜜汤主之：先煎生甘草 21g，取沸汤适量，纳粳米粉 21g，蜂蜜 9g，搅匀，煎如薄粥，顿服。数小时后疼痛缓解，吐止。当晚再进 1 剂，痛止，眠佳纳增，精神好转，排大便 1 次，未见蛔虫。改以化虫丸加减：鹤虱、甘草、枯矾各 6g，槟榔 15g，苦楝根皮 12g，铅粉（布包煎）3g。煎液 400ml，再调入蜂蜜 15g，顿服，排蛔虫 5 条而病愈。［徐世祥.《浙江中医杂志》1985，（8）：352］

按　上述两案，例 1 于甘草粉蜜汤中用铅粉，虽属经方之法，但用量较大；例 2 先用米粉而后用铅粉。两案治法、剂量有别，皆取得驱蛔虫之效。

关于本方所用之粉，有米粉、铅粉之争，大多主张安蛔用米粉，杀虫用铅粉，但后者有毒，用者宜慎，其具体用法：张家礼［《成都中医药大学学报》1986，（4）：9］根据《金匮》原文及临床经验教训，重申本方蜜、甘草、铅粉之用量比为 4∶2∶1。王廷富（《金匮要略指难》444 页）介绍本方的用量和用法：甘草 6g，铅粉 1.5g，蜂蜜 30g。煎煮时，应先煎甘草，取汁去渣，后纳铅粉、白蜜，再合煎 10 分钟左右即可。宜空腹一次服，不可一日再服。

二十一、鸡屎白散

【主治病证】转筋之为病，其人臂脚直，脉上下行，微弦。转筋入腹者，鸡屎白散主之。（金匮十九·3）

【方剂组成】鸡屎白

【方药用法】上一味，为散，取方寸匕，以水六合，和，温服。

【方证释义】本方功能清利湿热，导浊下行。鸡屎白性寒下气，可通利二便。本方证是以湿浊化热伤阴为主要病机的病证。症见上肢或小腿拘挛，难以屈伸，甚者可转筋入腹，伴小便黄赤，舌苔黄腻，脉弦有力等。

【临床发挥】《千金要方》："治小儿惊啼方，取鸡屎白熬末，以乳服之佳。又治口噤，赤者心噤，白者肺噤方，鸡屎白枣大，绵裹，以水一合煮二沸，分再服。"

【医案举例】痉病（破伤风）　我院中医师任化天老先生，将 30 年来应用鸡屎白治愈破伤风数十例之验方，介绍出来，并在临床上加以应用，取得较为满意之效果。如病人任某某，男，20 岁。因伐木而被树枝刺破左手指，二三日后伤口愈合，但突然发热，口噤，牙关紧闭，阵发性全身痉挛，角弓反张，面呈苦笑状。急予鸡屎白三钱为末，烧酒冲服，汗出后，诸症悉减，数日而愈。后来，中医师张柱之老先生将解痉、镇痉药物与鸡屎白合并服用，名鸡屎白合剂，处方：蜈蚣一条，全蝎一钱，南星一钱，天麻一钱，白芷一钱，羌活二钱，防风一钱，鸡屎白二钱（焙干研细另包）。先煎诸药去渣，放入鸡屎白末，加黄酒1杯，分3次内服，为1日量。必要时成人也可加倍服用。我科曾应用此合剂治疗破伤风5例，除1例因病情急剧，来院较晚，不能用药，数小时内死亡外，其余均获痊愈。例如病人杨某某，男，11岁。8日前，碰伤头部。3日后先由颜面肌肉发生痉挛，然后背部抽痛，颈部僵直，四肢抽搐，张口困难。入院前3日，牙关紧闭，不能进食。诊断为"破伤风"。入院后检查：头部伤口已痊愈，面呈苦笑状，牙关紧闭，进食困难，项部僵直，腹肌板状硬。每隔20分钟左右全身阵挛一次，脉象沉弦数。当时即用鸡屎白合剂1剂内服，翌日症状显著减轻，阵挛次数减少，睡眠较好。惟数日未曾大便，故加服桃仁承气汤1剂，服后便许多黑粪，口略张大，且能咀嚼食物，惟颜面之苦笑状仍存在，阵挛尚未解除，继续用鸡屎白合剂8剂，于3月9日痊愈出院。［曲垣瑞.《中医杂志》1962，（10）：23］

原按 鸡屎白即鸡粪中之灰白色部分，将其选出焙干，研为细末备用。服时用黄酒二两为引，日服2次。对牙关紧闭不能下咽的病人，可做保留灌肠，亦可收到同样效果。小儿可酌情减量；成人此量不能控制病情时，可加倍应用。此药无不良反应，亦无特殊恶臭气味，为一般人所易于接受。药源易找，不须购买，疗程亦短，疗效甚高，值得选用。《本草纲目》记载鸡屎白（《素问》作鸡矢），气味微寒，无毒，治疗破伤中风，小儿惊啼，腰脊反张，牙紧口噤，四肢强直，产后中风等。《千金方》亦有同样记载。而今任、张二位老先生用该药治疗破伤风，乃师古人方法。用黄酒为引的道理是黄酒有通络活血的作用，用量可视病人平时饮酒情况而定，一般每次应在一两以上。无黄酒时可用白酒代替。

按 破伤风与第二篇所述的"痉病"颇类似，应前后互参，鸡屎白散正可补其治法。据统计，破伤风的平均病死率为20%～30%，重症病人高达70%。（《实用内科学》第8版，174页）如此危重之病用如此简便之小方有特效，岂可弃之不用！

二十二、烧裈散

【主治病证】伤寒，阴阳易之为病，其人身体重，少气，少腹里急，或引阴中拘挛，热上冲胸，头重不欲举，眼中生花，膝胫拘急者，烧裈散主之。（伤寒 392）

【方剂组成】妇人中裈，近隐处，取烧作灰。

【方药用法】上一味，水服方寸匕，日三服。小便即利，阴头微肿，此为愈矣。妇人病，取男子裈烧服。

【方证释义】本方功能导邪外出。烧裈散之"裈"为有裆之裤。中裈即内裤。药取近隐处，即裤裆处。男病取妇人裈裆，妇人病则取男子裈裆。制作方法：烧灰取用。烧灰用者，取其通散而又取火净，亦有同气相求而导邪外出之义。成无已《注解伤寒论》说："大病新瘥，血气未复，余热未尽，强合阴阳，得病者名曰易。男子病新瘥未平复，而妇人与之交，得病，名曰阳易；妇人病新瘥未平复，男子与之交，得病，名曰阴易。以阴阳相感动，其余毒相染著，如换易也。"

【临床发挥】《肘后》："治交接劳复，阴卵肿，或缩入腹，腹中绞痛，或便绝方，烧妇人月经衣服，服方寸匕。"

《伤寒绪论》："有阴阳易病，小腹痛引腰胯，小便不利者，逍遥汤下烧裈散。"

阴阳易为病之特点与烧裈散之疗效　刘渡舟、傅士垣等说：阴阳易在临床上是否可以见到，用烧裈散有无疗效，曾为此请教过一些名老中医。山西省中医研究所已故名医李翰卿先生做了肯定的答复。他说，从后汉至今，尽管历代医家对此证此方都有所争议，但均没有全盘否定，而是一直在研究探讨。根据自己有限的临床所见，也确有其病，用烧裈散也确有疗效。李老先生以六七个典型病例说明阴阳易为病，临床表现有三个特点：一是头抬不起来，即"头重不欲举"，这是很突出的一个表现；二是"少腹拘急"抽搐，且牵引阴中拘挛；三是全身乏力，倦怠少气。治用烧裈散而每每取效。李老的经验之谈，很值得重视。

后世有人把阴阳易分为寒热两类。有上述证候者为热型，用竹茹、天花粉、白薇送服烧裈散；有阳衰肢凉、精神不振者为寒型，用四逆汤等送服烧裈散。这些具体用法，亦资临床参考。

本条告诉人们，伤寒大病瘥后，正气未复，邪气未尽，应忌房事，否则就有可能发生阴阳易。其中包含了防患于未然，预防为主的精神。无论伤寒、杂病，凡大病初愈，都应忌房事，若犯此忌，有的虽非阴阳易而属房劳复，即因房事而使旧病复发，也常有不良后果。病后慎养之法，不可等闲视之。医者也一定要叮嘱病人谨慎调养。(《伤寒论诠解》202页)

烧裈散方法的变通应用　左季云说：后世师本法治此病者有三方：

（1）**鼠粪汤**　韭根白一握，鼠粪（两头尖者）十四枚，水二盏，不可热服，随症加减，有黏汗为效，阴阳易，女劳复，皆可调烧裈散。

（2）**竹皮汤**　治女劳复，头重，目中生花，腹多绞痛，有热者，用刮青竹皮半升，煎服，随症加减，调下烧裈散。

（3）**瓜蒌竹茹汤**　治阴阳易，热气上冲，胸中烦闷，手足挛急，搐搦如风状

者。栝楼根、青竹茹，加减用水煎服，烧裈散在内。(《伤寒论类方法案汇参》555页)

【医案举例】阴阳易病

（1）缪仲醇治高存之一家人妇伤寒，缪已疏方与之，见其人少年，曰：若曾病此否？曰：然。曰：病几日而妻病？曰：八九日。曰：日曾有房欲否？曰：无之。缪故曰：若有房欲，此方能杀人也。其人即置方不取。遂以裈裆、雄鼠粪、寸冬、韭白、柴胡，2剂势定，更用竹皮汤二三剂痊愈。(《伤寒论类方法安汇参》555页)

（2）用烧裈散治疗新感劳复病人3例，年龄28～34岁，2男1女。病起于新感初愈，强行房事后，症见面色苍白，汗出多，肢体酸楚，少腹拘急，头晕项软，眼内生花等，专用烧裈散一方治疗，病情缓解。[何复东.《陕西中医学院学报》1983,（1）：36]

（3）张某，女，24岁。1996年6月3日以身困乏力，四肢麻木10天为主诉入院。病人10天前在房事之后出现头晕，颈项困重无力，身疲体乏，少腹拘急，四肢麻木不适等症，严重时自感有一热气从腹部上冲至胸，同时伴心慌，气短，四肢拘挛不能舒展。在某医院经B超、胃电图、脑电图检查，均未见异常。服中西药物不效。刻诊：症状同前，舌淡红、苔薄白，脉弦细。实验室检查：血、尿、便常规，血钾、钠、氯、钙、镁、心电图均正常。西医诊断为癔病。中医诊为奔豚。先后予中药桂枝加桂汤、百合地黄汤及西药治疗1周，患者病情如故。遂请何复东主任医师会诊。何师经仔细询问病人，参合四诊后指出，病人发病于房事之后，根据临床症状，符合《伤寒论》所述阴阳易之病机，可用烧裈散治疗。即嘱病人丈夫剪下房事后的内裤前裆处，烧灰，开水冲服，日1次，并停服其他中西药。用药2天后，病人上述症状明显减轻，精神振作；4天后诸症消失，经调理痊愈出院。半年后偶遇病人，言出院后病情未再复发。[戴海安，等.《国医论坛》1998,（2）：8]

原按 此病人症状繁乱复杂，曾先后多次服用中西药治疗无效，笔者初遇此病人，茫然不知所措，以奔豚论治而无功，后来在名老中医何复东主任医师指导下，按阴阳易使用烧裈散治疗竟获佳效。据何老云，在他几十年的临床实践中，曾用烧裈散治疗阴阳易病人数十例，皆收佳效，说明临床上确有阴阳易之病，烧裈散确为有效之方。仲景当时忠实地将它记录在《伤寒论》中，难能可贵。然用烧裈散治疗阴阳易，其作用机制尚不明了。故今实录此案，以求教于明者，亦说明仲景不欺人也！

二十三、杏子汤（方未见）

【主治病证】水之为病，其脉沉小，属少阴；浮者为风。无水虚胀者，为气。水，发其汗即已，脉沉者宜麻黄附子汤；浮者宜杏子汤。（金匮十四·26）

【方药用法】原书缺。

【方证释义】本条论述风水与正水的不同治法。水肿病，脉沉小，与少阴肾有关，属正水；脉浮与肺有关，属风水。两者皆可用发汗的方法治疗。其无水而虚胀者是"气"，虽与水病有相似之处，但属气病而非水病，就不可用汗法。正水脉沉，宜用麻黄附子汤，温经发汗，兼顾肾阳；风水脉浮，宜用杏子汤，此方未见，疑为麻杏甘石汤或前条甘草麻黄汤再加杏仁。

二十四、禹余粮丸（方未见）

【主治病证】汗出重发汗，必恍惚心乱，小便已阴疼，与禹余粮丸。（伤寒88）

【方药用法】原书缺。

【方证释义】本条论述汗家禁汗。

类方串解

本章共 24 首方剂，用药颇杂，现据其主治功效，大致归纳如下：

1. **利咽止痛剂**　此类方剂共 4 首。其中半夏散及汤、苦酒汤等虽然均用半夏，但前者伍以桂枝、甘草，用治寒客痰结之咽痛，意在开痰结散郁滞；苦酒汤则配用鸡子白、苦酒，用治痰火郁结之咽喉痛。甘草汤与猪肤汤虽均治咽痛，但前者重在解毒缓急止痛；后者则偏重于滋阴润燥。

2. **清热解毒排脓剂**　此类方剂共 3 首。其中白头翁汤、白头翁加甘草阿胶汤所治属热痢。方以白头翁、黄连、黄柏等清热燥湿止利为主；兼阴血不足者再加甘草、阿胶补养阴血。薏苡附子败酱散所治为肠痈化脓，在解毒排脓药之中，少佐附子以通阳散结。

3. **利肺祛痰剂**　此类方剂 2 首。其中皂荚丸中之皂荚为涤痰开窍峻剂，用治黏痰胶固于肺之咳喘；葶苈大枣泻肺汤之葶苈子性味苦寒，功专泻肺逐痰，用治痰热壅肺者。因两方皆为利肺之峻剂，故一用酥炙，一配大枣，以期祛邪而不伤正。

4. **调肝理血剂**　此类方剂 2 首。奔豚汤证属肝郁化火，冲气上逆，故方中主药为李根白皮配黄芩，苦寒下气平冲，归、芎、芍药益阴和血。蜘蛛散证属肝寒气滞，故用桂枝通阳散结，配蜘蛛活血通络。

5. **润燥剂**　此类方剂 2 首。猪膏发煎可润燥行瘀，方治燥结发黄。文蛤散则属清热生津之剂，主治肺胃有热之消渴。

6. 其他 上述之外，还有 11 首方剂。其中土瓜根散以土瓜根配䗪虫活血化瘀，用治瘀血性月经不调；白术散、蜀漆散、甘草粉蜜汤 3 方，主治主药各不相同，临证可适当选用；藜芦甘草汤、一物瓜蒂汤、紫参汤、鸡屎白散、烧裈散 5 方临床很少应用；杏子汤、禹余粮丸则有方无药，待考。

第二十六章

外用剂

外治方法是治疗局部病变及全身疾病的重要方法之一。仲景此类方剂以坐药、导药、洗药为主，如矾石丸、蜜煎导方、苦参汤等，多用于治疗前后二阴之病。盖此等黏膜部位，药物更易吸收，取效更为快捷。方虽外用，但临证仍需辨明寒热虚实，如法用药，方可取得预期效果。

一、蜜煎导方

【主治病证】阳明病，自汗出，若发汗，小便自利者，此为津液内竭，虽硬不可攻之，当须自欲大便，宜蜜煎导而通之；若土瓜根及大猪胆汁，皆可为导。（伤寒233）

【方剂组成】食蜜七合

【方药用法】上一味，于铜器内，微火煎，当须凝如饴状，搅之勿令焦著。欲可丸，并手捻作挺，令头锐，大如指，长二寸许，当热时急作，冷则硬。以内谷道中，以手急抱，欲大便时乃去之。

【方证释义】本方功能润肠通便。"蜜煎外导者，胃无实邪，津液枯涸，气道结塞，燥屎不下，乃蜜煎导之，虽曰外润魄门，实导引大肠之气下行也。"（王晋三《绛雪园古方选注》）本方证是以津亏肠燥为主要病机的病证。症见腹微胀，或时有便意，大便近于肛门而硬结难下，小便自利，苔薄少津，脉细涩等。

【医案举例】**杂病便秘**　汪某，女，68岁。大便经常7～8日不行，甚至十几日便秘不行，往往脘腹胀满，饮食不思。服用泻药之后，每觉气短，心悸，食物更不消化，因对泻药怀有戒心。诊其脉象细弱而尺沉涩，此是气血俱虚，阴津枯竭之证，下之不但伤胃，而且损津。处方：蜜煎导便，隔三日导便一次。用蜜煎后，隔半小时即溏泄一次，不但无胀满之患，而食欲逐渐好转，病人甚觉满意。以后经常使用，半年未断，而健康遂日渐恢复。（《伤寒论临床实验录》207页）

二、土瓜根方（方未见）

【方药用法】原书缺。

【方证释义】本方功能宣气润燥通便。土瓜根苦寒性润，"宣气通燥"（吴谦，等《医宗金鉴》），可用治津液内竭之便秘。本方证是以津液匮乏，肠道失润为主要病机的病证。症见腹胀或痛，大便秘结，小便自利，舌淡红少津，脉弦细等。

三、猪胆汁方

【方剂组成】大猪胆一枚

【方药用法】泻汁，和少许法醋，以灌谷道内，如一食顷，当大便出宿食恶物，甚效。

【方证释义】本方功能清热润燥通便。方中"猪胆汁，苦入心，寒胜热，滑润燥，泻肝胆之火，明目杀疳，沐发光泽。醋和灌谷道，治大便不通"（汪庵《本草备要》）。本方证是以胃肠燥热为主要病机的病证。症见发热烦躁，腹部胀满疼痛，大便秘结，舌红、苔黄少津，脉弦数等。

以上三方列于一条之下，均治大便秘结，但蜜煎导方纯系甘缓润导之剂，用治肠燥便秘而无热者；土瓜根方以宣气通燥为主，主治气机不利而津亏便秘者；猪胆汁方清而兼润，以清为主，主治热盛津伤便秘者。临证当分别选用。

【医案举例】

1. 热病便秘 王某某，女，12 岁。前患伤寒发热二候，经治得愈，热退已10 多天，但 9 天来未解大便，无腹胀腹痛不适等感觉，近 2 天来，日晡小有潮热，略觉口渴，神情尚振，胃纳良好，睡眠安宁，舌质淡红、苔中心光剥，体温37.4℃，脉搏 80 次/分，脉形软弱，不耐重按，腹部柔软，加压不痛，在右腹及脐左可扪及块状物，累累如贯珠 20 多枚，脉症互参，系热病之后，津液日亏，不能濡润大肠，故大便硬而不下，初用吴氏增液汤，作增水行舟之法，3 剂后未效，继用润下法 3 剂，及蜜煎导法等，在服用中药同时，又用 50%甘油 30ml 灌肠，隔日 1 次，共 2 次，在灌肠后均有腹部剧烈阵痛，约半小时方减，治疗 8天，大便仍未通。因翻阅《伤寒论》有猪胆汁外导一法，即以大猪胆 2 枚，取汁盛碗中，隔汤炖透消毒，用时再加开水，以 50%胆汁 40ml 灌肠，灌后并无腹痛，30 分钟左右大便一次，下圆形结粪 10 多枚，隔 5 小时许又便出 10 多枚及粪便甚多，腹中粪块消失而愈。[《江苏中医》1965，（11）：34]

2. 杂病便秘

（1）门人张永年述其戚陈姓一证，四明医家周某用猪胆汁导法奏效，可备参究。其言曰：陈姓始病咯血，其色紫黑，经西医用止血针，血遂中止。翌日病者腹满，困顿日甚。延至半月，大便不行。始用蜜煎导不行；用灌肠法，又不行；复用一切通大便之西药，终不行。或告陈曰：同乡周某良医也。陈喜，使人延周，时不大便已一月矣。周至，察其脉无病，病独在肠，乃令病家觅得猪胆，倾于盂，调于醋，借西医灌肠器以灌之。甫灌入，转矢气不绝。不逾时，而大便出。凡三寸许，掷于地，有声；击以石，不稍损。乃浸以清水，半日许，盂水尽赤。乃知向日所吐之血，本为瘀血，因西医用针止住，反下结大肠，而为病也。越七日，又不大便，复用前法，下燥屎数枚，皆三寸许，病乃告愈。予于此悟，蜜煎导法惟证情较轻者宜之。土瓜根又不易得。惟猪胆汁随时随地皆有。近世医家弃良方而不用，为可惜也。（《经方实验录》86 页）

原按　本案见《伤寒发微》，以其可备一格，故特转录于此。凡大便多日未行，甚且在十日以上，又不下利清水者，是盖燥矢结于直肠部分。矢与肠壁黏合甚切，故愈结愈不能下。此时倘用硝、黄以治之，不惟鞭长莫及，抑将徒损胃气，伐其无辜，此导法之所由作也。蜜煎导法为轻，但能用之合度，亦每克奏肤功。友人黄君有祖母，年已九十余龄矣。遘病旬日，不大便，不欲食，神疲不支。群医束手，不敢立方。卒用灌肠器，灌入蜜汁。粪秽既下，诸恙竟退，获享天年，此其例也。近者药房制有甘油锭，施用较便，可以为代。倘用二三锭后，依然无效者，不妨续施。因肠壁热甚者，二三锭尚不敷濡润用也。若蜜汁或锭皆不胜任，则须用猪胆汁。盖人之胆汁本有润肠之功，今以猪胆为代，亦所谓藏器疗法之变局也。

猪胆汁须和醋少许者，似欲借醋以刺激其肠壁，而促进其蠕动。故蜜、锭之制，有时亦加以少许皂角末，实同此意。皂角粉少许吹入鼻孔中，即作喷嚏，其刺激之功为何如？

（2）林某某，女，49 岁，家庭妇女。1956 年 1 月 26 日因腹痛及呕吐 10 余次而入院（病人于 1954 年 3 月 3 日在其他医院施行阑尾切除术，于手术后 2 周出院）。入院时体检：中度失水，腹部中度臌胀，鼓音，肠鸣音亢进，腹部有压痛，但腹肌无紧张。X 线平片显示：腹部小肠充气及有液平面。临床印象为部分肠梗阻，手术后粘连所致。入院即使用胆汁灌肠 2 次以及一般支持疗法，灌肠后效果良好，症状逐渐消失，病人于 6 天后出院。［上海市立第十人民医院外科.《中医杂志》1957,（8）：431］

按　据上文报道：自 1955 年 11 月至 1956 年 3 月初，共使用动物胆汁（消毒处理与用法：新鲜猪胆汁经高压蒸汽消毒或煮沸消毒 10 分钟，冷藏。成人60～100ml，儿童 30～40ml，加温至 37℃左右保留灌肠）灌肠 394 次，包括内、外、妇、肺等科病人。大多数病人在灌肠后半小时左右达到排便目的，少数病例延长时间到 2 小时。通过病例分析，提出本法适应证为：①腹部手术后大便困难者。②产妇病人。③手术后气胀。④麻痹性肠梗阻。文中还指出胆汁之作用除助胰液消化外，又为一种天然抗毒剂，能减少肠内腐败物，因胆盐是弱性抗毒剂。胆汁在大肠内刺激肠蠕动，同时用胆汁灌肠可代替甘油。在效果上以及为病人节约费用上都有一定的意义，值得推广使用。

如上所述，猪胆汁随时可得，猪胆汁方清而兼润，治顽固性大便不通有特效。如此简、便、廉、验之良方，不可弃之不用也。

四、苦参汤

【主治病证】蚀于下部则咽干，苦参汤洗之。（金匮三·11）

【方剂组成】苦参一升（《金匮悬解》作"苦参一斤"）

【方药用法】以水一斗，煎取七升，去滓，熏洗，日三。

【方证释义】本方功能除热毒以杀虫。苦参苦寒，有清热解毒，祛湿杀虫之功。本方证是以湿热邪毒流注前阴为主要病机的病证。症见前阴黏膜蚀烂，或肿或痒，舌红苔黄，脉数等。

【临床发挥】《外台》："小儿身热，苦参煎汤浴之良。"

《金匮要略方论集注》："本方洗一切恶疮溃烂神效，痒甚者可加花椒同煎。"

【医案举例】**阴痒（滴虫性阴道炎）** 梁某某，女，35 岁。患白带下注 3 年之久，近 1 年来加重，并发外阴瘙痒难忍，经妇科检查，诊断为"滴虫性阴道炎"。经用"灭滴灵"等治疗 2 个疗程，效果不明显。后用苦参汤熏，每晚 1 小时，兼服清热利湿之中药，2 周后，带净痒止。又经妇科数次检查，阴道未见滴虫，而且炎症也愈。（《经方发挥》）

按 苦参汤洗剂为狐䘌病的外治法。近年来多篇报道以苦参为主治疗各种阴道炎以阴痒为主症者，取得良效。本病证为妇科常见病、多发病。阴道炎虽有滴虫性、真菌性、细菌性、老年性等不同病因，而中医认为其病机多属于湿热下注及感染邪毒所致，张仲景及历代医家都有认识。如《女科经纶》说："妇人阴痒多属虫蚀所为，始因湿热不已。"仲景苦参汤确为治疗阴痒之专方要药。笔者曾以苦参40g，蛇床子15g，水煎熏洗外阴，治一老年性阴痒，3 剂而痒止。据上述《集注》经验："……痒甚者可加花椒同煎。"

五、雄黄熏方

【主治病证】蚀於肛者，雄黄熏之。（金匮三·12）

【方剂组成】雄黄

【方药用法】上一味为末，筒瓦二枚合之，烧，向肛熏之。

【方证释义】本方功能解毒杀虫。《本经》曰"雄黄味苦平，有毒。治寒热，鼠瘘，恶疮……百虫毒肿"。本方证是以湿热邪毒下注后阴为主要病机的病证。症见后阴蚀烂，痛痒不止等。

【临床发挥】《十便良方》："百虫入耳，雄黄烧燃，熏之自出。"

《寿世保元》："治下部生虫食，肛烂，见五脏便死，艾叶入雄黄末，入管中，熏下部，令烟入即愈。"

"治呃逆，服药无效者，用雄黄二钱，酒一杯，煎七分，急令患人嗅其热气即止。"

六、头风摩散

【方剂组成】大附子一枚（炮）　盐等份

【方药用法】上二味，为散，沐了，以方寸匕，以摩疾上，令药力行。

【方证释义】本方功能散寒止痛。陈修园《金匮要略浅注·卷二》说："此言偏头风之治法也。附子辛热以劫之，盐之咸寒以清之。内服恐助其火，火动而风愈乘其势矣。兹用外摩之法，法捷而无他弊。"本方证是以风寒阻络为主要病机的病证。症见头痛时作，遇风寒而加重等。

【医案举例】

1. **偏头麻木**　王某某，男，56岁。中风后偏瘫2年余，经治疗后肢体功能恢复，但左枕侧头皮经常麻木，时有疼痛，曾用补气活血通络方无效，改为头风摩散外用：附子30g，青盐30g，共研极细末。嘱剪短头发，先用热水浴头或毛巾热敷局部，然后置药于手心在患部反复搓摩，5分钟后，局部肌肤有热辣疼痛感，继续搓摩少顷，辣痛消失，仅感局部发热。共用3次，头皮麻木疼痛消失，未再发作。[侯恒太.《河南中医》1988，（2）：20]

2. **肢体麻木**　胡某某，男，53岁。患左侧肢体麻木疼痛，活动不利半年，住院治疗2个月后疼痛及麻木大部分消失，惟左肩胛部、左肘外上方及左股外侧各有约掌大一块肌肉顽麻不堪，遇冷加重，继用前方治疗近1月，顽麻依然如故，乃配合头风摩散外用：炮附子30g，青盐30g，芥子15g，共研细末。局部分别热敷后以药末反复搓摩，每次约半小时，共用7次，顽麻消失，肌肤感觉正常，痊愈出院。[侯恒太.《河南中医》1988，（2）：20]

原按　此法药简效宏，可补内服药之未逮。其作用途径在于改善局部血液循环和对末梢感受器的调节。应用时应注意以下3点：①用药前必须热敷或淋浴，使毛孔张开，易于药物渗透。②可酌情加减，如治1例头皮疼痛，原方效果不著，加细辛后病除。③药末一定研细，否则反复搓摩会损伤局部皮肤。

3. **头顶冷痛**　一农妇，因产后受风，头顶疼痛难忍，局部有冷感，病已6

年，屡治不效。先以针刺百会，艾灸大炷三壮，局部有热感为止（注意防止局部皮肤因灼伤而感染）。过 3 天后用附子 15g，食盐 15g，共研为细末，和水为 3 个饼。以敷料固定一个饼在百会穴，2 天换药 1 次，药后头痛若失，再未复发。[《山西中医》1992，（3）：33]

按 上述可知，头风摩散外用法治头、身局部麻木疼痛确有良效，故外摩法的独特疗效应引为重视。头风摩散对寒伏头风较适宜，用法及佐药可灵活变通。

七、矾石汤

【主治病证】治脚气冲心。（金匮五）

【方剂组成】矾石二两

【方药用法】上一味，以浆水一斗五升，煎三五沸，浸脚良。

【方证释义】本方功能解毒收湿，消肿止痛。矾石"味酸涩性燥，能祛水收湿解毒。毒解湿收，上冲自止"（尤在泾《金匮要略心典》）。本方证是以脾虚伤湿，湿毒上攻为主要病机的病证。症见腿脚肿痛，挛急上冲，或伴寒热胸闷，泛泛欲呕，舌苔白，脉滑等。

【临床发挥】《千金要方》："治鼻中息肉不闻香臭方，烧矾石末，以面脂和，绵裹著鼻中，数日息肉随药消落。"

《千金翼方》："治小儿口疮，不能吮乳方，取矾石如鸡子大，置醋中，研涂儿足下，三七遍，立愈。"

《寿世保元》："治无名肿毒、发背、痈疽疔疮等毒。白矾不拘多少为细末，入新汲水内，用粗纸三张浸内，将一张搭患处，频频贴之，更贴十数次，立消。"

《经验良方》："治脚汗不止，用白矾一两，水煎洗脚。"

《汉药神效方》："平素脱肛微者，用矾石汤蒸之，则复原。"

八、黄连粉（方未见）

【主治病证】浸淫疮，黄连粉主之。（金匮十八·8）

【方药用法】方未见。古代注家多认为即黄连一味，为粉外敷之。另据桂林古本《伤寒杂病论卷第十五·辨瘀血吐衄下血疮痈病脉证并治》记载，本方为："黄连十分，甘草十分，右二味，捣为末，饮服方寸匕，并粉其疮上。"可参。

【方证释义】本方功能清心解毒燥湿。李彣《金匮要略广注》说："浸淫疮生于湿热，《经》云疮疡皆属于火，黄连入心经，性寒味苦，寒胜热，苦燥湿，故主之。"本方证是以湿热邪毒浸淫肌肤为主要病机的病证。《诸病源候论·卷三十五》说："浸淫疮，是心家有风热，发于肌肤。初生甚小，先痒后痛而成疮。汁出浸溃肌肉，浸淫渐阔及遍体。其疮若从口出，流散四肢者轻；若从四肢生，然后入口则重。以其渐渐增长，因名浸淫也。"

【临床发挥】《医学衷中参西录》："清脑黄连膏，治眼疾由热者，黄连二钱为细末，香油调如薄糊，常常以鼻闻之，日约二三十次。勿论左右眼患证，应须两鼻孔皆闻。……凡眼目红肿之疾，及一切目疾之因热者，莫不随手奏效。"

【医案举例】

1. **湿疹**　浸淫疮与今之湿疹相似，小儿易患之，多从口起蔓延于颈下、腋窝、腹股沟、阴囊及肘弯、膝弯等处，皮肤奇痒，搔之出水，如被感染，亦有化脓者，每用黄连、炉甘石为末，扑之有效，预后多良。(《金匮要略浅述》357 页)

2. **唇糜烂**　尝有妇人，唇四周糜烂汁出，疼痛不可饮食，教以一味黄连粉粉之，汁大出而愈。(《金匮要略今释》398 页)

3. **急性传染性结膜炎**　王某，女，21 岁。昨晚左眼忽然痛痒交作，流泪难睁，畏光羞明。今晨起床眼眵甚多，白睛红赤（网状充血），脉浮数有力，舌红苔薄黄。此乃心火上炎。予黄连粉 5g，陈细茶一撮，共放入茶杯内，加滚开水泡约 5 分钟揭开杯盖，以热水熏患眼，以有热感而不烫为度。药液冷却后用 3 层纱布过滤去渣，用滤液反复洗患眼。仅治 2 次，即告愈。[陈寿永.《安徽中医学院学报》1991,（2）：48]

4. **阴囊湿疹**　王某，男，19 岁。昨日阴囊瘙痒，睡后渐甚，难以忍受，抓破后流黄汁。阴囊后方见不规则皮损 7 处，有点状渗出液和抓痕，腹股沟淋巴肿大，脉数，舌红、苔黄腻。此乃湿热下注，拟黄连粉 6g，枯明矾 4g，冰片少许。共研细和匀，擦揉阴囊。第 2 天瘙痒渐止。[陈寿永.《安徽中医学院学报》1991,（2）：48]

5. **类天疱疮**　马某，女，67 岁。颈部瘙痒，抓后见有红疹，3 天后起豆粒样大小水疱，且逐渐长大，疱壁紧张饱满不易破，疱液清，脉浮数，苔薄黄而腻。先用消毒针刺破水疱，用棉球沾去疱液，后用黄连粉敷之。2 日后结痂脱落而愈。[陈寿永.《安徽中医学院学报》1991,（2）：48]

6. **脓疱疮**　王某，男，13 岁。2 天前右手背起粟米大丘疹 10 多个，甚痒，逐渐形成脓疱疮，状若小豌豆，根绕红晕，脉浮，苔薄黄。此乃湿热壅聚肌表。先用消毒针逐个将脓疱刺破，再用隔夜茶水洗净脓液，外用黄连粉敷之。结痂脱落而愈。[陈寿永.《安徽中医学院学报》1991,（2）：48]

按　《珍珠囊》言黄连"诸疮必用"。上述验案可知，黄连粉外用，对人体各部的疮疖、湿疹皆有良效。

九、矾石丸

【主治病证】妇人经水闭不利，脏坚癖不止，中有干血，下白物，矾石丸主之。(金匮二十二·15)

【方剂组成】矾石三分(烧) 杏仁一分

【方药用法】上二味，末之，炼蜜和丸，枣核大，纳脏中，剧者再纳之。

【方证释义】本方功能除湿热，止白带。"矾石酸涩，烧则质枯，枯涩之品，故《神农经》以能止白沃，亦涩以固脱之意也。杏仁者，非以止带，以矾石质枯，佐杏仁一分以润之，使其同蜜易以为丸，滑润易以纳阴中也。此方专治下白物而设，未能攻坚癖，下干血也。"(程云来《金匮要略直解》)本方证是以湿热蕴结于胞宫为主要病机的病证。症见经水不利，带下量多，黄稠臭秽，或外阴瘙痒，舌暗、苔黄，脉滑等。

【医案举例】**白带（宫颈炎）** 苏某某，38 岁。主诉白带增多，下腹坠痛，腰酸 1 年多。妇科检查：子宫颈肥大，糜烂占宫颈面积 3/4；粗糙、充血，纳氏滤疱 4 粒；白带淡黄色，量多。诊断为宫颈炎Ⅲ度。用明矾 100g，鲜猪胆汁 100ml，共制成粉剂（制法：明矾烧煅去其结晶水，研碎，用猪胆汁调成糊状，置 60℃烘干，研碎过筛即可）。用法：以窥器暴露宫颈，用 1/1000 新洁尔灭溶液洗宫颈分泌物，用喷粉器将药粉撒于病变部位。初 3 天上药一次，后改为 5 天上药一次，共上药 3 次，症状消失。宫颈光滑，上皮已愈复，表面轻微充血，治愈。[《上海中医药杂志》1975,（6）: 41]

十、蛇床子散

【主治病证】妇人阴寒，温阴中坐药，蛇床子散主之。(金匮二十二·20)

【方剂组成】蛇床子仁

【方药用法】上一味，末之，以白粉少许，和令相得，如枣大，绵裹纳之，自然温。

【方证释义】本方功能祛寒暖宫，燥湿杀虫。尤在泾说："阴寒，阴中寒也，寒则生湿，蛇床子温以去寒，合白粉燥以除湿也。此病在阴中而不关脏腑，故但纳药阴中自愈。"(《金匮要略心典》)本方证是以冲任虚寒，湿郁胞宫为主要病机的病证。症见阴中寒冷，带下绵绵，色白清稀，阴部瘙痒，或腰酸怕凉，舌淡，脉迟等。

【临床发挥】《金匮要略方论集注》："引录'集简方'：妇人阴痒，蛇床子一两，白矾二钱，煎汤频洗。'永类方'：男子阴头肿痛，蛇床子末，鸡子黄调敷之。'简便方'：痔疮肿痛不可忍，蛇床子煎汤熏洗。"

【医案举例】

1. **交感阴痛**　一宠妾，年 30 余，凡交感则觉阴中隐痛，甚则出血，按其脉两尺沉迟而涩，用补血散寒之剂不愈，因思药与病对，服而不效，恐未适至其所也。后用蛇床子散，绵裹纳阴中，二次遂愈。(《名医类案》)

按　治疗外部疾病以内服之剂，虽"药与病对"，但药力难"适至其所"，故"服而不效"，治应采取局部用药，本案便是。笔者曾治 1 例类似本案之病人，服胶艾汤数剂遂愈。治病要多掌握一些疗法，思路开阔，自能提高疗效。

2. **阴痒（滴虫性阴道炎）**　韩某某，女，40 岁，农民。1996 年 2 月 18 日诊。白带多，阴部瘙痒，时轻时重 1 年余。近来白带增多，分泌物呈灰黄色、泡沫状，有腥臭味，偶尔白带混有血液，且外阴瘙痒、灼热，性交痛，并感周身乏力，食欲不振，脉缓少力，舌偏淡、苔白腻。妇科检查：阴道及宫颈黏膜水肿，并有散在红色斑点；阴道分泌物镜下检查找到滴虫。诊断：滴虫性阴道炎。治拟内外兼治法：①内服以完带汤加蛇床子 10g。②外治法：蛇床子 30g，水煎后熏洗阴部。治疗 3 天后带下、阴痒等症状减轻；10 天后症状逐渐消失。复查滴虫已转阴。改用归脾丸善后调补。(吕志杰治验)

按　古今文献资料表明，蛇床子是一味治疗阴部"湿痒"的特效良药。据报道 [《中医杂志》1956，(5)：250]：用蛇床子外治法治疗"滴虫性阴道炎"近百例观察，疗效很好。具体治疗方法：先用 10%蛇床子煎液 500ml，冲洗阴道，然后将 0.5g 的蛇床子片剂（由蛇床子提取物制成）2 片纳入阴道。连续治疗 5~7 天为 1 个疗程。结果：经近百例观察，多数用 1 个疗程即可治愈，滴虫转阴，痒感消失，阴道清洁，白带消失或显著减少。此外，试用于非滴虫性阴道炎，也有减少白带分泌物的作用。对有宫颈糜烂者，应用后未见不良反应。

滴虫性阴道炎，以带下、阴痒为主症。其病因为湿，"湿生虫"，虫蚀则瘙痒不止。蛇床子之功用，早在《本经》即说主治"湿痒"。《本草新编》谓"功用颇奇，内外俱可施治，而外治尤良"。《本草正义》指出：蛇床子对"外疡湿热痛痒，浸淫诸疮，可作汤洗，可为末敷，收效甚捷，不得以贱品而忽之"。笔者治验与上述报道亦可佐证，蛇床子确是一味主治"湿痒"、滴虫性阴道炎的良药，惟"片剂"一般无条件提取。仍可遵守原方用法，或采用水煎剂熏洗阴道法，或根据病情采用内外兼治法，以提高疗效。

十一、狼牙汤

【主治病证】少阴脉滑而数者，阴中即生疮，阴中蚀疮烂者，狼牙汤洗之。(金匮二十二·21)

【方剂组成】狼牙三两

【方药用法】上一味，以水四升，煮取半升，以绵缠箸如茧，浸汤沥阴中，日四遍。

【方证释义】本方功能清热燥湿。"阴中，即前阴也，生疮蚀烂，乃湿热不洁而生也。用狼牙汤洗之，以除湿热杀也。狼牙非狼之牙，乃狼牙草也，如不得，以狼毒代之亦可。"（吴谦，等《医宗金鉴·订正仲景全书·金匮要略注》）本方证是以下焦湿热蕴结前阴为主要病机的病证。症见阴中蚀烂生疮，带下黄稠，或赤白相杂，或小腹疼痛，舌红、苔黄腻，脉滑数等。

【医案举例】阴痒、阴蚀（女阴硬化苔癣——女阴白斑） 王某，女，36 岁，农民。1993 年 10 月 12 日就诊。外阴瘙痒，变白 8 年余，间断治疗 6 年多，其效果不佳。现感外阴干痒，入夜加剧，阴中灼热疼痛，头晕，口干，杂色带下。妇检：外阴皮肤粗糙有大量的抓痕，大小阴唇、阴蒂、会阴部变白，阴道分泌物减少。苔少舌红，脉弦细。投以狼牙汤加味：狼牙草 30g（没有狼牙草可作狼毒 15g 代替），蛇床子 15g，烟草 20g（是种植的一种烟叶），茯苓 10g，白鲜皮 10g，炒白术 10g，地骨皮 10g。水煎先熏后洗外阴 30 分钟左右，日 1 剂，如法熏洗 3 次。经期停药（此药方有毒，不可入口。长期外洗，无毒性及不良反应）。病人半月后复诊，外阴瘙痒干痛明显减轻，其外阴皮色恢复正常，不粗糙，小阴唇两侧白色减少，药已中病，继用上方 5 剂。1 个月后，会阴白斑、阴痒消失，外阴皮肤光滑而告愈。[高庄超.《中医外治杂志》1996，（2）：43]

原按 此病与中医学"阴痒""阴蚀"相类似，多因肝经风热，脾虚蕴热，肾虚不荣，湿热邪毒入侵而成。狼牙汤加味能清热解毒，杀虫止痒，健脾燥湿，正中病机，故收效果。

女阴硬化苔癣是以外阴干痒，小阴唇及肛门周围的界线分明的淡白色白斑，发生皲裂时有灼热痛感，兼有杂色带下为特征的妇科难治性疾病。笔者采用狼牙汤加味治疗本病 15 例取得较好的效果。

按 "外阴白色病变"长期以来称为"外阴白斑"。为统一认识，1975 年国际外阴病研究会称为"慢性外阴营养不良"，并根据其组织病理变化的不同而分为不同类型。其分类方法如下：①增生型营养不良。②硬化苔癣型营养不良。③混合型营养不良。上述验案则属于本病的第二种类型。

十二、小儿疳虫蚀齿方

【主治病证】小儿疳虫蚀齿方。（金匮二十二·疑非仲景方）

【方剂组成】雄黄 葶苈

【方药用法】上二味（按：《本草纲目》卷十六"葶苈"条"上二味"引作"等份"），末之，取腊月猪脂熔，以槐枝绵裹头四五枚，点药烙之。

【方证释义】本方功能解毒消肿杀虫。方中雄黄辛温，解毒杀虫，《本经》谓其"杀百虫毒肿"；葶苈子辛苦大寒，主寒热结气。"本方用雄黄、葶苈、猪脂、槐枝，主通气行血之品，点药烙之，如打摩之法，去积聚，调气血。点之亦即熏之之法也。"（陈修园《金匮方歌括》）本方证是以疳热上攻，蚀烂生虫为主要病机的病证。症见小儿牙龈蚀烂，或齿生蛀虫，伴脘痞纳呆，口臭便干等。

【临床发挥】**仲景全书儿科病证治探索** 仲景书没有小儿病证治专篇，仅此篇最后有"小儿疳虫蚀齿方"，林亿等怀疑本方非仲景方。但据《宋史·艺文志》记载，仲景有《口齿论》一卷，后散佚无存。故本条可能为仲景《口齿论》所遗，而后世附载于此。程云来说："小儿胃中有疳热，则虫生而牙龈蚀烂，雄黄味辛，葶苈味苦，辛苦能杀虫故也。按张仲景有《口齿论》一卷，今未之见，岂彼处简脱于此耶？而妇人方后不应有小儿方也。"由本条联想到，仲景全书以内科杂病为主，并有外科病及妇人病证治，岂能无幼科病呢？必有亡佚。《金匮玉函要略辑义》考据本条之方说："案玉函经第八卷末，亦载治小儿药三方，盖另有幼科书而亡佚者，此类岂其遗方耶？"

《金匮》第七篇第 14 条小青龙加石膏汤方后注曰："……强人服一升，羸者减之，日三服。小儿服四合。"第三篇第 15 条之升麻鳖甲汤的煎服法为"……煮取一升，顿服之，老小再服（按：老人与小儿一升分两次服）"。以上两方服法，可举一反三，触类旁通，其他诸方亦可辨证治疗小儿病。

类方串解

本章共 12 首方剂。可分为治前阴方、治后阴方及其他外治方三类。

1. 治前阴方 共 4 首，坐药与外洗方各 2 首。坐药方：矾石丸以矾石为主药，功在清热燥湿杀虫，用治湿热带下阴痒证；蛇床子散意在暖宫散寒，故用治寒湿在下之阴寒带下证。外洗方：苦参汤与狼牙汤均为清热解毒杀虫之剂，均可治湿热在下之前阴蚀烂证，但苦参汤偏于解毒燥湿杀虫；而狼牙汤则偏于解毒凉血，二者略有区别。

2. 治后阴方 共 4 首。其中 3 首属润导方，皆用治肠燥便秘，但这 3 方同中有异，如蜜煎导方药性平和，纯属润导之剂；猪胆汁方为清热润导；土瓜根方则属生津润燥剂；雄黄熏方功在解毒杀虫，用治后阴蚀烂者，与前 3 方不同。

3. 其他外治方 共 4 首。其中头风摩散，药用温热之附子，主治风寒袭络之头风；矾石汤药性酸涩性燥，主治湿毒上攻之脚气；黄连粉方苦寒解毒燥湿，用治湿热邪毒浸淫肌肤之浸淫疮病。3 方或摩、或洗、或敷，各不相同。小儿疳虫蚀齿方以解毒杀虫之雄黄为主，主治小儿牙疳。

附 文

一、用好经方的三个境界

先圣后贤"用好经方的三个境界"一文曾发表在《中医杂志》2003 年第 6 期，并转录在《经方新论》。摘要如下：

1. 方证相对，应用原方 宋代林亿等在《金匮要略方论·序》中说："尝以对方证对者，施之于人，其效若神。"这就是说，只要病人的病情与仲景书所述的某个经方所治证候相符合，原方应用，疗效如神。方证相对，即用原方（包括原方之用药、剂量、炮制法、煎服法等），这是历代名医用好经方的境界之一。后学者也应如此。

2. 随证加减，活用经方 据《汉书·艺文志》方技略记载，上古有"经方十一家，二百七十四卷"。仲景书之方，多为上古圣人传之后人经典之方，有的则是张仲景平脉辨证论治自创之方。学习经方有一个好的捷径，就是掌握治疗各种病证的主方及其加减变化规律（如此规律详见笔者撰著之《经方新论》第二章"经方类解"）。随证加减，活用经方，此乃仲景"观其脉证，知犯何逆，随证治之"之大经大法。

3. 善师古法，自创新方 《医宗金鉴·凡例》中说："方者一定之法，法者不定之方也。古人之方，即古人之法寓焉。立一方必有一方之精意存于其中，不求其精意而徒执其方，是执方而昧法也。"这是对方与法两者关系的精辟论述。历代名医使用经方，不但善用原方及加减运用，而且善于师其法而自创新方。师经方大法，以创立新方，可谓是历代名医用好经方的最高境界。

总之，用好经方的第一个境界就是要认识到背原文的重要性，在熟读背诵上下功夫，为临床上方证相对打下坚实的基础。第二个境界就是在背诵原文的同时，深入思考，正确理解，力求将仲景书融会贯通之，如此才能随证加减，活用经方。第三个境界是在潜心经典、博览群书的同时，在临证实践中锤炼自己，不断提高理论水平与临床能力，在具备了渊博的中医知识与丰富的临床经验之后，再善于思考，则可在经方大法的基础上自创新方。

二、经方剂量今用折算表

剂量名称	汉代剂量折算为现代剂量	说明
重量	吴承洛《中国度量衡史》折算法：汉制 1 两折今约 13.9g。 柯氏经过考证得出的折算法：汉制 1 两折今约 15.6g。 傅延龄："我十多年的研究结果是，经方本原剂量的一两约等于今天的 13.8g。"又说："15.6g 与 13.8g 两个数字的差别倒是不大，这是东汉标准和两汉标准的差别。" 张山雷：汉唐药剂，分量皆重，而大要以"古之三当今之一"为近是。 徐大椿："自三代至汉、晋，升斗权衡，虽有异同，以今较之，不过十分之二。" 李时珍："古今异制，古之一两，今用一钱可也。" 《伤寒论》2 版教材折算法：汉制 1 两折今约 3g。 日本大冢敬节《药物的权量》折算法：汉制 1 两折今约 1.3g。	经方中多数方剂以斤、两、铢称药量。左"八种"折算法表明，我国学者的考证结果而论，悬殊相当大。以桂枝汤为例：其最大折合量，现代可取汉制的 1/2 强，即汉代用桂枝三两，现代可用 45g；最小折合量，现代只取汉代的 1/10，即汉代用桂枝三两，现代用 9g。此外，日本学者取汉制的 1/26，剂量似乎太小了，这与日本传统的用药习惯等诸多因素有关。那么，临证处方用多大剂量合适呢？笔者认为，首先是要根据考证的量制折算，但更重要的是依据病情而定。若用汉制的 1/2 折合量偏大，若用 1/10 又显然偏小，临证时可酌情选择剂量，以中病为宜。自古名医，有的善用重剂，有的善用轻剂，其中妙理，所当深究。 总之，应明确的要点是："临证时应因人、因地、因时以及因方酌情选择剂量……"
容量	吴承洛《中国度量衡史》折算法：汉制一升折今约 198ml。 日本大冢敬节《药物的权量》折算法：汉制一升折今约 200ml。 傅延龄教授的研究结果，也是一升折今约 200ml。我亦赞同。	例如，桂枝汤的煮服法为："以水七升，微火煮取三升，去滓，适寒温，服一升。服已须臾，啜热稀粥一升余，以助药力。"即取大约 1400ml 水，煮取 600ml，温服 200ml（约半饭碗），过一会儿，喝 200ml 稀粥以助药力。
其他	度量：如厚朴大黄汤之用厚朴一尺是多少？可参考其他方中厚朴用量。 数量：如大枣一枚约 4g；石膏鸡子大一枚约 60g。 方寸匕：一寸正方之匕，抄药末不落为度，约合 6~9g。 一钱匕：是以汉代五铢钱抄药末不落为度，草木类药约 1g。	左之所述"四种"取药剂量法，目前已少采用，但必须明了，以利于经方的研究。此外，仲景书中还有以"分"为剂量者，详见附注。

注：以上表中内容，欲知其详，参见笔者《伤寒杂病论研究大成》与《仲景医学心悟八十论》两书之相关专文，以及屠志涛、傅延龄《北京中医名家巡讲实录》之傅延龄教授讲述的相关部分。